U0396765

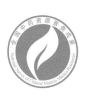

广西科学技术出版社

广西中药资源大典

GUANGXI ZHONGYAO ZIYUAN DADIAN

广西中药资源普查专家委员会 ＝ 编著

缪剑华 余丽莹 刘演 ＝ 总主编

○ 永福卷

韦素娟 黄俞淞 许为斌 刘演 主编

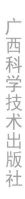

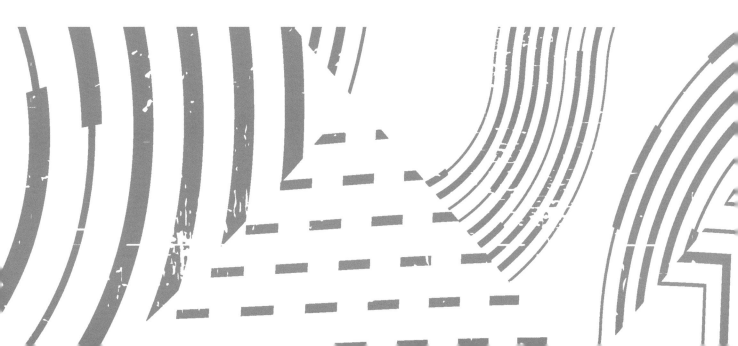

图书在版编目（CIP）数据

广西中药资源大典. 永福卷 / 韦素娟等主编. —南宁：
广西科学技术出版社，2022.12
ISBN 978-7-5551-1776-6

Ⅰ.①广… Ⅱ.①韦… Ⅲ.①中药资源—中药志—永
福县 Ⅳ.① R281.467

中国版本图书馆 CIP 数据核字（2022）第 196658 号

广西中药资源大典·永福卷

韦素娟 黄俞淞 许为斌 刘 演 主编

责任编辑：黎志海 韦秋梅　　　　　　　封面设计：李寒林
责任印制：韦文印　　　　　　　　　　　责任校对：夏晓雯

出 版 人：卢培钊
出版发行：广西科学技术出版社　　　　　地　　址：广西南宁市东葛路 66 号
邮政编码：530023　　　　　　　　　　　网　　址：http://www.gxkjs.com

经　　销：全国各地新华书店
印　　刷：广西民族印刷包装集团有限公司
地　　址：南宁市高新区高新三路 1 号　　邮政编码：530007

开　　本：890 mm×1240 mm　 1/16
字　　数：750 千字　　　　　　　　　　印　　张：31.5
版　　次：2022 年 12 月第 1 版　　　　　印　　次：2022 年 12 月第 1 次印刷
书　　号：ISBN 978-7-5551-1776-6
定　　价：248.00 元

# 凡 例

一、《广西中药资源大典》是第四次全国中药资源普查广西普查成果著作，分为综合卷、县卷、专题卷和山脉卷。

二、综合卷为广西中药资源普查的总体情况总结分析及规划。

三、县卷按县（区、市）行政区划划分，共108卷；专题卷为广西新增普查的壮药卷、瑶药卷、海洋药卷，共3卷；山脉卷为十万大山卷、大明山卷、九万山卷、大瑶山卷、岑王老山卷，共5卷。

四、县卷总论内容为各县（区、市）自然地理概况、自然资源概况、药用资源多样性、药用资源应用、药用资源保护与管理等。

五、县卷各论中的植物药各科的排列，蕨类植物按秦仁昌1978年系统编排，裸子植物按郑万钧、傅立国1977年《中国植物志》系统编排，被子植物按哈钦松1926年、1934年系统编排。

六、县卷各论中药材条目内容包括药材名、基原、别名、形态特征、分布、性能主治、采收加工、附注等，依次著述，资料不全者项目从略，并附有药材基原植物的彩色照片。

1. 药材名为药用部位的名称，优先选择《中国药典》收载药物的药材名称，如无收载则依次参考《中华本草》《广西中药志》等权威本草著作及地方药志收录的药材名称。

2. 基原为该药材的原植物学名，附拉丁名，并注明药用部位。学名首选《中国药典》收载的学名，其次参考《中国植物志》中文版和英文版（FOC）。

3. 形态特征描述基原植物的主要特征。

4. 性能主治描述该药材的性味、作用及主治功能，参考《中国药典》《中华本草》《广西中药志》等权威典籍、本草著作、药志、标准等。

5. 采收加工主要描述该药材的采收时间、季节以及初加工的方法。

6. 附注根据资料整理情况而定，可以是标准收录情况、药材流通、民间使用及利用情况等。

7. 基原植物的彩色照片包含植株、花、果实、种子和药用部位等。

七、县卷总名录包括药用植物名录、药用动物名录、药用矿物名录。药用植物名录，按照门、科、属、种进行排序，种的内容包括中文名、别名、学名、凭证标本、功效、功效来源等。名录以第四次全国中药资源普查的结果为基础，同时通过搜索国家标本平台

（NSII）和中国数字植物标本馆（CVH）中收载的全国各标本馆的馆藏标本，筛选分布地在县域内的凭证标本进行比对和补充。

1. 一般植物不写药材名。

2. 学名按照《中国药典》、地方标准、《中国植物志》、FOC的优先顺序进行排列。如FOC有修订，且确为行业热议的类群或物种，如苦苣苔科、新发表的物种按照旧的分类方法进行排序。

3. 凭证标本格式为采集人、采集号和馆藏标本馆缩写。

4. 功效记录用药部位及其作用特征。

八、药用动物名录，属于广西新增普查范围涉及的县域的，则以第四次全国中药资源普查结果为准，如不涉及则整理第三次全国中药资源普查的结果。按门、纲、目、种进行排序，内容包括中文名、学名、功效来源。

九、药用矿物名录，内容包括药材名（按拼音首字母排序）、主含成分、功效、功效来源等。

十、通用参考书籍未列入参考文献，通用参考书籍为《中国药典》（2020年版）、《中华本草》、《广西中药志》、《中国植物志》中文版和英文版。参考文献格式按照《信息与文献　参考文献著录规则》（GB/T 7714—2015）的要求著录。

# 前　言

中药资源是中药产业和中医药事业发展的重要物质基础，也是关系国计民生的战略资源。20世纪60年代、70年代、80年代，我国先后开展了3次全国性的中药资源普查。除矿物药外，中药资源作为可再生性资源，具有周期长、分布地域广、动态性强的特点，易受人为因素及自然力的影响，蕴藏量易发生变化，为此，国家中医药管理局于2011年组织开展第四次全国中药资源普查，旨在通过新一轮的普查来摸清中药资源的家底，形成中药资源调查、研究、监测和服务体系。

中医药的传承与发展全靠丰富的中药资源支撑。广西地跨北热带、南亚热带和中亚热带，地形地貌复杂，水热条件优越，土壤类型多样，为各类生物的生存繁衍提供了有利的因素，孕育了丰富的中药资源，中药产业发展潜力巨大。根据第三次全国中药资源普查结果统计，广西中药物种已记载有4623种，其中药用植物4064种，中药物种不仅数量位居我国第二，而且道地药材也十分丰富，民族特色突出鲜明。广西2012年启动第四次中药资源普查，先后分6批对全区108个县（市、区）组织开展了普查，并在对普查成果全面总结的基础上，组织编写《中国中药资源大典》系列重要著作《中国中药资源大典·广西卷》，同时，还组织编写《广西中药资源大典》县域卷。

永福县是广西启动中药资源普查的第一批试点县域，自2012年实施至2017年通过国家验收，历时近6年完成了全县中药资源文献整理、药用物种种类调查、重点物种资源量调查、栽培药用植物调查、药材市场及传统知识调查、中药发展规划编制、数据汇总上传、标本提交等工作。永福县中药资源调查取得了丰硕成果，记载到中药资源1828种，药用资源总数比第三次中药资源普查增加771种，全面摸清了永福县中药资源的家底，在此基础上，永福县中药资源普查队组织编写《广西中药资源大典·永福卷》（以下简称《永福卷》）。

《永福卷》共包含总论、各论与总名录三部分。总论介绍永福县的自然地理、人文资源、社会经济、药用资源等情况；各论收录349种区域内重要药用植物的药材名、基原、形态特征、分布、性能主治及采收加工等信息，并附有彩色照片；总名录共收录永福县中药资源1828种，其中药用植物1573种、药用动物248种、药用矿物7种。《永福卷》是一部首次全面反映永福县中药资源现状的专著，可作为了解永福中药资源的工具书。《永福卷》的编研出版，对于推广中药资源普查成果，传承和发展民族医药传统文化，深入开展中药资源研究、保护与利用，服务本地区中药产业高质量发展具重要意义。

永福县中药资源普查工作的开展以及《永福卷》的编写，是由国家中医药管理局、广西壮族自治区中医药管理局立项，广西壮族自治区中国科学院广西植物研究所作为技术依托单位，联合永福县卫生健康局、永福县中医院等单位共同完成的；在实施过程中还得到了中国科学院植物研究所、中国科学院华南植物园、中国科学院昆明植物研究所、上海辰山植物园、广西大学、广西师范大学、广西药用植物园、广西中医药研究院、永福县人民政府等单位及人员的大力支持，在此谨致以衷心感谢！在野外考察和编研资料整理过程中，还得到国家自然科学基金项目（31560088、41661012）、广西植物功能物质与资源持续利用重点实验室项目（ZRJJ2015-6）、广西重点研发计划（GK-AB22080057）和桂林市科技重大专项（20180102-4）等项目的资助。

中药资源涉及品种多，内容广泛，鉴于编者的知识水平有限，错误和遗漏之处在所难免，敬请读者批评指正。

编著者
2020年10月

# 目　录

## 总名录

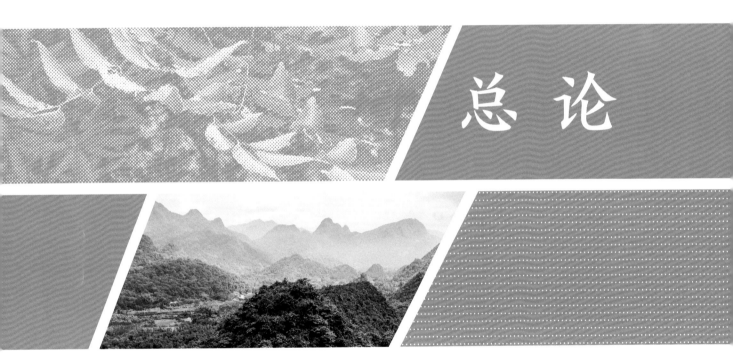

总 论

# 第一章　自然地理概况

## 一、地理位置

永福县位于广西东北部，桂林市西南部，地处北纬24°37′48″~25°26′39″、东经109°36′50″~110°14′19″。县境北部和东部与临桂区交界，东南部与阳朔县、荔浦市、鹿寨县为邻，南接鹿寨县，西部与融安县毗邻。南北最大纵距90.5 km，东西最大横距63 km。全县总面积约2806 km²，占广西总面积的1.2%。全县辖永福、百寿、罗锦、苏桥、三皇、堡里6个镇和广福、永安、龙江3个乡，下设6个社区、93个建制村。

永福县在桂林、柳州2个城市的交通线上，处于桂林—阳朔—永福旅游金三角。县城距离两江国际机场35 km，湘桂铁路、南泉高速公路、322国道贯穿县境南北。县城还设有高铁站——永福南站，随着湘桂高速铁路的开通运营，可直达北京、广州、昆明、大理、重庆、贵阳等城市，区位交通条件优越。

## 二、地质地形

永福县至今发现的地层有震旦、寒武、泥盆、石炭、白垩诸系。县境位于扬子准地台和华南准地台交界地带，褶皱和断裂发育。永福县地貌复杂，地形多样。天平山的2条支脉——大雾山和大崇山，由西北向南和东南延伸，架桥岭自南向北和西北走向，3条山脉构成县域近似N形的山体，形成东南部高、西北低的地势。中部的大崇山将全县分成了东西2块槽谷盆地；东侧的洛清江沿着架桥岭山脉和大崇山山脉形成的低谷切割而过，沿江两岸形似长廊（湘桂走廊中的一段）；西侧的大崇山和大雾山之间形成盆地，分布于百寿镇至三皇镇一带，地貌特征总体可归纳为"三脉两廊"。

永福县地貌以中低山和丘陵为主，多分布于县境西北部、中部和东南部，并有面积较小的溪谷平原和河谷平原；县境东北部和西南部以岩溶地貌为主，有孤峰平原、峰林谷地和峰丛洼地。山地是分布最广的地貌类型，面积约为2205 km²，占全县总面积的78.58%。山地以中低山为主，中山地貌占全县面积50%以上。山地地表水发育，沟谷深切，呈狭窄V形谷甚多，局部有平底谷、峡谷和山间盆地。平原面积429 km²，占全县总面积15.29%，是县内的主要产粮区和植蔗区，并可种植其他作物。

## 三、气候

永福县位于北回归线北侧，属中亚热带季风区，热量丰富，雨量充沛，日照充足，温和湿润。根据近几年气象记录信息统计，永福县年平均温度19.1 ℃，年平均最高温度23.7 ℃，年平均最低温度15.9 ℃。全县年平均降水量2074.1 mm，降水季节主要集中在5~7月，6月是一年降水的高峰期，平均降水量464.4 mm，最高达1126.1 mm；12月降水量最少，平均降水量55.3 mm。年平均相对湿度为79%，年平均最大相对湿度为82%，年平均最小相对湿度为76%。春季较潮湿，秋季较干燥。由于降水、气温季节分布不均，旱涝、霜冻等异常气候时常发生。

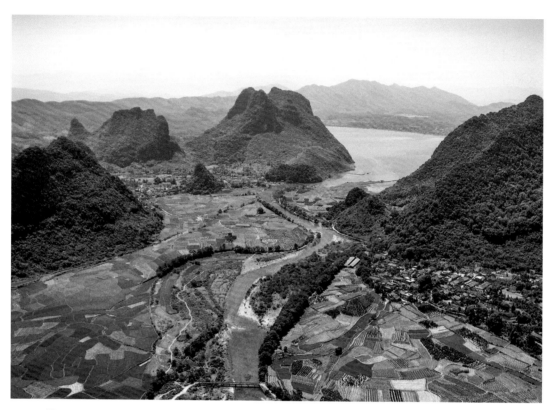

罗锦田园风光

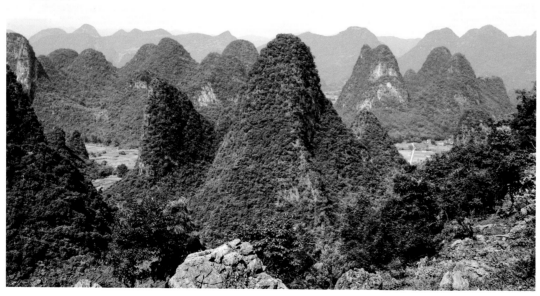

喀斯特地貌景观

### 四、土壤类型

永福县地处中亚热带山区，高温多雨，土壤水分运动和生物活动较强烈，土地肥沃，土壤类型复杂多样。县境内土壤分为水稻土、红壤土、石灰土、紫色土、冲积土和矿毒土6个土类12个亚类29个土属67个土种。永福县的耕地以水稻土为主，占全县土地总面积的6.30%，分为6个亚类，即淹育型水稻土、潴育型水稻土、潜育型水稻土、沼泽型水稻土、盐渍型水稻土和渗育型水稻土。在水稻土壤中，潴育型土壤占82.60%，各乡镇均有分布。红壤土次之，占全县土地总面积的68.47%，石灰土占9.08%。在河流沿岸和平缓地带，阳光充足，地势开阔，质地适中，是水稻生长的良好环境。而在岭坡、山坳地段，则比较适合发展水果生产。总的来说，县内土壤发育良好，适宜发展农业、林业、牧业。

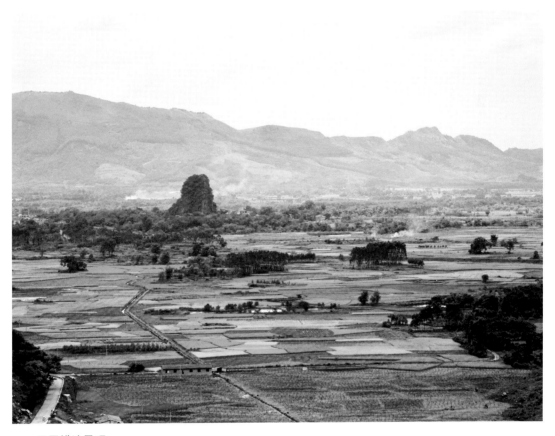

平原耕地景观

### 五、水文

永福县境内地面水源丰富，河流纵横交错，共有大小河流约55条，总长1120.4 km。洛清江是主要河流，属珠江水系，其支流共有11条，于永福县城鹧鸪州汇合入洛清江。洛清江长约57 km，蜿蜒曲折，一年四季江水不断。西河为洛清江一级支流，是永福县第二大河流，也是永福县的母亲河，为百姓生活饮用水源。

县境内有中型水库3座，总库容量13288 m³，有效库容9185 m³，灌溉面积

4967 hm²；小型水库48座，总库容4850.4 m³，有效库容$3.1366 \times 10^7$ m³，灌溉面积2446 hm²；大小山塘142处，总库容$5.83 \times 10^6$ m³，灌溉面积540 hm²。水电理论蕴藏量33万千瓦，其中可开发5.4万千瓦。永福县境地下河只发现1条，泉水11处，地下水深度一般为10~50 m，藏量$1.0141 \times 10^9$ m³。

落岭水库景观

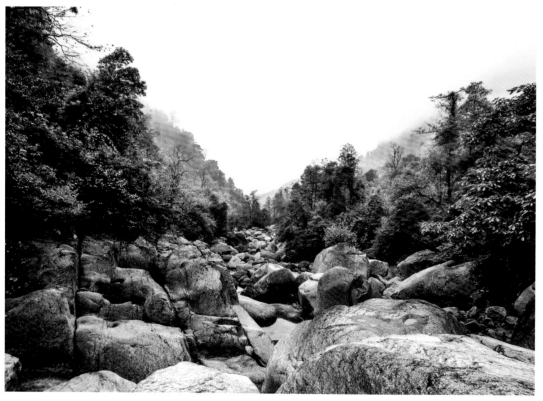

冬季干涸沟谷景观

# 第二章　自然资源概况

## 一、植被资源

　　永福县属中亚热带季风区，光照充足，雨量充沛。主要植被类型为常绿阔叶林和常绿针叶林。据永福县林业局统计，永福县辖区内有天然林88453 hm$^2$，蓄积量约$2.43 \times 10^6$ m$^3$；人工林11543.2 hm$^2$，蓄积量$5.68 \times 10^6$ m$^3$。

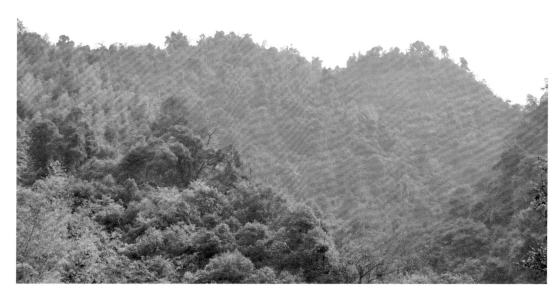

常绿阔叶落叶混交林景观

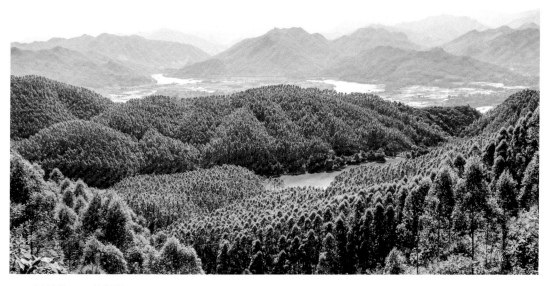

用材林——桉树林

## 二、植物资源

根据普查及资料统计，永福县维管植物共有221科854属1768种。其中蕨类植物37科62属121种；裸子植物9科14属21种；被子植物165科778属1626种。县域已知分布的国家二级重点保护野生植物有桫椤、金毛狗脊、华南五针松、柔毛油杉、喜树、半枫荷；属广西重点保护野生植物的有观光木、青钱柳、海菜花等。经济林木主要有桉树、马尾松、杉树、毛竹等。

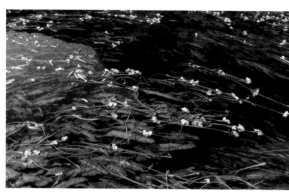
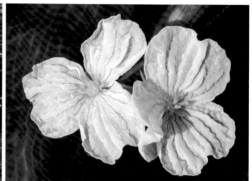

国家二级保护植物海菜花 *Ottelia acuminata*

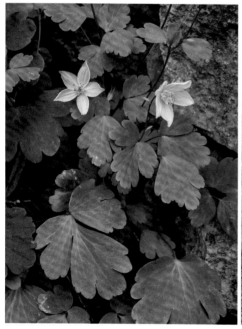

永福发现的新种——广西天葵
*Semiaquilegia guangxiensis*

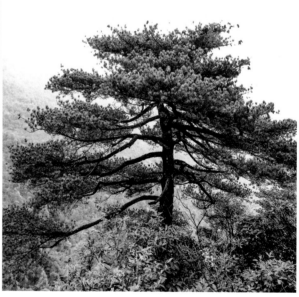

国家二级保护植物华南五针松 *Pinus kwangtungensis*

# 第三章　人文资源概况

## 一、历史文化

　　永福有治，始于唐武德四年（621年），历代相沿，迄今已1300多年；而百寿建县，则始于晋太康二年（281年）。1952年8月5日，广西壮族自治区人民政府下文将永福、百寿两县合并，以永福为县名。

　　永福县有不少文物古迹，被列为广西重点文物保护单位的就有百寿岩石刻、永宁州古城、窑田岭窑址3处。永宁州古城被专家们公认为"长江以南保存最完整的古代石城"。窑田岭窑址考古出土青瓷器40多种，其中的精品分别送往北京故宫博物院、广西壮族自治区博物馆、桂林市博物馆收藏。其他古迹还有波村汉墓群、隋唐古驿道、相思埭古运河、双瑞岩六祖禅踪、山南悬棺崖葬、西登山龙口庵古寺、罗记村李珙墓、凤山"福"字大石刻等。

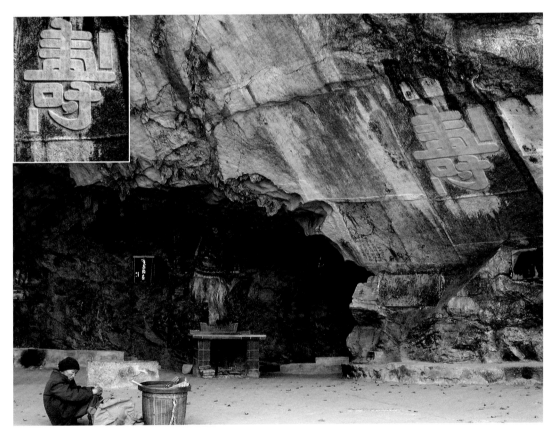

百寿岩石刻

　　历史上，永福县是中国福文化集中展现的一块宝地，而百寿县则是中国寿文化展现最典型的吉地，这个行政区域上的合并，客观上促成了福寿文化的完美结合。提到永福的福寿文化，首先进入人们眼中的就是县城凤山顶上的"福"字大石刻和百寿岩的"百寿图"石刻，这是永福县福寿文化的标志。凤山"福"字大石刻，源于北宋武状元李琪的"掌书福字"。"福"字大石刻为永福的福文化树立了一座标志碑，从此，只要来到永福的人，都要登上凤山揽福、摸福、祈福。百寿镇的寿字岩中，宋代留下的石刻巨制"百寿图"是中国寿文化起源、演化、发展、传承的一部珍贵的历史档案。

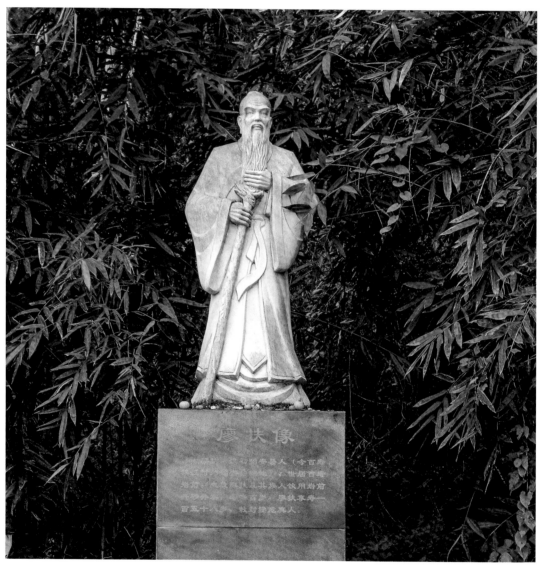

**廖扶像**

## 二、民俗文化

一方水土养一方人，千百年来永福县形成了特有的福寿民俗。多彩的福寿民俗渗透在节庆、礼仪、语言、饮食、民居、信仰等各个方面，成为永福福寿文化的重要体现。

### 1. 节庆习俗

永福县以汉族人口居多，瑶族、回族、壮族等少数民族人口也占有一定比例，因此，它的节庆大多遵循汉族的传统节日。但因少数民族杂居其间，于是为永福增添了几分异族风情，过年过节的时候自然带有一些别样的色彩。民间殊异的"重阳敬老福寿节""彩调温床令公节""摸福得福"等民风民俗是福寿文化的重要内容。福寿节的"千叟宴"，将200张桌子摆成一个大"寿"字，1199名老人于桌前进餐，场面颇为壮观，让外界对永福的"长寿之乡"有了更感性的认识。"千叟宴"的菜谱食材均产自永福，每桌共十道菜，每道菜各与一个乡镇及特产有关，别具特色。

### 2. 彩调文化

在永福普通老百姓的生活中，唱彩调、看彩调已经成为生活的一部分。被称为"欢乐剧种"的广西彩调，发源于永福县罗锦镇的林村。彩调是永福人民最爱的艺术形式，男女老少谁都能哼上几段。常年在永福乡间走村串寨的民间彩调班就有二三十个。许多自然村、许多家族里都制备有彩调锣鼓、器乐、行头，农闲或逢年过节时，村里、家族里常常自娱自乐唱起彩调来。一些技艺精湛的老艺人，都被群众自发地请到村寨里教年轻人唱彩调。在永福县城里，几乎天天都有彩调的演出，县城买月票看彩调的观众就有数百人。1984年以来，每年的五六月，永福县都要举办一次"凤山之春""茅江之夏""金色之秋""重阳展演"四大群众性文化活动，各路彩调班云集县城，好不热闹。2002年，永福县罗锦镇被授予"广西民间艺术（彩调）之乡"。如今，广西彩调已被列为国家非物质文化遗产。永福县已2次被文化部授予"中国民间艺术（彩调）之乡"称号。

# 第四章 社会经济条件

## 一、经济发展

2021年，永福县生产总值93.49亿元，同比增长8.3%；组织财政收入增长16.9%，一般公共预算收入增长7.8%。其中，第一产业增加值33.41亿元，同比增长8.9%；第二产业增加值13.87亿元，同比增长2.4%；第三产业增加值46.21亿元，同比增长9.9%。工业增加值10.09亿元，同比增长7.5%；规模工业总产值同比增长11.9%；规模工业增加值同比增长7.8%；建筑业增加值3.80亿元，同比下降10.6%；固定资产投资同比增长20.4%；社会消费品零售总额41.64亿元，同比增长8.6%；城镇居民人均可支配收入41194元，名义增长7.1%；农村居民人均可支配收入18275元，名义增长9.9%；全县农林牧渔业总产值67.18亿元，按上年价格计算增长10.0%。

## 二、产业结构

### 1. 农业建设

永福县全面推动现代特色农业高质量发展，基本建成"现代农业强县"。农业品牌知名度和影响力得到大幅提升。其中，"三品一标"企业达34家，涉及的产品14个；罗汉果荣获中国农产品区域公用品牌·市场新锐品牌；"永福香米"入选全国名特优新农产品目录。全面落实粮食安全策略。发放耕地地力、稻谷生产等多项补贴1.5亿元，建成高标准农田13.22万亩，高效节水灌溉面积达8.84万亩，粮食播种面积稳定在34万亩以上；农业综合机械化率61.52%，高于"十二五"期末17个百分点。保持积极的特色优势农业发展趋势。永福县先后被列为中国、广西特色农产品（罗汉果）优势区，2021年罗汉果种植面积增加到12万亩，年产果14亿个；沙糖橘种植面积达45万亩，被中国果品流通协会授予"全国柑橘产业30强县（市）"。同时畜禽养殖业也保持稳步发展，全县生猪出栏量保持在36万头以上，家禽出栏量保持在1281万羽以上，水产品产量保持在5372吨以上。扎实推进现代农业（核心）示范区、田园综合体建设，打造各级现代特色农业示范区148个，"福寿田园""九曲龙溪"田园综合体被评为桂林市"五星级"田园综合体。依托苏桥罗汉果小镇，建设完成自治区级农产品（罗汉果）加工集聚区，全县农产品加工龙头企业达9家，农民专业合作社共569家，家庭农场共135家，农业综合效益显著提升。

### 2. 工业发展

永福县坚定以苏桥工业园区为主战场，全面贯彻落实工业振兴战略，基本建成"新型工业重镇"。苏桥新水厂、长江路、南北大道延长线、豪文学校等一批基础及配套设施投入使用，建成标准厂房64万m²、人才公寓18万m²，园区承载能力大幅提升。罗汉果产业园初具规模，产业研发中心、展示馆、产业标准厂房和商业街建成并投入使用。一批龙头企业如深圳比亚迪股份有限公司、广西新桂轮橡胶有限公司、桂林澳林制药有限责任公司、广西桂柳牧业集团、桂林市惠昌盛实业有限公司等脱颖而出，初步形成以新能源汽车及零部件、橡胶及精细化工、生物医药、食品加工、新型建材及新能源等支柱产业为主导的工业结构，规模以上工业总产值提升29.5%，规模以上工业增加值年均增长12.5%。绿色智能百亿橡胶生态产业园、新能源商用车及轨道交通产业园、八加一药业原创新药研发及产业化等项目被列入自治区"双百双新"项目。兴城福铝业、恒保健康科技、华源氧化铁等项目投产达效，全县工业经济发展新动能加速形成，高新技术企业保有量达18家，新增上规入统企业31家。5年来共签约引进工业企业87家，总投资达306亿元。

### 3. 旅游发展

永福县基本建成"福寿养生家园"。率先完成桂林—永福生态休闲旅游精品线路（永福段）建设，成功打造永福长寿文化风光带，建成中洲岛（工人文化宫）景观提升、文明塔等项目；桂林工人疗养院永福基地一期基本建成。凤山景区、罗汉果小镇被评为国家AAA级旅游景区，"三江六岸"水利风景区被评为自治区水利风景区。旅游接待能力逐步提升，香巴拉湖畔农庄、芷欣园农庄被评为自治区五星级农家乐；福龙湾大酒店被评为四星级酒店；新建旅游厕所29座、旅游集散中心1个、旅游驿站4个。"旅游+"战略逐步丰富，崇山村田园乡村生态旅游区建设成效显著，福康小镇项目签约落地。成功举办3届养生旅游福寿节，圆满协办2017~2019年"环广西"自行车赛。5年来共接待游客514.7万人次，实现旅游总消费63.97亿元。

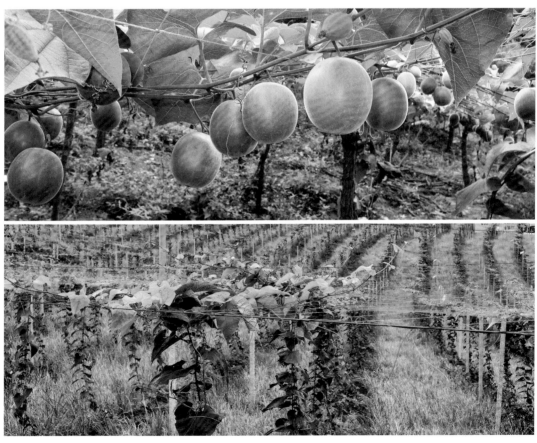

苏桥罗汉果基地

## 三、人口概况

根据第七次全国人口普查结果，2020年11月1日，永福县常住人口为228646人，共有家庭户78529户，集体户1384户，家庭户人口为220744人，集体户人口为7902人。全县常住人口中，从性别结构看，男性人口为人119878，占52.43%；女性人口为108768人，占47.57%；从年龄构成看，0~14岁人口为46526人，占20.35%；15~59岁人口为131823人，占57.65%；60岁及以上人口为50297人，占22%，其中65岁及以上人口为37616人，占16.45%。从城乡结构看，居住在城镇的人口为88363人，占38.65%；居住在乡村的人口为140283人，占61.35%。2021年，城镇新增就业2697人、农村劳动力转移就业8582人，登记失业率3.21%，社会保险覆盖率97%以上，医疗救助覆盖率100%。

## 四、城镇化建设

永福县城发展内外兼修，对内"三江六岸"城市框架逐步拉开。文化娱乐基础设施建设如彩调剧院片区路网、桂影影视文化广场、"一院两馆"（永福剧院、县文化馆、县图书馆）等项目加速推进。县疾控中心业务综合楼和县卫生监督实训基地等项目也在加紧施工，逐步完善医疗卫生基础设施。乡镇建设纵深推进，乡村风貌焕发新颜。完成"两高"（湘桂高速铁路、泉南高速公路）沿线75个村屯共5639栋农房风貌改造，打造了7个人居环境整治精品村屯，苏桥镇交龙屯被列为广西乡村振兴暨乡村风貌提升工作现场推进会观摩点，成为乡村风貌提升样板村。"大美青龙湖"田园综合体被评为桂林市五星级田园综合体。"美丽永福"乡村建设成绩突出，乡村治理体系建设走在前列，建成各类示范村屯110个。行政村生活垃圾处理率达100%，卫生厕所普及率达96.2%，畜禽粪污利用率达92%，村容村貌得到阶段性改善。"四城联创"（同步创建全国民族团结进步示范县、自治区文明县城、自治区卫生县城、广西全域旅游示范区）取得阶段性成果。

## 五、社会和公共卫生服务

### 1. 脱贫攻坚

2020年，永福县汇聚合力打破人民群众的贫困"枷锁"，取得脱贫攻坚的重大胜利。全县实现26个贫困村出列、5305户18095人脱贫，贫困发生率清零，脱贫攻坚连续2年获得全区"综合评价好"的等次。精准扶贫、精准脱贫工作取得显著成效。义务教育阶段贫困学生实现"零辍学"，累计资助建档立卡贫困学生26942人次，补助金额1900万元；基本医疗保障实现"全覆盖"，贫困人员住院、门诊慢性病实际报销比例分别保持在90%和80%以上；住房安全保障做到"不漏一户"，实施农村危房改造7554户，补助资金2.15亿元；饮水安全全部达标，投入878.34万元完成49个农村饮水安全巩固提升工程，受益总人口达1.9万人。切实改善贫困群众的生活条件，且覆盖率高。全县贫困村"3+1"特色产业覆盖率达90%以上，发放产业以奖代补资金4506.75万元；建成8个易地扶贫搬迁安置小区，搬迁贫困户574户2316人，投入

7569.78万元带动村级集体经济发展，所有村（社区）村级集体经济收入均达5万元以上；投入资金2.04亿元，实施扶贫基础设施项目615个，全面消除"无电屯"。

### 2. 公共卫生安全

永福县对卫生健康事业发展高度重视，保障传染病疫情防控和突发公共卫生事件处置能力。2021年，新冠肺炎疫情防控取得阶段性成效，争取4455万元抗疫特别国债资金，实施12个医疗救治能力提升项目，县人民医院和疾控中心2个核酸检测实验室建成并投入使用，最大检测能力达7200人次/天，"医共体"实现全覆盖。县人民医院晋升为二甲综合医院，县妇幼保健院整体搬迁（一期）稳步推进，县精神病医院基本建成，永福镇卫生院投入使用，全县医疗服务能力和综合服务效益整体提升。县乡村三级中医服务网络基本建成，县中医医院通过二甲中医医院复审、新住院综合楼投入使用、门诊综合楼开工建设。

### 3. 民生体系

永福县重视民生保障，"十三五"期间民生领域共支出26.17亿元。积极落实就业政策，全力解决好高校毕业生、农村转移劳动力等就业问题。2021年，城镇新增就业12292人，农村劳动力转移就业新增23802人，城镇登记失业率控制在4.5%以内。切实落实社会救助兜底保障政策，发放城乡低保金2.93亿元、城乡特困供养金3.47亿元、临时救助资金0.92亿元；分别发放优抚生活补助、义务兵家庭优待金7680万元、1189.5万元。加快发展文化教育事业，丰富精神文化生活。学校基础设施逐步完善，新增校舍面积11.57万m²、运动场地5.33万m²，全县义务教育均衡发展通过国家认定；深化实施教师队伍"县管校聘"改革，城乡教育发展不协调问题逐步解决。

## 六、环境保护

2021年，永福县坚持严格落实环境保护"党政同责、一岗双责"责任制，完成中央和自治区环境保护督察反馈意见18个问题的整改。生态环境质量有了新改善，全县空气质量优良率达95.9%，集中式饮用水源地水质达标率为100%。扎实推进节能减排降耗工作，规模以上万元工业增加值能耗年均下降2.6%。全面完成寿城自然保护区、架桥岭自然保护区确界，完成植树造林4.47万亩，全县森林覆盖率提高到79.24%。农村环境整治有新成效，成功创建自治区级以上生态乡镇8个。强化水资源管理，打击非法河道采砂成效明显，"河长制"工作获水利部充分肯定。永福县将生态环境保护事业发展推向更高层次，取得了较好成效。

# 第五章　药用植物资源多样性

通过对永福县各乡镇植物的野外调查、标本采集与鉴定，结合已有相关资料进行整理和统计，永福县药用维管植物共有1551种（包括种下单位，下同），隶属208科807属。其中，蕨类植物35科53属94种，裸子植物10科14属20种，双子叶植物132科608属1221种，单子叶植物31科132属216种。其中，野生药用维管植物192科669属1310种，药用大型真菌10科14种，药用苔藓8科8种。

永福县药用植物共计226科829属1573种。永福药用植物以维管植物为主，占全县药用植物总数的98.60%。表5-1表明，永福县药用植物科属种与广西药用植物科属种相比占有一定的比例，科的比例占69.75%，属的比例占54.83%。

表5-1　永福县药用植物与广西、全国药用植物比较

| 类别 | 科 | 属 | 种 |
|---|---|---|---|
| 永福县药用植物 | 226 | 829 | 1573 |
| 广西药用植物 | 324 | 1512 | 4064 |
| 永福县药用植物占广西的比重（%） | 69.75 | 54.83 | 38.70 |

永福县药用植物资源较丰富。永福县药用的蕨类植物、裸子植物和被子植物与广西药用的蕨类植物、裸子植物和被子植物相比较（表5-2），在科的数量上均占广西总科数的75%以上；在属的数量上占广西总属数的55%以上；在种的数量上占广西总种数的39%以上。

表5-2　永福县药用植物分类群数量统计

| 分类群 | | 永福县 | 广西 | 占广西比例（%） |
|---|---|---|---|---|
| 药用蕨类植物 | 科 | 35 | 46 | 76.09 |
| | 属 | 53 | 88 | 60.23 |
| | 种 | 94 | 225 | 41.78 |
| 药用裸子植物 | 科 | 9 | 9 | 100 |
| | 属 | 14 | 17 | 82.35 |
| | 种 | 20 | 34 | 58.82 |
| 药用被子植物 | 科 | 163 | 212 | 76.89 |
| | 属 | 740 | 1326 | 55.81 |
| | 种 | 1437 | 3680 | 39.05 |

数据来源：《广西中药资源名录》。

（一）野生药用植物

1. 种类组成

永福县药用植物种类主要为野生，野生药用维管植物共有1310种，隶属192科669属，分别占全县药用植物总种数的83.28%，占总科数的84.96%和占总属数的80.70%。野生药用维管植物中，蕨类植物35科53属94种，裸子植物6科7属10种，被子植物151科610属1206种（表5-3、表5-4），显然，被子植物是永福县药用植物资源的主体。

表5-3　永福县野生药用维管植物分类群数量统计

| 分类群 | 科 | 属 | 种 |
| --- | --- | --- | --- |
| 野生药用蕨类植物 | 35 | 53 | 94 |
| 野生药用裸子植物 | 6 | 7 | 10 |
| 野生药用被子植物 | 151 | 610 | 1206 |
| 总和 | 192 | 669 | 1310 |

表5-4　永福县野生药用维管植物科内种的数量结构统计

| 类型 | 科数 | 占野生总科数比例（%） | 种数 | 占野生总种数比例（%） | 代表科 |
| --- | --- | --- | --- | --- | --- |
| 单种科（1种） | 44 | 22.92 | 44 | 3.36 | 水蕨科、裸子蕨科、蘋科、三尖杉科、红豆杉科、金鱼藻科、大血藤科、水马齿科、翅子藤科、铁青树科、桤叶树科 |
| 寡种科（2~10种） | 107 | 55.73 | 447 | 34.12 | 石杉科、卷柏科、铁角蕨科、松科、木兰科、防己科、马兜铃科、胡椒科、远志科、石竹科、海桐花科、秋海棠科 |
| 中等种科（11~20种） | 23 | 11.98 | 285 | 21.76 | 水龙骨科、毛茛科、蓼科、苋科、山茶科、壳斗科、冬青科、葡萄科、五加科、百合科 |
| 多种科（>20种） | 18 | 9.38 | 534 | 40.76 | 樟科、大戟科、蔷薇科、蝶形花科、桑科、荨麻科、芸香科、紫金牛科、茜草科、菊科、唇形科 |

2. 资源分析

对野生药用植物资源进行调查，有助于对药用植物多方面、多层次合理利用。永福县药用植物资源种类丰富，分布比较广泛，总体蕴藏量处于较高水平。

（1）药用植物药用部位分析

永福县可供入药的植物丰富，常有一体多用的种类。虽然同出一体，但功效各异。永福县常见野生药用维管植物药用部位中，使用频次最高的是全株或全草，其次是根（包括块根）、茎（包括根状茎、藤茎、茎基）、叶、皮（包括根皮、茎皮、枝皮）、果实、花（包括花蕾、初开的花、花序托）、种子、地上部分。以全株（全草）和根为药用部位会极大破坏植物资源的自我再生能力，是药用植物资源受威胁的原因之一。当前，很多濒危稀缺药用植物的野生蕴藏量已经很少，可从近缘植物和民族药用植物中寻找与开发新品种和新资源。对于大量使用的药用植物，应建立产业化生产基地，以保证药用植物资源可持续利用。

（2）药用植物性味分析

中药有"四气"，又称"四性"，即寒、热、温、凉4种药性。它反映药物在影响人体阴阳盛衰、寒热变化方面的作用倾向，用以说明药物作用性质。除"四性"外，还有"平性"一说，它指药性平和，寒热之性不甚明显。根据《中国药典》及相关中药文献资料，永福县常见野生药用植物中，已明确记载的药用植物性味有热、温、凉、寒、平5种类型。永福县常见热性药用植物有扬子毛茛*Ranunculus sieboldii*、红雾水葛*Pouzolzia sanguinea*、荜拔*Piper longum*等；常见温性药用植物有千里香*Murraya paniculata*、山姜*Alpinia japonica*、石菖蒲*Acorus tatarinowii*等；常见凉性药用植物有肾蕨*Nephrolepis cordifolia*、女贞*Ligustrum lucidum*、千里光*Senecio scandens*等；常见寒性药用植物有商陆*Phytolacca acinosa*、青葙*Celosia argentea*、淡竹叶*Lophatherum gracile*等；常见平性药用植物有草珊瑚*Sarcandra glabra*、黄花倒水莲*Polygala fallax*、菝葜*Smilax china*等。

（3）药用植物药用功效分析

永福县药用植物按药用功效分类，有清热解毒类、活血化瘀类、祛风除湿类、化痰止咳类、利尿类、杀虫止痒类、解表类、止血类、消食类、补药类等。永福县药用植物药用功效类型多样，其中以清热解毒类为主，在人们日常生活中最为常见，此类药用植物有541种，占全县野生药用维管植物总数41.29%，如鱼腥草*Houttuynia cordata*、玉叶金花*Mussaenda pubescens*、菰腺忍冬*Lonicera hypoglauca*等。祛风除湿类药用植物291种，占野生药用维管植物总数22.21%，如圆盖阴石蕨*Humata tyermanni*、威灵仙*Clematis chinensis*、石南藤*Piper wallichii*等。活血类药用植物231种，占野生药用维管植物总数17.63%，如垫状卷柏*Selaginella pulvinata*、黑老虎*Kadsura coccinea*、大血藤*Sargentodoxa cuneata*等。止咳类药用植物有127种，占野生药用维管植物总数9.69%，如千日红*Gomphrena globosa*、蒙桑*Morus mongolica*、落地梅*Lysimachia paridiformis*等。其他功效药类所占比例较小。

（二）栽培药用植物

1. 种植种类

永福县域内中药资源以野生资源为主，栽培品种不多，栽培药用维管植物共计75科188属241种。其中裸子植物4科7属10种，被子植物71科181属224种。除罗汉果种植历史较悠久、种植规模较大外，其余品种如佛手有少量栽培。

2. 种植历史

罗汉果是药食两用植物，是永福县的特产，种植历史最早可追溯到400多年前。

永福县以罗汉果产量高、质量优成为世界最大罗汉果加工、集散和出口基地。罗汉果发源于龙江乡，随着罗汉果组培苗及栽培技术的推广，种植面积逐年增加，产量和产值增长迅速。龙江乡、苏桥镇等开展了标准化育苗基地建设，龙江福寿神果罗汉果核心示范区被认定为自治区三星级示范区。在广福乡、堡里镇、百寿镇等乡镇也建立了示范基地。

### 3.种植现状

近年来，永福县大力发展罗汉果产业。种植面积从2000年初的2万亩左右增长至2021年的近12万亩。2021年，罗汉果鲜果产量超过14亿个，产业总产值达80亿元，"十四五"末预计年产值超百亿元。

### 4.发展趋势

永福县立足优势产业、特色产品，树立永福罗汉果品牌。永福县罗汉果生产受病虫害等因素影响较大，且质量参差不齐。县政府鼓励罗汉果精深加工产业，提升罗汉果加工能力，重点发展生物医药、生态食品、罗汉果生态旅游，开发罗汉果系列产品，从罗汉果植物提取、特色医药、保健食品、养生美食和罗汉果产业工业旅游精品路线方面不断创新，形成传统产业中的干果和果芯茶以及生物提取和功能食品等较完备的产业体系。

### （三）珍稀濒危及特有药用植物

#### 1.珍稀濒危物种

由于生态环境遭受破坏及不科学的采集方式（有些药材以全草/全株入药）、再加上一些药用植物由于分布区域狭窄，生长缓慢等生物特性，许多野生药用植物资源量大大减少，有些物种甚至面临灭绝。依据2021年国家林业和草原局及农业农村部发布的《国家重点保护野生植物名录》、《广西壮族自治区重点保护野生植物名录》（第一批）及《中国生物多样性红色名录》（高等植物卷），对永福县野生珍惜濒危药用植物进行统计（表5-5）。其中，药用蕨类植物4种，药用裸子植物3种，药用被子植物46种。国家二级保护植物33种，广西重点保护植物20种。依据《中国生物多样性红色名录》（高等植物卷）划分了4个评估等级，分别为濒危（EN）、易危（VU）、近危（NT）、无危（LC）。

表5-5　永福县重点保护野生植物

| 序号 | 科名 | 中文名 | 学名 | 保护等级 | 红色名录等级 |
|---|---|---|---|---|---|
| 1 | 观音座莲科 | 福建观音座莲 | *Angiopteris fokiensis* | 国家二级 | 无危（LC） |
| 2 | 蚌壳蕨科 | 金毛狗脊 | *Cibotium barometz* | 国家二级 | 无危（LC） |
| 3 | 桫椤科 | 桫椤 | *Alsophila spinulosa* | 国家二级 | 近危（NT） |
| 4 | 水蕨科 | 水蕨 | *Ceratopteris thalictroides* | 国家二级 | 易危（VU） |
| 5 | 松科 | 华南五针松 | *Pinus kwangtungensis* | 国家二级 | 近危（NT） |
| 6 | 松科 | 黄枝油杉 | *Keteleeria davidiana var. calcarea* | 国家二级 | 濒危（EN） |
| 7 | 红豆杉科 | 南方红豆杉 | *Taxus wallichiana var. mairei* | 国家二级 | 易危（VU） |

续表

| 序号 | 科名 | 中文名 | 学名 | 保护等级 | 红色名录等级 |
|---|---|---|---|---|---|
| 8 | 小檗科 | 小叶十大功劳 | *Mahonia microphylla* | 国家二级 | 濒危（EN） |
| 9 | 马兜铃科 | 金耳环 | *Asarum insigne* | 国家二级 | 易危（VU） |
| 10 | 蓼科 | 金荞麦 | *Fagopyrum dibotrys* | 国家二级 | |
| 11 | 猕猴桃科 | 条叶猕猴桃 | *Actinidia fortunatii* | 国家二级 | 近危（NT） |
| 12 | 蝶形花科 | 野大豆 | *Glycine soja* | 国家二级 | 无危（LC） |
| 13 | 壳斗科 | 尖叶栎 | *Quercus oxyphylla* | 国家二级 | 无危（LC） |
| 14 | 芸香科 | 宜昌橙 | *Citrus cavaleriei* | 国家二级 | |
| 15 | 芸香科 | 山橘 | *Fortunella hindsii* | 国家二级 | 无危（LC） |
| 16 | 楝科 | 红椿 | *Toona ciliata* | 国家二级 | 易危（VU） |
| 17 | 无患子科 | 伞花木 | *Eurycorymbus cavaleriei* | 国家二级 | 无危（LC） |
| 18 | 无患子科 | 掌叶木 | *Handeliodendron bodinieri* | 国家二级 | 濒危（EN） |
| 19 | 胡桃科 | 喙核桃 | *Annamocarya sinensis* | 国家二级 | 濒危（EN） |
| 20 | 茜草科 | 巴戟天 | *Morinda officinalis* | 国家二级 | 易危（VU） |
| 21 | 水鳖科 | 海菜花 | *Ottelia acuminata* | 国家二级 | 易危（VU） |
| 22 | 兰科 | 硬叶兜兰 | *Paphiopedilum micranthum* | 国家二级 | 易危（VU） |
| 23 | 兰科 | 金线兰 | *Anoectochilus roxburghii* | 国家二级 | 濒危（EN） |
| 24 | 兰科 | 白及 | *Bletilla striata* | 国家二级 | 濒危（EN） |
| 25 | 兰科 | 大序隔距兰 | *Cleisostoma paniculatum* | 国家二级 | 无危（LC） |
| 26 | 兰科 | 多花兰 | *Cymbidium floribundum* | 国家二级 | 易危（VU） |
| 27 | 兰科 | 墨兰 | *Cymbidium sinense* | 国家二级 | 易危（VU） |
| 28 | 兰科 | 钩状石斛 | *Dendrobium aduncum* | 国家二级 | 易危（VU） |
| 29 | 兰科 | 重唇石斛 | *Dendrobium hercoglossum* | 国家二级 | 近危（NT） |
| 30 | 兰科 | 美花石斛 | *Dendrobium loddigesii* | 国家二级 | 易危（VU） |
| 31 | 兰科 | 罗河石斛 | *Dendrobium lohohense* | 国家二级 | 濒危（EN） |
| 32 | 兰科 | 细茎石斛 | *Dendrobium moniliforme* | 国家二级 | |
| 33 | 兰科 | 铁皮石斛 | *Dendrobium officinale* | 国家二级 | |
| 34 | 木兰科 | 观光木 | *Tsoongiodendron odora* | 广西重点 | 易危（VU） |
| 35 | 樟科 | 沉水樟 | *Cinnamomum micranthum* | 广西重点 | 易危（VU） |
| 36 | 榆科 | 青檀 | *Pteroceltis tatarinowii* | 广西重点 | 无危（LC） |
| 37 | 胡桃科 | 青钱柳 | *Cyclocarya paliurus* | 广西重点 | 无危（LC） |
| 38 | 五加科 | 马蹄参 | *Diplopanax stachyanthus* | 广西重点 | 近危（NT） |
| 39 | 兰科 | 西南齿唇兰 | *Odontochilus elwesii* | 广西重点 | 无危（LC） |
| 40 | 兰科 | 艳丽菱兰 | *Rhomboda moulmeinensis* | 广西重点 | 无危（LC） |
| 41 | 兰科 | 梳帽卷瓣兰 | *Bulbophyllum andersonii* | 广西重点 | 无危（LC） |
| 42 | 兰科 | 密花石豆兰 | *Bulbophyllum odoratissimum* | 广西重点 | 无危（LC） |
| 43 | 兰科 | 兔耳兰 | *Cymbidium lancifolium* | 广西重点 | 无危（LC） |
| 44 | 兰科 | 半柱毛兰 | *Eria corneri* | 广西重点 | 无危（LC） |

续表

| 序号 | 科名 | 中文名 | 学名 | 保护等级 | 红色名录等级 |
|---|---|---|---|---|---|
| 45 | 兰科 | 高斑叶兰 | *Goodyera procera* | 广西重点 | 无危（LC） |
| 46 | 兰科 | 橙黄玉凤花 | *Habenaria rhodocheila* | 广西重点 | 无危（LC） |
| 47 | 兰科 | 镰翅羊耳蒜 | *Liparis bootanensis* | 广西重点 | 无危（LC） |
| 48 | 兰科 | 见血青 | *Liparis nervosa* | 广西重点 | 无危（LC） |
| 49 | 兰科 | 扇唇羊耳蒜 | *Liparis stricklandiana* | 广西重点 | 无危（LC） |
| 50 | 兰科 | 毛唇芋兰 | *Nervilia fordii* | 广西重点 | 近危（NT） |
| 51 | 兰科 | 石仙桃 | *Pholidota chinensis* | 广西重点 | 无危（LC） |
| 52 | 兰科 | 单叶石仙桃 | *Pholidota leveilleana* | 广西重点 | 易危（VU） |
| 53 | 兰科 | 绶草 | *Spiranthes sinensis* | 广西重点 | 无危（LC） |

注：保护等级依据《国家重点保护野生植物名录》（2021）、《广西壮族自治区重点保护野生植物名录》（第一批）及《中国生物多样性红色名录》（高等植物卷）。

### 2. 特有物种

永福县地貌、土壤及气候等自然条件的多样性，促成县境内药用植物的特有现象。特有植物是生物多样性的一个重要依据，了解永福县特有药用植物，对永福县生物多样性保护和良好生态环境的维护具有重要意义。经统计，永福县药用植物中，中国特有植物259种，广西特有10种。

表5-6　永福县特有药用植物

| 序号 | 科名 | 中文名 | 拉丁学名 | 特有程度 |
|---|---|---|---|---|
| 1 | 银杏科 | 银杏 | *Ginkgo biloba* | 中国特有 |
| 2 | 松科 | 马尾松 | *Pinus massoniana* | 中国特有 |
| 3 | 松科 | 黄枝油杉 | *Keteleeria davidiana* var. *calcarea* | 中国特有 |
| 4 | 松科 | 铁坚油杉 | *Keteleeria davidiana* | 中国特有 |
| 5 | 杉科 | 柳杉 | *Cryptomeria japonica* var. *sinensis* | 中国特有 |
| 6 | 杉科 | 水杉 | *Metasequoia glyptostroboides* | 中国特有 |
| 7 | 柏科 | 侧柏 | *Platycladus orientalis* | 中国特有 |
| 8 | 柏科 | 柏木 | *Cupressus funebris* | 中国特有 |
| 9 | 木兰科 | 厚朴 | *Houpoëa officinalis* | 中国特有 |
| 10 | 木兰科 | 深山含笑 | *Michelia maudiae* | 中国特有 |
| 11 | 五味子科 | 南五味子 | *Kadsura longipedunculata* | 中国特有 |
| 12 | 番荔枝科 | 瓜馥木 | *Fissistigma oldhamii* | 中国特有 |
| 13 | 樟科 | 毛豹皮樟 | *Litsea coreana* var. *lanuginosa* | 中国特有 |
| 14 | 樟科 | 檫木 | *Sassafras tzumu* | 中国特有 |
| 15 | 樟科 | 黑壳楠 | *Lindera megaphylla* | 中国特有 |
| 16 | 樟科 | 宜昌润楠 | *Machilus ichangensis* | 中国特有 |
| 17 | 樟科 | 大叶新木姜子 | *Neolitsea levinei* | 中国特有 |

续表

| 序号 | 科名 | 中文名 | 拉丁学名 | 特有程度 |
|------|------|--------|----------|----------|
| 18 | 樟科 | 川桂 | *Cinnamomum wilsonii* | 中国特有 |
| 19 | 樟科 | 华南桂 | *Cinnamomum austrosinense* | 中国特有 |
| 20 | 樟科 | 毛桂 | *Cinnamomum appelianum* | 中国特有 |
| 21 | 樟科 | 建润楠 | *Machilus oreophila* | 中国特有 |
| 22 | 樟科 | 石山楠 | *Phoebe calcarea* | 中国特有 |
| 23 | 樟科 | 鸭公树 | *Neolitsea chuii* | 中国特有 |
| 24 | 毛茛科 | 打破碗花花 | *Anemone hupehensis* | 中国特有 |
| 25 | 毛茛科 | 盾叶唐松草 | *Thalictrum ichangense* | 中国特有 |
| 26 | 毛茛科 | 裂叶铁线莲 | *Clematis parviloba* | 中国特有 |
| 27 | 毛茛科 | 扬子铁线莲 | *Clematis puberula* var. *ganpiniana* | 中国特有 |
| 28 | 毛茛科 | 钝齿铁线莲 | *Clematis apiifolia* var. *argentilucida* | 中国特有 |
| 29 | 小檗科 | 阔叶十大功劳 | *Mahonia bealei* | 中国特有 |
| 30 | 木通科 | 尾叶那藤 | *Stauntonia obovatifoliola* | 中国特有 |
| 31 | 木通科 | 野木瓜 | *Stauntonia chinensis* | 中国特有 |
| 32 | 防己科 | 血散薯 | *Stephania dielsiana* | 中国特有 |
| 33 | 马兜铃科 | 地花细辛 | *Asarum geophilum* | 中国特有 |
| 34 | 马兜铃科 | 五岭细辛 | *Asarum wulingense* | 中国特有 |
| 35 | 马兜铃科 | 金耳环 | *Asarum insigne* | 中国特有 |
| 36 | 胡椒科 | 华南胡椒 | *Piper austrosinense* | 中国特有 |
| 37 | 胡椒科 | 硬毛草胡椒 | *Peperomia cavaleriei* | 中国特有 |
| 38 | 罂粟科 | 血水草 | *Eomecon chionantha* | 中国特有 |
| 39 | 堇菜科 | 三角叶堇菜 | *Viola triangulifolia* | 中国特有 |
| 40 | 远志科 | 黄花倒水莲 | *Polygala fallax* | 中国特有 |
| 41 | 远志科 | 曲江远志 | *Polygala koi* | 中国特有 |
| 42 | 景天科 | 凹叶景天 | *Sedum emarginatum* | 中国特有 |
| 43 | 石竹科 | 巫山繁缕 | *Stellaria wushanensis* | 中国特有 |
| 44 | 蓼科 | 蓼子草 | *Polygonum criopolitanum* | 中国特有 |
| 45 | 蓼科 | 愉悦蓼 | *Polygonum jucundum* | 中国特有 |
| 46 | 凤仙花科 | 黄金凤 | *Impatiens siculifer* | 中国特有 |
| 47 | 凤仙花科 | 丰满凤仙花 | *Impatiens obesa* | 中国特有 |
| 48 | 山龙眼科 | 网脉山龙眼 | *Helicia reticulata* | 中国特有 |
| 49 | 海桐花科 | 薄萼海桐 | *Pittosporum leptosepalum* | 中国特有 |
| 50 | 海桐花科 | 狭叶海桐 | *Pittosporum glabratum* var. *neriifolium* | 中国特有 |
| 51 | 海桐花科 | 缝线海桐 | *Pittosporum perryanum* | 中国特有 |
| 52 | 海桐花科 | 短萼海桐 | *Pittosporum brevicalyx* | 中国特有 |
| 53 | 海桐花科 | 广西海桐 | *Pittosporum kwangsiense* | 中国特有 |
| 54 | 海桐花科 | 卵果海桐 | *Pittosporum lenticellatum* | 中国特有 |

续表

| 序号 | 科名 | 中文名 | 拉丁学名 | 特有程度 |
|------|------|--------|----------|----------|
| 55 | 大风子科 | 山羊角树 | *Carrierea calycina* | 中国特有 |
| 56 | 西番莲科 | 广东西番莲 | *Passiflora kwangtungensis* | 中国特有 |
| 57 | 葫芦科 | 中华栝楼 | *Trichosanthes rosthornii* | 中国特有 |
| 58 | 葫芦科 | 罗汉果 | *Siraitia grosvenorii* | 中国特有 |
| 59 | 葫芦科 | 长萼栝楼 | *Trichosanthes laceribractea* | 中国特有 |
| 60 | 秋海棠科 | 红孩儿 | *Begonia palmata* var. *bowringiana* | 中国特有 |
| 61 | 秋海棠科 | 紫背天葵 | *Begonia fimbristipula* | 中国特有 |
| 62 | 山茶科 | 心叶毛蕊茶 | *Camellia cordifolia* | 中国特有 |
| 63 | 山茶科 | 微毛柃 | *Eurya hebeclados* | 中国特有 |
| 64 | 山茶科 | 尖萼厚皮香 | *Ternstroemia luteoflora* | 中国特有 |
| 65 | 山茶科 | 连蕊茶 | *Camellia cuspidata* | 中国特有 |
| 66 | 山茶科 | 翅柃 | *Eurya alata* | 中国特有 |
| 67 | 山茶科 | 细枝柃 | *Eurya loquaiana* | 中国特有 |
| 68 | 山茶科 | 短柱柃 | *Eurya brevistyla* | 中国特有 |
| 69 | 山茶科 | 凹脉柃 | *Eurya impressinervis* | 中国特有 |
| 70 | 野牡丹科 | 锦香草 | *Phyllagathis cavaleriei* | 中国特有 |
| 71 | 野牡丹科 | 叶底红 | *Bredia fordii* | 中国特有 |
| 72 | 使君子科 | 风车子 | *Combretum alfredii* | 中国特有 |
| 73 | 梧桐科 | 粉苹婆 | *Sterculia euosma* | 中国特有 |
| 74 | 大戟科 | 绿背山麻杆 | *Alchornea trewioides* var. *sinica* | 中国特有 |
| 75 | 大戟科 | 枝翅珠子木 | *Phyllanthodendron dunnianum* | 中国特有 |
| 76 | 大戟科 | 广东地构叶 | *Speranskia cantonensis* | 中国特有 |
| 77 | 绣球花科 | 星毛冠盖藤 | *Pileostegia tomentella* | 中国特有 |
| 78 | 绣球花科 | 临桂绣球 | *Hydrangea linkweiensis* | 中国特有 |
| 79 | 蔷薇科 | 楔叶豆梨 | *Pyrus calleryana* var. *koehnei* | 中国特有 |
| 80 | 蔷薇科 | 小叶石楠 | *Photinia parvifolia* | 中国特有 |
| 81 | 蔷薇科 | 李 | *Prunus salicina* | **中国特有** |
| 82 | 蔷薇科 | 软条七蔷薇 | *Rosa henryi* | 中国特有 |
| 83 | 蔷薇科 | 深裂悬钩子 | *Rubus reflexus* var. *lanceolobus* | 中国特有 |
| 84 | 蔷薇科 | 锈毛莓 | *Rubus reflexus* | 中国特有 |
| 85 | 蔷薇科 | 石灰花楸 | *Sorbus folgneri* | 中国特有 |
| 86 | 蔷薇科 | 灰白毛莓 | *Rubus tephrodes* | 中国特有 |
| 87 | 蔷薇科 | 毛叶木瓜 | *Chaenomeles cathayensis* | 中国特有 |
| 88 | 蔷薇科 | 臀果木 | *Pygeum topengii* | 中国特有 |
| 89 | 蔷薇科 | 桃 | *Amygdalus persica* | 中国特有 |
| 90 | 蔷薇科 | 全缘火棘 | *Pyracantha atalantioides* | 中国特有 |
| 91 | 蔷薇科 | 庐山石楠 | *Photinia villosa* var. *sinica* | 中国特有 |

续表

| 序号 | 科名 | 中文名 | 拉丁学名 | 特有程度 |
|---|---|---|---|---|
| 92 | 蝶形花科 | 藤黄檀 | *Dalbergia hancei* | 中国特有 |
| 93 | 蝶形花科 | 宜昌木蓝 | *Indigofera decora* var. *ichangensis* | 中国特有 |
| 94 | 蝶形花科 | 褶皮黧豆 | *Mucuna lamellata* | 中国特有 |
| 95 | 蝶形花科 | 美丽胡枝子 | *Lespedeza formosa* | 中国特有 |
| 96 | 蝶形花科 | 中南鱼藤 | *Derris fordii* | 中国特有 |
| 97 | 蝶形花科 | 白花油麻藤 | *Mucuna birdwoodiana* | 中国特有 |
| 98 | 蝶形花科 | 木荚红豆 | *Ormosia xylocarpa* | 中国特有 |
| 99 | 旌节花科 | 中国旌节花 | *Stachyurus chinensis* | 中国特有 |
| 100 | 金缕梅科 | 杨梅蚊母树 | *Distylium myricoides* | 中国特有 |
| 101 | 金缕梅科 | 金缕梅 | *Hamamelis mollis* | 中国特有 |
| 102 | 金缕梅科 | 瑞木 | *Corylopsis multiflora* | 中国特有 |
| 103 | 金缕梅科 | 半枫荷 | *Semiliquidambar cathayensis* | 中国特有 |
| 104 | 杨柳科 | 响叶杨 | *Populus adenopoda* | 中国特有 |
| 105 | 桦木科 | 亮叶桦 | *Betula luminifera* | 中国特有 |
| 106 | 榆科 | 青檀 | *Pteroceltis tatarinowii* | 中国特有 |
| 107 | 榆科 | 银毛叶山黄麻 | *Trema nitida* | 中国特有 |
| 108 | 桑科 | 岩木瓜 | *Ficus tsiangii* | 中国特有 |
| 109 | 桑科 | 藤构 | *Broussonetia kaempferi* var. *australis* | 中国特有 |
| 110 | 荨麻科 | 广西紫麻 | *Oreocnide kwangsiensis* | 中国特有 |
| 111 | 荨麻科 | 长圆楼梯草 | *Elatostema oblongifolium* | 中国特有 |
| 112 | 冬青科 | 刺叶冬青 | *Ilex hylonoma* var. *glabra* | 中国特有 |
| 113 | 冬青科 | 广东冬青 | *Ilex kwangtungensis* | 中国特有 |
| 114 | 冬青科 | 毛冬青 | *Ilex pubescens* | 中国特有 |
| 115 | 冬青科 | 满树星 | *Ilex aculeolata* | 中国特有 |
| 116 | 冬青科 | 四川冬青 | *Ilex szechwanensis* | 中国特有 |
| 117 | 冬青科 | 海南冬青 | *Ilex hainanensis* | 中国特有 |
| 118 | 卫矛科 | 过山枫 | *Celastrus aculeatus* | 中国特有 |
| 119 | 卫矛科 | 大果卫矛 | *Euonymus myrianthus* | 中国特有 |
| 120 | 卫矛科 | 长刺卫矛 | *Euonymus wilsonii* | 中国特有 |
| 121 | 翅子藤科 | 无柄五层龙 | *Salacia sessiliflora* | 中国特有 |
| 122 | 铁青树科 | 华南青皮木 | *Schoepfia chinensis* | 中国特有 |
| 123 | 桑寄生科 | 大苞寄生 | *Tolypanthus maclurei* | 中国特有 |
| 124 | 鼠李科 | 皱叶雀梅藤 | *Sageretia rugosa* | 中国特有 |
| 125 | 鼠李科 | 钩齿鼠李 | *Rhamnus lamprophylla* | 中国特有 |
| 126 | 鼠李科 | 山绿柴 | *Rhamnus brachypoda* | 中国特有 |
| 127 | 鼠李科 | 黄鼠李 | *Rhamnus fulvo-tincta* | 中国特有 |
| 128 | 葡萄科 | 三裂蛇葡萄 | *Ampelopsis delavayana* | 中国特有 |

续表

| 序号 | 科名 | 中文名 | 拉丁学名 | 特有程度 |
|------|------|--------|----------|----------|
| 129 | 葡萄科 | 羽叶蛇葡萄 | *Ampelopsis chaffanjonii* | 中国特有 |
| 130 | 芸香科 | 九里香 | *Murraya exotica* | 中国特有 |
| 131 | 芸香科 | 刺壳花椒 | *Zanthoxylum echinocarpum* | 中国特有 |
| 132 | 芸香科 | 岭南花椒 | *Zanthoxylum austrosinense* | 中国特有 |
| 133 | 芸香科 | 枳 | *Poncirus trifoliata* | 中国特有 |
| 134 | 芸香科 | 酸橙 | *Citrus aurantium* | 中国特有 |
| 135 | 芸香科 | 宜昌橙 | *Citrus ichangensis* | 中国特有 |
| 136 | 芸香科 | 蜜茱萸 | *Melicope pteleifolia* | 中国特有 |
| 137 | 芸香科 | 裸芸香 | *Psilopeganum sinense* | 中国特有 |
| 138 | 芸香科 | 毛竹叶花椒 | *Zanthoxylum armatum* var. *ferrugineum* | 中国特有 |
| 139 | 无患子科 | 复羽叶栾树 | *Koelreuteria bipinnata* | 中国特有 |
| 140 | 无患子科 | 黄梨木 | *Boniodendron minius* | 中国特有 |
| 141 | 无患子科 | 伞花木 | *Eurycorymbus cavaleriei* | 中国特有 |
| 142 | 无患子科 | 掌叶木 | *Handeliodendron bodinieri* | 中国特有 |
| 143 | 清风藤科 | 灰背清风藤 | *Sabia discolor* | 中国特有 |
| 144 | 省沽油科 | 锐尖山香圆 | *Turpinia arguta* | 中国特有 |
| 145 | 省沽油科 | 绒毛锐尖山香圆 | *Turpinia arguta* var. *pubescens* | 中国特有 |
| 146 | 漆树科 | 黄连木 | *Pistacia chinensis* | 中国特有 |
| 147 | 胡桃科 | 青钱柳 | *Cyclocarya paliurus* | 中国特有 |
| 148 | 八角枫科 | 阔叶八角枫 | *Alangium faberi* var. *platyphyllum* | 中国特有 |
| 149 | 八角枫科 | 小花八角枫 | *Alangium faberi* | 中国特有 |
| 150 | 珙桐科 | 喜树 | *Camptotheca acuminata* | 中国特有 |
| 151 | 五加科 | 细柱五加 | *Eleutherococcus nodiflorus* | 中国特有 |
| 152 | 五加科 | 台湾毛楤木 | *Aralia decaisneana* | 中国特有 |
| 153 | 五加科 | 长刺楤木 | *Aralia spinifolia* | 中国特有 |
| 154 | 桤叶树科 | 贵州桤叶树 | *Clethra kaipoensis* | 中国特有 |
| 155 | 杜鹃花科 | 马银花 | *Rhododendron ovatum* | 中国特有 |
| 156 | 杜鹃花科 | 腺萼马银花 | *Rhododendron bachii* | 中国特有 |
| 157 | 杜鹃花科 | 岭南杜鹃 | *Rhododendron mariae* | 中国特有 |
| 158 | 乌饭树科 | 短尾越橘 | *Vaccinium carlesii* | 中国特有 |
| 159 | 乌饭树科 | 江南越橘 | *Vaccinium mandarinorum* | 中国特有 |
| 160 | 柿科 | 油柿 | *Diospyros oleifera* | 中国特有 |
| 161 | 柿科 | 野柿 | *Diospyros kaki* var. *silvestris* | 中国特有 |
| 162 | 紫金牛科 | 心叶紫金牛 | *Ardisia maclurei* | 中国特有 |
| 163 | 紫金牛科 | 月月红 | *Ardisia faberi* | 中国特有 |
| 164 | 紫金牛科 | 九管血 | *Ardisia brevicaulis* | 中国特有 |
| 165 | 安息香科 | 陀螺果 | *Melliodendron xylocarpum* | 中国特有 |

续表

| 序号 | 科名 | 中文名 | 拉丁学名 | 特有程度 |
|---|---|---|---|---|
| 166 | 安息香科 | 赛山梅 | *Styrax confusus* | 中国特有 |
| 167 | 安息香科 | 白花龙 | *Styrax faberi* | 中国特有 |
| 168 | 安息香科 | 芬芳安息香 | *Styrax odoratissimus* | 中国特有 |
| 169 | 安息香科 | 垂珠花 | *Styrax dasyanthus* | 中国特有 |
| 170 | 山矾科 | 黄牛奶树 | *Symplocos cochinchinensis* var. *laurina* | 中国特有 |
| 171 | 马钱科 | 醉鱼草 | *Buddleja lindleyana* | 中国特有 |
| 172 | 马钱科 | 巴东醉鱼草 | *Buddleja albiflora* | 中国特有 |
| 173 | 木犀科 | 女贞 | *Ligustrum lucidum* | 中国特有 |
| 174 | 木犀科 | 木犀 | *Osmanthus fragrans* | 中国特有 |
| 175 | 木犀科 | 粗壮女贞 | *Ligustrum robustum* | 中国特有 |
| 176 | 木犀科 | 光萼小蜡 | *Ligustrum sinense* var. *myrianthum* | 中国特有 |
| 177 | 夹竹桃科 | 毛杜仲藤 | *Urceola huaitingii* | 中国特有 |
| 178 | 夹竹桃科 | 筋藤 | *Alyxia levinei* | 中国特有 |
| 179 | 萝藦科 | 台湾醉魂藤 | *Heterostemma brownii* | 中国特有 |
| 180 | 茜草科 | 毛钩藤 | *Uncaria hirsuta* | 中国特有 |
| 181 | 茜草科 | 巴戟天 | *Morinda officinalis* | 中国特有 |
| 182 | 茜草科 | 白毛鸡矢藤 | *Paederia pertomentosa* | 中国特有 |
| 183 | 茜草科 | 羊角藤 | *Morinda umbellata* | 中国特有 |
| 184 | 茜草科 | 广州蛇根草 | *Ophiorrhiza cantoniensis* | 中国特有 |
| 185 | 茜草科 | 剑叶耳草 | *Hedyotis caudatifolia* | 中国特有 |
| 186 | 茜草科 | 拟金草 | *Hedyotis consanguinea* | 中国特有 |
| 187 | 茜草科 | 密脉木 | *Myrioneuron faberi* | 中国特有 |
| 188 | 忍冬科 | 南方荚蒾 | *Viburnum fordiae* | 中国特有 |
| 189 | 忍冬科 | 皱叶忍冬 | *Lonicera rhytidophylla* | 中国特有 |
| 190 | 忍冬科 | 台东荚蒾 | *Viburnum taitoense* | 中国特有 |
| 191 | 菊科 | 密毛奇蒿 | *Artemisia anomala* var. *tomentella* | 中国特有 |
| 192 | 菊科 | 台北艾纳香 | *Blumea formosana* | 中国特有 |
| 193 | 菊科 | 莲沱兔儿风 | *Ainsliaea ramosa* | 中国特有 |
| 194 | 菊科 | 奇蒿 | *Artemisia anomala* | 中国特有 |
| 195 | 龙胆科 | 穿心草 | *Canscora lucidissima* | 中国特有 |
| 196 | 龙胆科 | 双蝴蝶 | *Tripterospermum chinense* | 中国特有 |
| 197 | 报春花科 | 落地梅 | *Lysimachia paridiformis* | 中国特有 |
| 198 | 报春花科 | 广西过路黄 | *Lysimachia alfredii* | 中国特有 |
| 199 | 报春花科 | 石山细梗香草 | *Lysimachia capillipes* var. *cavaleriei* | 中国特有 |
| 200 | 报春花科 | 巴东过路黄 | *Lysimachia patungensis* | 中国特有 |
| 201 | 报春花科 | 狭叶落地梅 | *Lysimachia paridiformis* var. *stenophylla* | 中国特有 |
| 202 | 茄科 | 珊瑚豆 | *Solanum pseudocapsicum* var. *diflorum* | 中国特有 |

续表

| 序号 | 科名 | 中文名 | 拉丁学名 | 特有程度 |
|---|---|---|---|---|
| 203 | 旋花科 | 大果三翅藤 | *Tridynamia sinensis* | 中国特有 |
| 204 | 玄参科 | 四方麻 | *Veronicastrum caulopterum* | 中国特有 |
| 205 | 苦苣苔科 | 蚂蟥七 | *Primulina fimbrisepala* | 中国特有 |
| 206 | 苦苣苔科 | 牛耳朵 | *Primulina eburnea* | 中国特有 |
| 207 | 苦苣苔科 | 长瓣马铃苣苔 | *Oreocharis auricula* | 中国特有 |
| 208 | 苦苣苔科 | 大叶石上莲 | *Oreocharis benthamii* | 中国特有 |
| 209 | 苦苣苔科 | 湘桂马铃苣苔 | *Oreocharis xiangguiensis* | 中国特有 |
| 210 | 苦苣苔科 | 纤细半蒴苣苔 | *Hemiboea gracilis* | 中国特有 |
| 211 | 苦苣苔科 | 华南半蒴苣苔 | *Hemiboea follicularis* | 中国特有 |
| 212 | 苦苣苔科 | 羽裂唇柱苣苔 | *Primulina pinnatifida* | 中国特有 |
| 213 | 苦苣苔科 | 石上莲 | *Oreocharis benthamii* var. *reticulata* | 中国特有 |
| 214 | 马鞭草科 | 臭茉莉 | *Clerodendrum chinense* var. *simplex* | 中国特有 |
| 215 | 马鞭草科 | 广东紫珠 | *Callicarpa kwangtungensis* | 中国特有 |
| 216 | 马鞭草科 | 藤紫珠 | *Callicarpa integerrima* var. *chinensis* | 中国特有 |
| 217 | 马鞭草科 | 老鸦糊 | *Callicarpa giraldii* | 中国特有 |
| 218 | 马鞭草科 | 秃红紫珠 | *Callicarpa rubella* var. *subglabra* | 中国特有 |
| 219 | 唇形科 | 灯笼草 | *Clinopodium polycephalum* | 中国特有 |
| 220 | 唇形科 | 膜叶刺蕊草 | *Pogostemon esquirolii* | 中国特有 |
| 221 | 唇形科 | 地蚕 | *Stachys geobombycis* | 中国特有 |
| 222 | 唇形科 | 小野芝麻 | *Galeobdolon chinense* | 中国特有 |
| 223 | 唇形科 | 庐山香科科 | *Teucrium pernyi* | 中国特有 |
| 224 | 唇形科 | 肉叶鞘蕊花 | *Coleus carnosifolius* | 中国特有 |
| 225 | 唇形科 | 红根草 | *Salvia prionitis* | 中国特有 |
| 226 | 唇形科 | 小叶假糙苏 | *Paraphlomis javanica* var. *coronata* | 中国特有 |
| 227 | 水鳖科 | 海菜花 | *Ottelia acuminata* | 中国特有 |
| 228 | 芭蕉科 | 大蕉 | *Musa paradisiaca* | 中国特有 |
| 229 | 姜科 | 广西莪术 | *Curcuma kwangsiensis* | 中国特有 |
| 230 | 姜科 | 三叶豆蔻 | *Amomum austro-sinense* | 中国特有 |
| 231 | 姜科 | 阳荷 | *Zingiber striolatum* | 中国特有 |
| 232 | 百合科 | 多花黄精 | *Polygonatum cyrtonema* | 中国特有 |
| 233 | 百合科 | 开口箭 | *Campylandra chinensis* | 中国特有 |
| 234 | 百合科 | 小花蜘蛛抱蛋 | *Aspidistra minutiflora* | 中国特有 |
| 235 | 百合科 | 薤头 | *Allium chinense* | 中国特有 |
| 236 | 百合科 | 野百合 | *Lilium brownii* | 中国特有 |
| 237 | 菝葜科 | 红果菝葜 | *Smilax polycolea* | 中国特有 |
| 238 | 菝葜科 | 黑果菝葜 | *Smilax glaucochina* | 中国特有 |
| 239 | 菝葜科 | 短梗菝葜 | *Smilax scobinicaulis* | 中国特有 |

续表

| 序号 | 科名 | 中文名 | 拉丁学名 | 特有程度 |
|---|---|---|---|---|
| 240 | 天南星科 | 滴水珠 | *Pinellia cordata* | 中国特有 |
| 241 | 天南星科 | 南蛇棒 | *Amorphophallus dunnii* | 中国特有 |
| 242 | 石蒜科 | 文殊兰 | *Crinum asiaticum* var. *sinicum* | 中国特有 |
| 243 | 薯蓣科 | 山薯 | *Dioscorea fordii* | 中国特有 |
| 244 | 薯蓣科 | 马肠薯蓣 | *Dioscorea simulans* | 中国特有 |
| 245 | 兰科 | 罗河石斛 | *Dendrobium lohohense* | 中国特有 |
| 246 | 杜英科 | 薄果猴欢喜 | *Sloanea leptocarpa* | 中国特有 |
| 247 | 八角科 | 八角 | *Illicium verum* | 中国特有 |
| 248 | 竹亚科 | 车筒竹 | *Bambusa sinospinosa* | 中国特有 |
| 249 | 禾亚科 | 高粱 | *Sorghum bicolor* | 中国特有 |
| 250 | 小檗科 | 短序十大功劳 | *Mahonia breviracema* | 广西特有 |
| 251 | 虎耳草科 | 龙胜梅花草 | *Parnassia longshengensis* | 广西特有 |
| 252 | 荨麻科 | 基心叶冷水花 | *Pilea basicordata* | 广西特有 |
| 253 | 忍冬科 | 三脉叶荚蒾 | *Viburnum triplinerve* | 广西特有 |
| 254 | 菊科 | 广西斑鸠菊 | *Vernonia chingiana* | 广西特有 |
| 255 | 苦苣苔科 | 羽裂小花苣苔 | *Primulina bipinnatifida* | 广西特有 |
| 256 | 苦苣苔科 | 桂林小花苣苔 | *Primulina repanda* var. *guilinensis* | 广西特有 |
| 257 | 姜科 | 香姜 | *Alpinia coriandriodora* | 广西特有 |
| 258 | 百合科 | 广西蜘蛛抱蛋 | *Aspidistra retusa* | 广西特有 |
| 259 | 百合科 | 长瓣蜘蛛抱蛋 | *Aspidistra longipetala* | 广西特有 |

# 第六章  药用资源保护与管理

永福县有着得天独厚的自然和地理优势，其中架桥岭自然保护区和寿城自然保护区原始森林蕴藏着丰富的中药资源。植物资源是生物多样性保护的重要组成部分，尤其对我国使用中草药治病的传统而言更是必要的。合理开发、利用和保护中草药资源，实现资源的可持续利用，对保障人类健康所必需的物质基础具有重要作用。

## 一、保护与管理现状

### 1. 立足实际，实施相关政策法规

中药资源是中医药产业发展的物质基础，国家高度重视中药资源保护和可持续利用工作。为保护和合理利用药用资源，国家颁布了《中华人民共和国中医药条例》《中华人民共和国野生植物保护条例》《野生药材资源保护管理条例》，广西也实施《广西壮族自治区发展中医药壮医药条例》《广西壮族自治区药用野生植物资源保护办法》《广西壮族自治区野生植物保护办法》，这一系列的法律、法规的出台，使药用野生资源的保护利用进入有法可依的新阶段，为野生药用资源保护与管理提供了有力保障。县级林业、农业和行政主管部门发挥各自职责，贯彻实施野生植物的监管工作，促进了永福县药用资源的有效保护和合理利用。

### 2. 发展中草药产业，发挥道地药材产区优势

永福县高度重视中草药产业发展，成立了永福县中草药发展办公室，与永福县科学技术局、农业农村局、林业局共同负责中草药产业的推进工作，并结合中草药产业实际，制订中草药产业推进工作方案。永福县是中药材罗汉果道地主产地，为进一步推进道地药材规范化、规模化和品牌化建设，创建了多个罗汉果种植示基地，采取"示范区+企业+合作社+农户"模式，充分发挥罗汉果道地产区优势。

## 二、存在的主要问题

### 1. 珍稀药材不恰当采收，野生资源面临威胁

野生罗汉果是栽培品种优质、高产的来源，是珍贵的种质资源。由于当地村民在果熟期不恰当的采摘方式造成块茎溃烂，影响翌年发育。此外，罗汉果对生境要求较高，除草剂的使用和植被破坏导致生态受到干扰，种质资源受到威胁。

### 2. 药用资源利用不高，开发缺乏科技引领

永福县药用植物丰富，野生药用植物达1310种，但道地药材、优势中药材、特色中药材品种仍然较少，资源丰富的优势尚未得到充分发挥。尽管罗汉果产业取得了快速发展，但技术研发投入仍不足，在育种、栽培、加工提取及产品开发方面面临诸多技术难题，未能最大限度利用罗汉果资源。

## 三、发展策略与建议

永福县野生药用植物资源丰富，正确发挥自然特色区域资源优势尤为重要。从以下几方面探讨其可持续发展与利用的途径。

### 1. 保护生态环境

对资源掠夺性的采挖转为合理适度的开发。保护天然林，减少化学试剂等对环境的污染，加强濒危和道地中药材野生资源保护。

### 2. 建立培育基地，规范化种植

建设标准化种植基地。加大育种研究力度，保障药材种苗的繁育、培植和养护，推进中药材规范化种植，实现产量和品质高效化。

### 3. 合理开发产业，提高综合利用

永福县地理环境、气候条件和生物资源均具有多样性的特点，中药材资源丰富。除发展罗汉果种植外，可因地制宜，开发特色中药材种植，使中草药向品种多元化发展。此外，加强中药材精深加工。罗汉果具有独特的罗汉果甜苷，是理想的天然甜味剂，在食品加工行业具有巨大的价值。应加强科研投入，克服罗汉果甜苷代谢通路难题，使罗汉果的遗传改良和重头合成罗汉果甜苷成为可能，实现效益最大化。

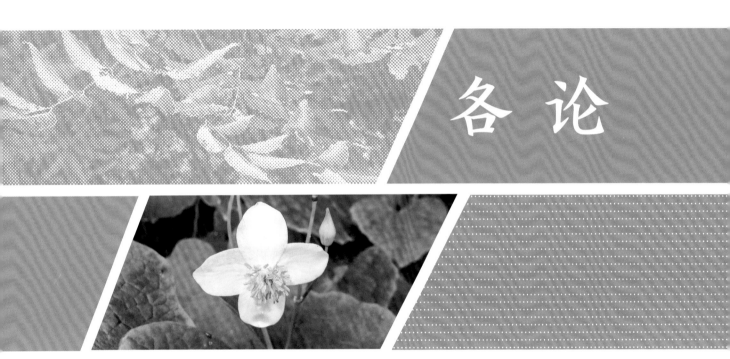

各论

# 伸筋草

【基原】为石松科垂穗石松*Palhinhaea cernua* (L.) Vasc. et Franco 的全草。

【别名】铺地蜈蚣、灯笼草、小伸筋。

【形态特征】蔓生草本。主茎高20~50 cm，向上叉状分枝，质柔软，匍匐于地上。主茎上的叶螺旋状排列，线形，先端尖锐；孢子叶覆瓦状排列，阔卵形。孢子囊穗单生于小枝顶端，短圆柱形，成熟时通常下垂；孢子囊圆肾形，生于小枝顶部，成熟则开裂，放出黄色孢子。

【分布】生于林下、林缘及灌木丛下阴处或岩石上。产于广西、广东、海南、云南、贵州、四川、重庆、湖南、香港、福建、台湾、江西、浙江等地。

【性能主治】全草味苦、辛，性温。具有祛风散寒、除湿消肿、舒筋活血、止咳、解毒的功效。主治风寒湿痹，关节酸痛，麻木，四肢无力，水肿，跌打损伤，黄疸，咳嗽，疮疡，疱疹，烧烫伤。

【采收加工】夏季采收，去净泥土、杂质，晒干。

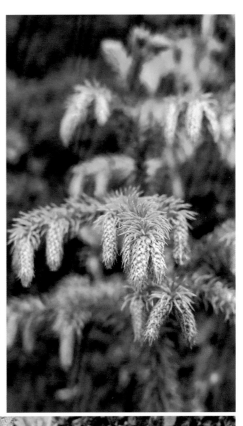

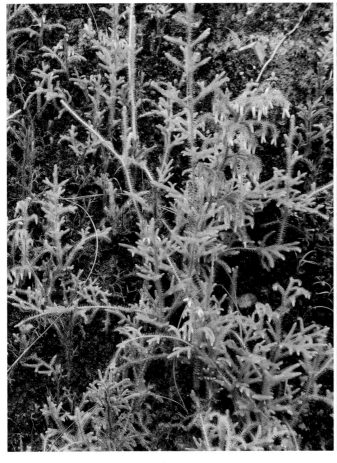

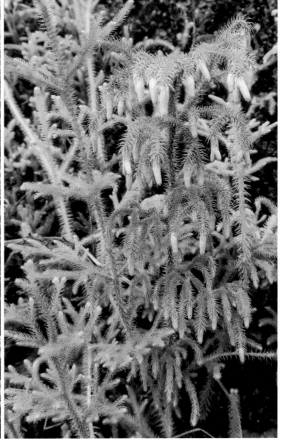

# 卷柏

【基原】为卷柏科卷柏*Selaginella tamariscina* (P. Beauv.) Spring 的全草、卷柏碳。

【别名】还魂草、九死还魂草。

【形态特征】植株莲座状。主茎短，侧枝丛生于其顶端，干旱时内卷。叶二型，薄革质，侧叶卵形至长圆形，中叶斜卵形，叶缘均具细齿；孢子叶一型，卵状三角形，边缘有细齿。孢子叶穗单生于小枝末端，四棱柱形；大孢子浅黄色，小孢子橘黄色。

【分布】生于林下或溪边石壁上。产于广西、广东、海南、湖南、贵州、云南、四川、台湾、香港、浙江、河北、河南、江苏、江西、吉林等地。

【性能主治】全草味辛，性平。具有活血通经的功效。主治闭经痛经，症瘕痞块，跌扑损伤。卷柏炭化瘀止血。主治吐血，崩漏，便血，脱肛。

【采收加工】全年均可采收，除去须根和泥土，晒干。

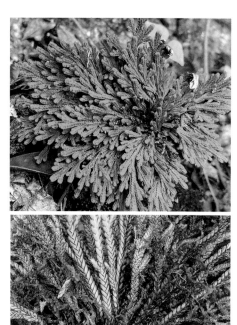

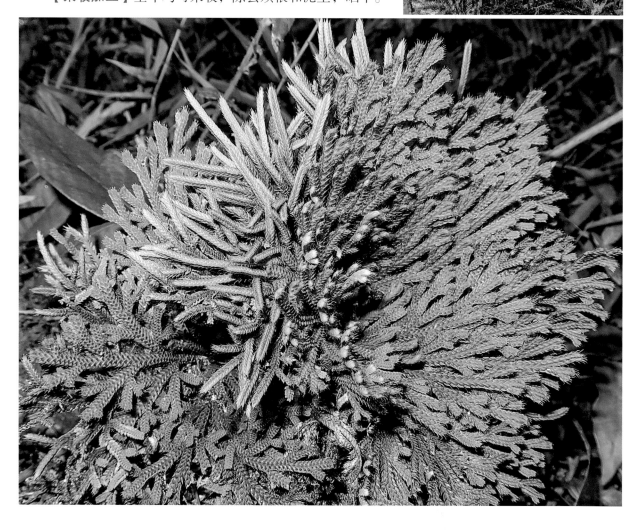

# 翠云草

【基原】为卷柏科翠云草*Selaginella uncinata* (Desv.) Spring 的全草。

【别名】细风藤、金猫草、铁皮青。

【形态特征】草本植物。主茎伏地蔓生，节上生不定根。主茎上的叶较大，卵形或卵状椭圆形；分枝上的叶二型，排成一平面，叶片边缘具白边，全缘；孢子叶一型，密生，卵状三角形，边缘全缘。孢子叶穗单生于枝顶，四棱柱形；大孢子灰白色或暗褐色，小孢子淡黄色。

【分布】生于常绿阔叶林下。产于广西、广东、贵州、重庆、湖南、湖北、安徽、福建等地。

【性能主治】全草味淡、微苦，性凉。具有清热利湿、解毒、止血的功效。主治黄疸，痢疾，泄泻，水肿，淋病，筋骨痹痛，吐血，咳血，便血，外伤出血，痔漏，烧烫伤，蛇咬伤。

【采收加工】全年均可采收，洗净，鲜用或晒干。

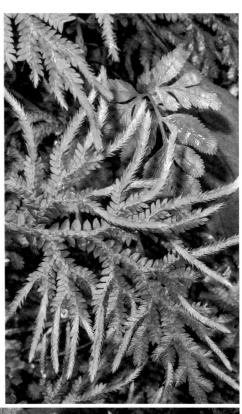

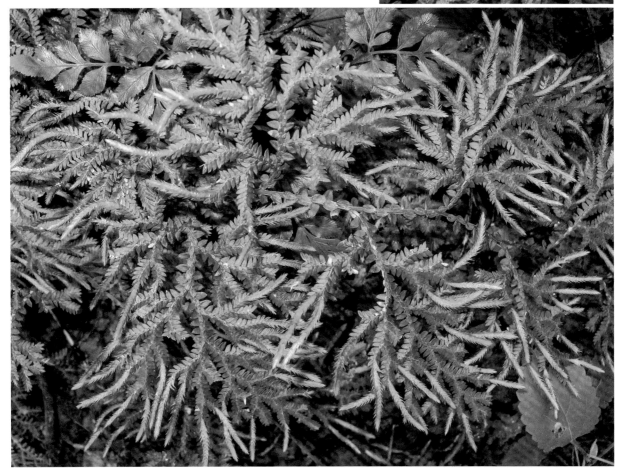

## 马蹄蕨

【基原】为观音座莲科福建观音座莲*Angiopteris fokiensis* Hieron. 的根状茎。

【别名】马蹄树、马蹄附子、马蹄香。

【形态特征】植株高约2 m。根状茎肥大肉质，直立，长约20 cm；宿存的叶柄基部聚生呈莲座状。叶簇生，具粗壮的长柄，叶轴及叶柄均具瘤状突起，奇数二回羽状；小叶叶缘具小齿，叶脉开展，在背面明显。孢子囊群长圆形，棕色，由10~15个孢子囊组成。

【分布】生于林中湿润处及山谷沟旁。产于广西、广东、贵州、湖北等地。

【性能主治】根状茎味苦、性凉。具有清热凉血、祛瘀止血、镇痛安神的功效。主治疟腮，痈肿疮毒，虫蛇咬伤，跌打肿痛，外伤出血，崩漏，乳痈，风湿痹痛，产后腹痛，失眠。

【采收加工】全年均可采收，洗净，去须根，切片，鲜用或晒干。

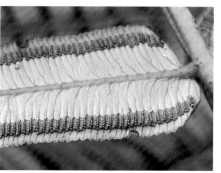

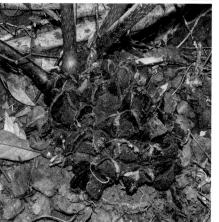

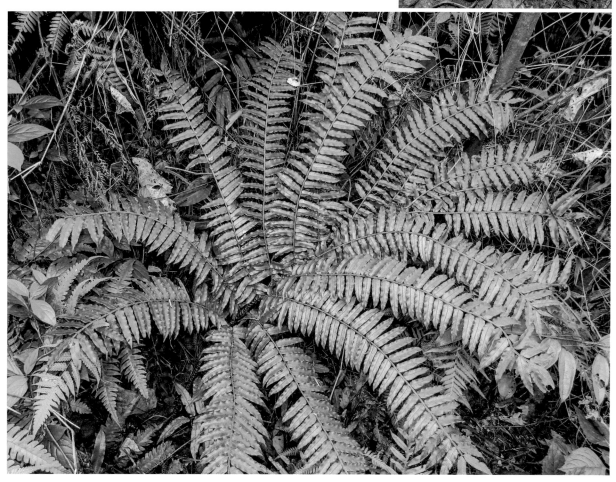

# 曲轴海金沙

【基原】为海金沙科曲轴海金沙*Lygodium flexuosum* (L.) Sw. 的地上部分。

【别名】海金沙、牛抄蕨、牛抄藤。

【形态特征】多年生攀缘草本，植株高达7 m。叶草质，三回羽状，羽片多数，对生于叶轴上的短距上，向两侧平展，长圆三角形，羽轴多少向左右弯曲；顶生一回小羽片披针形，基部近圆形，钝头；小叶边缘有细齿。孢子囊穗线形，棕褐色，小羽片顶部常不育。

【分布】生于疏林下。产于广西、广东、贵州、云南等地。

【性能主治】地上部分味甘，性寒。具有清热解毒、利尿通淋的功效。主治热淋，砂淋，石淋，血淋，膏淋，尿道涩痛，湿热黄疸，风热感冒，咳嗽，咽喉肿痛，泄泻，痢疾。

【采收加工】夏、秋季采收，除去杂质，晒干。

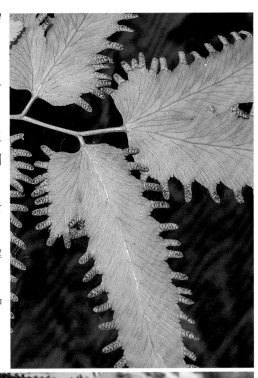

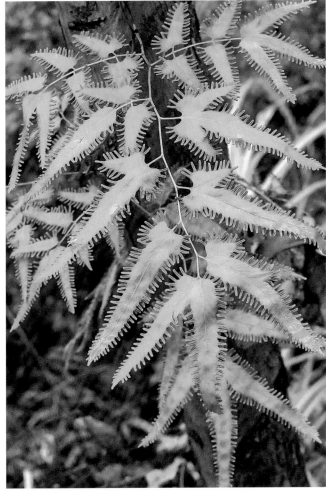

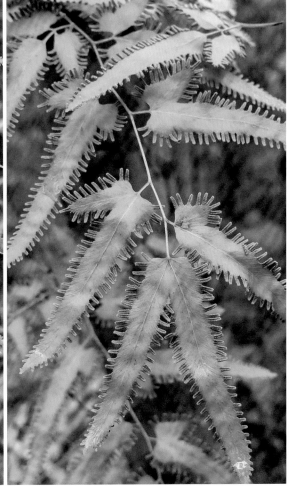

# 海金沙

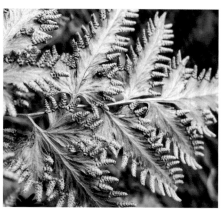

【基原】为海金沙科海金沙 *Lygodium japonicum* (Thunb.) Sw. 的成熟孢子、地上部分。

【别名】金沙藤、望骨风。

【形态特征】攀缘草本，长可达4 m。茎细弱。叶轴上面有2条狭边；羽片多数，对生于叶轴上的短距两侧，平展；叶为一回至二回羽状复叶，小羽片卵状披针形，边缘有齿或不规则分裂；能育羽片卵状三角形，长宽几乎相等。孢子囊生于能育羽片的背面，排列稀疏；孢子表面有小疣。

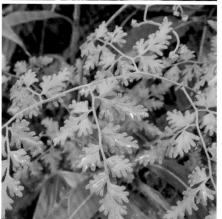

【分布】生于林缘或灌木丛中。产于广西、广东、四川、湖南、江西、福建、陕西等地。

【性能主治】孢子味甘、咸，性寒。具有清利湿热、通淋止痛的功效。主治热淋，石淋，血淋，膏淋，尿道涩痛。地上部分味甘，性寒。具有清热解毒、利尿通淋的功效。主治热淋，砂淋，石淋，血淋，膏淋，尿道涩痛，湿热黄疸，风热感冒，咳嗽，咽喉肿痛，泄泻，痢疾。

【采收加工】秋季孢子未脱落时采收藤叶，晒干，取下孢子，除去藤叶。夏、秋季采收全草，除去杂质，晒干。

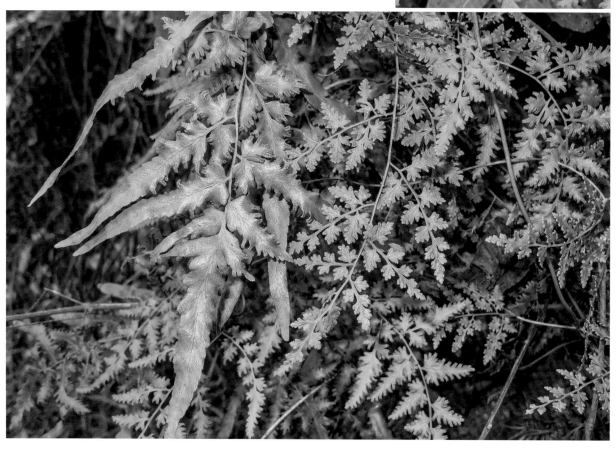

# 金沙藤

【基原】为海金沙科小叶海金沙*Lygodium microphyllum* (Cav.) R. Br. 的地上部分。

【别名】金沙藤、牛吊西、金沙草。

【形态特征】植株蔓攀。叶为二回羽状，叶轴纤细；羽片对生于叶轴的距上，距长2~4 mm，先端密生红棕色毛；不育羽片生于叶轴下部，奇数羽状，或顶生小羽片有时二叉，小羽片4对，互生；能育羽片长圆形，奇数羽状，小羽片互生，柄端有关节。孢子囊穗排列于叶缘，到达小羽片先端，5~8对，线形，黄褐色。

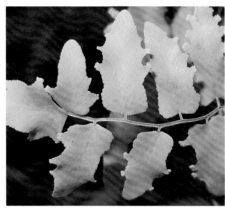

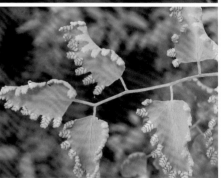

【分布】生于溪边灌木丛中。产于广西、广东、海南、云南、福建等地。

【性能主治】地上部分味甘，性寒。具有清热解毒、利尿通淋的功效。主治热淋，砂淋，石淋，血淋，膏淋，尿道涩痛，湿热黄疸，风热感冒，咳嗽，咽喉肿痛，泄泻，痢疾。

【采收加工】夏、秋季采收，除去杂质，晒干。

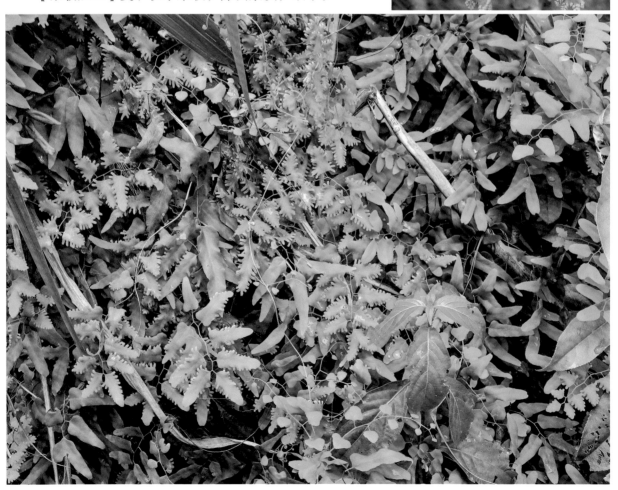

# 狗脊

【基原】为蚌壳蕨科金毛狗*Cibotium barometz* (L.) J. Sm. 的根状茎。

【别名】金猫头、金毛狗、黄狗头

【形态特征】大型草本植物，高可达3 m。根状茎横卧，粗大，顶端生出1丛大叶。叶大型，密生，三回羽状深裂；柄长达120 cm，基部密被金黄色长毛；羽片长披针形，裂片边缘有细齿。孢子囊群生于小脉顶端，囊群盖棕褐色，长圆形，形如蚌壳。

【分布】生于林中阴处或山沟边。产于广西、广东、云南、海南、湖南、贵州、四川、浙江等地。

【性能主治】根状茎味苦、甘，性温。具有祛风湿、补肝肾、强腰膝的功效。主治风湿痹痛，腰膝酸软，下肢无力。

【采收加工】秋、冬季采收，除去泥沙，干燥；或去硬根、叶柄及金黄色茸毛，切厚片，干燥，为生狗脊片；或蒸后晒至六七成干，切厚片，干燥，为熟狗脊片。

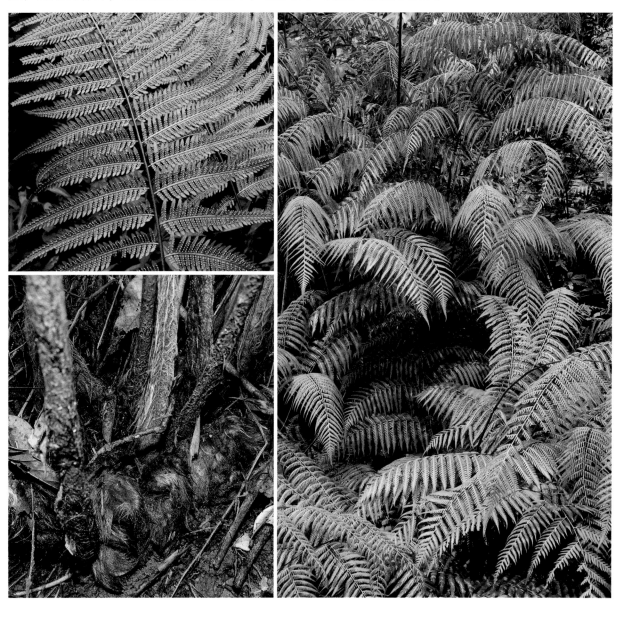

# 龙骨风

【基原】为桫椤科桫椤*Alsophila spinulosa* (Wall. ex Hook.) R. M. Tryon 的茎干。

【别名】大贯众、树蕨、刺桫椤。

【形态特征】树状蕨，高3~8 m。茎干上部有残存的叶柄，向下密被交织的不定根。叶簇生于茎顶端；叶柄、叶轴和羽轴鲜时通常绿色，具刺；叶片大型，长可达3 m，三回深羽裂；羽片矩圆形，裂片长圆形，边缘有齿。孢子囊群生于裂片背面小脉分叉处，囊群盖近圆球形。

【分布】生于山地溪边、林缘或疏林中。产于广西、广东、云南、贵州、四川、福建等地。

【性能主治】茎干味微苦，性平。具有清肺胃热、祛风除湿的功效。主治流感，肺热咳喘，吐血，风火牙痛，风湿关节痛，腰痛。

【采收加工】全年均可采收，去外皮，晒干。

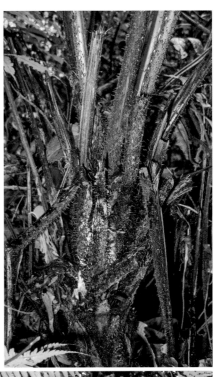

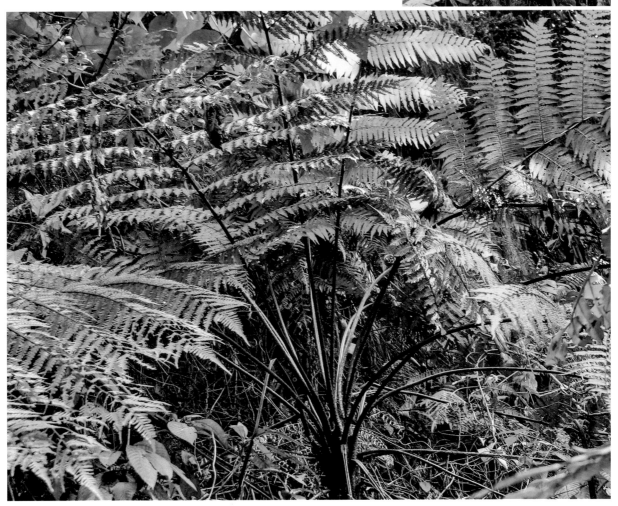

## 金花草

【基原】为鳞始蕨科乌蕨*Odontosoria chinensis* J. Sm. 的全草。

【别名】大叶金花草、小叶野鸡尾。

【形态特征】植株高30~70 cm。根状茎横走，密生深褐色钻形鳞片。叶近生；叶片长卵形或披针形，四回羽状深裂，纸质，两面无毛；羽片15~20对，互生，密接，有短柄，斜展，卵状披针形。孢子囊群小，生在裂片背面先端或1条小脉顶端；囊群盖灰棕色，倒卵形或长圆形。

【分布】生于林下或灌木丛中阴湿地。产于广西、海南、四川、湖南、湖北、福建、浙江等地。

【性能主治】全草味苦，性寒。具有清热解毒、利湿的功效。主治感冒发热，咳嗽，扁桃体炎，腮腺炎，肠炎，痢疾，肝炎，食物中毒，农药中毒；外用治烧烫伤，皮肤湿疹。

【采收加工】全年均可采收，以夏、秋季为佳，洗净，鲜用或晒干。

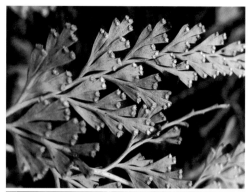

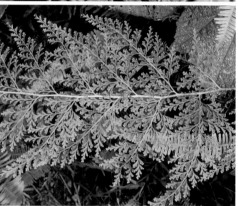

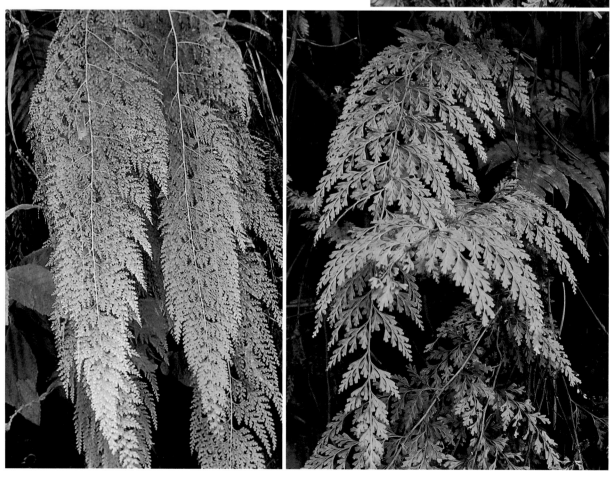

# 凤尾草

【基原】为凤尾蕨科井栏凤尾蕨*Pteris multifida* Poir. 的全草。

【别名】井栏边草、井边凤尾、井栏草。

【形态特征】多年生草本。根状茎短而直立，顶端被黑褐色鳞片。叶多数，密而簇生，二型；不育叶卵状长圆形，一回羽状，羽片常3对，线状披针形，边缘有不整齐的尖齿；能育叶狭线形，其上部数对的羽片基部下延，在叶轴两侧形成狭翅。孢子囊群沿叶缘连续分布。

【分布】生于井边沟边、墙缝及石灰岩缝隙中。产于全国各地。

【性能主治】全草味淡、微苦，性寒。具有清热利湿、凉血止血、解毒止痢的功效。主治痢疾，胃肠炎，肝炎，泌尿系统感染，感冒发烧，咽喉肿痛，白带异常，崩漏，农药中毒；外用治外伤出血，烧烫伤。

【采收加工】全年均可采收，洗净，鲜用或晒干。

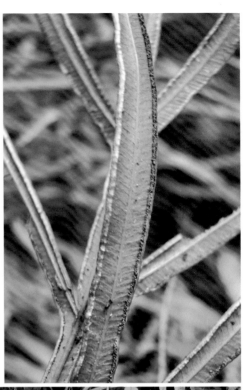

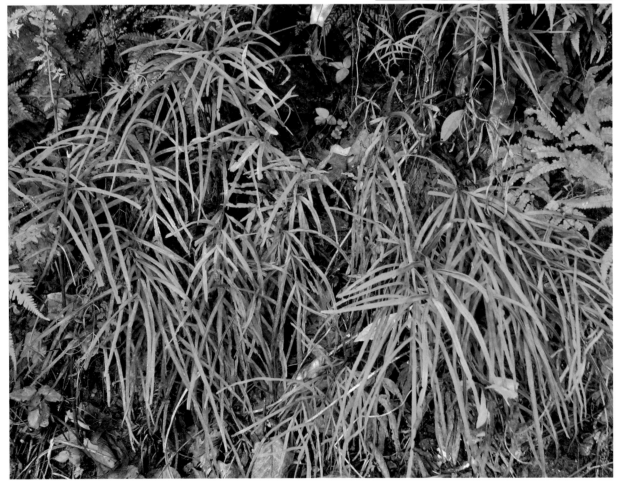

# 半边旗

【基原】为凤尾蕨科半边旗*Pteris semipinnata* L. 的全草。

【别名】半边蕨、半边莲、半凤尾草。

【形态特征】多年生草本，植株高30~80 cm。根状茎长而横走，顶端及叶柄基部被褐色鳞片。叶柄具4棱；叶近簇生，二回半边羽状深裂；顶生羽片阔披针形至长三角形，裂片6~12对，对生；侧生羽片4~7对，半三角形略呈镰刀状，不育叶缘有细齿。孢子囊群线形，连续排列于叶背边缘。

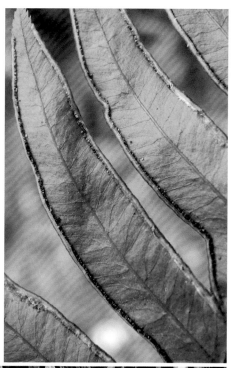

【分布】生于疏林中或路旁的酸性土上。产于广西、广东、云南、贵州、四川、湖南、江西等地。

【性能主治】全草味苦、辛，性凉。具有清热解毒、消肿止痛的功效。主治细菌性痢疾，急性肠炎，黄疸型肝炎，结膜炎；外用治跌打损伤，外伤出血，疮疡疖肿，湿疹，虫蛇咬伤。

【采收加工】全年均可采收，洗净，鲜用或晒干。

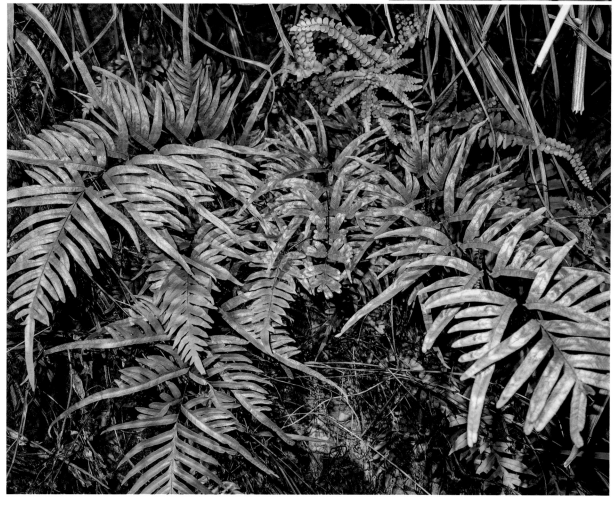

# 川层草

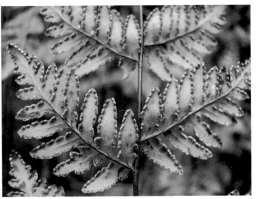

【基原】为中国蕨科毛轴碎米蕨*Cheilosoria chusana* (Hook.) Ching et K. H. Shing 的全草。

【别名】献鸡尾、舟山碎米蕨、细凤尾草。

【形态特征】多年生草本，植株高18~30 cm。根状茎短而直立，被栗黑色披针形鳞片。叶簇生；叶柄、叶轴均深棕色，且叶柄和叶轴腹面两侧隆起的狭边上有粗短睫毛；叶片草质，二回羽状细裂，顶部渐尖；羽片10~15对，近对生，略斜上。孢子囊群生于叶背面边小脉顶端。

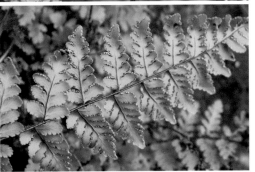

【分布】生于林下石壁上或村边墙上。产于广西、湖南、湖北、贵州、四川、江苏、浙江、安徽、江西、河南、甘肃、陕西等地。

【性能主治】全草味微苦，性寒。具有清热利湿、解毒的功效。主治湿热黄疸，泄泻，痢疾，小便涩痛，咽喉肿痛，痈肿疮疖，虫蛇咬伤。

【采收加工】全年均可采收，鲜用或晒干。

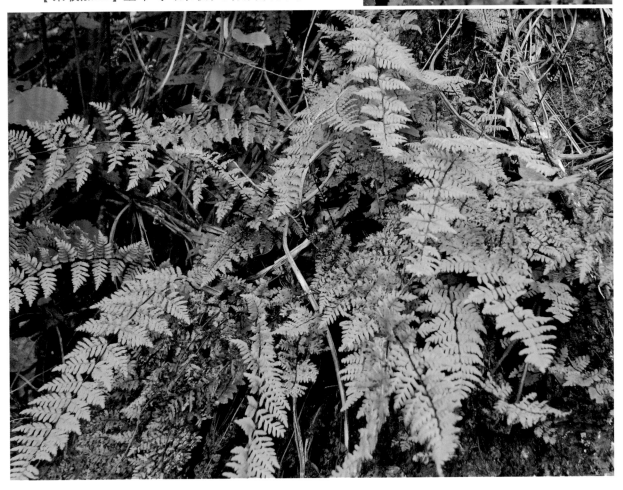

## 小野鸡尾

【基原】为中国蕨科野雉尾金粉蕨Onychium japonicum (Thunb.) Kunze 的全草。

【别名】野鸡尾、小鸡尾草、柏香莲。

【形态特征】植株高25~60 cm。根状茎长而横走，疏被鳞片。叶散生；叶片几与叶柄等长，卵状三角形或卵状披针形，四回羽状细裂；羽片12~15对，互生，长圆状披针形或三角状披针形，先端渐尖，并具羽裂尾头，三回羽裂。孢子囊群长3~6 mm；囊群盖线形或短长圆形，全缘。

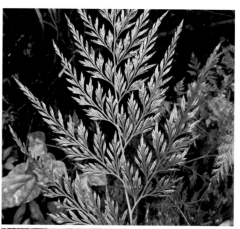

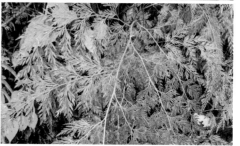

【分布】生于山坡路旁、林下沟边或灌木丛阴处。产于长江以南各地，北至河北、西至甘肃南部。

【性能主治】全草味苦，性寒。具有清热解毒、利湿、止血的功效。主治风热感冒，咳嗽，咽痛，泄泻，痢疾，小便淋痛，湿热黄疸，吐血，咳血，便血，痔疮出血，尿血，疮毒，跌打损伤，虫蛇咬伤，烧烫伤。

【采收加工】夏、秋季采收，鲜用或晒干。

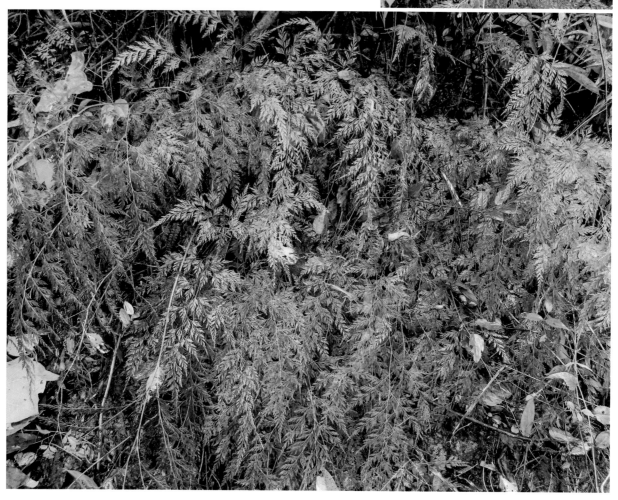

# 乌脚枪

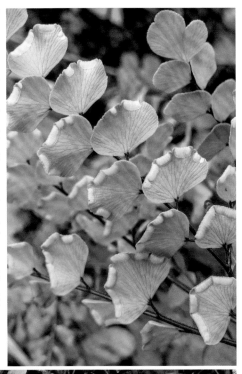

【基原】为铁线蕨科扇叶铁线蕨*Adiantum flabellulatum* L. 的全草。

【别名】乌脚鸡、黑脚蕨、铁线草。

【形态特征】多年生草本，高20~70 cm。根状茎短而直立，密被棕色的钻状披针形鳞片。叶簇生；叶柄亮紫黑色，叶轴、羽轴均呈黑褐色；叶片扇形，二回至三回掌状二叉分支；羽片斜方状椭圆形至扇形，有短柄。孢子囊群每羽片2~5个，横生于裂片上缘和外缘，以缺刻分开。

【分布】生于阳光充足的酸性土壤上。产于广西、广东、海南、贵州、云南、四川、台湾、福建、江西、浙江等地。

【性能主治】全草味微苦，性凉。具有清热利湿、解毒、祛瘀消肿的功效。主治感冒发热，肝炎，痢疾，泌尿系统结石，跌打肿痛；外用治疔疮，烧烫伤，虫蛇咬伤。

【采收加工】全年均可采收，洗净，晒干。

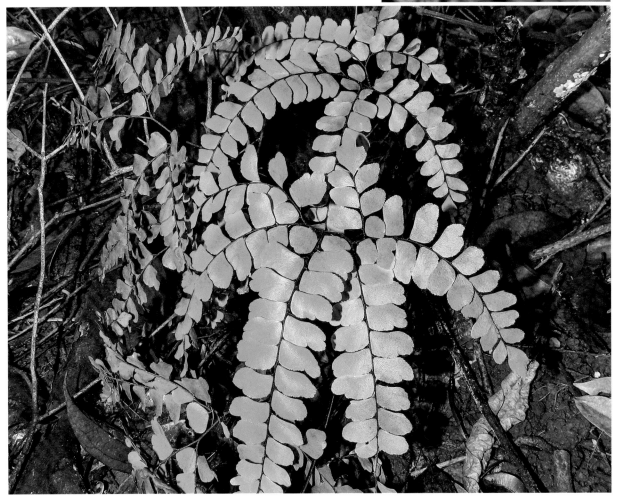

## 书带蕨

【基原】为书带蕨科书带蕨*Haplopteris flexuosa* (Fée) E. H. Crane 的全草。

【别名】晒不死、柳叶苇、小石韦。

【形态特征】多年生草本。根状茎横走，密被黄褐色鳞片。叶近生，常密集成丛；叶柄短，下部浅褐色，基部被小鳞片；叶片薄草质，线形，边缘反卷，遮盖孢子囊群。孢子囊群线形，生于背面叶缘内侧；叶片下部和先端不育；孢子长椭圆形，无色透明，单裂缝。

【分布】附生于林中树干或岩石上。产于广西、广东、海南、四川、湖北、江苏、浙江、江西等地。

【性能主治】全草味苦、涩，性凉。具有疏风清热、舒筋止痛、健脾消疳、止血的功效。主治小儿急惊风，小儿疳积，风湿痹痛，跌打损伤，咯血，吐血。

【采收加工】全年或夏、秋季采收，洗净，鲜用或晒干。

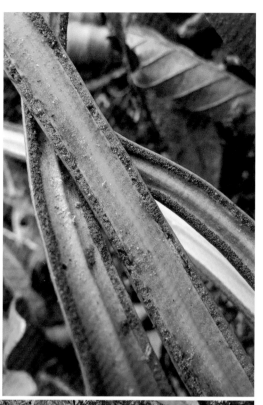

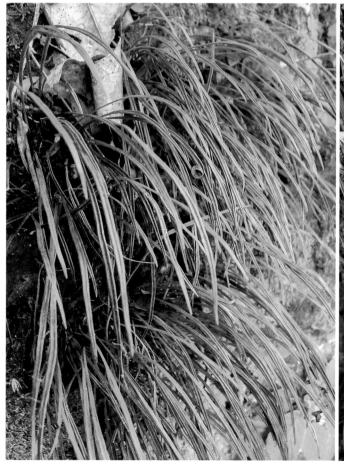

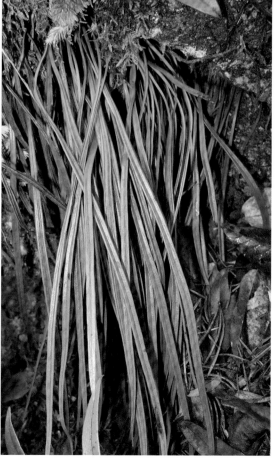

# 单叶双盖蕨

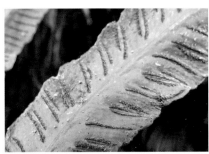

【基原】为蹄盖蕨科单叶双盖蕨*Diplazium subsinuatum* (Wall. ex Hook. et Grev.) Tagawa 的全草。

【别名】手甲草、斩蛇剑、石上剑。

【形态特征】多年生草本。根状茎细长，横走，被黑色或棕褐色鳞片。叶远生；叶柄淡灰色，基部被褐色鳞片；叶片披针形或线状披针形，边缘全缘或稍呈波状；中脉两面均明显，小脉斜展，直达叶边。孢子囊群线形，常多分布于叶片背面的上半部，每组小脉上常有1条；囊群盖膜质，成熟时浅褐色。

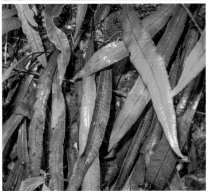

【分布】生于溪旁林下酸性土或岩石上。产于广西、广东、湖南、云南、贵州、四川、台湾、江苏、浙江、江西、河南等地。

【性能主治】全草味苦、涩，性寒。具有清热、利尿的功效。主治淋病，烧烫伤，蛇咬伤，骨鲠喉，小儿疳积；外用治跌打肿痛。

【采收加工】全年均可采收，洗净，鲜用或晒干。

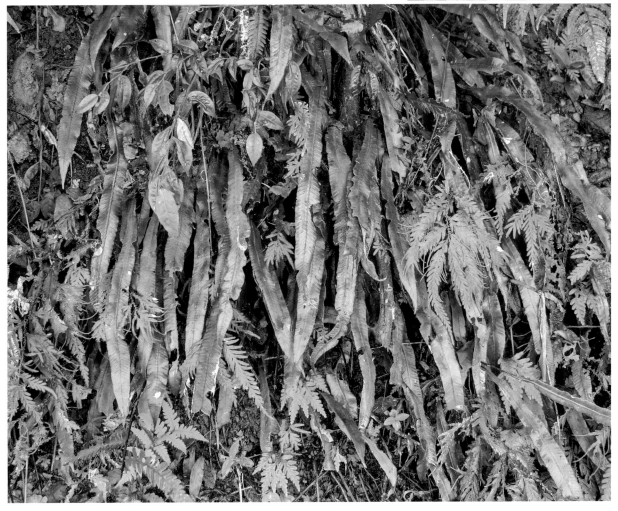

## 倒挂草

【基原】为铁角蕨科倒挂铁角蕨*Asplenium normale* D. Don 的全草。

【别名】青背连。

【形态特征】植株高15~40 cm。根状茎直立或斜升，粗壮，黑色，密被黑褐色鳞片。叶簇生；叶柄栗褐色至紫黑色，基部疏被鳞片；叶片披针形，一回羽状；羽片20~44对，互生，平展，无柄，中部羽片同大；叶片草质至薄纸质，两面无毛。孢子囊群椭圆形，成熟时棕色，在叶背远离主脉伸达叶边，彼此疏离。

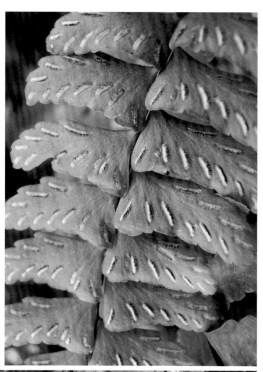

【分布】生于密林下、溪边石上或路边阴湿地。产于广西、广东、云南、贵州、湖南、江西、浙江等地。

【性能主治】全草味微苦，性平。具有清热解毒、止血的功效。主治肝炎，痢疾，外伤出血，蜈蚣咬伤。

【采收加工】全年均可采收，洗净，鲜用或晒干。

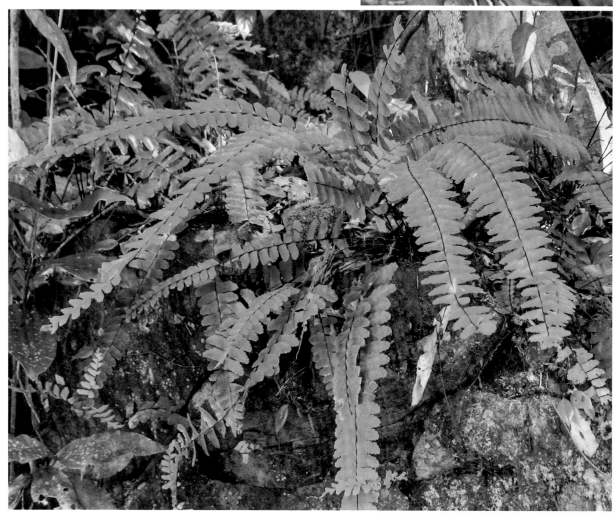

# 斩妖剑

【基原】为铁角蕨科狭翅巢蕨*Neottopteris antrophyoides* (Christ) Ching 的全草。

【别名】真武剑、大石韦、大瓦韦。

【形态特征】植株高50~70 cm。根状茎直立，粗短，木质，顶端密被鳞片。叶簇生，辐射状生于根状茎顶部，整个叶丛中空如鸟巢状；叶片厚纸质，无毛，带状披针形至带状倒披针形；叶近无柄，基部两侧有狭翅。孢子囊群线形，生于叶背面小脉上侧，叶片中部以下不育；囊群盖线形，成熟时浅棕色。

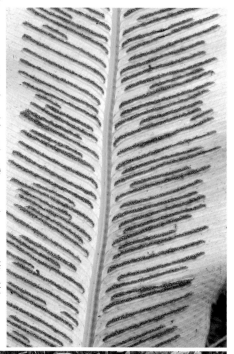

【分布】生于林中树上或潮湿的岩石上。产于广西、广东、云南、贵州等地。

【性能主治】全草味微苦，性凉。具有利尿通淋、解毒消肿的功效。主治急、慢性肾炎，尿路感染，风湿痹痛，疮疡肿毒，虫蛇咬伤。

【采收加工】夏、秋季采收，洗净，鲜用或晒干。

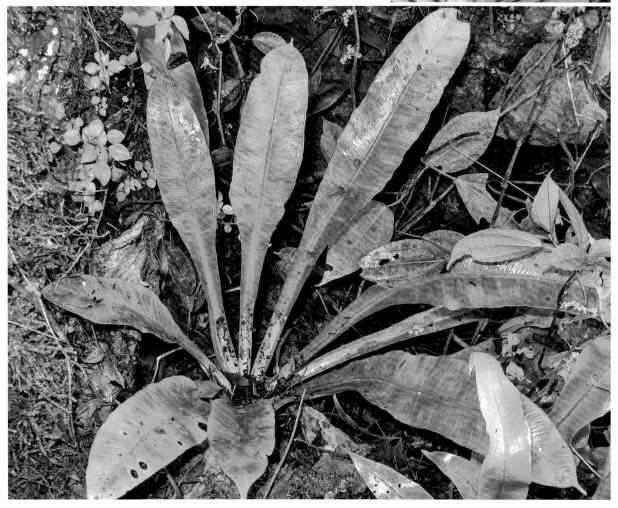

# 小贯众

【基原】为鳞毛蕨科贯众 *Cyrtomium fortunei* J. Sm. 的根状茎、叶柄残基。

【别名】昏鸡头、鸡脑壳、鸡公头。

【形态特征】植株高25~50 cm。根状茎直立，密被棕色鳞片。叶簇生；叶柄禾秆色，密生棕色鳞片；叶片长圆状披针形，一回羽状；侧生羽片7~16对，互生，披针形，多少上弯成镰刀状，先端渐尖或少数呈尾状；顶生羽片狭卵形。孢子囊群遍布羽片背面；囊群盖圆形。

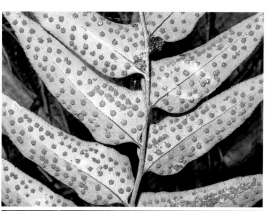

【分布】生于林下或石灰岩石缝中。产于广西、广东、云南、江西、福建、台湾、湖南、江苏、山东、河北、甘肃等地。

【性能主治】根状茎、叶柄残基味苦，性微寒；有小毒。具有清热平肝、解毒杀虫、止血的功效。主治头晕目眩，高血压，痢疾，尿血，便血，崩漏，白带异常，钩虫病。

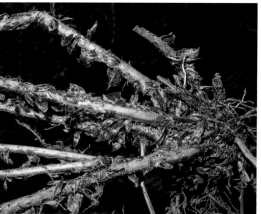

【采收加工】全年均可采收，以秋季为好，除去须根和部分叶柄，晒干备用。

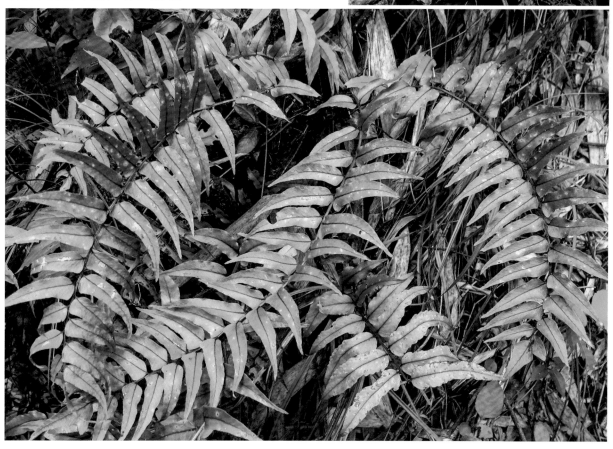

# 肾蕨

【基原】为肾蕨科肾蕨*Nephrolepis cordifolia* (L.) C. Presl 的根状茎、叶或全草。

【别名】马骝卵、石黄皮、蜈蚣草。

【形态特征】附生或土生植物。根状茎直立，被淡棕色鳞片，有球茎；球茎肉质多汁。叶丛生；叶柄暗褐色，密被淡棕色鳞片；叶片披针形，光滑，无毛，一回羽状；羽片多数，无柄，互生，覆瓦状排列，披针形。孢子囊群生于羽片背面边缘的小脉顶端；囊群盖肾形，成熟时褐棕色。

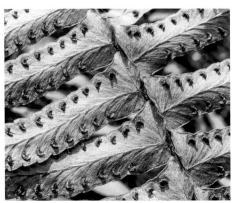

【分布】生于石山溪边、路旁或林下。产于广西、广东、海南、云南、湖南、福建、浙江等地。

【性能主治】根状茎、叶或全草味甘、淡、涩，性凉。具有清热利湿、通淋止咳、消肿解毒的功效。主治感冒发热，肺热咳嗽，黄疸，淋浊，小便涩痛，泄泻，痢疾，带下，疝气，乳痈，瘰疬，烧烫伤，刀伤，淋巴结炎，体癣，睾丸炎。

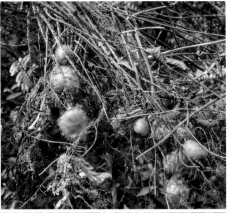

【采收加工】全年均可采收根状茎，去除鳞片，洗净，鲜用或晒干。夏、秋季采收叶或全草，洗净，鲜用或晒干。

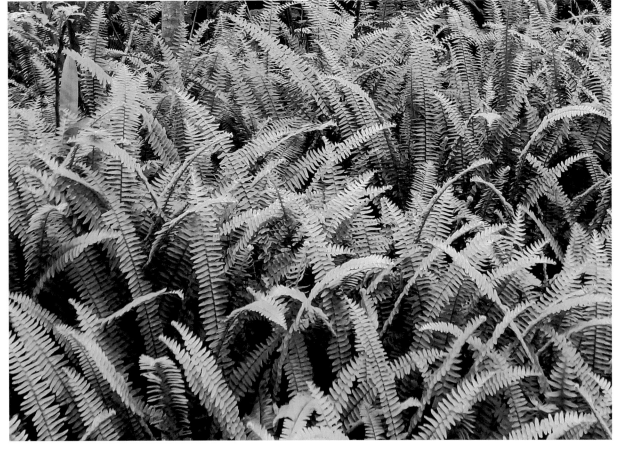

## 白毛蛇

【基原】为骨碎补科圆盖阴石蕨*Humata tyermannii* Moore 的根状茎。

【别名】白伸筋、石上蚂蟥、马骝尾。

【形态特征】植株高达20 cm。根状茎长而横走，密被蓬松的淡棕色鳞片。叶远生；叶柄长6~8 cm，棕色或深禾秆色；叶片长阔卵状三角形，长宽几相等，各10~15 cm，三回至四回羽状深裂；羽片约10对，有短柄，互生，彼此密接。孢子囊群生于叶片背面小脉顶端；囊群盖近圆形，全缘，成熟时浅棕色。

【分布】生于林下树干上或岩石上。产于广西、湖南、贵州、云南、重庆等地。

【性能主治】根状茎味微苦、甘，性凉。具有祛风除湿、止血、利尿的功效。主治风湿性关节炎，慢性腰腿痛，腰肌劳损，跌打损伤，骨折，黄疸型肝炎，吐血，便血，血尿；外用治疮疖。

【采收加工】全年均可采收，洗净，晒干。

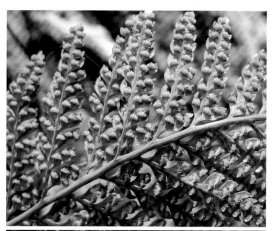

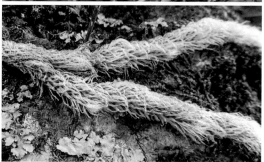

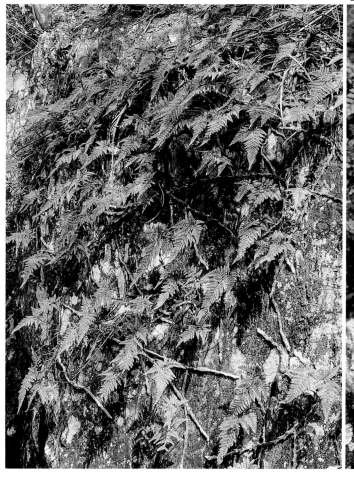

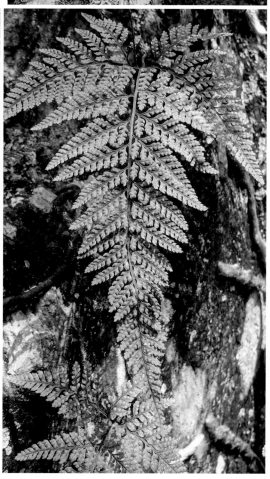

# 线蕨

【基原】为水龙骨科线蕨*Colysis elliptica* (Thunb.) Ching 的全草。

【别名】雷松草、羊七莲。

【形态特征】多年生草本，植株高20~60 cm。根状茎长而横走，密生褐棕色鳞片。叶远生，近二型；叶柄禾秆色，基部密生鳞片；叶片长圆状卵形或卵状披针形，一回羽裂；羽片6~11对，狭长披针形或线形。孢子囊群线形，在叶片背面每侧脉间各排成1行，伸达叶边；无囊群盖。

【分布】生于山坡林下或溪边岩石上。产于广西、云南、贵州、湖南、江苏、浙江、江西等地。

【性能主治】全草味微苦，性凉。具有活血散瘀、清热利尿的功效。主治跌打损伤，尿路感染，肺结核。

【采收加工】全年均可采收，洗净，鲜用或晒干。

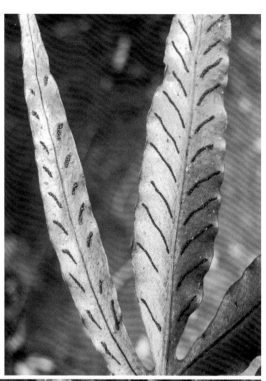

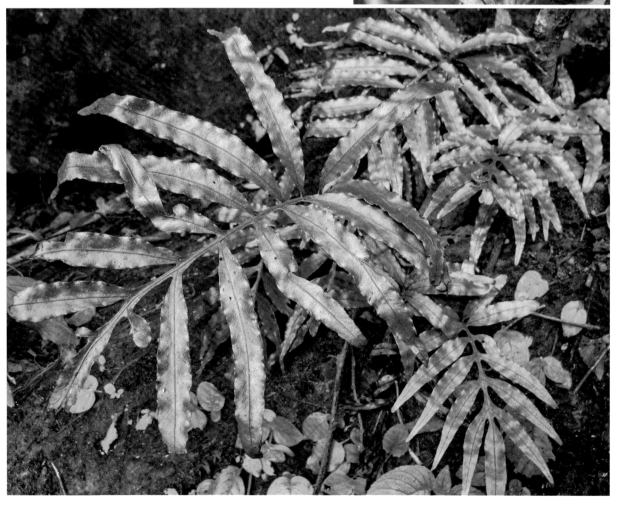

# 抱石莲

【基原】为水龙骨科抱石莲*Lepidogrammitis drymo-glossoides* (Baker) Ching 的全草。

【别名】抱石蕨、瓜子草、瓜子莲。

【形态特征】多年生小型附生草本。根状茎横走，纤细如丝，疏被鳞片。叶远生，二型，肉质；不育叶长圆形至卵形，圆头或钝圆头，基部楔形，几无柄，边缘全缘；能育叶倒披针形或舌状，有时与不育叶同形，背面疏被鳞片。孢子囊群圆形，在叶片背面沿主脉两侧各有1行，位于主脉与叶边之间。

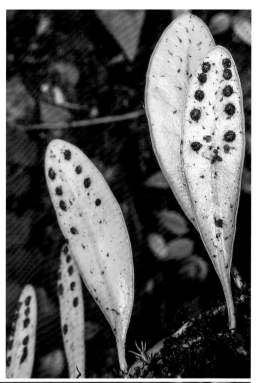

【分布】附生于林下阴湿树干或岩石上。产于广西、广东、贵州、陕西、甘肃等地。

【性能主治】全草味甘、苦，性寒。具有清热解毒、祛风化痰、凉血祛瘀的功效。主治小儿高热，肺结核，内、外伤出血，风湿关节痛，跌打损伤；外用治疗疮肿毒。

【采收加工】全年均可采收，洗净，鲜用或晒干。

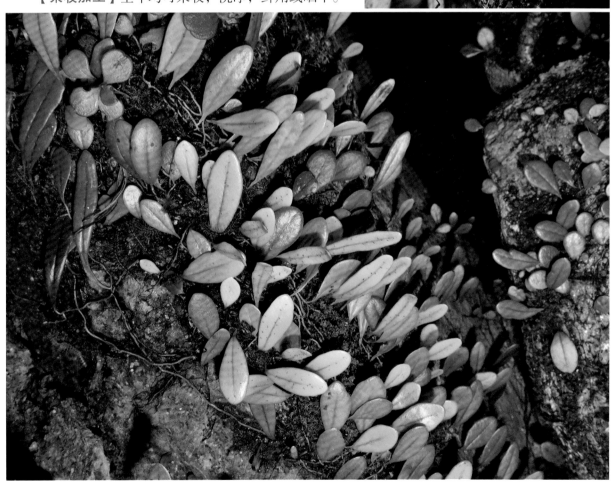

# 大叶骨牌草

【基原】为水龙骨科江南星蕨*Microsorum fortunei* (T. Moore) Ching 的全草。

【别名】七星剑、斩蛇剑、一包针。

【形态特征】植株高约50 cm。根状茎长而横走，肉质，顶部被棕褐色鳞片。叶远生，直立；叶片带状披针形，厚纸质，先端长渐尖，基部渐狭，下延于叶柄并形成狭翅，边缘全缘，有软骨质的边；中脉在两面明显隆起，侧脉不明显。孢子囊群大，圆形，在叶片背面靠近主脉各成1行或不整齐的2行排列。

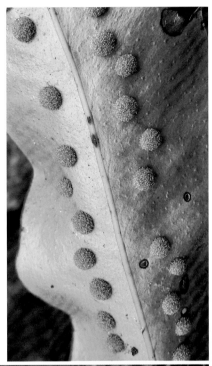

【分布】生于山坡林下、溪边树干或岩石上。产于广西、湖南、陕西、江苏、安徽、福建等地。

【性能主治】全草味苦，性寒。具有清热利湿、凉血解毒的功效。主治热淋，小便不利，痔疮出血，瘰疬结核，痈肿疮毒，虫蛇咬伤，风湿疼痛，跌打骨折。

【采收加工】全年均可采收，洗净，鲜用或晒干。

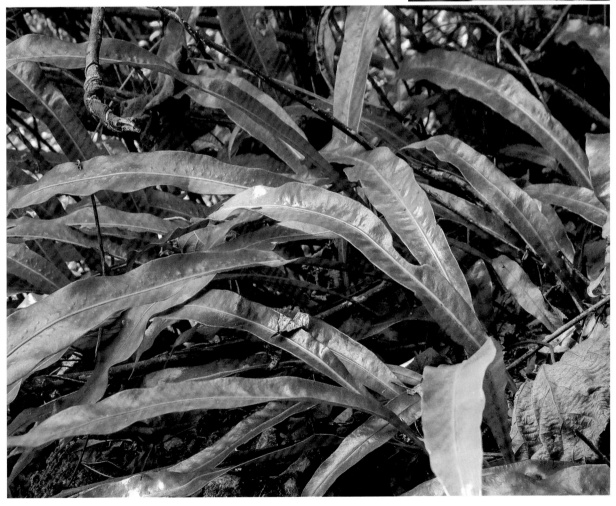

# 友水龙骨

【基原】为水龙骨科友水龙骨*Polypodium amoena* (Wall. ex Mett.) Ching 的根状茎。

【别名】猴子蕨、水龙骨、土碎补。

【形态特征】附生草本。根状茎横走，密被暗棕色鳞片。叶疏生；叶柄禾秆色；叶片卵状披针形，厚纸质，羽状深裂，基部略收缩，先端羽裂渐尖；裂片20~25对，披针形，边缘有齿。孢子囊群圆形，在裂片背面中脉两侧各成1行，着生于内藏小脉顶端，位于中脉与叶缘间；无囊群盖。

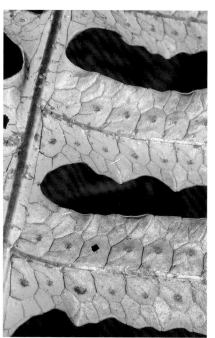

【分布】附生于岩石上或树干基部。产于广西、云南、湖南、贵州、四川、西藏、江西等地。

【性能主治】根状茎味甘、苦，性平。具有清热解毒、祛风除湿的功效。主治风湿关节疼痛，咳嗽，小儿高烧；外用治背痈，无名肿毒，骨折。

【采收加工】全年均可采挖，洗净，鲜用或晒干。

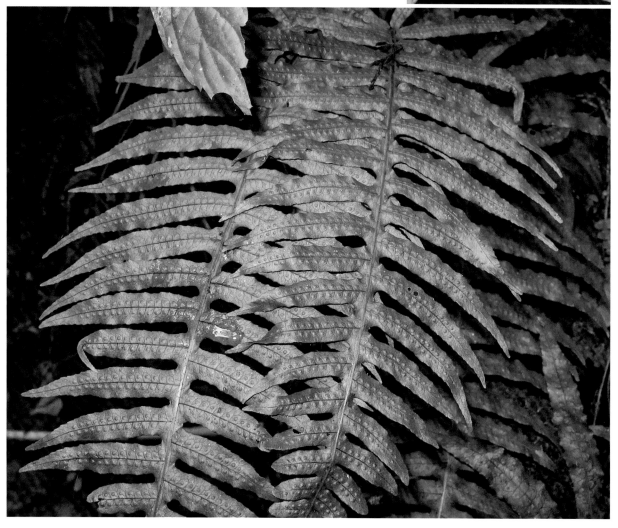

# 石韦

【基原】为水龙骨科石韦*Pyrrosia lingua* (Thunb.) Farwell 的叶。

【别名】石耳朵、蛇舌风、小叶下红。

【形态特征】植株高10~30 cm。根状茎长而横走，密被淡棕色鳞片。叶远生，近二型；叶片有长柄，革质，披针形至矩圆状披针形，腹面绿色，并有小凹点，背面密被灰棕色星状毛；能育叶常远比不育叶长而狭窄。孢子囊群沿着叶背侧脉整齐排列，初为星状毛包被，成熟后开裂外露而呈砖红色。

【分布】附生于林中树干或溪边岩石上。产于华东、中南、西南地区。

【性能主治】叶味苦、甘，性微寒。具有利尿通淋、清肺止咳、凉血止血的功效。主治热淋，血淋，石淋，小便不通，淋漓涩痛，肺热喘咳，吐血，鼻出血，尿血，崩漏。

【采收加工】全年均可采收，除去根状茎和须根，晒干或阴干。

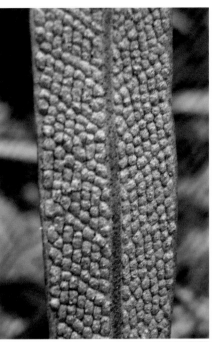

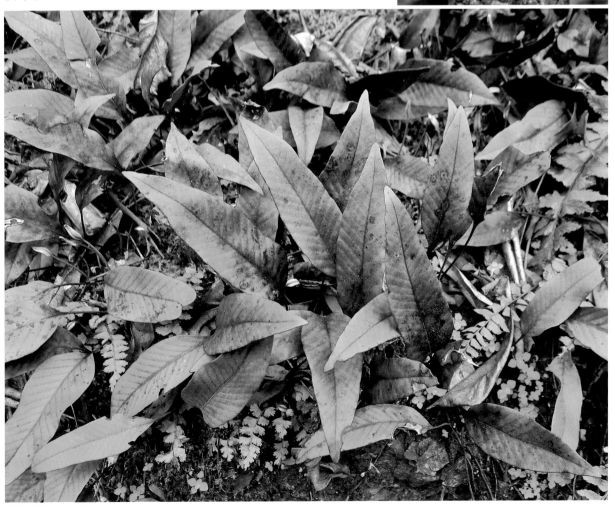

# 骨碎补

【基原】为槲蕨科槲蕨 *Drynaria roosii* Nakaike 的根状茎。

【别名】骨碎补、猴子姜、飞蛾草。

【形态特征】附生草本，植株高25~40 cm。根状茎横走，粗壮肉质，为扁平的条状或块状，密被鳞片。叶二型；营养叶枯棕色，厚干膜质，覆盖于根状茎上；孢子叶高大，绿色，中部以上深羽裂；裂片7~13对，披针形。孢子囊群生于内藏叶片背面小脉的交叉处，在主脉两侧各有2~3行。

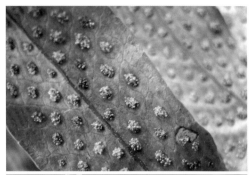

【分布】附生于树干或岩石上。产于广西、广东、海南、云南、江西、湖北、江苏等地。

【性能主治】根状茎味苦，性温。具有疗伤止痛、补肾强骨、消风祛斑的功效。主治跌扑闪挫，筋骨折伤，肾虚腰痛，筋骨痿软，耳鸣耳聋，牙齿松动；外治斑秃，白癜风。

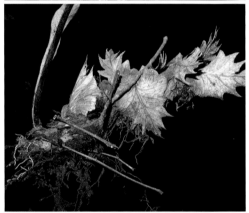

【采收加工】全年均可采收，除去泥沙，干燥，或再燎去鳞片。

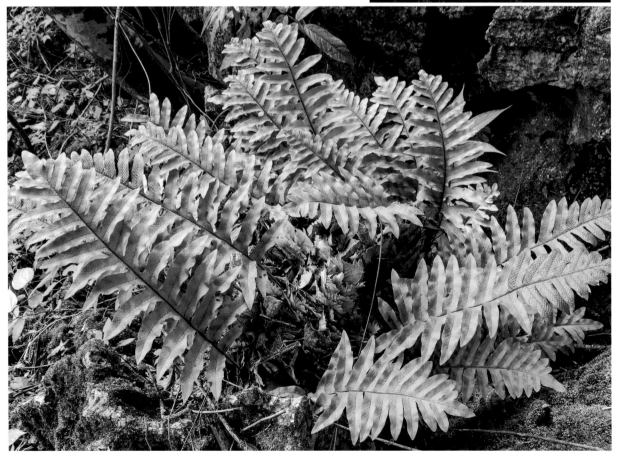

# 南方红豆杉

【基原】为红豆杉科南方红豆杉 *Taxus wallichiana* var. *mairei* (Lemée et H. Lévl.) L. K. Fu et Nan Li 的种子。

【别名】红豆杉、酸把果。

【形态特征】常绿乔木，高达30 m。树皮纵裂成长条薄片剥落。叶2列，镰状条形，长2~4.5 cm，宽3~5 mm；叶片背面中脉带明晰可见，其色泽与气孔带的色泽相异，呈淡黄绿色或绿色，绿色边带较宽。种子倒卵形，生于杯状红色肉质的假种皮中。花期2~3月，种子10~11月成熟。

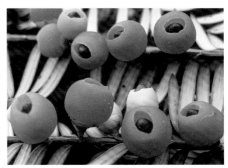

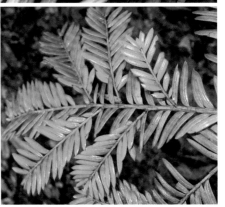

【分布】生于天然林中或栽培。产于广西、云南、湖南、湖北、四川、甘肃等地。

【性能主治】种子有驱虫的功效。主治积食、蛔虫病。

【采收加工】秋季种子成熟采摘，鲜用或晒干。

【附注】为我国特有树种。因其树皮含有抗癌物质紫杉醇，故树皮不断遭到采剥，使其数量急剧下降。现列为国家一级重点保护野生植物。野生资源量少，现有人工栽培。

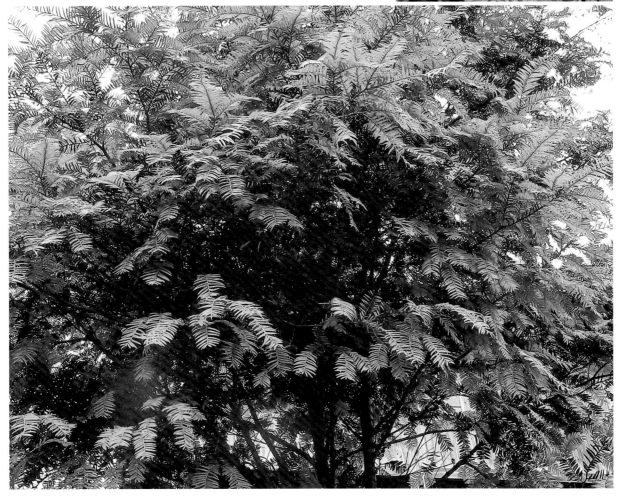

# 买麻藤

【基原】为买麻藤科买麻藤*Gnetum montanum* Markgr. 的藤茎。

【别名】麻骨钻、倪藤、接骨藤。

【形态特征】常绿木质藤本，长达10 m。小枝圆或扁圆，光滑，稀具细纵皱纹。叶片革质，长圆形或长圆状披针形，基部圆或宽楔形。雄球花一回至二回三出分枝，雌球花有3~4对分枝。种子有长2~5 mm的短柄，熟时黄褐色或红褐色。花期4~6月，种子10~12月成熟。

【分布】生于山地林中，缠绕于树上。产于广西、广东、云南等地。

【性能主治】藤茎味苦，性微温。具有祛风活血，消肿止痛、化痰止咳的功效。主治风湿性关节炎，腰肌劳损，筋骨酸软，跌打损伤，支气管炎，溃疡病出血，小便不利，蜂窝组织炎。

【采收加工】全年均可采收，切段，晒干。

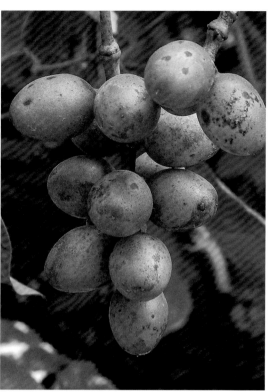

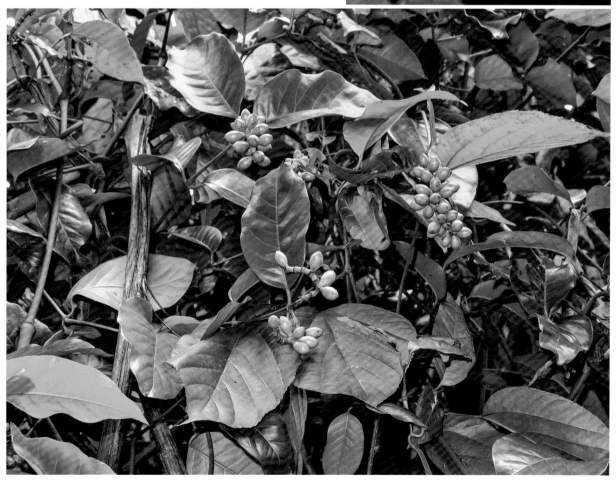

# 小叶买麻藤

【基原】为买麻藤科小叶买麻藤 *Gnetum parvifolium* (Warb.) W. C. Cheng ex Chun 的藤茎。

【别名】五层风、大节藤、麻骨风。

【形态特征】常绿木质藤本。茎节膨大呈关节状，节间皮孔明显，横断面有5层黑色圆圈，呈蛛网状花纹。叶片革质，长卵形，先端急尖或渐尖而钝，基部宽楔形或微圆。成熟种子长椭圆形或窄矩圆状倒卵圆形，几无柄；假种皮红色。花期4~6月，种子9~11月成熟。

【分布】生于低海拔林中，常缠绕于其他树上。产于广西、广东、湖南、福建等地。

【性能主治】藤茎味苦，性微温。具有祛风活血、消肿止痛、化痰止咳的功效。主治风湿性关节炎，腰肌劳损，筋骨酸软，跌打损伤，骨折，支气管炎，溃疡病出血，小便不利，蜂窝组织炎。

【采收加工】全年均可采收，切段，鲜用或晒干。

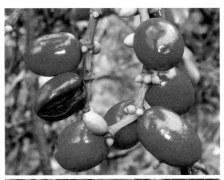

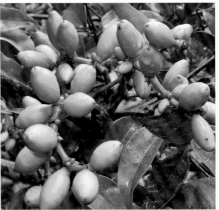

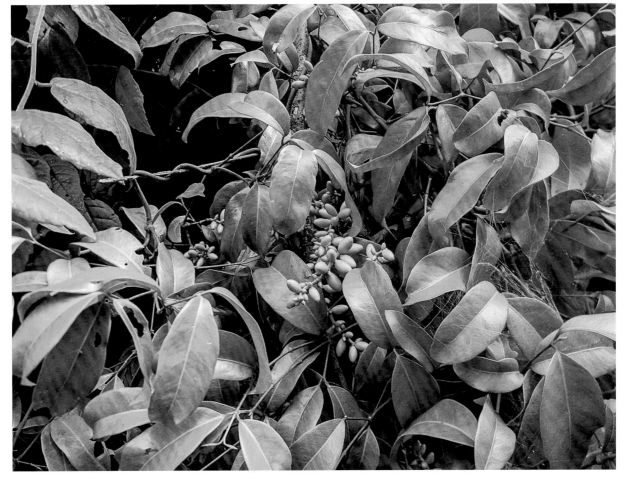

# 八角茴香

【基原】为五味子科八角 *Illicium verum* Hook. f. 的果实。

【别名】唛角、大茴香、大料。

【形态特征】乔木。树皮深灰色。叶不整齐互生，近轮生或松散簇生；叶片革质、厚革质，倒卵状椭圆形、倒披针形或椭圆形，对光可见密布透明油点。花粉红色至深红色，常具不明显的半透明腺点。聚合果，饱满平直。正造果3~5月开花，9~10月果熟；春造果8~10月开花，翌年3~4月果熟。

【分布】产于广西西南部和南部、广东西部、云南东南部和南部、福建南部。

【性能主治】果实味辛，性温。具有温阳散寒、理气止痛的功效。主治寒疝腹痛，肾虚腰痛，胃寒呕吐，脘腹冷痛等。

【采收加工】秋、冬季果实由绿变黄时采收，置沸水中略烫后干燥或直接干燥。

【附注】野生资源极少见，通常为人工大面积栽培，其果为著名的调味香料。

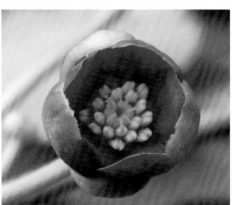

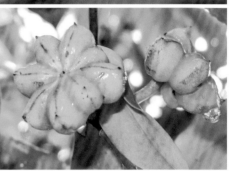

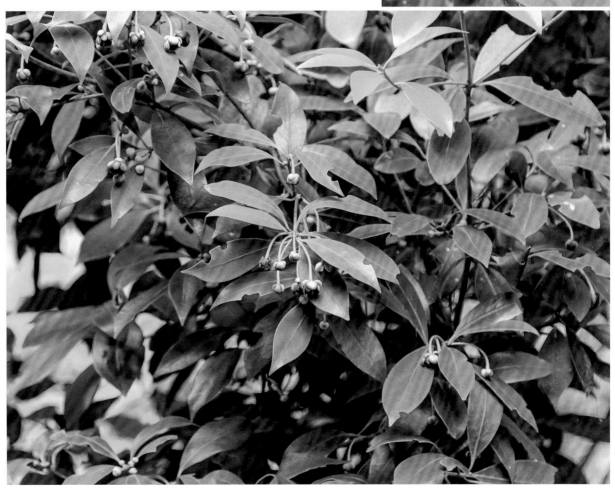

# 钻山风

【基原】为番荔枝科瓜馥木*Fissistigma oldhamii* (Hemsl.) Merr. 的根及藤茎。

【别名】山龙眼藤、广香藤、小香藤。

【形态特征】攀缘灌木。小枝、叶背和叶柄均被黄褐色柔毛。叶片革质，倒卵状椭圆形或长圆形，先端圆形或急尖，基部近圆形。花大，长约2.5 cm，常1~3朵集成密伞状花序。果圆球状，直径约1.8 cm，密被黄棕色茸毛；果梗长不及2.5 cm。花期4~9月，果期7月至翌年2月。

【分布】生于低海拔山地林下或山谷水旁灌木丛中。产于广西、广东、云南、湖南、浙江、江西、福建、台湾等地。

【性能主治】根及藤茎味微辛，性平。具有祛风镇痛、活血化瘀的功效。主治坐骨神经痛，风湿性关节炎，跌打损伤。

【采收加工】全年均可采收，切段，晒干。

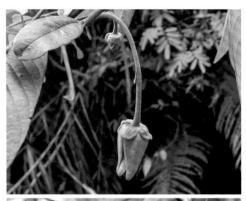

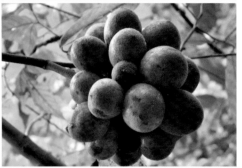

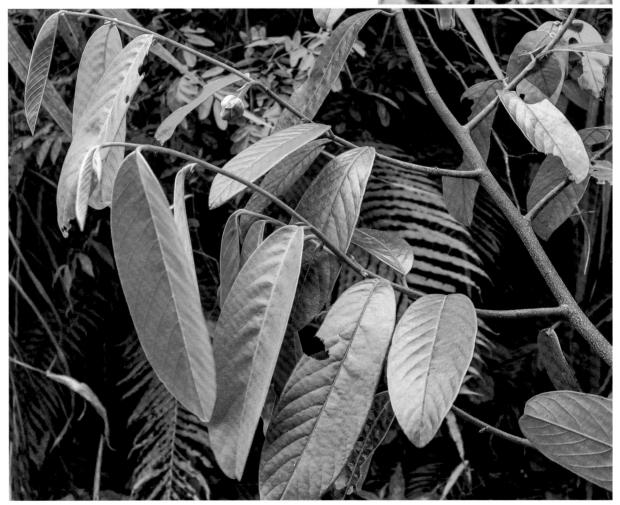

# 阴香皮

【基原】为樟科阴香*Cinnamomum burmannii* (Nees et T. Nees) Bl. 的树皮。

【别名】广东桂皮、小桂皮、山肉桂。

【形态特征】乔木，高达14 m。树皮光滑，灰褐色至黑褐色，内皮红色，味似肉桂。叶互生或近对生；叶片卵圆形至披针形，具离基三出脉。圆锥花序腋生或近顶生，少花，疏散，密被灰白微柔毛，末级分枝为3朵花的聚伞花序。果卵球形；果托具齿裂，齿顶端截平。花期主要在秋冬季，果期主要在冬末及春季。

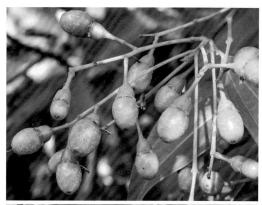

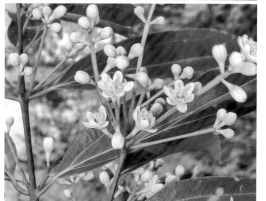

【分布】生于疏林、密林、灌木丛中或溪边路旁等处。产于广西、广东、云南、福建等地。

【性能主治】树皮味辛、微甘，性温。具有温中止痛、祛风散寒、解毒消肿、止血的功效。主治寒性胃痛，腹痛泄泻，食欲不振，风寒湿痹，腰腿疼痛，跌打损伤，创伤出血，疮疖肿毒。

【采收加工】夏季采收，晒干。

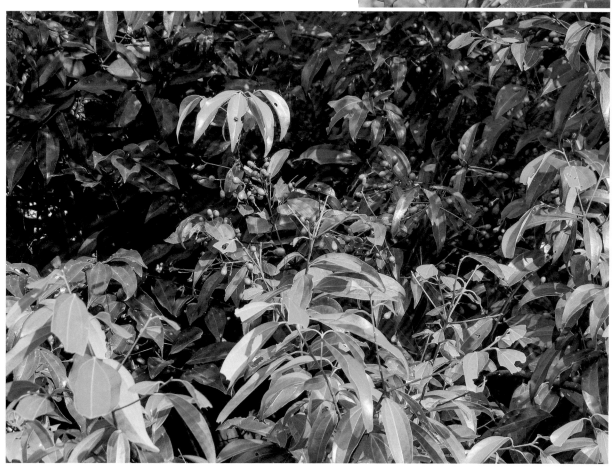

# 樟

【基原】为樟科樟*Cinnamomum camphora* (L.) J. Presl 的根、果实。

【别名】土沉香、樟子、香通。

【形态特征】常绿大乔木。树冠广卵形。树皮黄褐色，有不规则的纵裂。枝、叶及木材均有樟脑气味。叶互生；叶片卵状椭圆形，具离基三出脉。花绿白或带黄色。花被片外面无毛或被微柔毛，内面密被短柔毛，花被筒倒锥形。果卵球形或近球形，熟时紫黑色。花期4~5月，果期8~11月。

【分布】常生于山坡或沟谷中。产于我国南部及西南部各地区。

【性能主治】根味辛，性温。具有温中止痛、祛风除湿的功效。主治胃脘疼痛、风湿痹痛、皮肤瘙痒。果实味辛，性温。具有祛风散寒、温胃和中、理气止痛的功效。主治脘腹冷痛，寒湿吐泻，气滞腹胀，脚气。

【采收加工】春、秋季采收根，洗净，切片，晒干。11~12月采收成熟果实，晒干。

【附注】《中华本草》记载樟的根和果实入药的药材名为香樟根和樟木子。

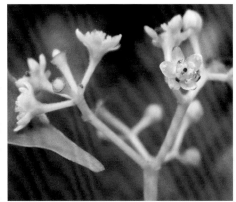

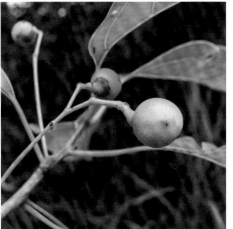

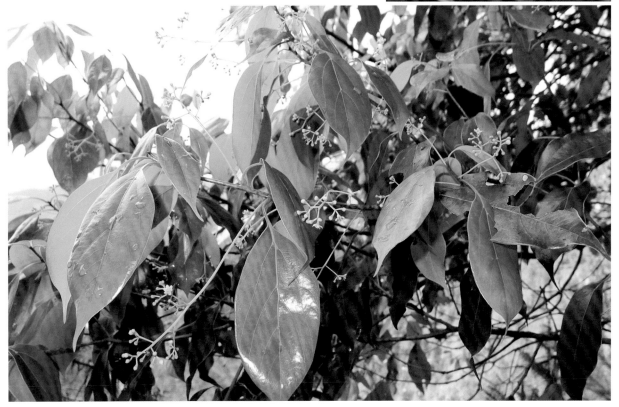

# 香叶树

【基原】为樟科香叶树 *Lindera communis* Hemsl. 的枝叶或茎皮。

【别名】冷青子、千年树、土冬青。

【形态特征】常绿灌木或小乔木。叶互生；叶片披针形、卵形或椭圆形，具羽状脉，侧脉每边5~7条，弧曲。伞形花序具5~8朵花，单生或2个并生于叶腋，花序梗极短；雄花黄色，雌花黄色或黄白色。果卵形，有时略小而近球形，无毛，熟时红色。花期3~4月，果期9~10月。

【分布】生于干燥砂质土壤，散生或混生于常绿阔叶林中。产于广西、广东、云南、贵州、湖南、湖北、四川、江西、浙江、陕西、甘肃等地。

【性能主治】枝叶或茎皮味涩、微辛，性微寒。具有解毒消肿、散瘀止痛的功效。主治主跌打肿痛，外伤出血，疮痈疖肿。

【采收加工】全年均可采收，茎皮应刮去外表的粗皮，晒干。

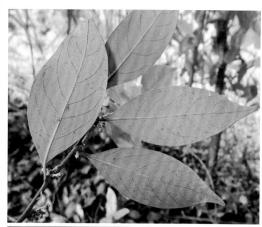

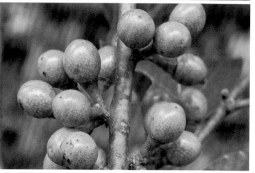

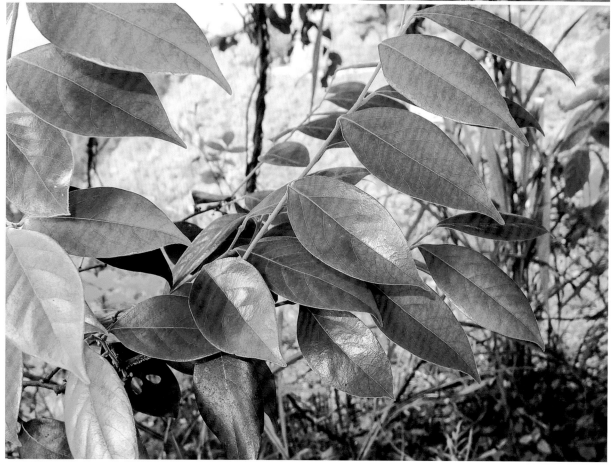

# 山胡椒

【基原】为樟科山胡椒*Lindera glauca* (Sieb. et Zucc.) Bl. 的果实及根。

【别名】牛筋条、山花椒、牛筋条根。

【形态特征】落叶灌木或小乔木。树皮平滑，灰色或灰白色。叶互生；叶片宽椭圆形、椭圆形、倒卵形至狭倒卵形，纸质，腹面深绿色，背面淡绿色，被白色柔毛。伞形花序腋生；雄花花被片黄色，椭圆形；雌花花被片黄色，椭圆形或倒卵形。果熟时红色。花期3~4月，果期7~8月。

【分布】生于山坡、林缘。产于广西、广东、湖南、湖北、四川、福建、台湾、安徽、浙江、江苏、江西等地。

【性能主治】果实味辛，性温。具有温中散寒、行气止痛、平喘的功效。主治脘腹冷痛，哮喘。根味辛，性温。具有祛风通络、理气活血、利湿消肿、化痰止咳的功效。主治风湿痹痛，跌打损伤，胃脘疼痛，脱力劳伤，支气管炎，水肿。

【采收加工】秋季果实成熟时采收，晾干。根秋季采收，晒干。

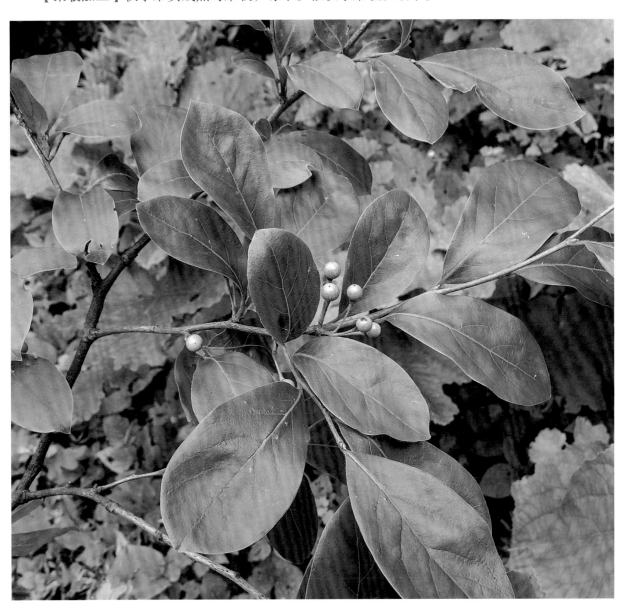

# 荜澄茄

【基原】为樟科山鸡椒 *Litsea cubeba* (Lour.) Pers. 的果实。

【别名】山苍子、山香椒、豆豉姜。

【形态特征】落叶灌木或小乔木。幼树树皮黄绿色，光滑；老树树皮灰褐色。小枝细长，绿色，无毛；枝、叶均具芳香味。叶互生；叶片披针形或长圆形，纸质，腹面深绿色，背面粉绿色，两面均无毛。伞形花序单生或簇生。果幼时绿色，熟时黑色。花期2~3月，果期7~8月。

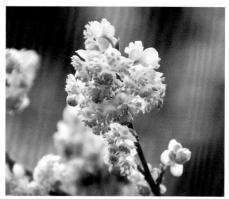

【分布】生于向阳的山地、灌木丛中、林缘路旁。产于广西、广东、云南、湖南、四川、浙江、福建、台湾等地。

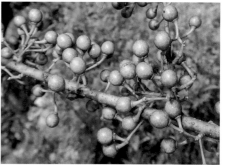

【性能主治】果实味辛，性温。具有温中散寒、行气止痛的功效。主治胃寒呕逆，脘腹冷痛，寒疝腹痛，寒湿瘀滞，小便浑浊。

【采收加工】秋季果实成熟时采收，除去杂质，晒干。

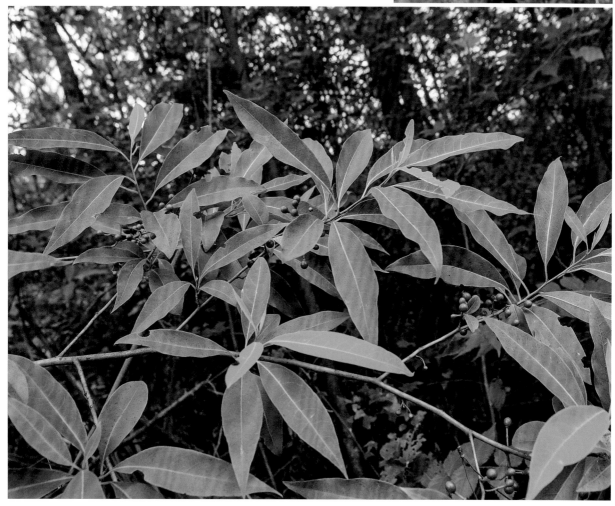

# 紫楠叶

【基原】为樟科紫楠*Phoebe sheareri* (Hemsl.) Gamble 的叶。

【别名】紫金楠、大叶紫楠、金心楠。

【形态特征】大灌木至乔木。小枝、叶柄及花序均密被黄褐色或灰黑色柔毛或茸毛。叶片倒卵形、椭圆状倒卵形或阔倒披针形，先端突渐尖或突尾状渐尖，腹面完全无毛或仅沿脉上有毛，背面密被黄褐色长柔毛。圆锥花序长7~15（18）cm，在顶端分枝。果卵形；果梗略增粗，被毛。花期4~5月，果期9~10月。

【分布】生于山地阔叶林中。产于长江流域及以南地区。

【性能主治】叶味辛，性微温。具有顺气、暖胃、祛湿、散瘀的功效。主治气滞脘腹胀痛，脚气浮肿，转筋。

【采收加工】全年均可采收，晒干。

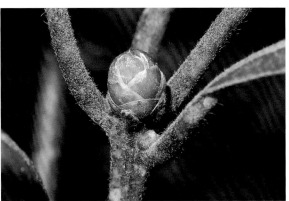

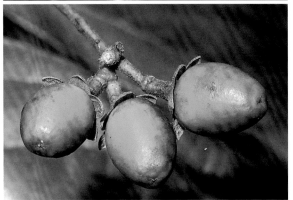

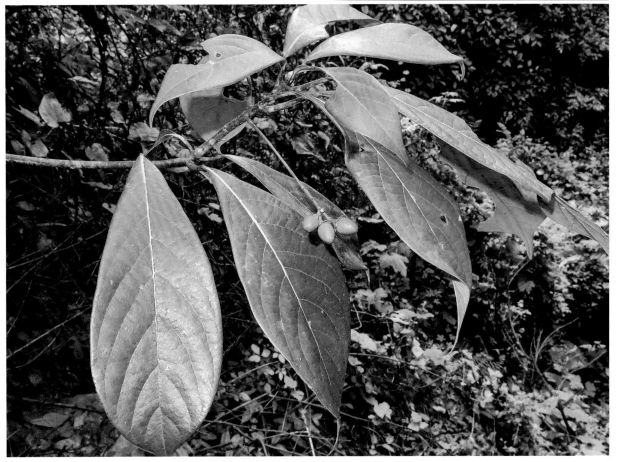

## 红花青藤

【基原】为莲叶桐科红花青藤 *Illigera rhodantha* Hance 的根或藤茎。

【别名】毛青藤、三姐妹藤。

【形态特征】藤本。茎具沟棱，幼枝被金黄褐色茸毛。指状复叶互生，有小叶3片；叶柄密被金黄褐色茸毛。由聚伞花序组成的圆锥花序腋生，狭长，密被金黄褐色茸毛；萼片紫红色；花瓣与萼片同形。果具4翅；翅呈较大的舌形或近圆形。花期6~11月，果期12月至翌年4~5月。

【分布】生于山谷密林或疏林灌木丛中。产于广西、广东、云南等地。

【性能主治】根或藤茎味甘、辛，性温。具有祛风止痛、散瘀消肿的功效。主治风湿性关节疼痛，蛇虫咬伤，跌打肿痛。

【采收加工】种植后2~3年的夏、秋季采收，洗净，切段，晒干。

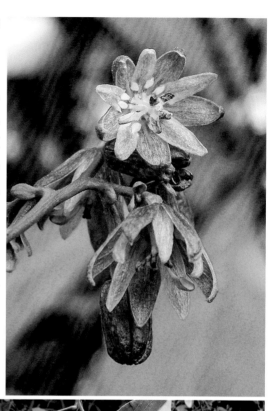

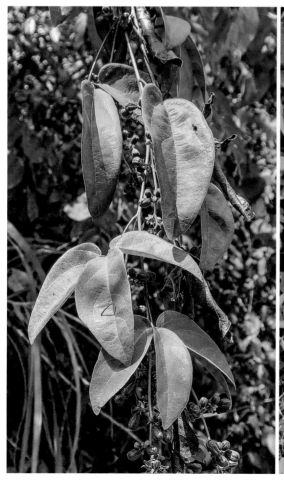

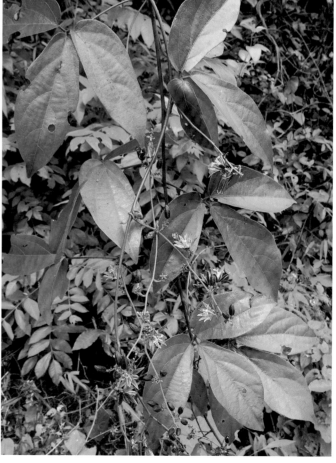

# 棉花藤

【基原】为毛茛科钝齿铁线莲*Clematis apiifolia* var. *argentilucida* (H. Lévl. et Vaniot) W. T. Wang 的藤茎。

【别名】山木通、木通、川木通。

【形态特征】藤本。小枝和花序梗、花梗均密生贴伏短柔毛。三出复叶；小叶片卵形或宽卵形，较大，长5~13 cm，宽3~9 cm，背面密生短柔毛，边缘有少数钝齿。圆锥状聚伞花序多花；萼片开展，白色，狭倒卵形，有短柔毛。瘦果纺锤形或狭卵形。花期7~9月，果期9~10月。

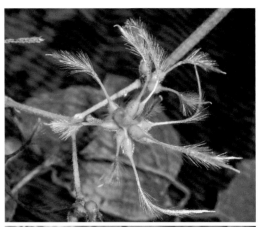

【分布】生于山坡林中或沟边。产于贵州、广西北部、广东北部、云南、四川、湖南、湖北、江西、安徽大别山以南、浙江、江苏南部、陕西南部、甘肃等地。

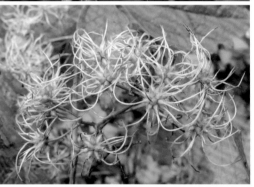

【性能主治】藤茎味苦，性凉；有小毒。具有消食止痢、利尿消肿、通经下乳的功效。主治食滞腹胀，泄泻痢疾，湿热淋证，水肿，妇女闭经及乳汁不通。

【采收加工】秋季采收，刮去外皮，切片，晒干。

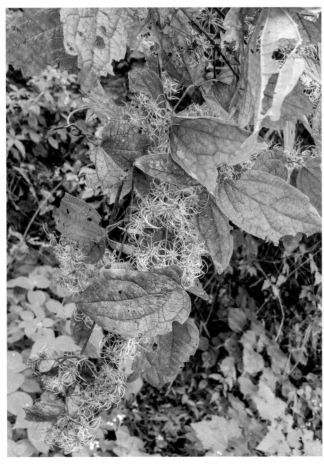

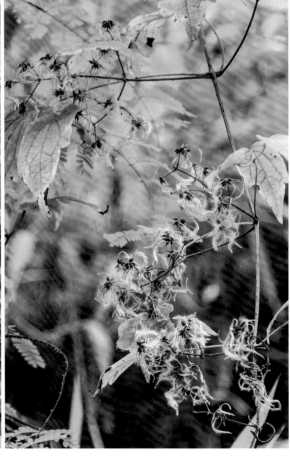

# 川木通

【基原】为毛茛科小木通*Clematis armandii* Franch. 的藤茎。

【别名】淮通、淮木通。

【形态特征】木质藤本。三出复叶；小叶革质，卵状披针形、长椭圆状卵形至卵形，两面无毛。聚伞花序或圆锥状聚伞花序，腋生或顶生；萼片开展，白色，偶带淡红色，长圆形或长椭圆形，大小变异极大。瘦果扁，卵形至椭圆形，疏生柔毛。花期3~4月，果期4~7月。

【分布】生于山坡、山谷、路边灌木丛中、林边或水沟旁。产于广西、广东、福建、湖南、湖北、贵州、云南、四川、陕西、甘肃等地。

【性能主治】藤茎味苦，性寒。具有清热利尿、通淋、清心除烦、通经下乳的功效。主治淋证，水肿，心烦尿赤，口舌生疮，闭经乳少，湿热痹痛。

【采收加工】春、秋季采收，除去粗皮，晒干，或趁鲜切薄片，晒干。

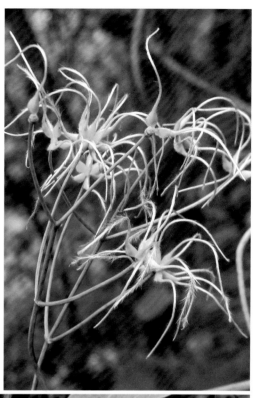

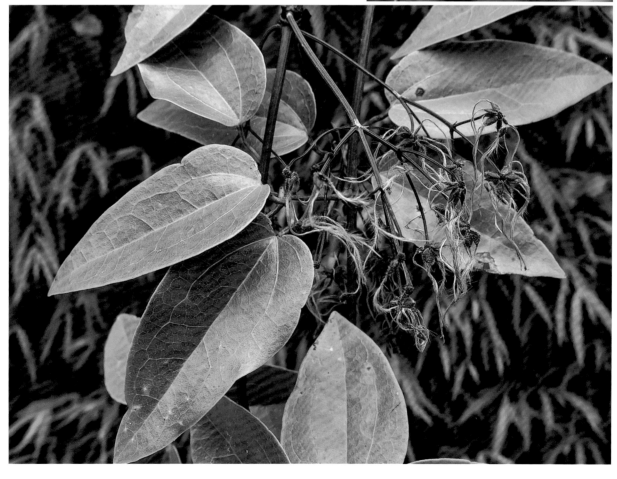

# 还亮草

【基原】为毛茛科还亮草*Delphinium anthriscifolium* Hance 的全草。

【别名】芫荽七、牛疔草、还魂草。

【形态特征】一年生草本。叶为二回至三回近羽状复叶，间或三出复叶，近基部叶在开花时常枯萎；叶片菱状卵形或三角状卵形，具羽片2~4对。总状花序具2~15朵花，花瓣紫色，无毛。蓇葖果长1.1~1.6 cm。种子扁球形，上部有螺旋状生长的横膜翅。花期3~5月，果期4~7月。

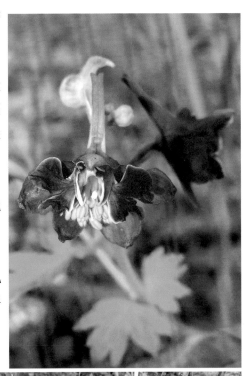

【分布】生于丘陵或低山的山坡草丛中或溪边草地上。产于广西、广东、贵州、湖南、江西、福建、浙江、江苏、安徽、河南、山西南部等地。

【性能主治】全草味辛、苦，性温；有毒。具有祛风除湿、通络止痛、消食、解毒的功效。主治风湿痹痛，半身不遂，积食腹胀，荨麻疹，痈疮癣癞。

【采收加工】夏、秋季采收，洗净，切段，鲜用或晒干。

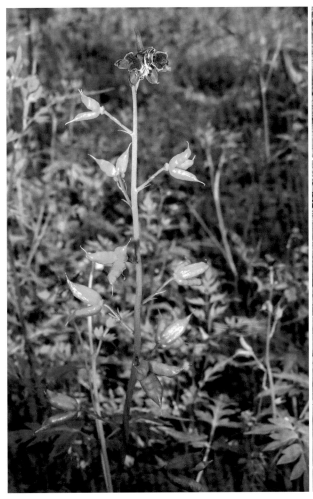

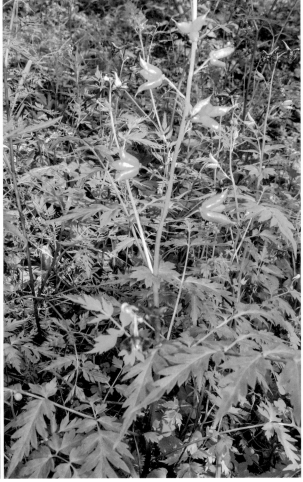

## 自扣草

【基原】为毛茛科禺毛茛 *Ranunculus cantoniensis* DC. 的全草。

【别名】水芹菜、鸭掌草、自蔻草。

【形态特征】多年生草本。茎与叶柄均被开展的糙毛。叶为三出复叶，宽卵形至肾圆形；小叶卵形至宽卵形，边缘密生锯齿或齿牙，先端稍尖，两面贴生糙毛。花序有较多花，疏生；花瓣5片，椭圆形，基部狭窄成爪，蜜槽上有倒卵形小鳞片。聚合果近球形；瘦果扁平。花果期4~7月。

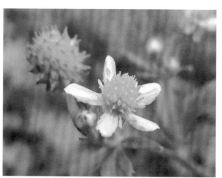
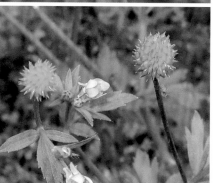

【分布】生于平原或丘陵田边、沟旁水湿地。产于广西、广东、云南、贵州、四川、湖南、湖北、江苏、浙江、江西、福建、台湾等地。

【性能主治】全草味微苦、辛，性温；有毒。具有解毒退黄、截疟、定喘、镇痛的功效。主治肝炎，黄疸，肝硬化腹水，疮癞，牛皮癣，疟疾，哮喘，牙痛，胃痛，风湿痹痛。

【采收加工】春末夏初采收，除去杂质，洗净，晒干。

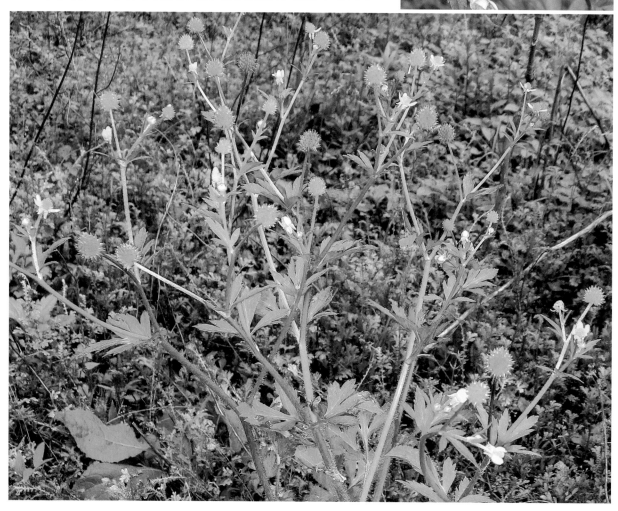

# 天葵子

【基原】为毛茛科天葵*Semiaquilegia adoxoides* (DC.) Makino 的块根。

【别名】夏无踪、散血球、金耗子屎。

【形态特征】多年生草本。块根长1~2 cm，直径3~6 mm，外皮棕黑色。茎1~5条，被稀疏的白色柔毛。基生叶多数，为掌状三出复叶；叶片卵圆形至肾形；小叶扇状菱形或倒卵状菱形，三深裂；茎生叶与基生叶相似，较小。花小，萼片白色，常带淡紫色。蓇葖果卵状长椭圆形。花期3~4月，果期4~5月。

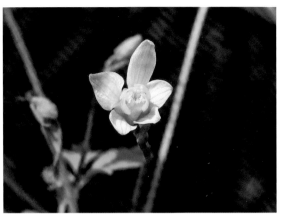

【分布】生于疏林、路旁或山谷较阴处。产于广西、贵州、四川、湖南、湖北、安徽、福建、江西、浙江、江苏、陕西等地。

【性能主治】块根味甘、苦，性寒。具有清热解毒、消肿散结的功效。主治痈肿疔疮，乳痈，瘰疬，虫蛇咬伤。

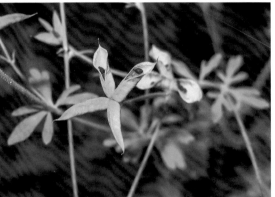

【采收加工】夏初采收，洗净，除去须根，阴干或晒干。

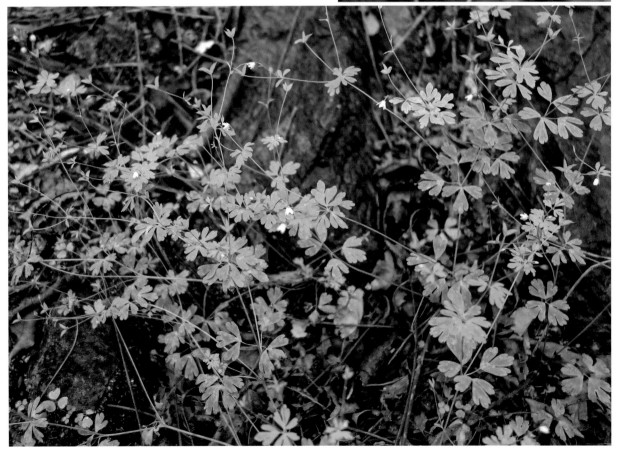

## 盾叶唐松草

【基原】为毛茛科盾叶唐松草*Thalictrum ichangense* Lecoy. ex Oliv. 的全草、根。

【别名】倒地挡、岩扫把、龙眼草。

【形态特征】植株全部无毛。根状茎斜升，密生不定根。茎高14~32 cm。基生叶有长柄，为一回至三回三出复叶；小叶草质，顶生小叶卵形、宽卵形、宽椭圆形或近圆形茎生叶渐变小。复单歧聚伞花序有稀疏分枝；花梗丝状；萼片白色，卵形。瘦果近镰形。花期5~7月。

【分布】生于山地沟边、灌木丛中或林中。产于广西、贵州、云南、四川、湖北、浙江、陕西、辽宁等地。

【性能主治】全草、根味苦，性寒；有小毒。具有清热解毒、除湿、通经、活血的功效。主治黄疸，蛔虫病引起的腹痛，跌打损伤，骨折肿痛，泄泻等。

【采收加工】秋季采收，分别晒干。

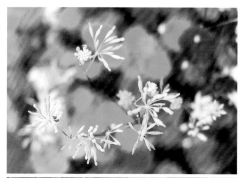
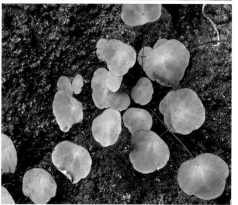
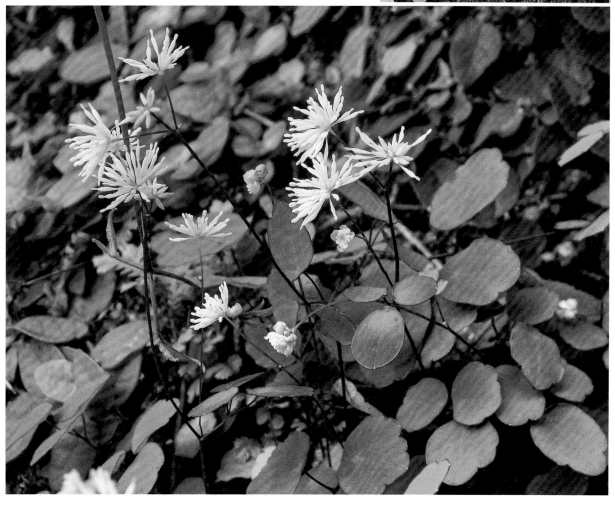

# 萍蓬草

【基原】为睡莲科萍蓬草*Nuphar pumila* (Timm) DC. 的种子。

【别名】水粟包、水粟子、萍蓬子。

【形态特征】多年生水生草本。叶片纸质，宽卵形或卵形，少数椭圆形，先端圆钝，基部具弯缺，心形，裂片远离，圆钝，腹面光亮，无毛，背面密生柔毛。花瓣窄楔形，长5~7 mm，先端微凹；柱头盘常10浅裂，淡黄色或带红色。浆果卵形。种子矩圆形，褐色。花期5~7月，果期7~9月。

【分布】生于池沼中。产于广西、广东、江苏、浙江、江西、福建、黑龙江、吉林、河北等地。

【性能主治】种子味甘，性平。具有健脾胃、活血调经的功效。主治脾虚食少，月经不调。

【采收加工】秋季果实成熟时采收。

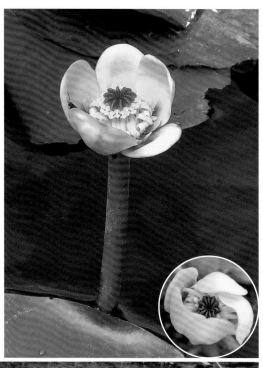

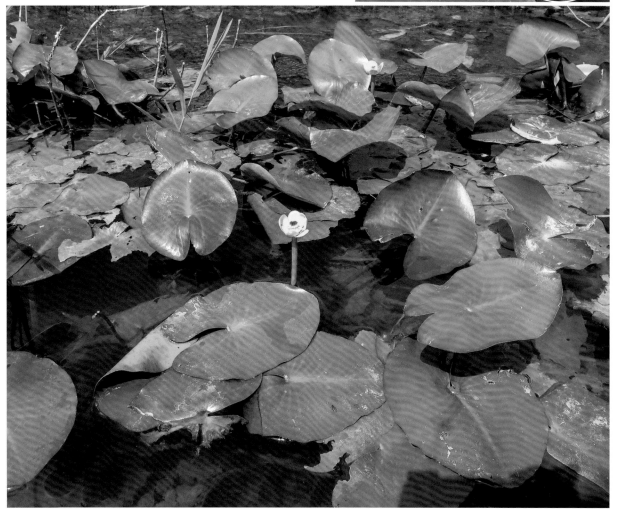

# 八月炸

【基原】为木通科三叶木通*Akebia trifoliata* (Thunb.) Koidz. 的果实及根。

【别名】预知子、狗腰藤、八月瓜。

【形态特征】落叶木质藤本。茎皮灰褐色，有稀疏的皮孔及小疣点。掌状复叶互生或在短枝上的簇生；小叶3片，纸质或薄革质，卵形至阔卵形，先端具小突尖。总状花序自短枝上簇生叶中抽出。果长圆形，熟时灰白色略带淡紫色。种子极多数，扁卵形；种皮红褐色或黑褐色，稍有光泽。花期4~5月，果期7~8月。

【分布】生于谷边疏林或丘陵灌木丛中。产于广西、河北、山西、山东、河南等地。

【性能主治】果实及根味甘，性温。具有疏肝、补肾、止痛的功效。主治胃痛，疝痛，睾丸肿痛，腰痛，遗精，月经不调，白带异常，子宫脱垂。

【采收加工】秋季采收，晒干。

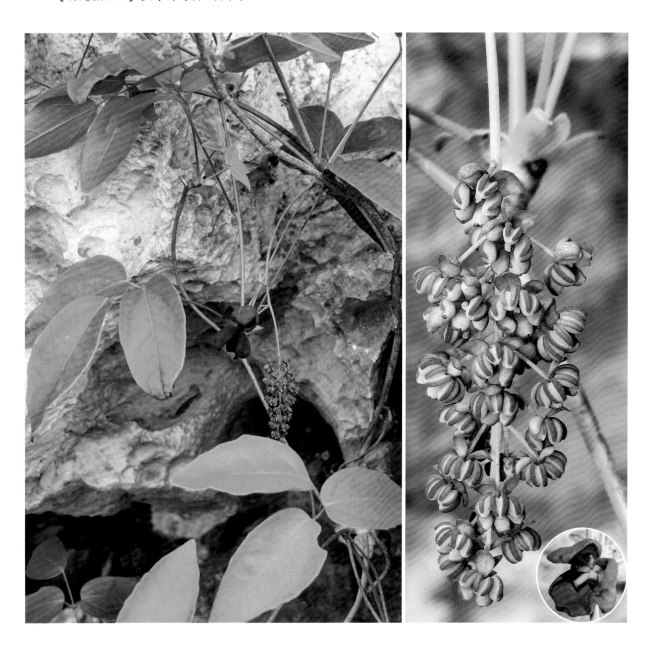

# 牛藤

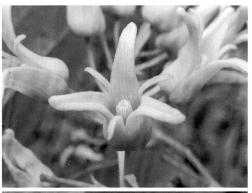

【基原】为木通科尾叶那藤*Stauntonia obovatifoliola* Hayata subsp. *urophylla* (Hand.-Mazz.) H. N. Qin 的茎、根。

【别名】石月、郁子、七姐妹藤。

【形态特征】木质藤本。茎、枝和叶柄均具细线纹。掌状复叶有小叶5~7片；小叶革质，倒卵形或阔匙形，边缘全缘，先端骤缩为狭而弯的长尾尖，尾尖长可达小叶长的1/4。花雌雄同株，花白绿色，组成总状花序数个簇生于叶腋。浆果椭圆形，内含数粒黑色光亮的种子。花期4月，果期6~7月。

【分布】生于沟谷。产于广西、广东、湖南、福建、江西、浙江等地。

【性能主治】茎、根味苦，性凉。具有祛风散瘀、止痛、利尿消肿的功效。主治风湿痹痛，跌打损伤，各种神经性疼痛，小便不利，水肿。

【采收加工】夏、秋季采收，茎去枝叶，根去须根，洗净，待润透，切段或切片，晒干。

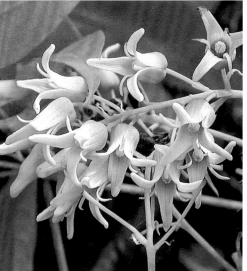

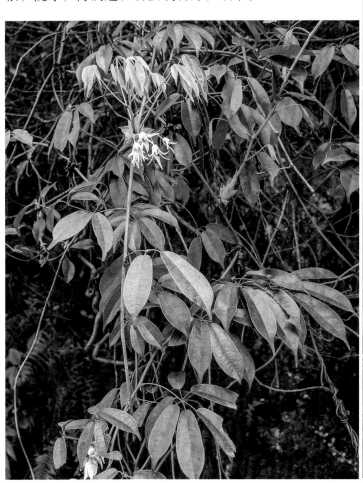

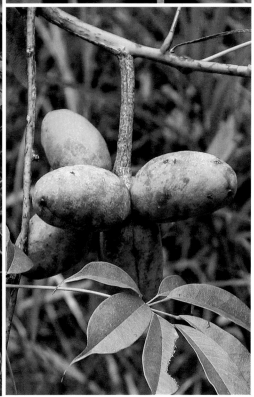

## 大血藤

【基原】为大血藤科大血藤 *Sargentodoxa cuneata* (Oliv.) Rehder et E. H. Wilson 的藤茎。

【别名】槟榔钻、红藤、血藤

【形态特征】落叶木质藤本。全株无毛；藤茎直径达9 cm，当年枝条暗红色，老树皮有时纵裂。叶互生，三出复叶；顶生小叶菱状倒卵形；侧生小叶较大，斜卵形，两侧极不对称。总状花序；花多数，黄色或黄绿色。浆果近球形，熟时黑蓝色。种子卵球形；种皮黑色。花期4~5月，果期6~9月。

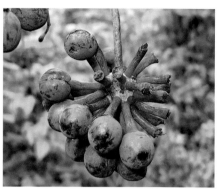

【分布】生于海拔数百米的山坡灌木丛中、疏林中和林缘等处。产于广西、广东、海南、云南、贵州、四川、浙江、陕西等地。

【性能主治】藤茎味苦，性平。具有清热解毒、活血、祛风止痛的功效。主治肠痈腹痛，热毒疮疡，闭经，痛经，跌扑肿痛，风湿痹痛。

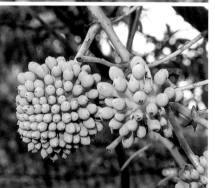

【采收加工】秋、冬季采收，除去侧枝，切段，阴干或晒干。

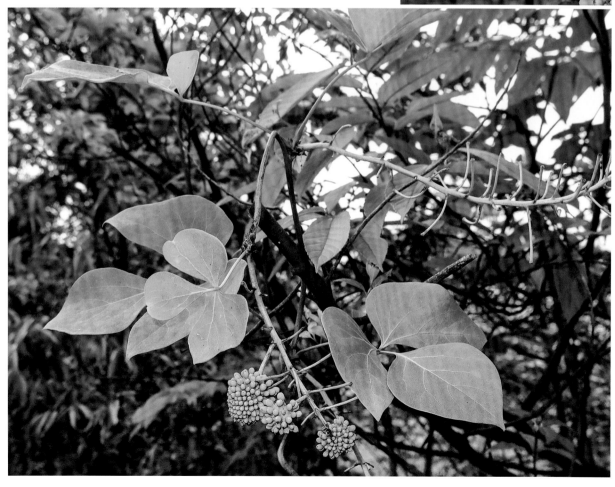

# 百解藤

【基原】为防己科粉叶轮环藤*Cyclea hypoglauca* (Schauer) Diels 的根、藤茎。

【别名】金线风、凉粉藤、金锁匙。

【形态特征】藤本。老茎木质，小枝纤细，除叶腋有簇毛外无毛。叶片阔卵状三角形至卵形，先端渐尖，基部截平至圆，边全缘而稍反卷，两面无毛或背面被稀疏而长的白毛。花序腋生，雄花序为间断的穗状花序；花序轴常不分枝或有时基部有短小分枝，纤细而无毛。核果熟时红色，无毛。花期5~7月，果期7~9月。

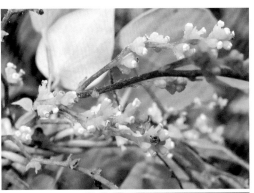

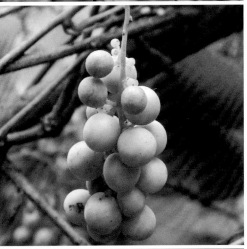

【分布】生于林缘和山地灌木丛中。产于广西、广东、海南、湖南、江西、福建、云南等地。

【性能主治】根、藤茎味苦，性寒。具有清热解毒、祛风止痛、利尿通淋的功效。主治风热感冒，咳嗽，咽喉肿痛，尿路感染，尿路结石，风湿痹痛，疮疡肿毒，虫蛇咬伤。

【采收加工】全年均可采收，除去须根或枝叶，洗净，切段，晒干。

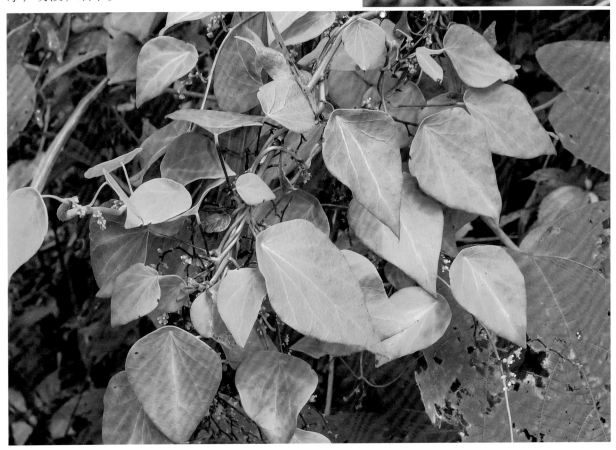

## 金果榄

【基原】为防己科青牛胆*Tinospora sagittata* (Oliv.) Gagnep. 的块根。

【别名】山慈姑、金牛胆、地苦胆。

【形态特征】草质藤本。具连珠状块根，膨大部分常为不规则的球形，黄色。叶片纸质至薄革质，披针状箭形或有时披针状戟形，通常仅在脉上被短硬毛，有时腹面或两面近无毛。花序腋生，常数个或多个簇生，聚伞花序或分枝成疏花的圆锥状花序。核果熟时红色，近球形；果核近半球形。花期4月，果期秋季。

【分布】生于林下、林缘、竹林及草地上。产于广西、广东、海南、贵州、湖南、四川、江西、福建、湖北、陕西、西藏等地。

【性能主治】块根味苦，性寒。具有清热解毒、利咽、止痛的功效。主治咽喉肿痛，痈疽疔毒，泄泻，痢疾，脘腹热痛。

【采收加工】秋、冬季采收，除去须根，洗净，晒干。

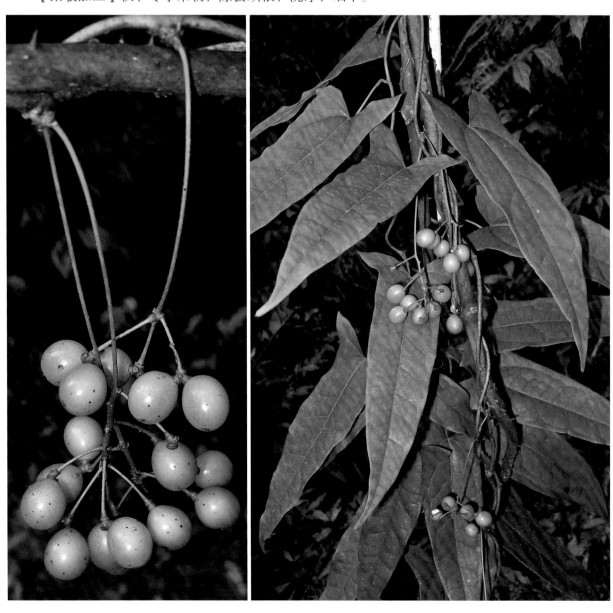

# 尾花细辛

【基原】为马兜铃科尾花细辛 *Asarum caudigerum* Hance 的全草。

【别名】马蹄金、土细辛、金耳环。

【形态特征】多年生草本。全株被散生柔毛。根状茎粗壮，有多条纤维质不定根。叶片阔卵形、三角状卵形或卵状心形，基部耳状或心形。花被绿色，被紫红色圆点状短毛丛；花被裂片上部卵状长圆形，先端骤窄成细长尾尖，尾长可达1.2 cm。果近球状，具宿存花被。花期4~5月，在广西可晚至11月。

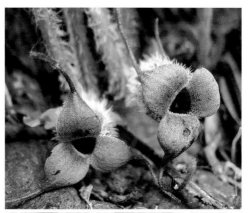

【分布】生于阔叶林下、溪边和路旁阴湿地。产于广西、广东、云南、贵州、四川、湖南、湖北、台湾、福建等地。

【性能主治】全草味辛、微苦，性温；有小毒。具有温经散寒、消肿止痛、化痰止咳功效。主治头痛，风寒感冒，咳嗽哮喘，口舌生疮，风湿痹痛，跌打损伤，虫蛇咬伤，疮疡肿毒。

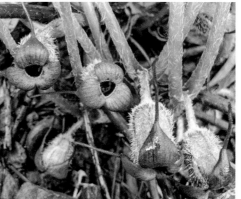

【采收加工】全年均可采收，阴干。

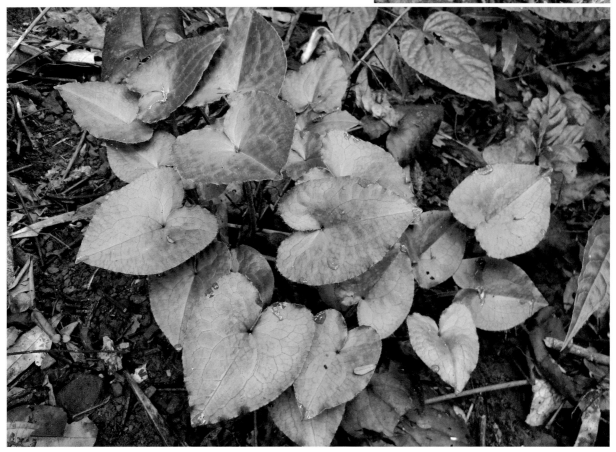

# 大块瓦

【基原】为马兜铃科地花细辛 *Asarum geophilum* Hemsl. 的根、根茎状或全草。

【别名】花叶细辛、摘耳根、矮细辛。

【形态特征】多年生草本。全株散生柔毛；根状茎横走。叶片圆心形或宽卵形，基部心形，腹面散生短毛或无毛，背面初被密生黄棕色柔毛。花紫色；花梗常向下弯垂，有毛；花被与子房合生部分球状或卵状，表面密生紫色点状毛丛。果卵状，熟时棕黄色，直径约12 mm，具宿存花被。花期4~6月。

【分布】生于密林下或山谷湿地。产于广西、广东、贵州南部等地。

【性能主治】根、根状茎或全草味辛，性温。具有疏风散寒、宣肺止咳、消肿止痛的功效。主治风寒头痛，鼻渊，痰饮咳喘，风寒湿痹，虫蛇咬伤。

【采收加工】4~5月采收，除去泥土，置通风处阴干。

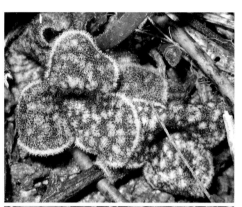
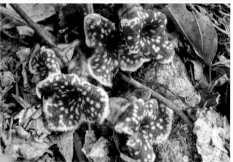
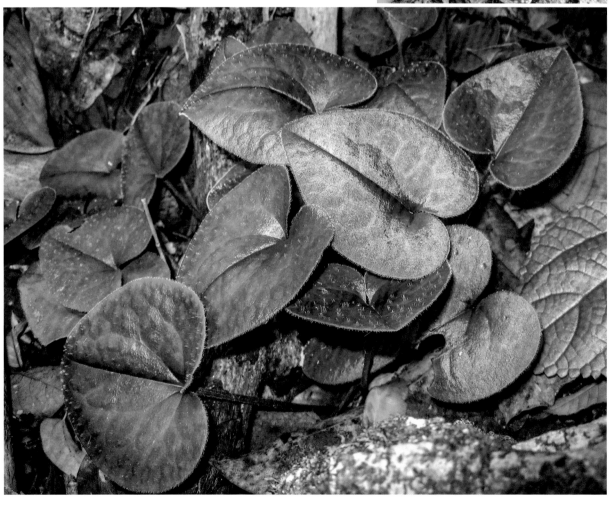

# 倒插花

【基原】为马兜铃科五岭细辛*Asarum wulingense* C. F. Liang 的根、根状茎或全草。

【别名】盘蛇莲、盘龙草、土细辛。

【形态特征】多年生草本。根状茎短，不定根丛生，稍肉质而较粗壮。叶片长卵形或卵状椭圆形，基部耳形或耳状心形，腹面绿色，偶有白色云斑；叶柄被短柔毛；芽苞叶卵形。花绿紫色；花梗长约2 cm，常向下弯垂；花被裂片三角状卵形，基部有乳突皱褶区；子房下位，花柱离生。花期12月至翌年4月。

【分布】生于林下阴湿处。产于广西、广东、贵州、湖南、江西等地。

【性能主治】根、根状茎或全草味辛，性温。具有温经散寒、止咳化痰、消肿止痛的功效。主治胃痛，咳喘，跌打损伤，烧烫伤，蛇咬伤，牙痛。

【采收加工】根及根状茎秋季采收，除去泥土，置通风处，阴干。春、秋季采收全草，阴干。

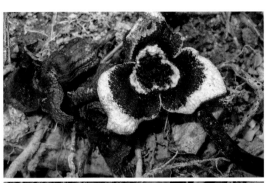

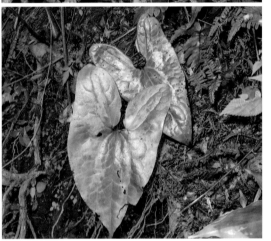

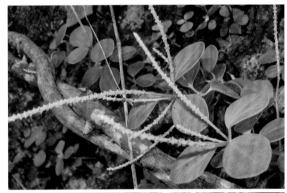

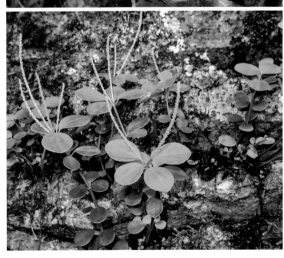

# 石蝉草

【基原】为胡椒科石蝉草*Peperomia blanda* (Jacq.) Kunth 的全草。

【别名】胡椒草、石瓜子、三叶稔。

【形态特征】肉质草本。茎直立或基部匍匐，分枝，被短柔毛，下部节上常生不定根。叶对生或3~4片轮生；叶片膜质或薄纸质，有腺点，椭圆形、倒卵形或倒卵状菱形，两面被短柔毛。穗状花序腋生和顶生；花序梗被疏柔毛；苞片圆形，盾状，有腺点。浆果球形，顶部稍尖。花期4~7月及10~12月。

【分布】生于林谷、溪旁或湿润岩石上。产于我国西南部各地至台湾。

【性能主治】全草味辛，性凉。具有清热解毒、化瘀散结、利尿消肿的功效。主治肺热咳喘，麻疹，疮毒，癌肿，烫伤，跌打损伤，肾炎水肿。

【采收加工】夏、秋季采收，晒干。

# 山蒟

【基原】为胡椒科山蒟*Piper hancei* Maxim. 的茎、叶或根。

【别名】酒饼藤、爬岩香、石蒟。

【形态特征】攀缘藤本。除花序轴和苞片柄外，其余均无毛。叶片纸质或近革质，卵状披针形或椭圆形，先端短尖或渐尖，基部渐狭或楔形，网状脉通常明显。花单性，雌雄异株，聚集成与叶对生的穗状花序；花序梗与叶柄等长或略长；花序轴被毛。浆果球形，熟时黄色，直径2.5~3 mm。花期3~8月。

【分布】生于山地溪涧边、密林或疏林中，攀缘于树上或岩石上。产于广西、广东、云南、贵州、湖南、江西、福建、浙江等地。

【性能主治】茎、叶或根味辛，性温。具有祛风除湿、活血消肿、行气止痛、化痰止咳的功效。主治风湿痹痛，胃痛，痛经，跌打损伤，风寒咳喘，疝气痛。

【采收加工】秋季采收，切段，晒干。

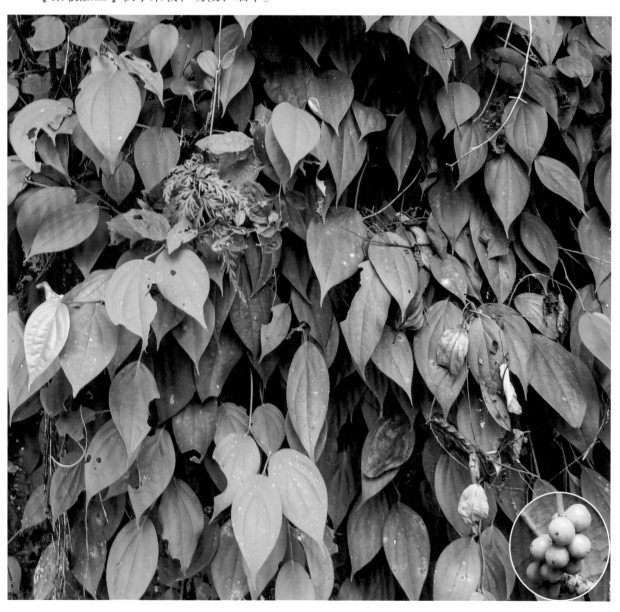

# 南藤

【基原】为胡椒科石南藤*Piper wallichii* (Miq.) Hand.-Mazz. 的茎、叶或全株。

【别名】搜山虎、风藤、巴岩香。

【形态特征】攀缘藤本。枝被疏毛或脱落变无毛，有时呈淡黄色，有纵棱。叶片硬纸质，干时变淡黄色，无明显腺点，椭圆形，先端长渐尖，基部渐狭或钝圆，腹面无毛，背面被长短不一的疏粗毛。花单性，雌雄异株，聚集成与叶对生的穗状花序。浆果球形，直径3~3.5 mm，无毛，有疣状突起。花期5~6月。

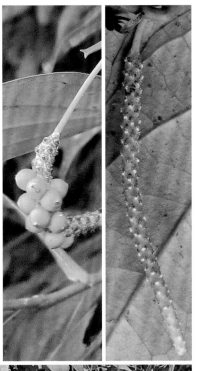

【分布】生于林中阴处或湿润地，攀缘于石壁上或树上。产于广西、云南、贵州、湖南、湖北、四川、甘肃等地。

【性能主治】茎、叶或全株味辛，性温。具有祛风湿、强腰膝、补肾壮阳、止咳平喘、活血止痛的功效。主治风寒湿痹，腰膝酸痛，阳痿，咳嗽气喘，痛经，跌打肿痛。

【采收加工】8~10月采收带叶茎枝，晒干。

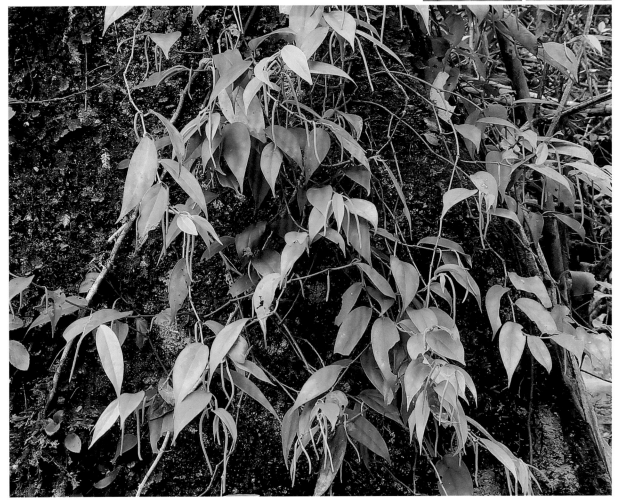

## 鱼腥草

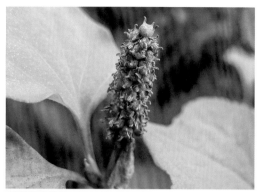

【基原】为三白草科蕺菜*Houttuynia cordata* Thunb. 的全草或地上部分。

【别名】侧耳根、猪鼻孔、臭草。

【形态特征】草本，有腥臭味。茎下部伏地，节上轮生小根；茎上部直立，无毛或节上被毛，有时带紫红色。叶片薄纸质，有腺点，背面尤甚，卵形或阔卵形，先端短渐尖，基部心形，两面有时除叶脉被毛外其余均无毛，背面常呈紫红色。花序长约2 cm，无毛；总苞片长圆形或倒卵形。蒴果。花期4~7月。

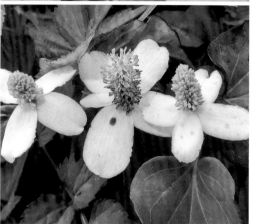

【分布】生于沟边、林下潮湿处。产于我国中部、东南部至西南部各省区，东起台湾，西南至云南、西藏，北达陕西、甘肃等地。

【性能主治】全草或地上部分味辛，性微寒。具有清热解毒、消痈排脓、利尿通淋的功效。主治肺痈吐脓，痰热喘咳，湿热痢，热淋，痈肿疮毒。

【采收加工】夏季茎叶茂盛且花穗多时采收，除去杂质，晒干。

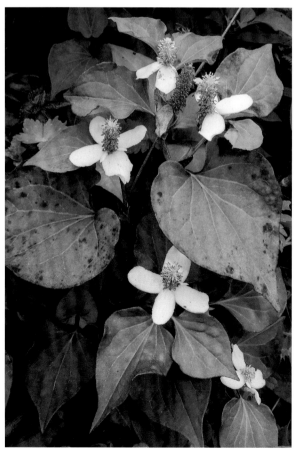

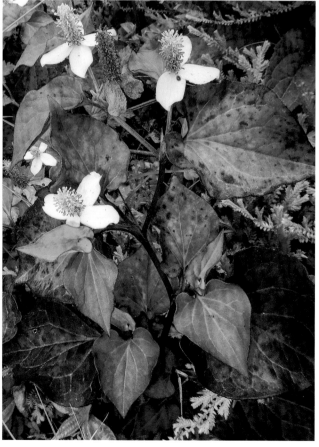

# 三白草

【基原】为三白草科三白草*Saururus chinensis* (Lour.) Baill. 的地上部分。

【别名】水木通、五路白、三点白。

【形态特征】湿生草本。茎粗壮，有纵长粗棱和沟槽；下部伏地，常带白色；上部直立，绿色。叶片纸质，密生腺点，阔卵形至卵状披针形，先端短尖或渐尖，基部心形或斜心形，两面均无毛。花序白色；花序梗无毛；花序轴密被短柔毛；苞片近匙形，无毛或有疏缘毛，被柔毛。花期4~6月。

【分布】生于低湿沟边、塘边或溪旁。产于广西、广东、山东、河南、河北等地。

【性能主治】地上部分味甘、辛，性寒。具有利尿消肿、清热解毒的功效。主治水肿，小便不利，淋漓涩痛，带下；外治疮疡肿毒，湿疹。

【采收加工】全年均可采收，洗净，晒干。

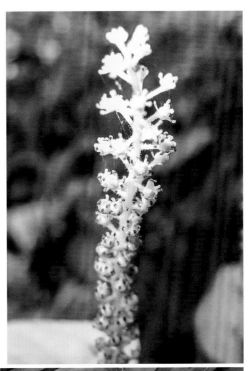

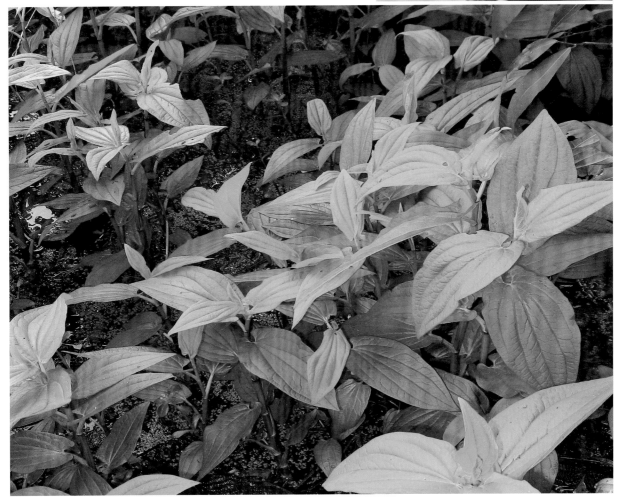

# 肿节风

【基原】为金粟兰科草珊瑚 *Sarcandra glabra* (Thunb.) Nakai 的全株。

【别名】九节茶、九节风、接骨莲。

【形态特征】常绿小灌木。叶片革质，椭圆形、卵形至卵状披针形，边缘具粗锐齿，齿尖有1个腺体，两面均无毛；叶柄基部合生成鞘状。穗状花序顶生，通常分枝，多少成圆锥花序状；花黄绿色；子房球形或卵形，无花柱。核果球形，直径3~4 mm，熟时亮红色。花期6月，果期8~10月。

【分布】生于山谷林下阴湿处。产于广西、广东、云南、贵州、四川、湖南、江西、福建、台湾、安徽、浙江等地。

【性能主治】全株味苦、辛，性平。具有清热凉血、活血消斑、祛风通络的功效。主治血热紫斑，紫癜，风湿痹痛，跌打损伤。

【采收加工】夏、秋季采收，除去杂质，晒干。

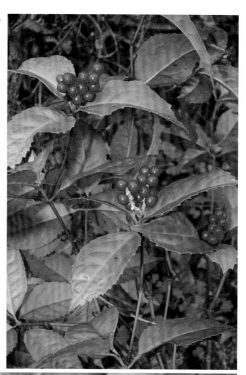

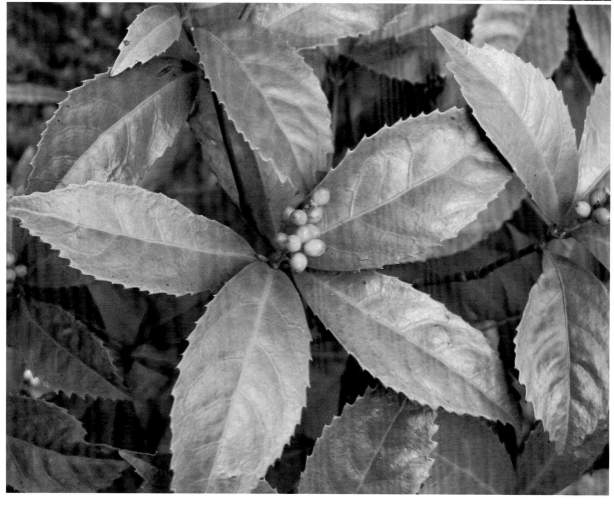

# 血水草根

【基原】为罂粟科血水草 *Eomecon chionantha* Hance 的根及根状茎。

【别名】广扁线、捆仙绳、斗篷草。

【形态特征】多年生草本。全株无毛具红黄色液汁。根橙黄色；根状茎匍匐。叶全部基生；叶片心形或心状肾形，稀心状箭形；掌状脉5~7条，网脉明显；叶柄长10~30 cm，带蓝灰色。花葶灰绿色略带紫红色；花白色，聚伞状伞房花序；花药黄色。蒴果狭椭圆形。花期3~6月，果期6~10月。

【分布】生于林下、灌木丛下或路旁。产于广西、广东、云南、贵州、湖南、安徽、江西、福建等地。

【性能主治】根及根状茎味苦、辛，性凉；有小毒。具有清热解毒、散瘀止痛的功效。主治风热目赤肿痛，咽喉疼痛，尿路感染，疮疡疖肿，虫蛇咬伤，产后小腹瘀痛，跌打损伤，湿疹，疥癣等。

【采收加工】9~10月采收，鲜用或晒干。

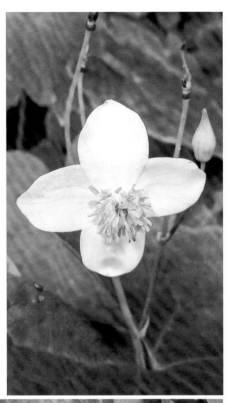

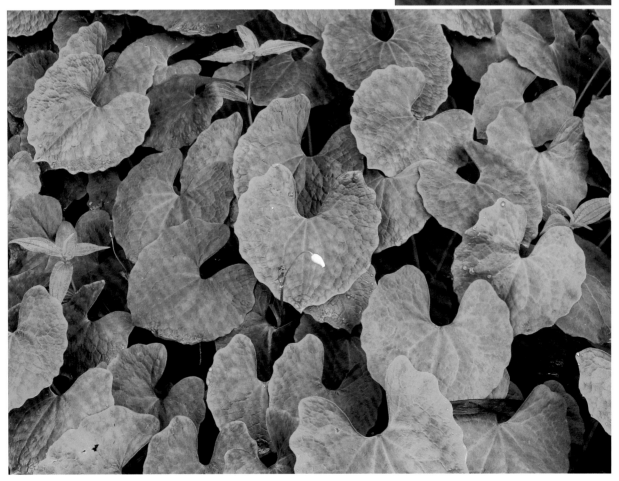

# 尾叶山柑

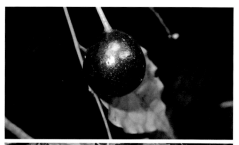
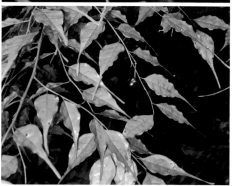

【基原】为白花菜科小绿刺*Capparis urophylla* F. Chun 的叶。

【别名】尖叶山柑、尾叶槌果藤、尾叶马槟榔。

【形态特征】小乔木或灌木。茎上刺粗壮。小枝圆柱形，纤细，干后绿色或黄绿色，有纵行细条纹，无刺或有上举微内弯的小刺。叶片卵形或椭圆形，先端渐狭延成长尾。花单出腋生或2~3朵排成短纵列腋上生；花瓣白色；无毛。果球形，直径6~10 mm，熟后橘红色。花期3~6月，果期8~12月。

【分布】生于山坡道旁、河旁或溪边、山谷疏林或石山灌木丛中。产于广西、云南西南部至东南部。

【性能主治】叶味微辛，性温。具有解毒消肿的功效。主治虫蛇咬伤。

【采收加工】夏、秋季采收，洗净，鲜用或晒干。

# 荠

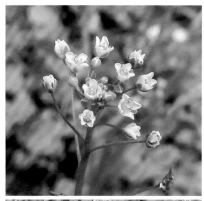
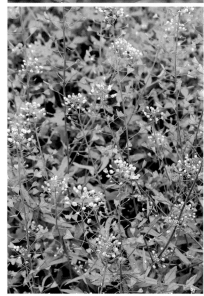

【基原】为十字花科荠*Capsella bursa-pastoris* (L.) Medik. 的全草、花序、种子。

【别名】护生草、荠花、荠实。

【形态特征】一年生或二年生草本。基生叶丛生呈莲座状，大头羽状分裂，顶裂片卵形至长圆形，侧裂片长圆形至卵形；茎生叶窄披针形或披针形，基部箭形抱茎，边缘有缺刻或齿。总状花序顶生及腋生；花瓣白色，卵形，有短爪。短角果扁平，倒三角形或倒心状三角形，顶端微凹。花果期4~6月。

【分布】生于山坡、田边及路旁。产于全国大部分地区。

【性能主治】全草味甘、淡，性凉。具有凉肝止血、平肝明目、清热利湿的功效。主治吐血，鼻出血，咯血，尿血，崩漏，目赤疼痛，眼底出血，高血压，赤白痢疾，肾炎水肿，乳糜尿。花序味甘，性凉。具有凉血止血、清热利湿的功效。主治痢疾，崩漏，尿血，吐血，咯血，鼻出血，小儿乳积，赤白带下。种子味甘，性平。具有祛风明目的功效。主治目痛，青盲翳障。

【采收加工】全草3~5月采收，洗净，晒干。花序4~5月采收，晒干。6月果实成熟时采收果枝，晒干，揉出种子。

【附注】《中华本草》记载荠以全草、花序、种子入药的药材名分别为荠菜、荠菜花、荠菜籽。

# 白带草

【基原】为十字花科碎米荠Cardamine hirsuta L. 的全草。

【别名】雀儿菜、野养菜、米花香荠菜。

【形态特征】一年生小草本。茎直立或斜升，下部有时淡紫色，被较密柔毛，上部毛渐少。基生叶具叶柄，有小叶2~5对；顶生小叶肾形或肾圆形，边缘有3~5枚圆齿；侧生小叶卵形或圆形；茎生叶具短柄，有小叶3~6对。总状花序生于枝顶；花瓣白色，倒卵形。长角果线形，稍扁。花期2~4月，果期4~6月。

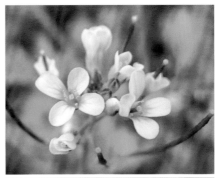

【分布】生于山坡、路旁、荒地及耕地的草丛中。产于全国大部分地区。

【性能主治】全草味甘、淡，性凉。具有清热利湿、安神、止血的功效。主治湿热泻痢，热淋，白带异常，心悸，失眠，虚火牙痛，小儿疳积，吐血，便血，疔疮。

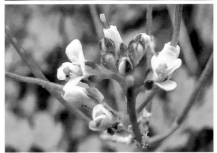

【采收加工】2~5月采收，鲜用或晒干。

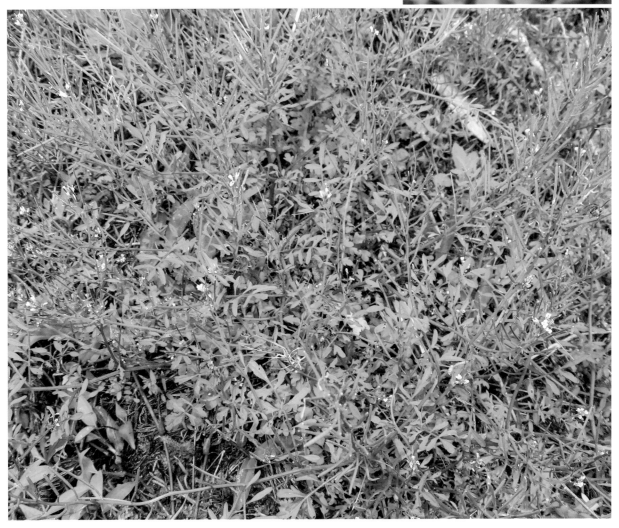

# 地白草

【基原】为堇菜科七星莲 *Viola diffusa* Ging. 的全草。

【别名】白菜仔、狗儿草、黄瓜菜。

【形态特征】一年生草本。全体被糙毛或白色柔毛，或近无毛。花期生出地上匍匐枝，匍匐枝顶端具莲座状叶丛，通常生不定根。基生叶丛生呈莲座状，或于匍匐枝上互生；叶片卵形或卵状长圆形，边缘具钝齿及缘毛。花较小，淡紫色或浅黄色。蒴果长圆形，顶端常具宿存花柱。花期3~5月，果期5~8月。

【分布】生于山地林下、林缘、草坡、溪谷旁、岩石缝隙中。产于广西、云南、四川、浙江、台湾等地。

【性能主治】全草味苦、辛，性寒。具有清热解毒、散瘀消肿的功效。主治疮疡肿毒，肺热咳嗽，百日咳，黄疸型肝炎，带状疱疹，烧烫伤，跌打损伤，虫蛇咬伤。

【采收加工】夏、秋季采收，洗净，除杂，鲜用或晒干。

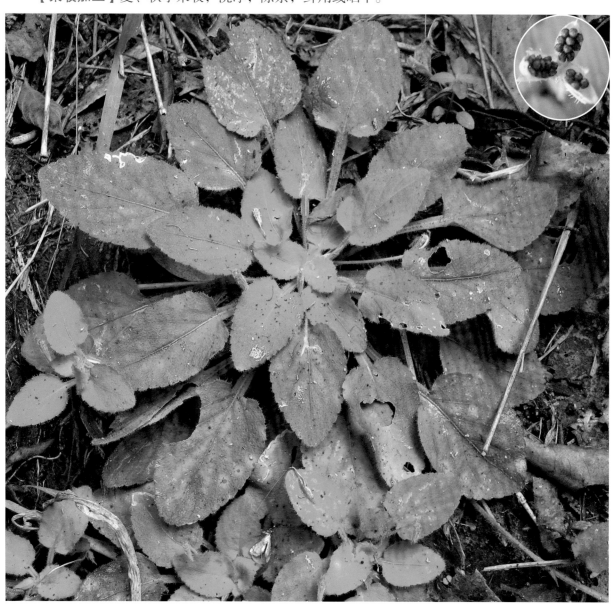

# 紫花地丁

【基原】为堇菜科紫花地丁 *Viola philippica* Cav. 的全草。

【别名】铧头草、光瓣堇菜、箭头草。

【形态特征】多年生草本。无地上茎，节密生，有数条淡褐色或近白色的细根。叶多数，基生，莲座状；叶片三角状卵形或狭卵形，边缘具较平的圆齿，两面无毛或被细短毛。花中等大，紫堇色或淡紫色，稀呈白色，喉部色较淡并带有紫色条纹。蒴果长圆形。种子卵球形，淡黄色。花果期4月中下旬至9月。

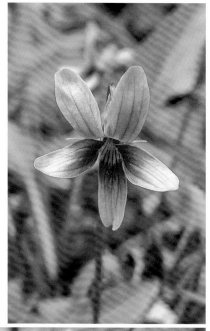

【分布】生于田间、荒地、山坡草丛、林缘或灌木丛中。产于河南、广西、云南、贵州、四川、湖南、湖北、江西、福建、台湾、安徽、浙江、江苏、山东、山西、河北、陕西、甘肃、黑龙江、吉林、辽宁等地。

【性能主治】全草味苦、辛，性寒。具有清热解毒、凉血消肿的功效。主治疔疮肿毒，痈疽发背，丹毒，虫蛇咬伤。

【采收加工】春、秋季采收，除去杂质，晒干。

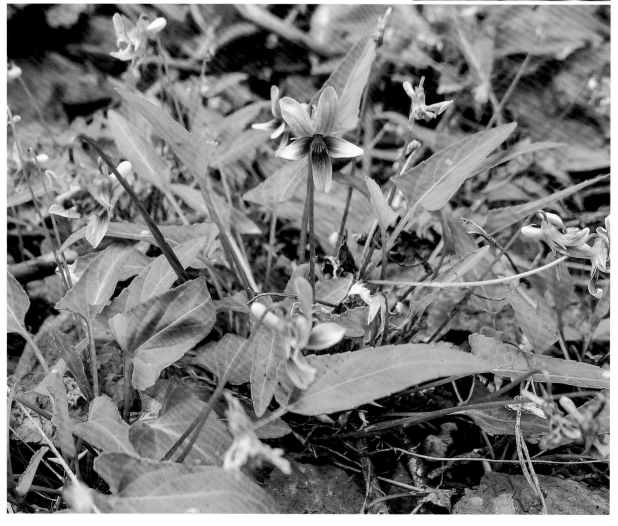

# 大金不换

【基原】为远志科华南远志*Polygala chinensis* L. 的全草。

【别名】大金牛草、肥儿草、蛇总管。

【形态特征】一年生草本。主根粗壮，橘黄色。茎基部木质化；分枝圆柱形，被卷曲短柔毛。叶互生；叶片纸质，倒卵形、椭圆形或披针形，边缘全缘，微反卷，基部楔形，疏被短柔毛。总状花序腋上生，稀腋生；花小而密集，淡黄色或白带淡红色。蒴果倒心形，边缘有睫毛。花期4~10月，果期5~11月。

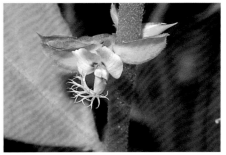

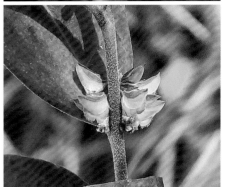

【分布】生于山坡草地或灌木丛中。产于广西、广东、云南、福建、海南等地。

【性能主治】全草味辛、甘，性平。具有祛痰、消积、散瘀、解毒的功效。主治咳嗽咽痛，小儿疳积，跌打损伤，瘰疬，痈肿，虫蛇咬伤。

【采收加工】春、夏季采收，切段，晒干。

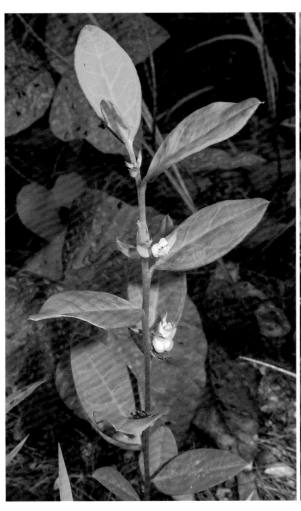

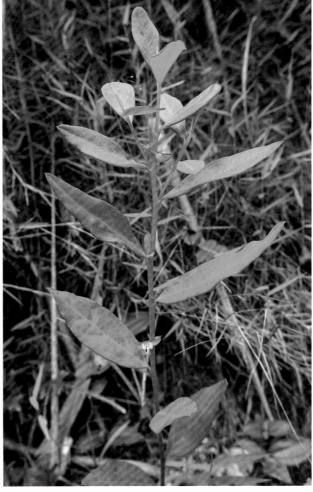

# 黄花倒水莲

【基原】为远志科黄花倒水莲*Polygala fallax* Hemsl. 的根。

【别名】黄花参、观音串、黄花远志。

【形态特征】灌木或小乔木。根粗壮，多分支，外皮淡黄色。单叶互生；叶片膜质，披针形至椭圆状披针形，边缘全缘，腹面深绿色，背面淡绿色，两面均被短柔毛。总状花序顶生或腋生；花瓣正黄色，侧生花瓣长圆形。蒴果阔倒心形至圆形，绿黄色。种子圆形，密被白色短柔毛。花期5~8月，果期8~10月。

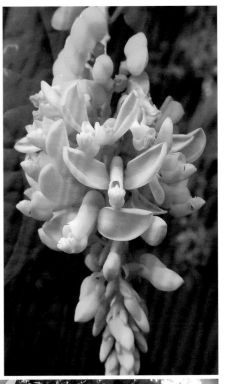

【分布】生于山谷林下水旁阴湿处。产广西、广东、云南、湖南、江西、福建等地。

【性能主治】根味甘、微苦，性平。有补益、强壮、祛湿、散瘀的功效。主治产后或病后体虚，急慢性肝炎，腰腿酸痛，子宫脱垂，脱肛，神经衰弱，月经不调，尿路感染，风湿骨痛，跌打损伤。

【采收加工】秋、冬季采收，切片，晒干。

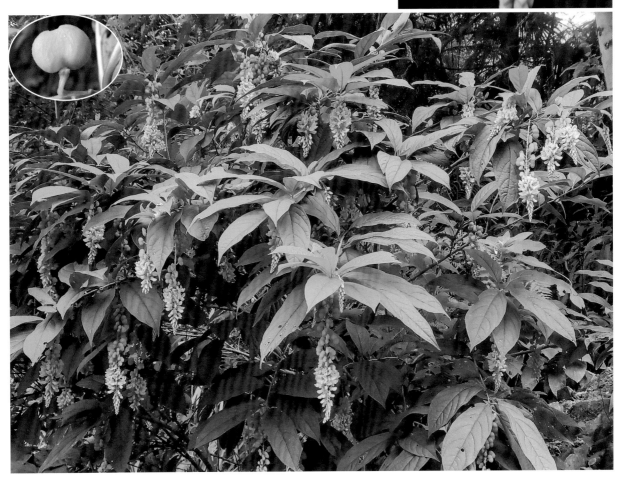

# 一包花

【基原】为远志科曲江远志*Polygala koi* Merr. 的全草。

【别名】红花倒水莲。

【形态特征】直立或平卧半灌木。茎木质，具半圆形叶痕，无毛或幼嫩部分被紧贴短柔毛。单叶互生；叶片或多或少肉质，椭圆形，腹面绿色，背面淡绿色带紫色。总状花序顶生，花序轴被短柔毛，花多而密；花瓣3片，紫红色。蒴果圆形，淡绿色，边缘带紫色，具翅。花期4~9月，果期6~10月。

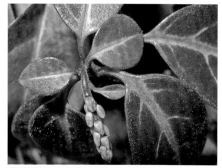

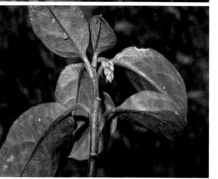

【分布】生于阔叶林中的岩石上。产于广西、广东、湖南等地。

【性能主治】全草味辛、苦，性平。具有化痰止咳、活血调经的功效。主治咳嗽痰多，咽喉肿痛，小儿疳积，跌打损伤，月经不调。

【采收加工】春、夏季采收，切段，晒干。

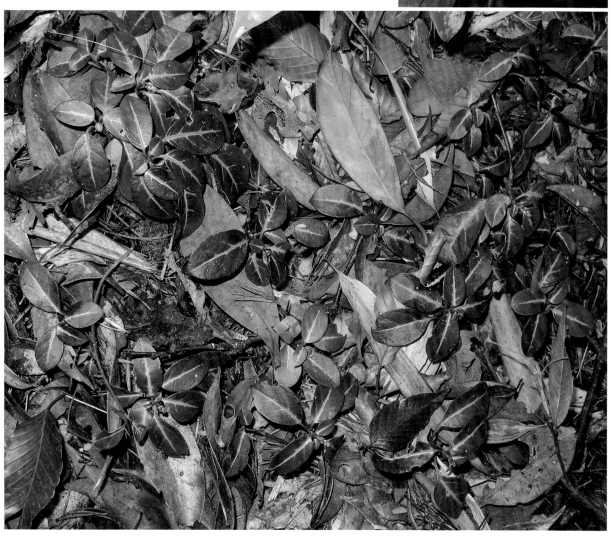

# 木本远志

【基原】为远志科长毛籽远志*Polygala wattersii* Hance 的根或叶。

【别名】山桂花、华石兰、西南远志。

【形态特征】灌木或小乔木。叶片近革质，椭圆形、椭圆状披针形或倒披针形，边缘全缘或波状，腹面绿色，背面淡绿色，两面无毛。总状花序2~5个簇生于小枝近顶端的数个叶腋内；花黄色，稀白色或紫红色。蒴果倒卵形或楔形，边缘具狭翅。种子卵形，密被长毛。花期4~6月，果期5~7月。

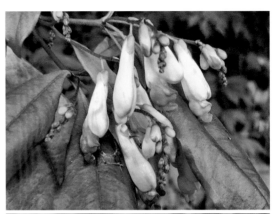

【分布】生于石山阔叶林中或灌木丛中。产于广西、广东、江西、湖南、湖北、四川、云南、贵州、西藏等地。

【性能主治】根或叶味辛、甘，性温。具有解毒、散瘀的功效。主治无名肿毒，跌打损伤。

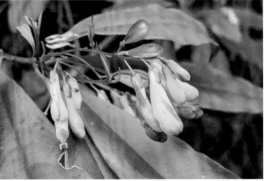

【采收加工】叶春、夏季采收，鲜用或晒干。根秋后采收，鲜用或切片晒干。

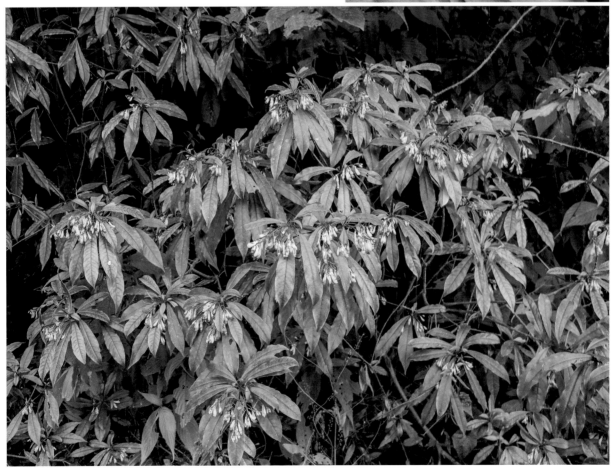

## 吹云草

【基原】为远志科齿果草*Salomonia cantoniensis* Lour.的全草。

【别名】一碗泡、斩蛇剑、过山龙。

【形态特征】一年生草本。根纤细，芳香。茎直立，细弱，多分枝，具狭翅。单叶互生；叶片膜质，卵状心形或心形，先端钝，具短尖头，基部心形，边缘全缘或微波状，无毛。穗状花序顶生，多花，花瓣3片，淡红色。蒴果肾形，两侧具2列三角状尖齿。种子2粒，卵形。花期7~8月，果期8~10月。

【分布】生于山坡林下、灌木丛中或草地上。产于华东、华中、华南和西南地区。

【性能主治】全草味微辛，性平。具有解毒消肿、散瘀止痛的功效。主治痈肿疮疡，无名肿毒，喉痹，虫蛇咬伤，跌打损伤，风湿关节痛，牙痛。

【采收加工】夏、秋季采收，除去杂质，洗净，鲜用或晒干。

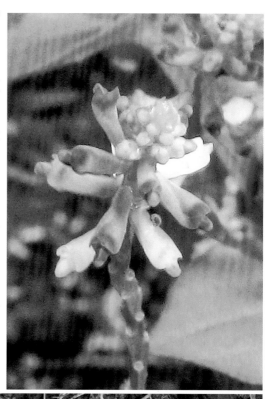

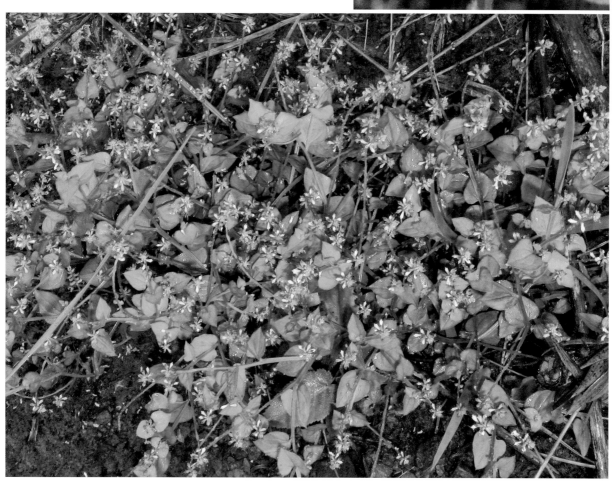

# 马牙半支

【基原】为景天科凹叶景天*Sedum emarginatum* Migo 的全草。

【别名】旱半支，马牙苋、山半支。

【形态特征】多年生草本。叶对生；叶片匙状倒卵形至宽卵形，先端圆，有微缺，基部渐狭，有短距。花序聚伞状，顶生，多花，常有3个分枝；花无梗；萼片5枚，披针形至狭长圆形；花瓣5片，黄色，线状披针形至披针形。蓇葖果略叉开，腹面有浅囊状隆起。种子细小，褐色。花期5~6月，果期6月。

【分布】生于山坡阴湿处。产于广西、云南、四川、湖南、湖北、江西、安徽、浙江、江苏、甘肃、陕西等地。

【性能主治】全草味苦、酸，性凉。具有清热解毒、凉血止血、利湿的功效。主治痈疖，疔疮，带状疱疹，瘰疬，咯血，吐血，鼻出血，便血，痢疾，淋病，黄疸，崩漏，带下。

【采收加工】夏、秋季采收。

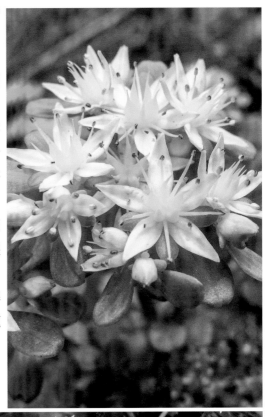

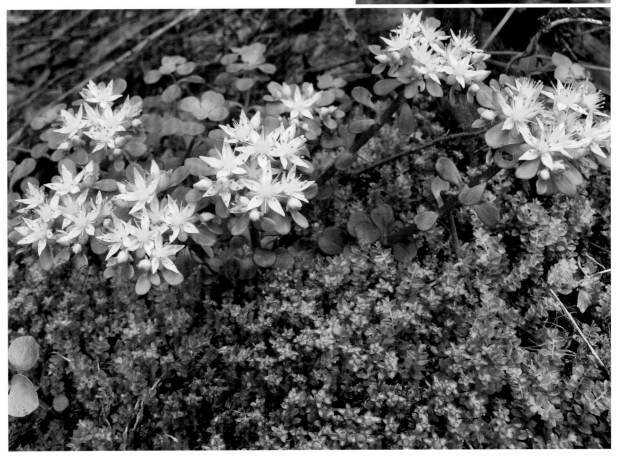

# 虎耳草

【基原】为虎耳草科虎耳草 *Saxifraga stolonifera* Curtis 的全草。

【别名】石荷叶、天荷叶、老虎耳。

【形态特征】多年生小草本。匍匐枝细长，密被卷曲长腺毛，具鳞片状叶。基生叶具长柄；叶片近心形、肾形至扁圆形，裂片边缘具不规则齿牙和腺睫毛，被腺毛，背面通常红紫色，被腺毛，有斑点。聚伞花序圆锥状；花瓣5片，白色，中上部具紫红色斑点，基部具黄色斑点。花期5~8月，果期7~11月。

【分布】生于林下、草丛和阴湿岩隙上。产于广西、广东、云南、贵州、四川、江西、福建、台湾、湖南、湖北、安徽、江苏、浙江、河南、河北、陕西、甘肃等地。

【性能主治】全草味辛、苦，性寒；有小毒。具有疏风、清热、凉血解毒的功效。主治风热咳嗽，肺痈，吐血，风火牙痛，风疹瘙痒，痈肿丹毒，痔疮肿痛，虫蛇咬伤，外伤出血。

【采收加工】全年均可采收，晒干。

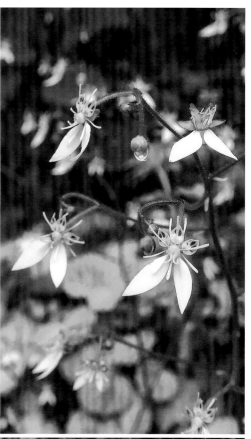

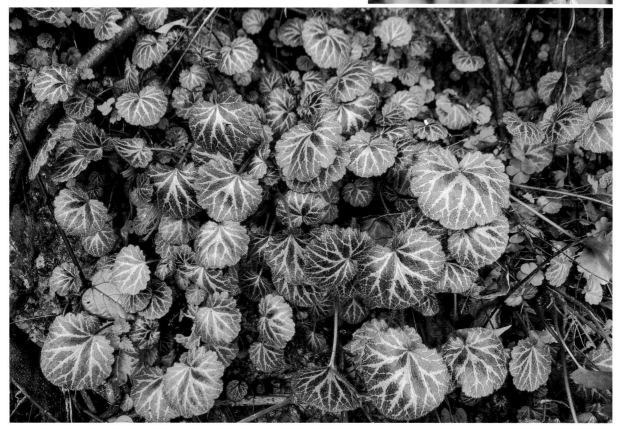

## 漆姑草

【基原】为石竹科漆姑草*Sagina japonica* (Sw.) Ohwi 的全草。

【别名】牛毛粘、瓜糙草、蛇牙草。

【形态特征】一年生草本。植株上部被稀疏腺柔毛。茎丛生，稍铺散。叶片线形，先端急尖，无毛。花小，单生枝端；花梗细，被稀疏短柔毛；花被卵状椭圆形，先端尖或钝，外面疏生短腺柔毛，边缘膜质；花瓣5片，狭卵形，白色。蒴果卵圆形。种子细，圆肾形，褐色，表面具尖瘤状突起。花期4~5月，果期5~6月。

【分布】生于河岸沙质地、撂荒地或路旁草地。产于东北、华北、西北（陕西、甘肃）、华东、华中和西南等地区。

【性能主治】全草味苦、辛，性凉。具有凉血解毒、杀虫止痒的功效。主治漆疮，秃疮，湿疹，丹毒，瘰疬，无名肿毒，虫蛇咬伤，鼻渊，龋齿痛，跌打内伤。

【采收加工】4~5月采收，洗净，鲜用或晒干。

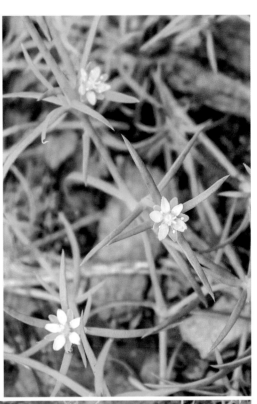

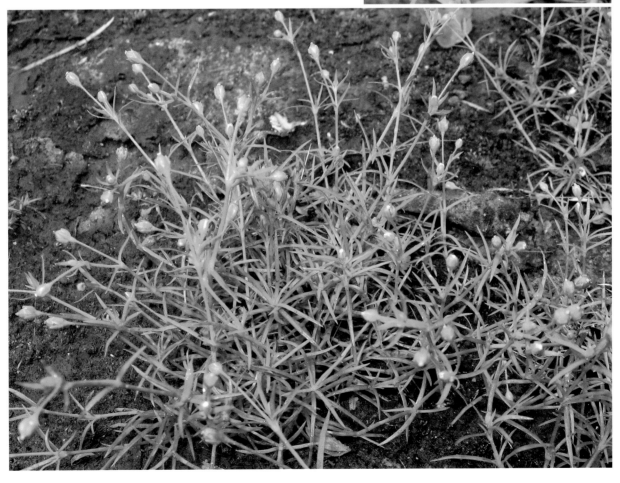

## 婆婆指甲菜

【基原】为石竹科球序卷耳*Cerastium glomeratum* Thuill. 的全草。

【别名】卷耳、瓜子草、鹅不食草。

【形态特征】一年生草本。茎单生或丛生，密被长柔毛，上部混生腺毛。茎下部叶匙形，上部叶倒卵状椭圆形，两面被长柔毛，边缘具缘毛，中脉明显。聚伞花序呈簇生状或呈头状，花序轴密被腺柔毛；苞片草质，卵状椭圆形，密被柔毛；花瓣5片，白色。蒴果长圆柱形，长于宿萼。花期3~4月，果期5~6月。

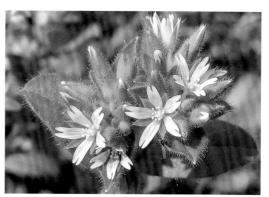

【分布】生于山坡草地。产于广西、云南、湖南、湖北、江西、福建、浙江、江苏、山东、西藏等地。

【性能主治】全草味甘、微苦，性凉。具有清热、利湿、凉血解毒的功效。主治感冒发热，湿热泄泻，肠风下血，乳痈，疔疮，高血压。

【采收加工】春、夏季采收，鲜用或晒干。

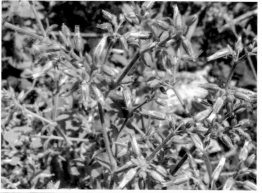

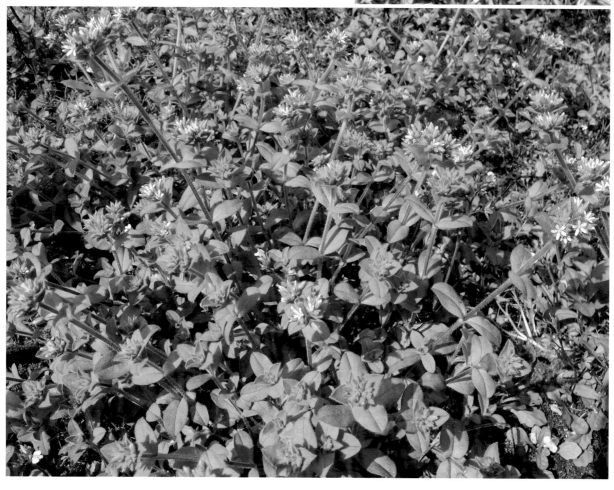

# 荷莲豆菜

【基原】为石竹科荷莲豆草*Drymaria cordata* (L.) Willd. ex Schult. 的全草。

【别名】水蓝青、水冰片、穿线蛇。

【形态特征】一年生披散草本。茎匍匐，丛生，纤细，无毛，基部分枝；节常生不定根。叶片卵状心形；托叶数片，白色，刚毛状。聚伞花序顶生；苞片针状披针形，边缘膜质；花梗被白色腺毛；萼片草质，边缘膜质，被腺柔毛；花瓣白色。蒴果卵形，3裂至基部。花期4~10月，果期6~12月。

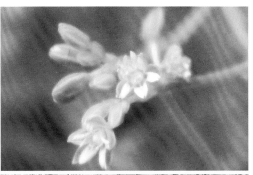
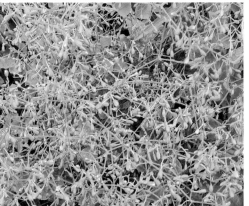

【分布】生于山谷、溪边、杂木林缘。产于广西、广东、云南、贵州、四川、湖南、海南、福建、台湾、浙江等地。

【性能主治】全草味苦，性凉。具有清热利湿、解毒活血的功效。主治黄疸，水肿，疟疾，惊风，风湿脚气，疮痈疖毒，小儿疳积。

【采收加工】夏季采收，鲜用或晒干。

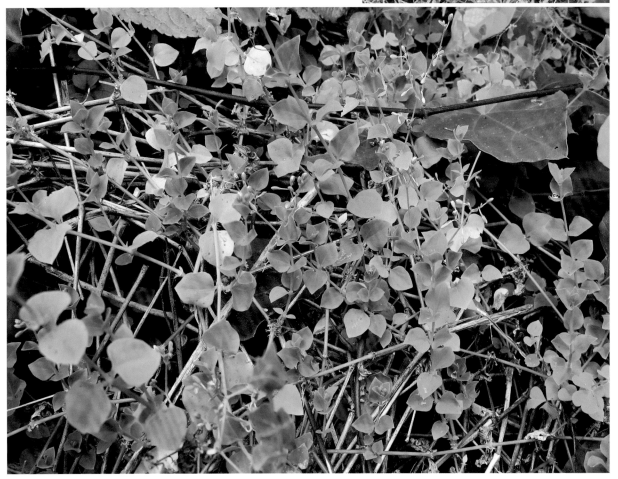

# 粟米草

【基原】为粟米草科粟米草*Mollugo stricta* L. 的全草。

【别名】地麻黄、地杉树、鸭脚瓜子草。

【形态特征】一年生草本。茎纤细，多分枝，无毛，老茎常淡红褐色。叶3~5片近轮生或对生；叶片披针形或线状披针形，边缘全缘，中脉明显。花极小，排成疏松聚伞花序，顶生或与叶对生；花序梗细长。蒴果近球形，3瓣裂。种子多数，肾形，栗色，具多数颗粒状突起。花期6~8月，果期8~10月。

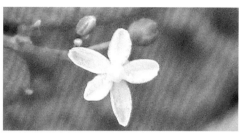

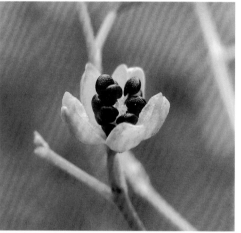

【分布】生于空旷荒地、农田、海岸沙地。产于秦岭、黄河以南及东南部至西南部各地。

【性能主治】全草味淡、涩，性凉。具有清热化湿、解毒消肿的功效。主治腹痛泄泻，痢疾，感冒咳嗽，中暑，皮肤热疹，目赤肿痛，疮疖肿毒，虫蛇咬伤，烧烫伤。

【采收加工】秋季采收，鲜用或晒干。

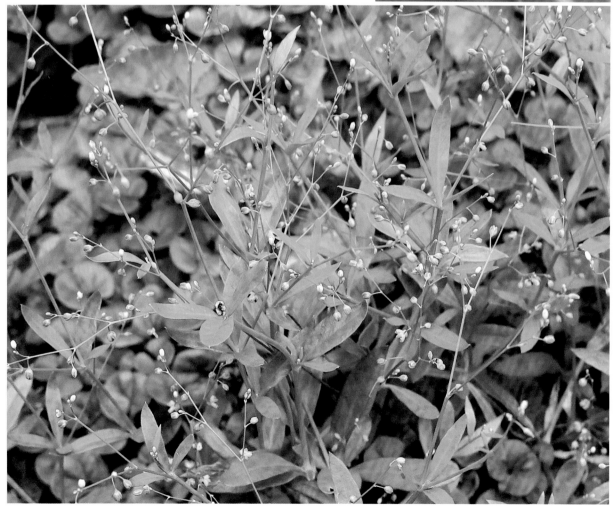

# 马齿苋

【基原】为马齿苋科马齿苋*Portulaca oleracea* Linn. 的全草。

【别名】马齿草、马苋、马齿菜。

【形态特征】一年生草本。茎平卧或斜倚，伏地铺散，多分枝，淡绿色或带暗红色。叶互生，有时近对生；叶片扁平肥厚，倒卵形，似马齿状，边缘全缘，腹面暗绿色，背面淡绿色或带暗红色，中脉微隆起。花无梗，常3~5朵簇生枝端；花瓣黄色。蒴果卵球形，盖裂。花期5~8月，果期6~9月。

【分布】生于菜园、农田、路旁的肥沃土壤上，耐旱亦耐涝，生活力强。产于我国南北各地。

【性能主治】全草味酸，性寒。具有清热解毒、凉血止痢、除湿通淋的功效。主治热毒泻痢，热淋，尿闭，赤白带下，崩漏，痔疮出血，疮疡痈疖，丹毒，瘰疬，湿癣，白秃疮。

【采收加工】8~9月采收，洗净，拣去杂质，再用开水稍烫（煮）或蒸上汽后，取出晒干或烘干；亦可鲜用。

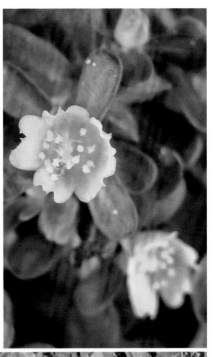

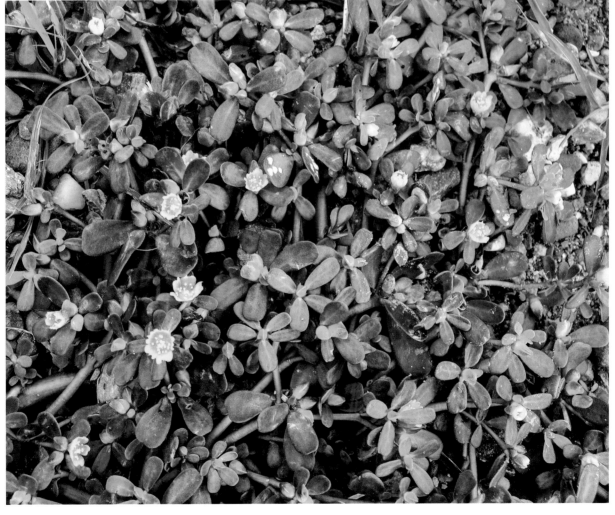

# 土人参

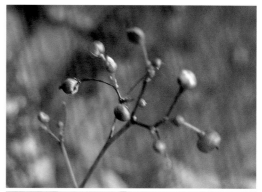

【基原】为马齿苋科土人参*Talinum paniculatum* (Jacq.) Gaertn. 的根。

【别名】假人参、土洋参、土参。

【形态特征】一年生草本。主根棕褐色，粗壮，有分支，外皮黑褐色，断面乳白色。叶互生或近对生；叶片稍肉质，倒卵形或倒卵状长椭圆形。圆锥花序顶生或腋生；花小；花瓣粉红色或淡紫红色，长椭圆形、倒卵形或椭圆形。蒴果近球形。种子多数，黑褐色或黑色。花期6~8月，果期9~11月。

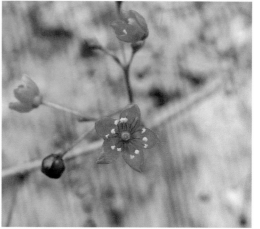

【分布】生于田野、路边、山坡沟边等阴湿处。产于广西、广东、贵州、云南、四川、浙江、安徽等地。

【性能主治】根味甘、淡，性平。具有补气润肺、止咳、调经的功效。主治气虚乏倦，食少，泄泻，肺痨咳血，眩晕，潮热，盗汗，自汗，月经不调，带下，产妇乳汁不足。

【采收加工】8~9月采收，洗净，除去细根，晒干；或刮去表皮，蒸熟后晒干。

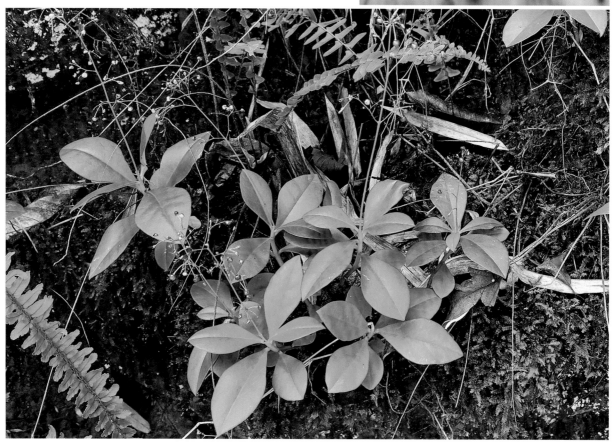

# 何首乌

【基原】为蓼科何首乌*Fallopia multiflora* (Thunb.) Haraldson 的块根。

【别名】首乌、赤首乌、铁秤砣。

【形态特征】多年生草本。块根肥厚，黑褐色。茎缠绕，多分枝，具纵棱，无毛，下部木质化。叶片卵状心形，先端渐尖，边缘全缘。花序圆锥状，顶生或腋生；苞片三角状卵形，具小突起，每苞内具2~4朵花；花被5深裂，白色或淡绿色，果时增大，花被果时外形近圆形。瘦果卵形，熟时黑褐色。花期8~9月，果期9~10月。

【分布】生于山谷路边、灌木丛、山坡及沟边石隙。产于广西、贵州、四川、河南、江苏、湖北等地。

【性能主治】块根味苦、甘、涩，性微温。具有解毒、消痈、截疟、润肠通便的功效。主治疮痈，瘰疬，风疹瘙痒，久疟体虚，肠燥便秘。

【采收加工】秋、冬季叶枯萎时采收，削去两端，洗净，个大的切块，干燥。

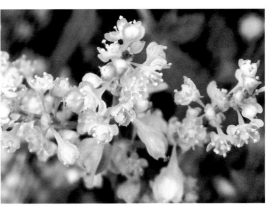

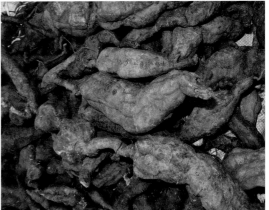

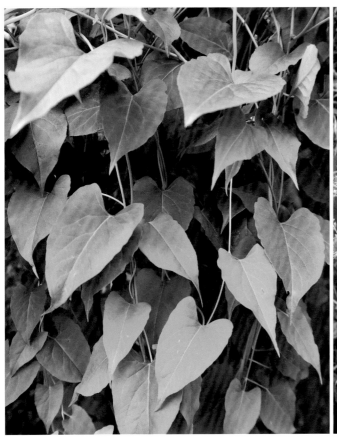

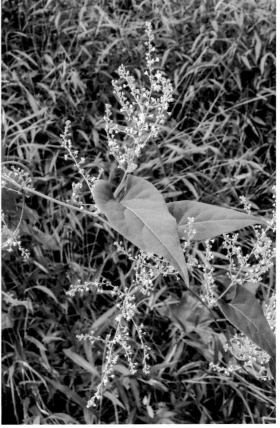

# 石莽草

【基原】为蓼科头花蓼*Polygonum capitatum* Buch.-Ham. ex D. Don 的全草。

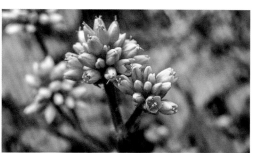

【别名】雷公须、火眼丹。

【形态特征】多年生草本。茎匍匐，丛生，多分枝，疏生腺毛或近无毛；一年生枝近直立，疏生腺毛。叶片卵形或椭圆形，边缘全缘，具腺毛，两面疏生腺毛，腹面有时具黑褐色新月形斑点。花序头状；花被5深裂，淡红色。瘦果长卵形，熟时黑褐色，密生小点，微有光泽。花期6~9月，果期8~10月。

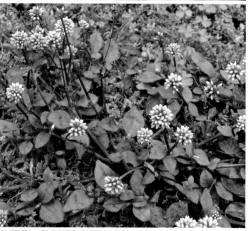

【分布】生于山坡、山谷湿地。产于广西、广东、云南、贵州、四川、湖南、湖北、江西、西藏等地。

【性能主治】全草味苦、辛，性凉。具有清热利湿、活血止痛的功效。主治痢疾，肾盂肾炎，膀胱炎，尿路结石，风湿痹痛，跌打损伤，疟腮，疮疡，湿疹。

【采收加工】全年均可采收，鲜用或晒干。

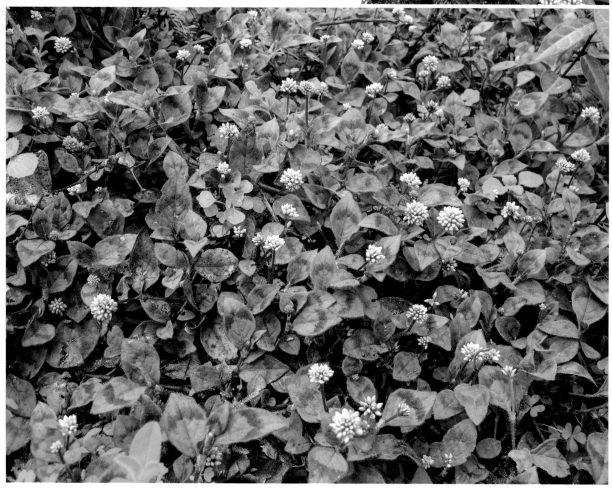

# 火炭母

【基原】为蓼科火炭母*Polygonum chinense* L. 的全草。

【别名】火炭毛、乌炭子、运药。

【形态特征】多年生草本。茎直立，通常无毛。叶片卵形或长卵形，边缘全缘，两面无毛，有时背面沿叶脉疏生短柔毛。花序头状，通常数个排成圆锥状，顶生或腋生；花序梗被腺毛；花被5深裂，白色或淡红色，裂片卵形，果时增大呈肉质，蓝黑色。瘦果宽卵形，黑色。花期7~9月，果期8~10月。

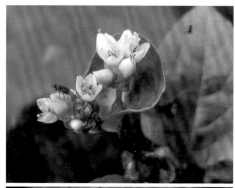

【分布】生于山谷湿地、山坡草地。产于陕西南部、甘肃南部及华东、华中、华南和西南等地区。

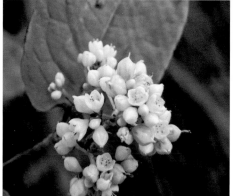

【性能主治】全草味酸、涩，性凉；有毒。具有清热解毒、利湿止痒、明目退翳的功效。主治痢疾，肠炎，扁桃体炎，咽喉炎；外治角膜薄翳，子宫颈炎，霉菌性阴道炎，皮炎湿疹。

【采收加工】夏、秋季采收，除去泥沙，晒干。

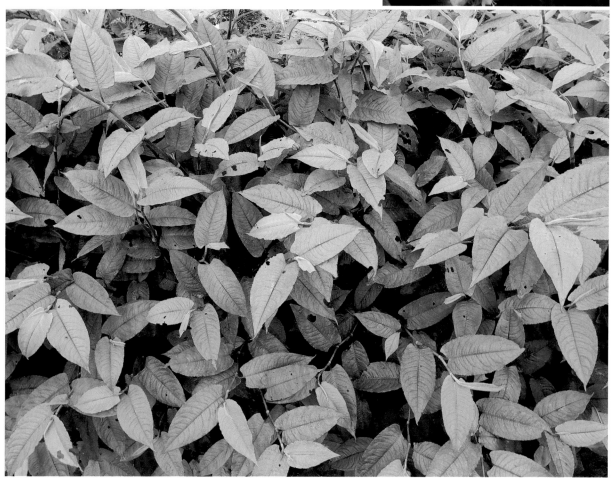

# 扛板归

【基原】为蓼科扛板归*Polygonum perfoliatum* L. 的全草。

【别名】方胜板、刺犁头、蛇不过。

【形态特征】一年生草本。茎攀缘，多分枝，沿棱具稀疏的倒生皮刺。叶片三角形，薄纸质，腹面无毛，背面沿叶脉疏生皮刺。总状花序呈短穗状，顶生或腋生；花被5深裂，白色或淡红色，果时增大呈肉质，深蓝色。瘦果球形，熟时黑色，有光泽，包于宿存花被内。花期6~8月，果期7~10月。

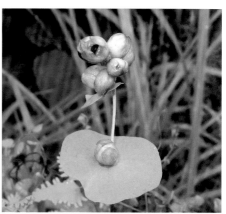

【分布】生于田边、路旁、山谷湿地。产于广西、广东、云南、贵州、四川、海南、江西、福建、台湾、湖南、湖北、安徽、浙江、江苏、山东、河南、河北、陕西、甘肃、黑龙江、吉林、辽宁等地。

【性能主治】全草味酸、苦，性平。具有清热解毒、利湿消肿、散瘀止血的功效。主治疔疮痈肿，丹毒，痄腮，乳腺炎，聤耳，喉蛾，感冒发热，肺热咳嗽，百日咳，瘰疬，痔疾，鱼口便毒，泄痢，黄疸，臌胀，水肿，淋浊，带下，疟疾，风火赤眼，跌打肿痛，吐血，便血，虫蛇咬伤。

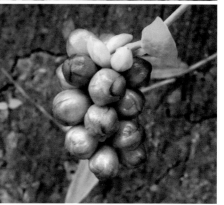

【采收加工】夏、秋季采收，鲜用或晾干。

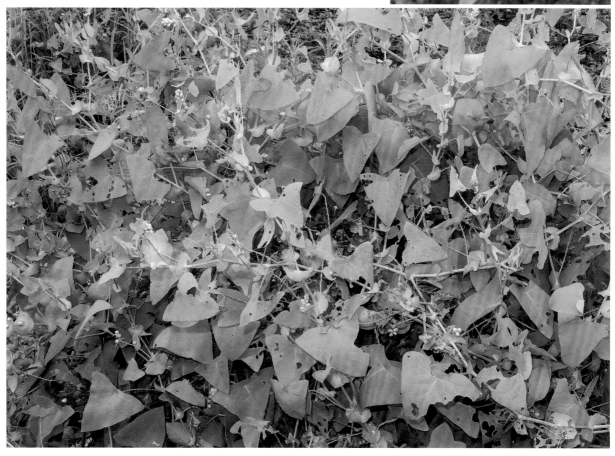

# 虎杖

【基原】为蓼科虎杖*Reynoutria japonica* Houtt.
的根状茎和根。

【别名】花斑竹、酸筒杆、酸汤梗。

【形态特征】多年生草本。根状茎粗壮，横
走。茎直立，具小突起，无毛，散生红色或紫红斑
点。叶片宽卵形或卵状椭圆形，近革质，两面无
毛，沿叶脉具小突起。花单性，雌雄异株；花序圆
锥状；花被5深裂，淡绿色；雄花花被片具绿色中
脉，无翅。瘦果卵形，熟时黑褐色。花期8~9月，果
期9~10月。

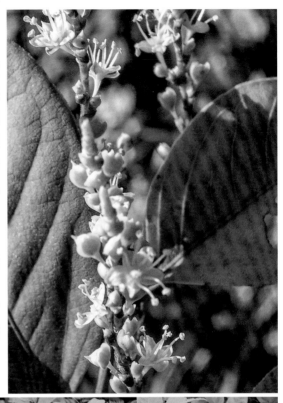

【分布】生于山坡灌木丛中、山谷、路旁、
田边湿地。产于华东、华中、华南地区及四川、云
南、贵州、陕西南部、甘肃南部等地。

【性能主治】根状茎、根味咸，性寒。具有
消痰、软坚散结、利尿消肿的功效。主治瘿瘤，瘰
疬，睾丸肿痛，痰饮水肿。

【采收加工】夏、秋季采收，晒干。

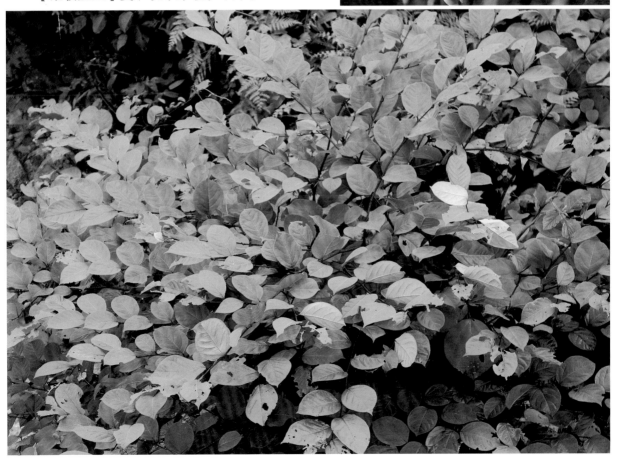

# 商陆

【基原】为商陆科商陆*Phytolacca acinosa* Roxb. 或垂序商陆*Phytolacca americana* L.的根。

【别名】土冬瓜、地萝卜。

【形态特征】多年生草本。根肉质肥大，倒圆锥形，外皮淡黄色或灰褐色，内面黄白色。茎直立，肉质，绿色或红紫色。叶片薄纸质，椭圆形、长椭圆形或披针状椭圆形。总状花序顶生或与叶对生，密生多花；花白色后渐变为淡红色。浆果扁球形，熟时深红紫色或黑色。垂序商陆与商陆相似，其果序下垂。花期5~8月，果期6~10月。

【分布】生于沟谷、山坡林下、林缘路旁。除东北地区及内蒙古、青海、新疆外，其他各地均有分布。

【性能主治】根味苦，性寒；有毒。具有逐水消肿、利尿通便的功效。主治水肿胀满，二便不通；外治痈肿疮毒，解毒散结。

【采收加工】秋季至翌年春季采收，除去须根和泥沙，切成块或片，晒干或阴干。

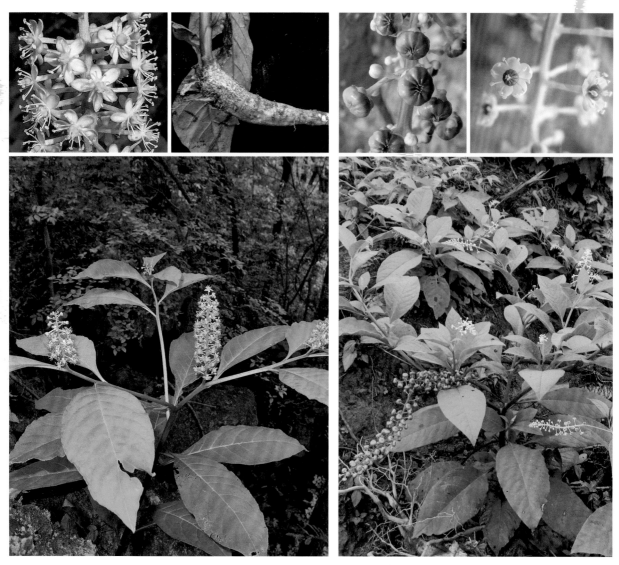

商陆*Phytolacca acinosa* Roxb.　　　　　　　　　　垂序商陆*Phytolacca americana* L.

# 土荆芥

【基原】为藜科土荆芥*Dysphania ambrosioides* (L.) Mosyakin et Clemants 的带果穗全草。

【别名】鹅脚草、红泽兰、天仙草。

【形态特征】一年生或多年生草本，有强烈香味。茎直立，多分枝，有短柔毛并兼有具节的长柔毛。叶片矩圆状披针形至披针形，边缘具稀疏不整齐的大锯齿，腹面平滑无毛，背面有散生油点并沿叶脉稍有毛。花通常3~5朵团集，生于上部叶腋，花绿色。胞果扁球形，完全包于花被内。花果期长。

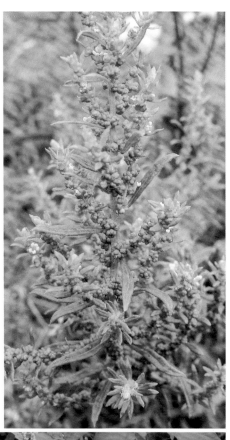

【分布】生于村旁、路边、河岸等处。产于广西、广东、四川、江西、福建、台湾、湖南、浙江、江苏等地。

【性能主治】带果穗全草味辛、苦，性微温；有大毒。具有祛风除湿、杀虫止痒、活血消肿的功效。主治钩虫病，蛔虫病，蛲虫病，头虱病，皮肤湿疹，疥癣，风湿痹痛，闭经，痛经，口舌生疮，咽喉肿痛，跌打损伤，虫蛇咬伤。

【采收加工】8月至9月下旬采收，摊放在通风处，或捆束悬挂阴干，避免日晒雨淋。

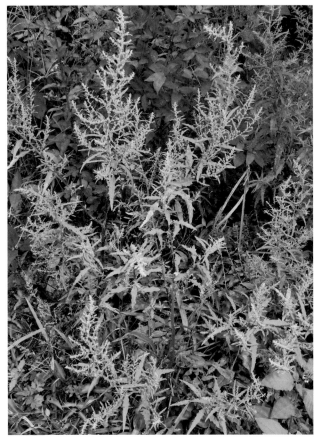
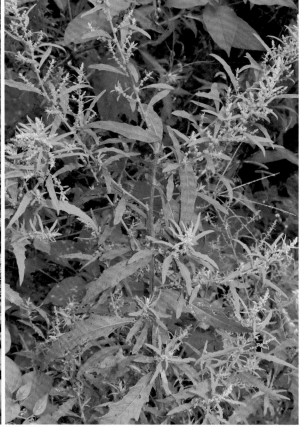

## 节节花

【基原】为苋科莲子草 *Alternanthera sessilis* (L.) R. Br. ex DC. 的全草。

【别名】耐惊菜、蓬子草、满天星。

【形态特征】多年生草本。茎上升或匍匐，绿色或稍带紫色，在节处有1行横生柔毛。叶片条状披针形、矩圆形、倒卵形、卵状矩圆形，边缘全缘或有不显明的齿，两面无毛或疏生柔毛。腋生头状花序1~4个，无花序梗，初为球形，后渐成圆柱形；花密生，白色。花期5~7月，果期7~9月。

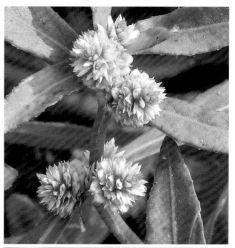

【分布】生于村庄附近的草坡、水沟、田边，或沼泽、海边潮湿处。产于广西、广东、云南、贵州、四川、江西、福建、台湾、湖南、湖北、安徽、江苏、浙江等地。

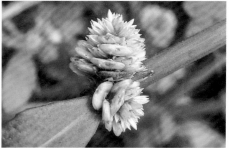

【性能主治】全草味微甘，性寒。具有凉血散瘀、清热解毒、除湿通淋的功效。主治咳血，吐血，便血，湿热黄疸，痢疾，泄泻，牙龈肿痛，咽喉肿痛，肠痈，乳痈，疔腮，痈疽肿毒，湿疹，淋证，跌打损伤，虫蛇咬伤。

【采收加工】夏、秋季采收，洗净，晒干。

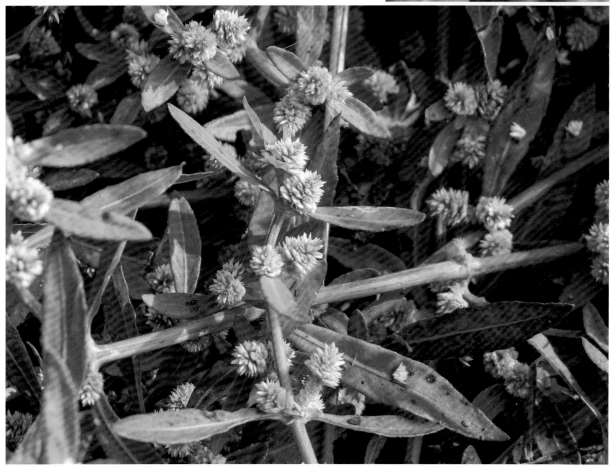

# 青葙子

【基原】为苋科青葙*Celosia argentea* L. 的成熟种子。

【别名】野鸡冠花、狗尾花、狗尾苋。

【形态特征】一年生草本。全体无毛。茎直立，有分枝，绿色或红色，具显明条纹。叶片矩圆状披针形、披针形或披针状条形，少数卵状矩圆形，绿色常带红色。花多数，密生，在茎端或枝端成单一、无分枝的塔状或圆柱状穗状花序。胞果小，包裹在宿存花被内。花期5~8月，果期6~10月。

【分布】生于平原、田边、丘陵、山坡。产于全国各地。

【性能主治】种子味苦、辛，性寒。具有清虚热、除骨蒸、解暑热、截疟、退黄的功效。主治温邪伤阴，夜热早凉，阴虚发热，骨蒸劳热，暑邪发热，疟疾寒热，湿热黄疸。

【采收加工】秋季果实成熟时采收植株或果穗，晒干，除去杂质，收集种子。

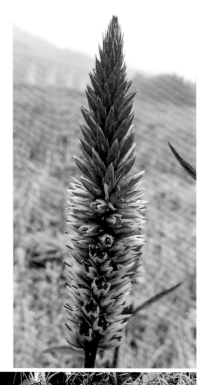

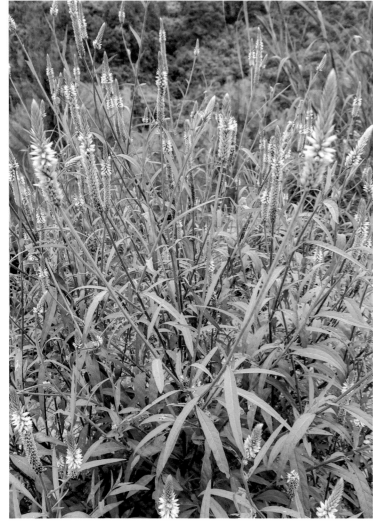

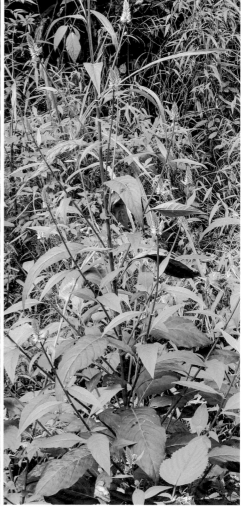

## 老鹳草

【基原】为牻牛儿苗科野老鹳草 *Geranium carolinianum* L. 的地上部分。

【别名】鹳嘴、老鸦嘴、贯筋。

【形态特征】一年生草本。茎直立或仰卧，密被倒向短柔毛。基生叶早枯，茎生叶互生或最上部对生；托叶披针形或三角状披针形；叶片圆肾形，掌状5~7裂至近基部，裂片楔状倒卵形或菱形。花序腋生和顶生，具2朵花；花瓣淡紫红色，倒卵形。蒴果被短糙毛。花期4~7月，果期5~9月。

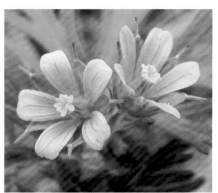
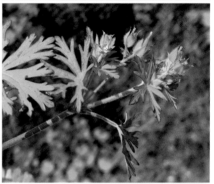

【分布】生于平原和低山荒坡草丛中。产于广西、云南、四川、江西、湖南、湖北、安徽、江苏、浙江、山东等地。

【性能主治】地上部分味辛、苦，性平。具有祛风湿、通经络、止泄痢的功效。主治风湿痹痛，麻木拘挛，筋骨酸痛，泄泻痢疾。

【采收加工】夏、秋季果实近成熟时采收，捆成把，鲜用或晒干。

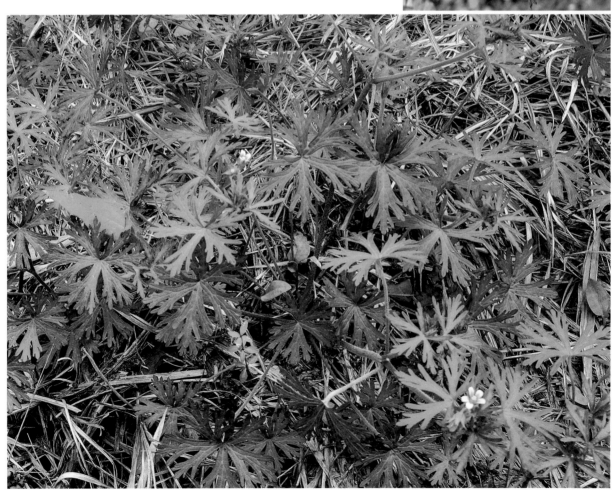

# 酢浆草

【基原】为酢浆草科酢浆草 *Oxalis corniculata* L. 的全草。

【别名】酸箕、酸咪咪、酸草。

【形态特征】草本。全株被柔毛。根状茎稍肥厚。茎细弱，多分枝。叶基生或茎上互生；基部与叶柄合生，两面被柔毛或腹面无毛，沿脉被毛较密，边缘具贴伏缘毛。花单生或数朵集为伞形花序状，腋生；花序梗淡红色；花瓣5片，黄色。蒴果长圆柱形。种子长卵形，褐色或红棕色。花果期2~9月。

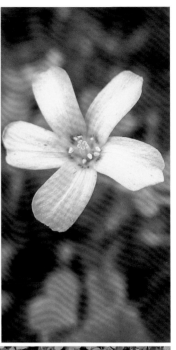

【分布】生于山坡草池、河谷沿岸、路边、田边、荒地或林下阴湿处等。产于全国各地。

【性能主治】全草味酸，性凉。具有清热利湿、消肿解毒的功效。主治感冒发热，肠炎，尿路感染，神经衰弱；外用治跌打损伤，虫蛇咬伤，烧烫伤，痈肿疮疖，湿疹。

【采收加工】全年均可采收，以夏、秋季有花果时采收药效较好，除去泥沙，晒干。

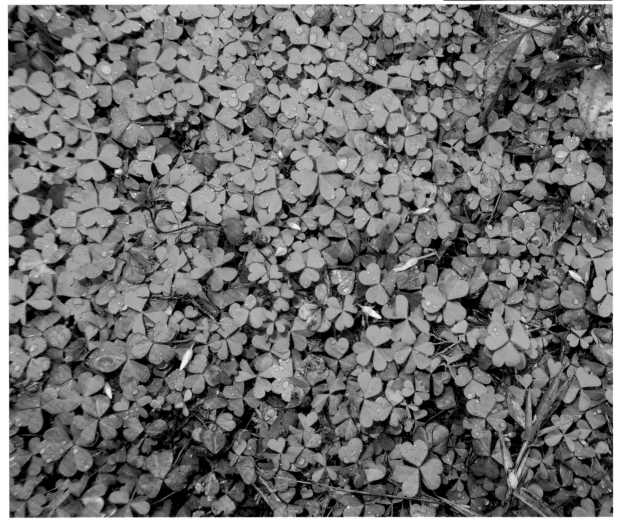

# 草龙

【基原】为柳叶菜科草龙*Ludwigia hyssopifolia* (G. Don) Exell. 的全草。

【别名】水映草、田石梅、针筒草。

【形态特征】一年生直立草本。叶片披针形至线形，先端渐狭或锐尖，基部狭楔形。花腋生，无毛或被短柔毛；花瓣4片，黄色。种子在蒴果上部每室排成多列，游离生，牢固地嵌入近锥状盒子的硬内果皮里，近椭圆状，两端多少锐尖，淡褐色，表面有纵横条纹，腹面有纵向种脊。花果期几乎全年。

【分布】生于田边、水沟、河滩、塘边、湿草地等湿润向阳处。产于广西、广东、海南、香港、台湾、云南等地。

【性能主治】全草味辛、微苦，性凉。具有发表清热、解毒利尿、凉血止血的功效。主治感冒发热，咽喉肿痛，牙痛，口舌生疮，湿热泻痢，水肿，淋痛，疳积，咯血，咳血，吐血，便血，崩漏，痈疮疖肿。

【采收加工】夏、秋季采收，洗净，切段，鲜用或晒干。

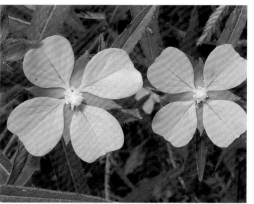
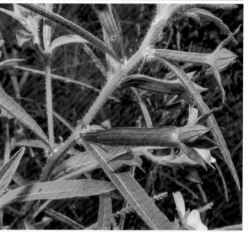
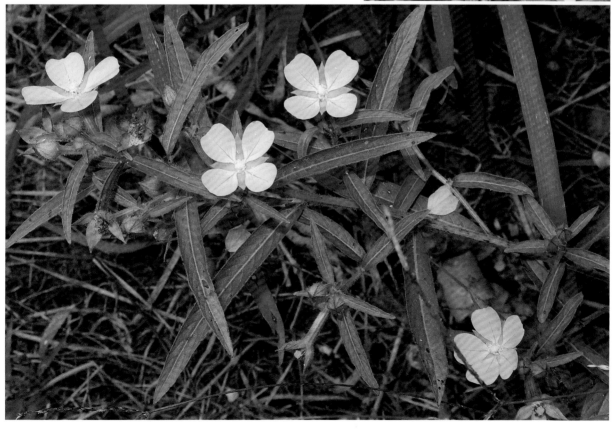

# 软皮树

【基原】为瑞香科白瑞香*Daphne papyracea* Wall. ex Steud. 的根皮、茎皮或全株。

【别名】雪花皮、雪花构、小拘皮。

【形态特征】常绿灌木，高1~1.5 m。树皮灰色。小枝圆柱形，纤细，灰褐色至灰黑色。叶片较薄，长圆形或长圆状披针形，侧脉不明显。花白色，多花簇生于小枝顶端成头状花序。核果卵状球形、卵形或倒梨形。种子圆球形。花期11~12月，果期翌年4~5月。

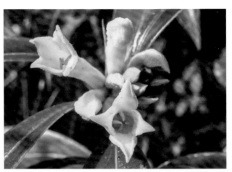
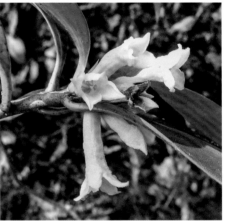

【分布】生于山地和山谷密林下灌木丛中。产于广西、广东、贵州、四川、云南、湖南、湖北等地。

【性能主治】根皮、茎皮或全株味甘、辛，性微温；有小毒。具有祛风止痛、活血调经的功效。主治风湿痹痛，跌打损伤，月经不调，痛经。

【采收加工】夏、秋季采收全株，剥取根皮和茎皮，洗净，晒干。

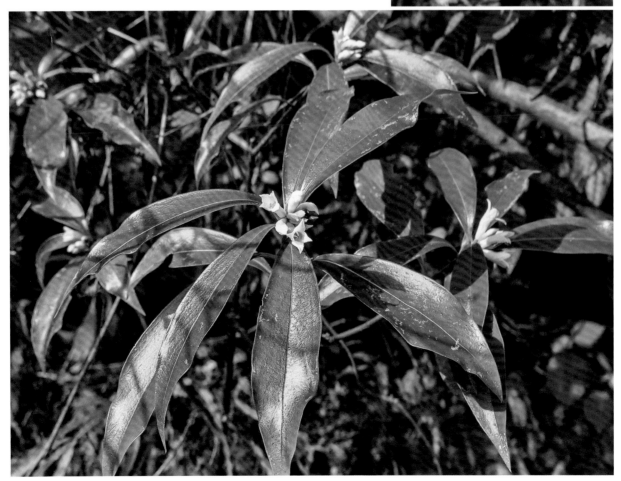

# 了哥王

【基原】为瑞香科了哥王*Wikstroemia indica* (L.) C. A. Mey. 的茎、叶。

【别名】九信菜、九信药、鸡仔麻。

【形态特征】灌木。小枝红褐色，无毛。叶对生；叶片纸质至近革质，倒卵形、椭圆状长圆形或披针形，干时棕红色，无毛，侧脉细密。花黄绿色，数朵组成顶生头状总状花序；花序梗长5~10 mm，无毛；花梗长1~2 mm；花近无毛，裂片4枚；宽卵形至长圆形。果椭圆形，熟时红色至暗紫色。花果期夏秋季。

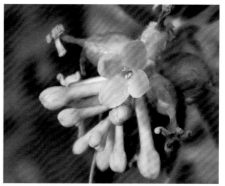

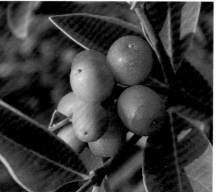

【分布】生于开旷林下或石山上。产于广西、广东、四川、湖南、浙江、江西、福建、台湾等地。

【性能主治】茎、叶味苦、辛，性寒；有毒。具有清热解毒、化痰散结、消肿止痛的功效。主治痈肿疮毒，瘰疬，风湿痹痛，跌打损伤，虫蛇咬伤。

【采收加工】全年均可采收，洗净，切段，鲜用或晒干。

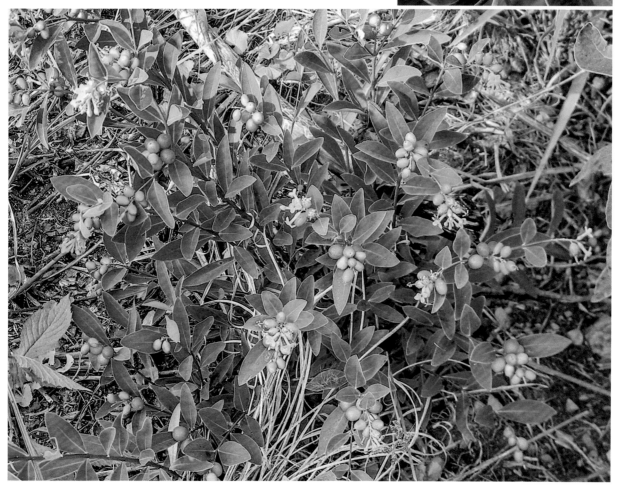

# 紫茉莉

【基原】为紫茉莉科紫茉莉*Mirabilis jalapa* L.的叶、果实。

【别名】胭脂花、胭粉豆、白粉果。

【形态特征】一年生草本。茎直立，多分枝，无毛或疏生细柔毛；节稍膨大。叶片卵形或卵状三角形，边缘全缘，两面均无毛。花常数朵簇生枝端；花紫红色、黄色、白色或杂色，花被筒高脚碟状；花午后开放，有香气，翌日午前凋萎。瘦果球形，熟时黑色，表面具皱纹。花期6~10月，果期8~11月。

【分布】我国南北各地常见栽培，有时逸为野生。

【性能主治】叶味甘、淡，性微寒。具有清热解毒、祛风渗湿、活血的功效。主治痈肿疮毒，疥癣，跌打损伤。果实味甘，性微寒。具有清热化斑、利湿解毒的功效。主治斑痣，脓疱疮。

【采收加工】叶生长茂盛花未开时采收，洗净，鲜用。果实9~10月成熟时采收，除去杂质，晒干。

【附注】《中华本草》记载紫茉莉以叶、果实为入药的药材名分别为紫茉莉叶、紫茉莉子。

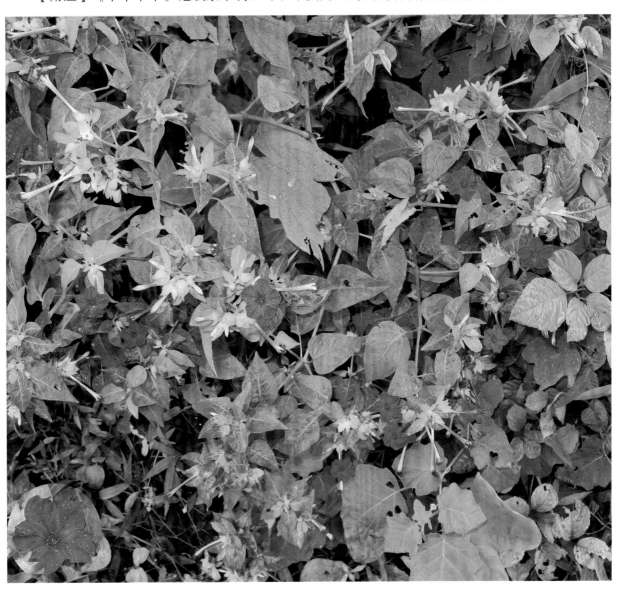

## 金刚口摆

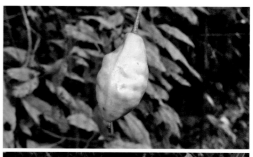

【基原】为海桐花科狭叶海桐*Pittosporum glabratum* var. *neriifolium* Rehd. et Wils. 的果实或全株。

【别名】黄栀子、斩蛇剑、金刚摆。

【形态特征】常绿灌木，高约1.5 m。嫩枝无毛。叶片带状或狭披针形，长6~18 cm或更长，宽1~2 cm，无毛。伞形花序顶生，有花多朵；花梗长约1 cm，有微毛；萼片长约2 mm，有睫毛；花瓣长8~12 mm；雄蕊比花瓣短；子房无毛。蒴果，3片裂开。种子红色。花期3~5月，果期6~11月。

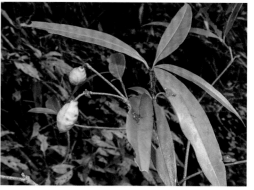

【分布】生于山地林下或林缘。产于广西、广东、江西、湖南、湖北、贵州等地。

【性能主治】果实或全株味微甘，性凉。具有清热利湿的功效。主治黄疸，子宫脱垂。

【采收加工】秋季采收。

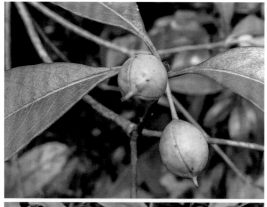

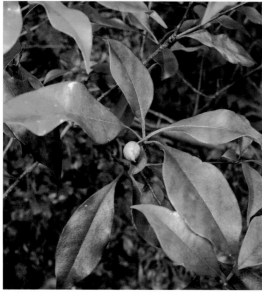

## 海桐树

【基原】为海桐花科海金子*Pittosporum illicioides* Makino 的根、种子。

【别名】山枝条、山枝仁、山栀茶、满山香。

【形态特征】常绿灌木。嫩枝无毛，老枝有皮孔。叶生于枝顶，3~8片簇生呈假轮生状；叶片薄革质，倒卵状披针形或倒披针形。伞形花序顶生，有花2~10朵；萼片卵形，先端钝；子房长卵形，被糠秕或有微毛。蒴果近圆形，3片裂开，果片薄木质；具种子8~15粒。花期3~5月，果期6~11月。

【分布】生于山谷、溪边灌木丛中及石灰岩山地杂木林下。产于广西、湖南、贵州、江西、湖北、福建、浙江、江苏、安徽等地。

【性能主治】根味苦、辛，性温。具有祛风活络、散瘀止痛的功效。主治风湿性关节炎，坐骨神经痛，骨痛，骨折，高血压，神经衰弱。种子味苦，性寒。具有涩肠固精的功效。主治肠炎，白带异常，滑精。

【采收加工】根全年均可采收，洗净，切片晒干。11月采摘果实，晒至果皮脆硬，击破果壳，筛取种子。

# 钮子瓜

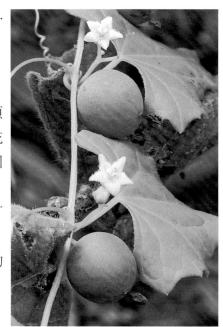

【基原】为葫芦科钮子瓜 *Zehneria bodinieri* (H. Lév.) W. J. de Wilde et Duyfjes 的全草或根。

【别名】野苦瓜、三角枫。

【形态特征】草质藤本。叶片宽卵形或稀三角状卵形，长、宽均为3~10 cm。雌雄同株；雄花常3~9朵生于花序梗顶端，近头状或伞房状花序，花白色；雌花单生，稀几朵生于花序梗顶端，或极稀雌雄同序。浆果球状或卵状。种子卵状长圆形，扁压。花期4~8月，果期8~11月。

【分布】生于村边、林边或山坡潮湿处。产于广西、广东、云南、四川、贵州、福建等地。

【性能主治】全草或根味甘，性平。有清热解毒、通淋的作用。主治发热，惊厥，头痛，咽喉肿痛，疮疡肿毒，淋证。

【采收加工】夏、秋季采收，洗净，鲜用或晒干。

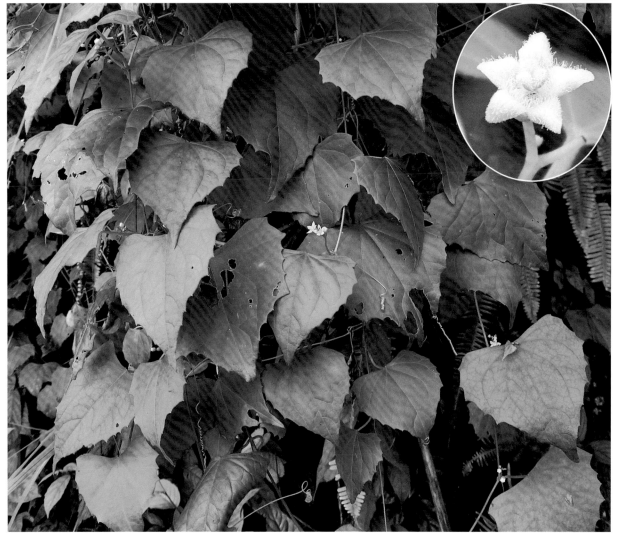

# 绞股蓝

【基原】为葫芦科绞股蓝 *Gynostemma pentaphyllum* (Thunb.) Makino 的全草。

【别名】盘王茶、五叶参。

【形态特征】常绿草质藤本。茎细弱，具纵棱及槽。鸟足状复叶，具小叶5~7片；叶片膜质或纸质。卷须纤细，二歧，稀单一。雌雄异株；圆锥花序，雌花序远比雄花序短小；花绿白色。果肉质不裂，球形，熟后黑色。种子卵状心形。花期3~11月，果期4~12月。

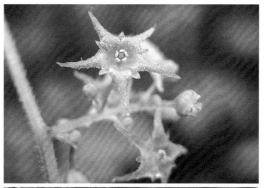

【分布】生于沟谷林下、山坡或灌木丛中。产于我国南部。

【性能主治】全草味苦、微甘，性寒。具有清热解毒、止咳祛痰、益气养阴、延缓衰老的功效。主治胸膈痞闷，痰阻血瘀，心悸气短，眩晕头痛，健忘耳鸣，自汗乏力，高脂血症，单纯性肥胖，老年咳嗽。

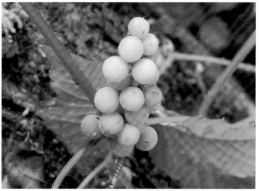

【采收加工】夏、秋季采收，除杂质，洗净，晒干。

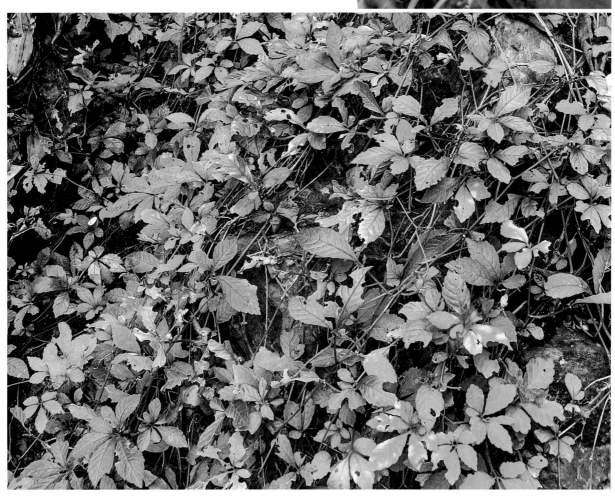

# 罗汉果

【基原】为葫芦科罗汉果*Siraitia grosvenorii* (Swingle) C. Jeffrey ex A. M. Lu et Z. Y. Zhang 的果实。

【别名】野栝楼、光果木鳖。

【形态特征】多年生攀缘草本。根肥大，纺锤形或近球形。全株被黄褐色柔毛和黑色疣状腺鳞。叶片膜质，卵状心形，边缘近全缘。雌雄异株；雄花序总状；花黄色，被黑色腺点。果阔椭圆形或近球形，被黄色柔毛，老后脱落变光滑。种子压扁状，有放射状沟纹。花期2~5月，果期7~9月。

【分布】生于山地林中，多为栽培。产于广西、贵州、湖南、广东、江西等地。

【性能主治】果实味甘，性凉。具有清热润肺、利咽开音、滑肠通便的功效。主治肺火燥咳，咽痛失音，肠燥便秘。

【采收加工】秋季果实由嫩绿色变深绿色时采收，晾数天后低温干燥。

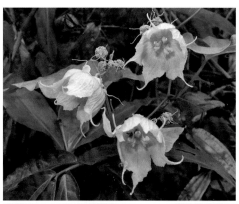

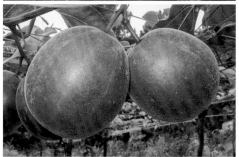

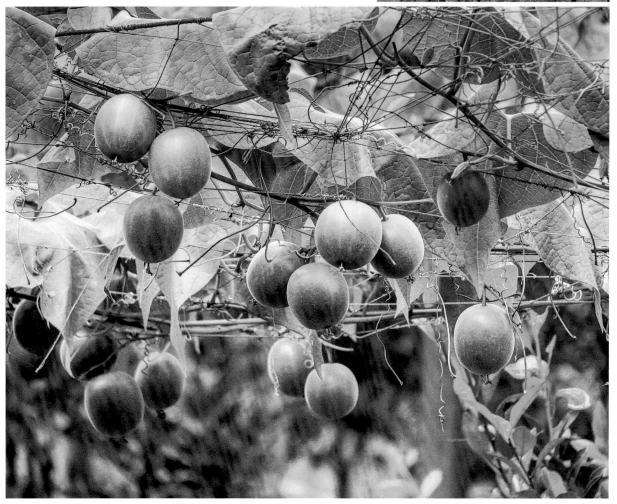

# 王瓜

【基原】为葫芦科王瓜*Trichosanthes cucumeroides* (Ser.) Maxim. 的种子、果实。

【别名】赤雹子、野黄瓜、鸭屎瓜。

【形态特征】攀缘藤本。块根肥大，纺锤形。茎细弱，具纵棱及槽。叶片纸质，阔卵形或圆形，常3~5浅裂至深裂，或有时不分裂，叶基部深心形。花雌雄异株；花冠白色；花萼喇叭形，裂片具极长的丝状流苏。果卵圆形、卵状椭圆形或球形。种子横长圆形。花期5~8月，果期8~11月。

【分布】生于山谷林中、山坡林下或灌木丛中。产于华东、华中、华南和西南等地区。

【性能主治】种子味酸、苦，性平。具有清热利湿、凉血止血的功效。主治肺痿吐血，痢疾，肠风下血。果实味苦，性寒。具有清热、化瘀、通乳的功效。主治黄疸，噎膈反胃，闭经，乳汁滞少，痈肿，慢性咽炎。

【采收加工】秋季果实成熟后采收，鲜用或干燥；或取出种子，洗净，晒干。

【附注】《中华本草》记载王瓜以种子、果实入药的药材名分别为王瓜子、王瓜。

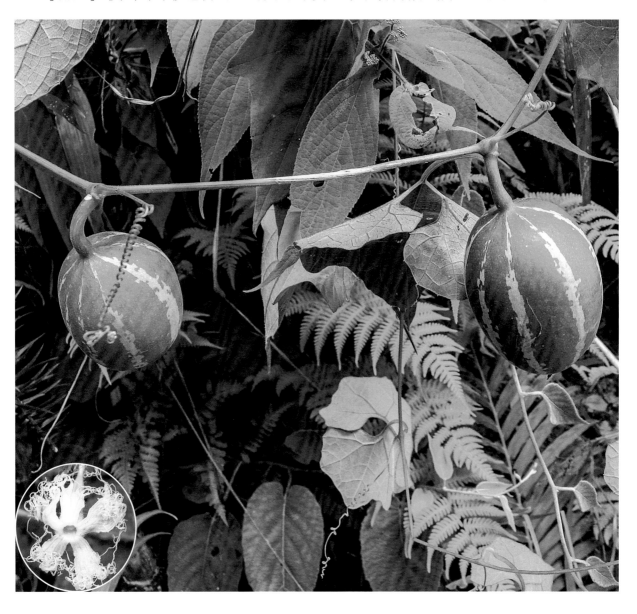

# 石蟾蜍

【基原】为葫芦科趾叶栝楼 *Trichosanthes pedata* Merr. et Chun 的全草。

【别名】入地老鼠、瓜蒌。

【形态特征】草质攀缘藤本。指状复叶具小叶3~5片；小叶膜质或近纸质，中央小叶常为披针形或长圆状倒披针形。卷须长而细弱，具条纹，二歧。花冠白色，裂片倒卵形先端具流苏。果球形，熟时橙黄色。种子卵形，灰褐色；种脐压扁，三角形，无边棱及线。花期6~8月，果期7~12月。

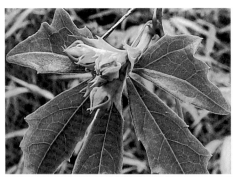

【分布】生于山谷、疏林或灌木丛中。产于广西、广东、云南、湖南、江西等地。

【性能主治】全草味苦，性寒。具有清热解毒的功效。主治咽喉肿痛，胸闷，便秘，虫蛇咬伤。

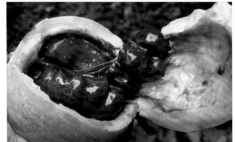

【采收加工】全年均可采收，洗净，鲜用或切段晒干。

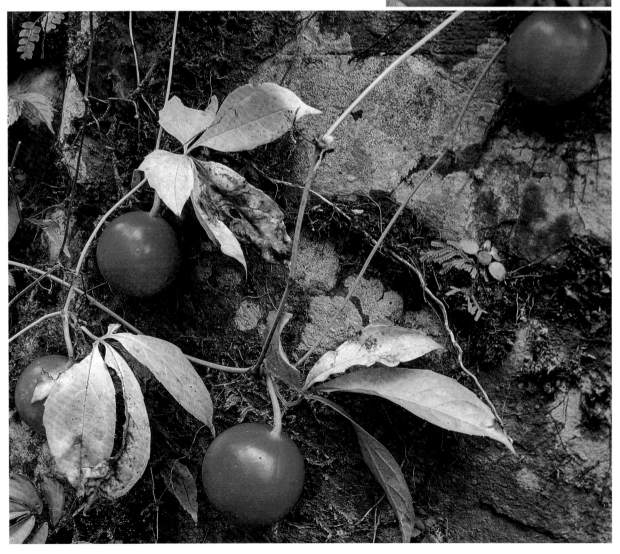

# 肉半边莲

【基原】为秋海棠科粗喙秋海棠*Begonia longifolia* Blume 的全草或根状茎。

【别名】大半边莲、大叶半边莲、红半边莲。

【形态特征】多年生草本。球茎膨大，呈不规则块状。叶互生；叶片两侧极不相等，先端渐尖至尾状渐尖，基部极偏斜，呈微心形，外侧有1片大耳片。聚伞花序腋生；花被片白色，雄花被片4枚，雌花被片4枚。蒴果近球形，顶端具粗厚长喙，无翅；具种子极多数。花期4~5月，果期7月。

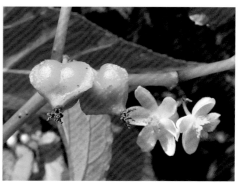

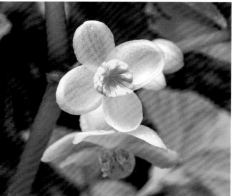

【分布】生于沟谷密林下的潮湿地或石头上。产于广西、广东、海南、云南、贵州、湖南、江西、台湾等地。

【性能主治】全草或根状茎味酸、涩，性凉。具有清热解毒、消肿止痛的功效。主治咽喉炎，牙痛，淋巴结核，虫蛇咬伤；外用治烧烫伤。

【采收加工】全年可采收，洗净，切片，鲜用或晒干。

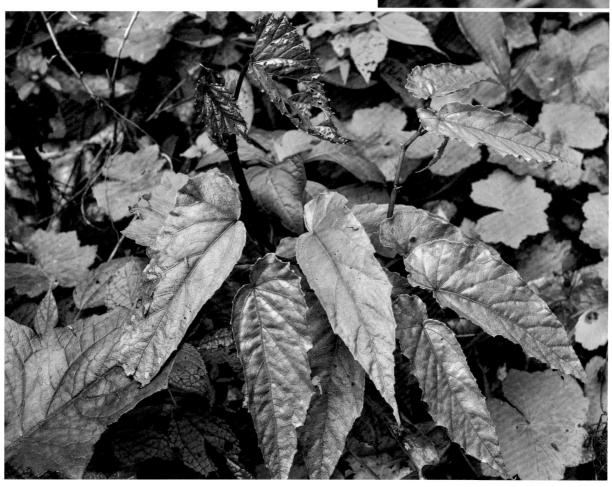

# 红孩儿

【基原】为秋海棠科裂叶秋海棠*Begonia palmata* D. Don 的全草。

【别名】红天葵、鸡爪莲、半边莲、八多酸。

【形态特征】多年生草本，高可达50 cm。根状茎匍匐，节膨大。茎直立，有明显沟纹。叶片阔斜卵形，不规则浅裂，边缘被紫红色小锯齿和缘毛，背面淡绿色或淡紫色；叶柄被褐色长毛。聚伞花序；花粉红色或白色。蒴果具不等的3翅。花期6~8月、10~12月；果期7~11月。

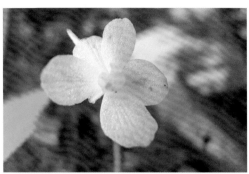

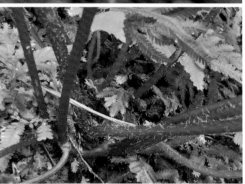

【分布】生于林下、溪谷边阴湿处。产于我国长江以南各地。

【性能主治】全草味甘、酸，性寒。具有清热解毒、化瘀消肿的功效。主治肺热咳嗽，疔疮痈肿，痛经，闭经，风湿热痹，跌打肿痛，虫蛇咬伤。

【采收加工】夏、秋季采收，洗净，晒干。

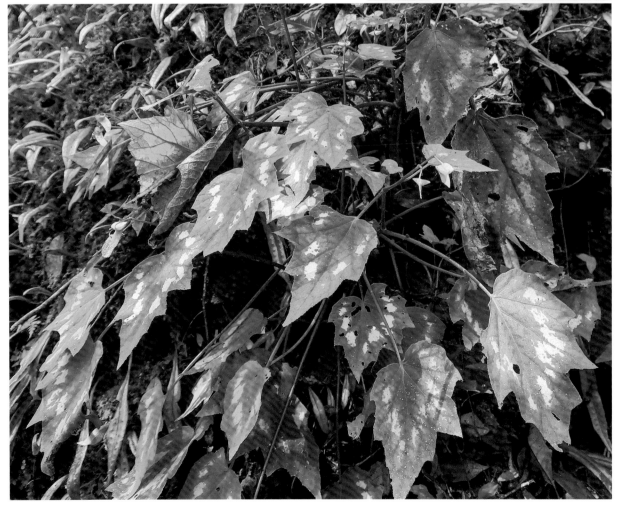

## 楝树叶

【基原】为桃金娘科子楝树*Decaspermum gracilentum* (Hance) Merr. et Perry 的叶。

【别名】米碎叶、桑枝、米碎木。

【形态特征】灌木至小乔木。嫩枝被灰褐色或灰色柔毛，有钝棱。叶片椭圆形，初时两面有柔毛，以后变无毛，背面黄绿色，有细小腺点。聚伞花序腋生，长约2 cm，具花3朵，白色，有时排成短小的圆锥状花序；花序梗有紧贴柔毛。浆果直径约4 mm，有柔毛；具种子3~5粒。花期3~5月。

【分布】生于山坡疏林或密林下。产于广西、广东、台湾等地。

【性能主治】叶味辛、苦，性平。具有理气化湿、解毒杀虫的功效。主治湿滞脘腹胀痛，痢疾，湿疹，疥癣，脚气。

【采收加工】全年均可采收，鲜用或晒干。

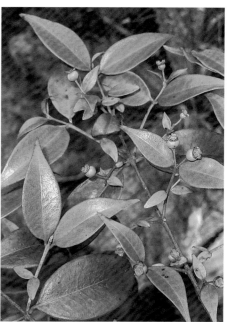

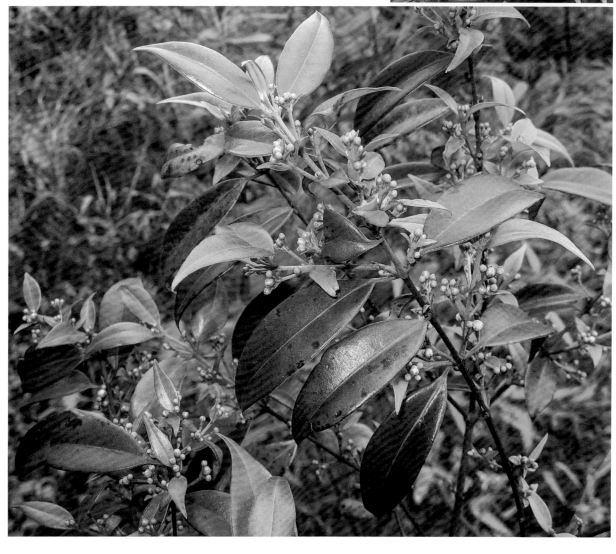

# 赤楠

【基原】为桃金娘科赤楠*Syzygium buxifolium* Hooker et Arnott 的根或根皮、叶。

【别名】牛金子、鱼鳞木、赤兰。

【形态特征】灌木或小乔木。嫩枝有棱，干后黑褐色。叶片革质，阔椭圆形至椭圆形，有时阔倒卵形，腹面干后暗褐色，无光泽，背面稍浅色，有腺点；侧脉多而密，离边缘1~1.5 mm处联合成边脉。聚伞花序顶生，具花数朵；花瓣4片，分离。果实球形，直径5~7 mm。花期6~8月。

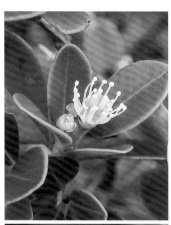

【分布】生于低山疏林或灌木丛中。产于广西、广东、贵州、江西、福建、台湾、湖南、安徽、浙江等地。

【性能主治】根或根皮味甘、微苦、辛，性平。具有健脾利湿、平喘、散瘀消肿的功效。主治喘咳，浮肿，淋浊，尿路结石，痢疾，肝炎，子宫脱垂，风湿痹痛，疝气，睾丸炎，痔疮，痈肿，烧烫伤，跌打肿痛。叶味苦，性寒。具有清热解毒的功效。主治痈疽疔疮，漆疮，烧烫伤。

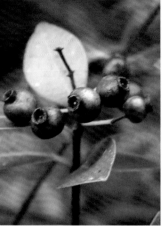

【采收加工】根夏、秋季采挖，洗净，切片，晒干。根皮在挖取根部时，及时剥取，切碎，晒干。叶全年均可采收，鲜用或晒干。

【附注】《中华本草》记载赤楠以根或根皮、叶入药的药材名分别为赤楠、赤楠蒲桃叶。

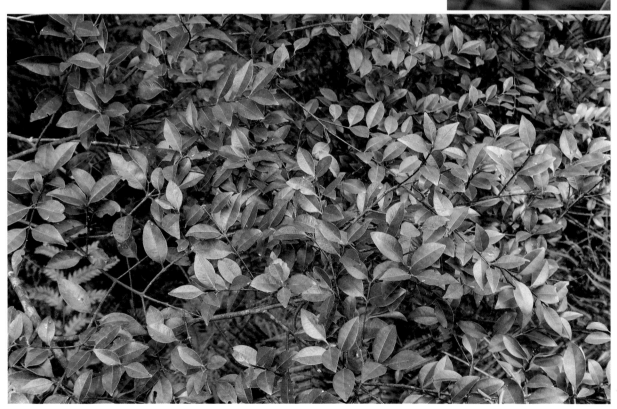

# 野牡丹

【基原】为野牡丹科野牡丹*Melastoma candidum* D. Don 的根及茎。

【别名】爆牙狼、羊开口。

【形态特征】灌木。茎钝四棱柱形或近圆柱形，密被紧贴的鳞片状糙伏毛。叶片坚纸质，卵形或广卵形，先端急尖，基部浅心形或近圆形。伞房花序生于分枝顶端，近头状，具花3~5朵；花稀单生；花瓣玫红色或粉红色。蒴果坛状球形，与宿萼贴生。花期5~7月，果期10~12月。

【分布】生于山坡疏林或路边灌木丛中。产于广西、云南西北部、四川西南部及西藏东南部等地。

【性能主治】根及茎味甘、酸、涩，性微温。具有收敛止血、消食、清热解毒的功效。主治泄痢，崩漏带下，内外伤出血。

【采收加工】秋、冬季采挖，洗净，切段，干燥。

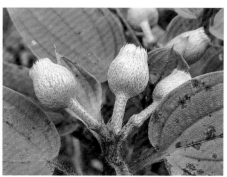

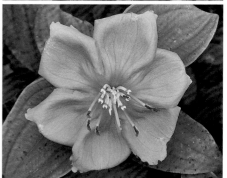

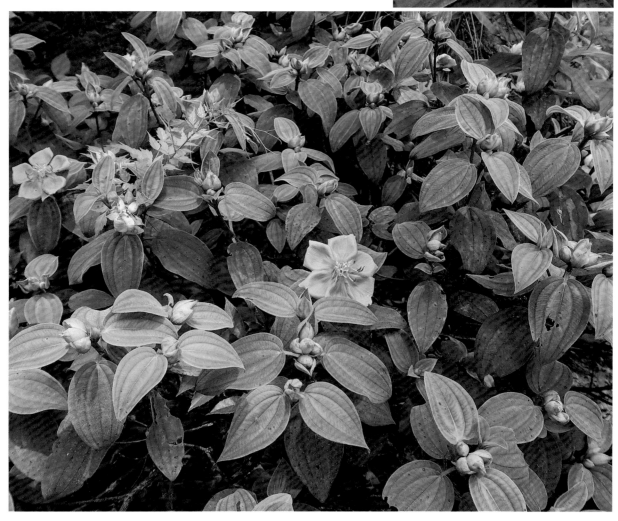

# 田基黄

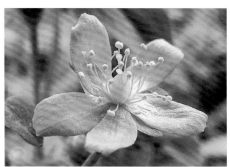

【基原】为金丝桃科地耳草 *Hypericum japonicum* Thunb. 的全草。

【别名】雀舌草、蛇查口、合掌草。

【形态特征】一年生小草本。茎常四棱柱形，直立或外倾或匍地而在基部生不定根，具4条纵棱，散布淡色腺点。叶小，无柄；叶片卵形或广卵形，具3条主脉，有透明腺点。聚伞花序顶生；花瓣白色、淡黄色至橙黄色，无腺点。蒴果长圆形。种子圆柱形，淡黄色。花期3~8月，果期6~10月。

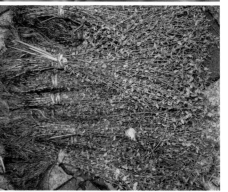

【分布】生于田边、草地、沟边较湿润处。产于长江以南各省区。

【性能主治】全草味苦、辛，性平。具有清热利湿、散瘀消肿的功效。主治肝炎，疮疖痈肿。

【采收加工】春、夏季花开时采收，除去杂质，晒干。

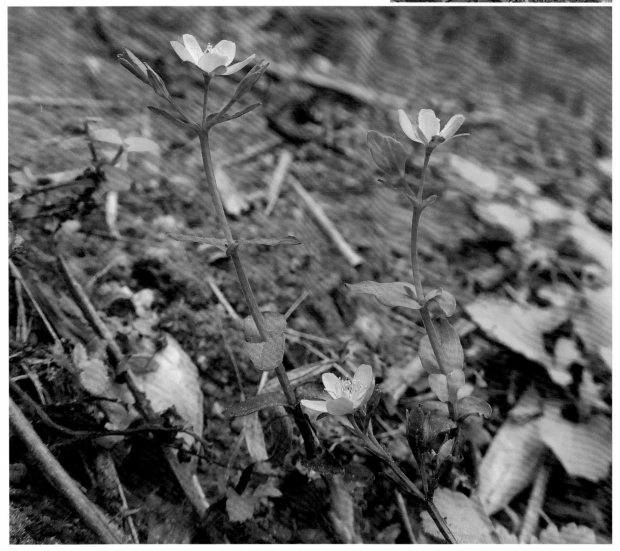

# 金丝桃

【基原】为金丝桃科金丝桃*Hypericum monogynum* L. 的全株、果实。

【别名】山狗木、土连翘、五心花。

【形态特征】灌木。叶片倒披针形、椭圆形或长圆形，稀披针形或卵状三角形，上部叶有时平截至心形，近无柄。花序近伞房状，具花1~30朵；花金黄色至柠檬黄色；花柱长为子房的3.5~5倍，合生几达顶端。蒴果宽卵球形，稀卵状圆锥形或近球形。种子深红褐色。花期5~8月，果期8~9月。

【分布】生于路边、山坡或灌木丛中。产于广西、广东、湖南、浙江、江西、福建、河南、湖北等地。

【性能主治】全株味苦，性凉。具有清热解毒、散瘀止痛的功效。主治肝炎，肝脾肿大，急性咽喉炎，疮疖肿毒，跌打损伤。果实味甘，性凉。具有润肺止咳的功效。主治虚热咳嗽，百日咳。

【采收加工】全株全年均可采收，洗净，晒干。果实秋季成熟时采摘，鲜用或晒干。

【附注】《中华本草》记载金丝桃以全株、果实入药的药材名分别为金丝桃、金丝桃果。

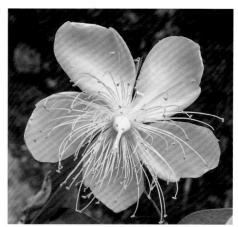

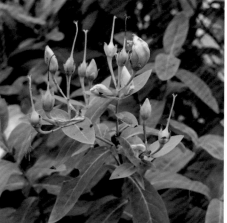

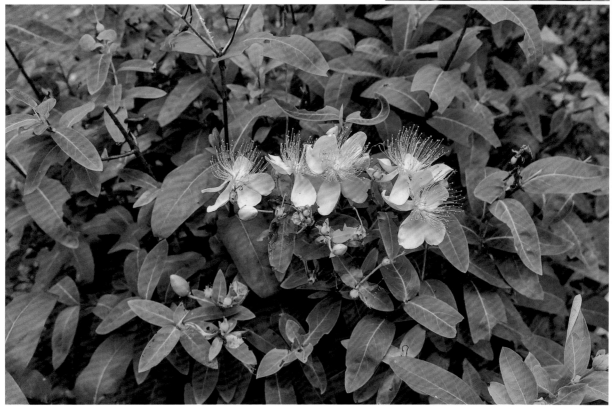

# 金纳香

【基原】为椴树科长勾刺蒴麻*Triumfetta pilosa* Roth 的根和叶。

【别名】狗屁藤、牛虱子、小桦叶。

【形态特征】木质草本或半灌木。嫩枝被黄褐色长茸毛。叶片厚纸质，卵形或长卵形，腹面有稀疏星状茸毛，背面密被黄褐色厚星状茸毛，边缘有不整齐的齿。聚伞花序1个至数个腋生；花瓣黄色，与萼片等长；雄蕊10枚；子房被毛。蒴果具长刺；刺被毛，先端有勾。花期夏季。

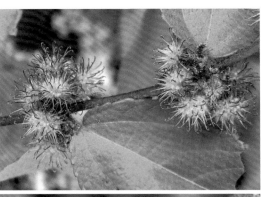

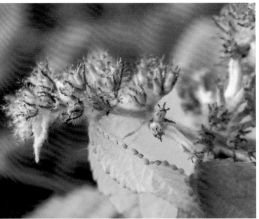

【分布】生于路旁、田边及灌木丛阳处。产于广西、广东、贵州、四川等地。

【性能主治】根和叶味甘、微辛，性温。具有活血行气、散瘀消肿的功效。主治月经不调，症积疼痛，跌打损伤。

【采收加工】根秋、冬季采收，洗净，切片，晒干。叶春季采收，晒干。

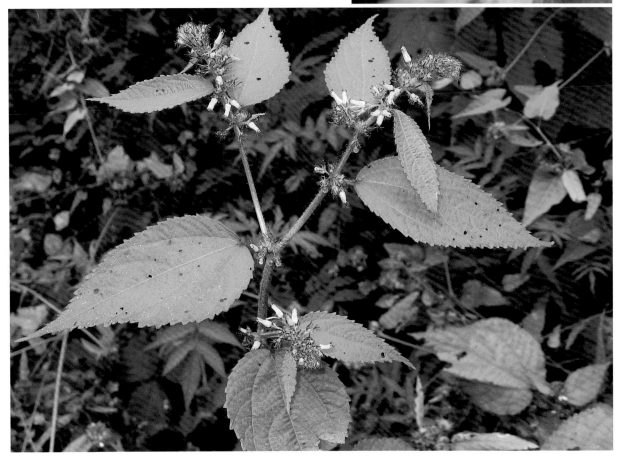

# 木芙蓉

【基原】为锦葵科木芙蓉*Hibiscus mutabilis* L. 的根、叶、花。

【别名】芙蓉木、芙蓉。

【形态特征】落叶灌木或小乔木，高2~5 m。小枝、叶柄、花梗和花萼均密被星状毛与直毛相混的细棉毛。叶片宽卵形至圆卵形或心形，常5~7裂，裂片三角形，先端渐尖；叶柄长5~20 cm。花单生于枝端叶腋，初开时白色或淡红色，后变深红色。蒴果扁球形，直径约2.5 cm。花期8~10月。

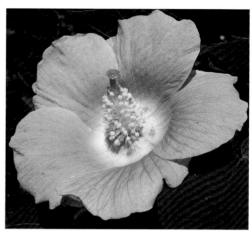

【分布】生于山坡路旁、草地、庭园中，常为栽培。产于广西、广东、湖南、贵州、云南、山东、陕西、江西、湖北、四川等地。

【性能主治】根、叶、花味微辛，性凉。具有清热解毒、消肿排脓、凉血止血的功效。主治肺热咳嗽，月经过多，白带异常；外用治痈肿疮疖，乳腺炎，淋巴结炎，腮腺炎，烧烫伤，虫蛇咬伤，跌打损伤。

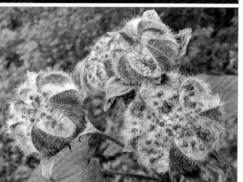

【采收加工】花蕾夏、秋季采收，晒干；同时采收叶，阴干，研粉贮存。根秋、冬季采挖，晒干。

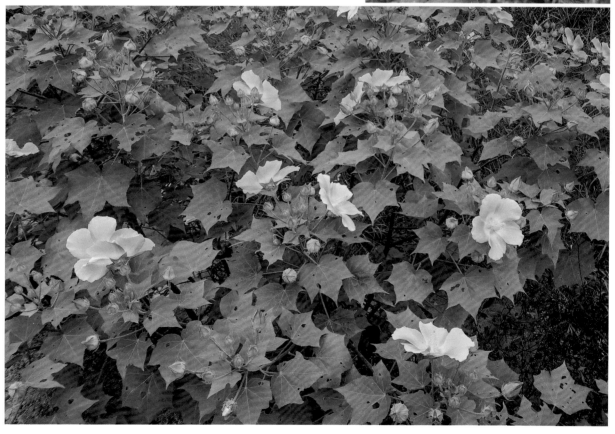

# 赛葵

【基原】为锦葵科赛葵 *Malvastrum coromandelianum* (L.) Garcke 的全草。

【别名】黄花草、黄花棉。

【形态特征】半灌木。植株疏被单毛和星状粗毛。叶片卵状披针形或卵形，基部宽楔形至圆形，边缘具粗齿，腹面疏被长毛，背面疏被长毛和星状长毛。花单生于叶腋；花梗被长毛；花黄色，花瓣5片，倒卵形。果直径约6 mm；分果爿8~12个，肾形，疏被星状柔毛，具2枚芒刺。花期几乎全年。

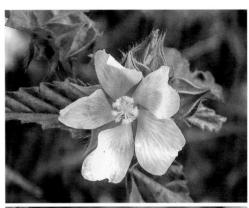

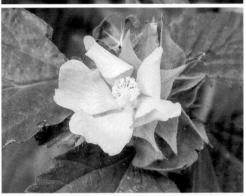

【分布】生于路旁或林缘灌木丛中。产于广西、广东、台湾、福建等地。

【性能主治】全草微甘，性凉。具有清热利湿、解毒消肿的功效。主治湿热泻痢，黄疸，肺热咳嗽，咽喉肿痛，痔疮，痈肿疮毒，跌打损伤，前列腺炎。

【采收加工】秋季采收，除去泥沙、杂质，切碎，鲜用或晒干。

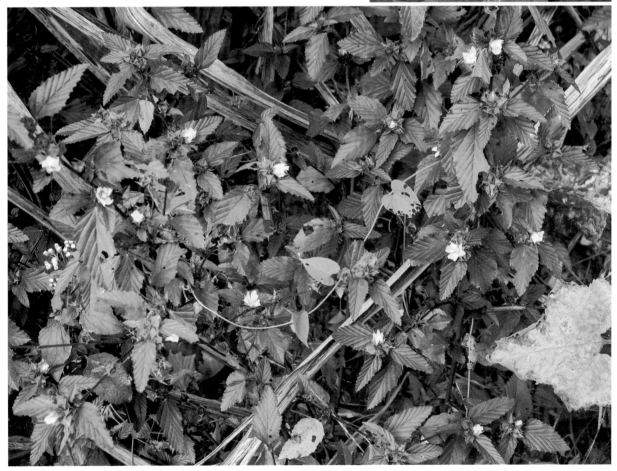

# 红背叶

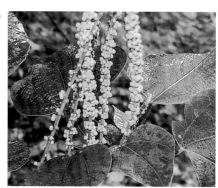

【基原】为大戟科红背山麻杆*Alchornea trewioides* (Benth.) Müll. Arg. 的叶及根。

【别名】红背娘、新妇木。

【形态特征】灌木。小枝被灰色微柔毛，后变无毛。叶片薄纸质，阔卵形，背面暗红色，基部有5个红色腺体和2个线状附属体；基出脉3条。雌雄异株；雌花序顶生，雄花序腋生且为总状花序。蒴果球形，被灰色柔毛。种子扁卵状；种皮浅褐色，具瘤体。花期3~6月，果期9~10月。

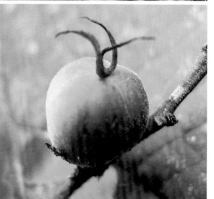

【分布】生于路旁灌木丛中或林下，尤以石灰岩石山脚最常见。产于广西、广东、湖南南部、福建南部和西部、海南。

【性能主治】叶及根味甘，性凉。具有清热利湿、凉血解毒、杀虫止痒的功效。主治痢疾，热淋，石淋，血尿，崩漏，风疹，湿疹，龋齿痛，褥疮。

【采收加工】叶春、夏季采收，洗净，鲜用或晒干。根全年均可采收，洗净，晒干。

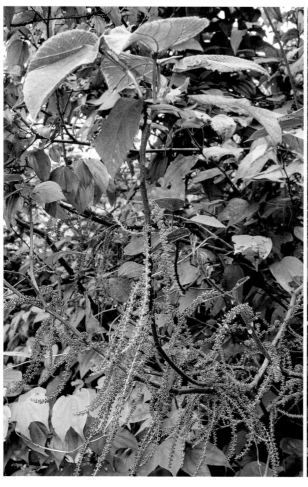

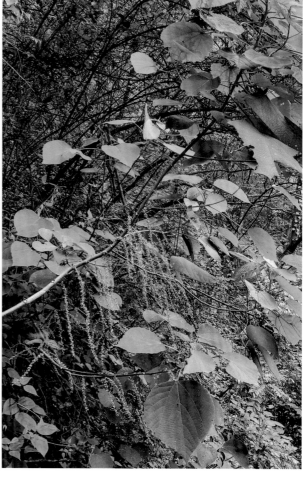

# 大树三台

【基原】为大戟科棒柄花*Cleidion brevipetiolatum* Pax et Hoffm. 的树皮。

【别名】三台树、三台花。

【形态特征】小乔木。小枝无毛。叶互生或近对生，常3~5片密生于小枝顶端；叶片倒卵形、倒卵状披针形或披针形，上半部边缘具疏齿。雌雄同株；雄花序腋生；雌花单朵腋生；萼片5枚，不等大。蒴果扁球形，直径1.2~1.5 cm，分果爿3，果皮具疏毛。花果期3~10月。

【分布】生于山地湿润的常绿阔叶林下。产于广西、广东、海南、贵州、云南等地。

【性能主治】树皮味苦，性寒。具有消炎解表、利湿解毒、通便的功效。主治感冒，急、慢性肝炎，疟疾，膀胱炎，脱肛，子宫脱垂，月经过多，产后流血，疝气，便秘。

【采收加工】全年均可采收，切碎，晒干。

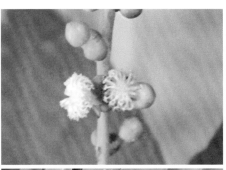
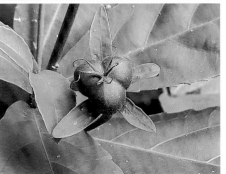
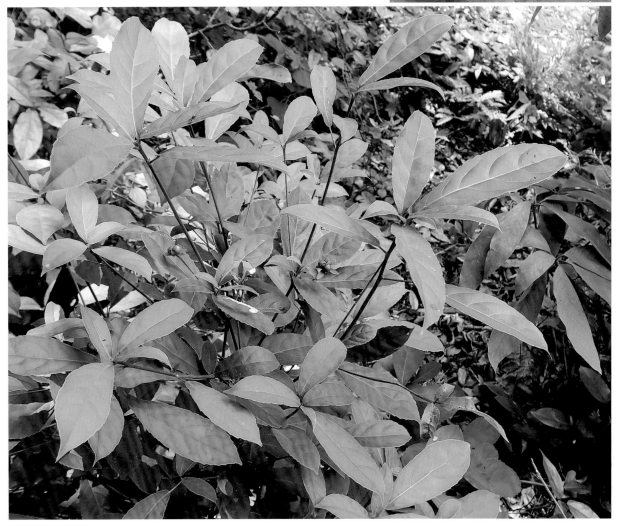

# 小叶双眼龙

【基原】为大戟科毛果巴豆*Croton lachynocarpus* Benth. 的根、叶。

【别名】山猪刨、土巴豆、鸡骨香。

【形态特征】灌木，高1~3 m。幼枝、幼叶、花序和果均密被星状毛。叶片长圆形或椭圆状卵形，稀长圆状披针形，基部近圆形或微心形，边缘具不明显细钝齿，齿间常有具柄腺体，老叶背面密被星状毛，叶基部或叶柄顶端有2个具柄腺体。总状花序顶生。蒴果扁球形，被毛。花期4~5月。

【分布】生于山地、灌木丛中。产于我国南部各地区。

【性能主治】根、叶味辛、苦，性温；有毒。具有散寒除湿、祛风活血的功效。主治寒湿痹痛，瘀血腹痛，产后风瘫，跌打肿痛，皮肤瘙痒。

【采收加工】根、叶全年均可采收。根，洗净，切片，晒干。叶鲜用或晒干。

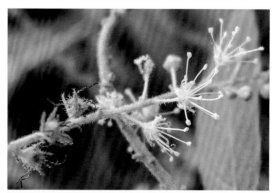

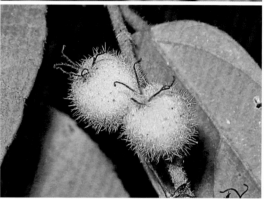

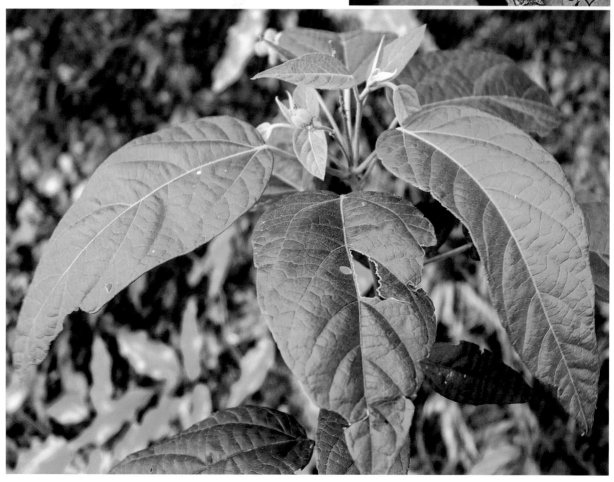

# 猫眼草

【基原】为大戟科乳浆大戟*Euphorbia esula* L. 的全草。

【别名】猫眼棵、猫儿眼、肿手棵。

【形态特征】多年生草本。茎单生或丛生。叶片线形至卵形，变化极不稳定；总苞叶与茎生叶同形，苞叶常为肾形。花序单生于二歧分枝的顶端；总苞钟状，具4个腺体，两端具角；雄花多朵；雌花1朵。蒴果三棱状球形，成熟时分裂为3个分果爿。种子卵球状；种阜盾状，无柄。花果期4~10月。

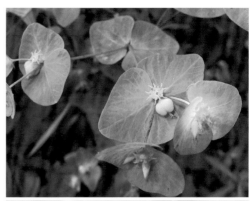

【分布】生于山谷荒地、田边地头湿润的草丛中。除海南、贵州、云南和西藏外，其他各省区均有分布。

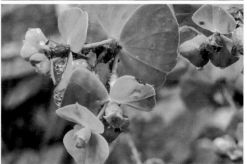

【性能主治】全草味苦，性凉；有毒。具有利尿消肿、拔毒止痒的功效。主治四肢浮肿，小便不利，疟疾；外用治淋巴结核，疮癣瘙痒。

【采收加工】夏、秋季采收，晒干。

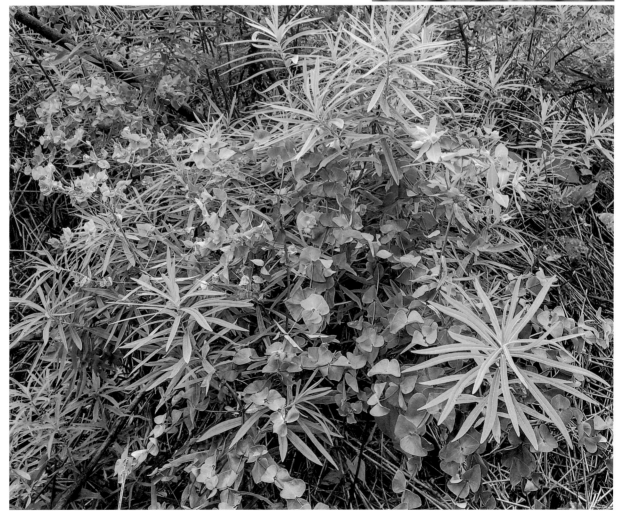

## 飞扬草

【基原】为大戟科飞扬草 *Euphorbia hirta* L. 的全草。

【别名】大飞扬、奶母草、奶汁草。

【形态特征】一年生草本。茎单一，自中部向上分枝或不分枝，被褐色或黄褐色的粗硬毛。叶对生；叶片先端极尖或钝，基部略偏斜，边缘于中部以上有细齿。花序多数，于叶腋处密集成头状，基部近无梗。蒴果三棱柱状，被短柔毛，熟时分裂为3个分果爿。花果期6~12月。

【分布】生于山坡、山谷、草丛或灌木丛中，多见于砂质土。产于广西、湖南、广东、海南、江西、贵州、云南等地。

【性能主治】全草味辛、酸，性凉；有小毒。具有清热解毒、止痒利湿、通乳的功效。主治肺痈，乳痈，疔疮肿毒，牙疳，痢疾，泄泻，热淋，血尿，湿疹，足癣，皮肤瘙痒，产后少乳。

【采收加工】夏、秋季采收，洗净，晒干。

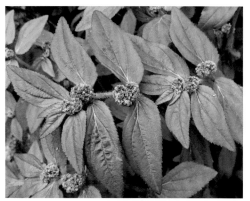

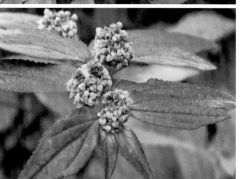

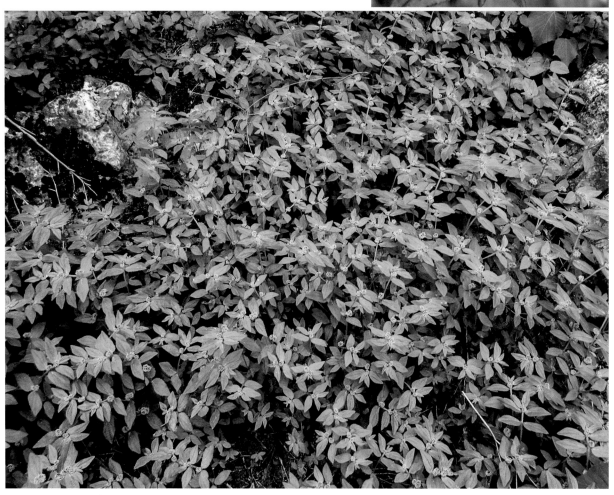

# 京大戟

【基原】为大戟科大戟*Euphorbia pekinensis* Rupr.
的根。

【别名】空心塔、龙虎草、天平一枝香。

【形态特征】多年生草本。茎单生或自基部多分
枝。叶片椭圆形，有时披针形或披针状椭圆形，变异
大。总苞叶4~7片，苞叶2片。花序单生于二歧分枝顶
端，无柄；总苞杯状，边缘4裂，腺体4个。蒴果球状，
被稀疏的瘤状突起，熟时分裂成3个分果爿。花期5~8
月，果期6~9月。

【分布】生于山坡、路旁、草丛中及林下阴湿处。
产于广西、广东、湖南、四川、河南、河北等地。

【性能主治】根味苦，性寒；有毒。具有泻水逐
饮、消肿散结的功效。主治水肿胀满，胸腹积水，痰饮
积聚，气逆咳喘，二便不利，痈肿疮毒，瘰疬痰核。

【采收加工】秋、冬季采收，洗净，晒干。

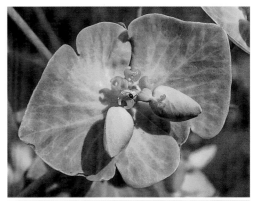

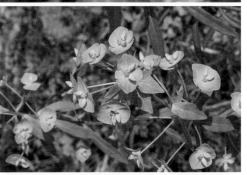

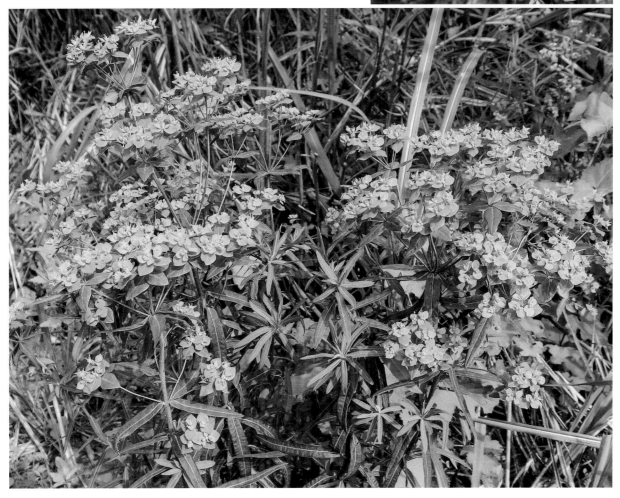

# 小飞扬草

【基原】为大戟科千根草 *Euphorbia thymifolia* L. 的全草。

【别名】地锦、小飞扬、红地茜。

【形态特征】一年生小草本。全株被稀疏柔毛。茎匍匐。叶对生；叶片椭圆形或倒卵形，基部不对称。花小，花序单生或数个簇生于叶腋；总苞狭钟状至陀螺状；腺体4个，被白色附属物。蒴果卵状三棱形，被短柔毛。种子长卵状四棱形，暗红色，每个棱面具4~5条横沟。花果期6~11月。

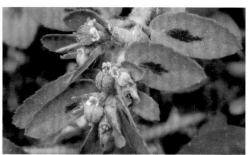

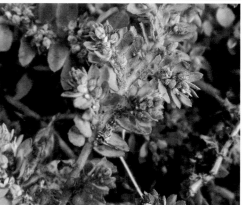

【分布】生于路边、屋旁和草丛中。产于广西、广东、云南、湖南、江苏、江西、福建等地。

【性能主治】全草味微酸、涩，性微凉。具有清热利湿、收敛止痒的功效。主治细菌性痢疾，痔疮出血；外用治湿疹，过敏性皮炎，皮肤瘙痒。

【采收加工】夏、秋季采收，晒干。

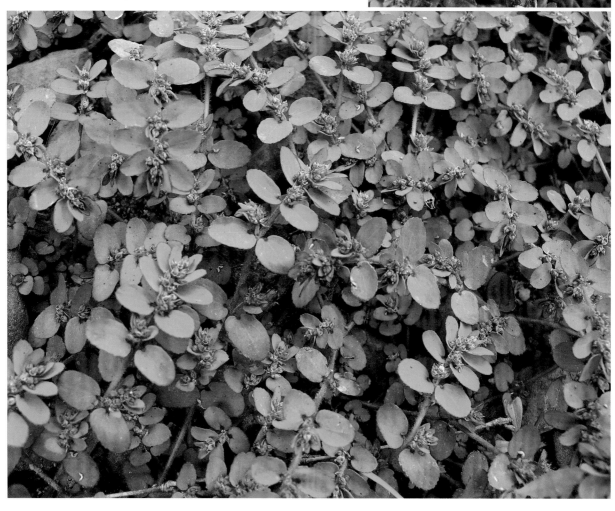

# 白饭树

【基原】为大戟科白饭树*Flueggea virosa* (Roxb. ex Willd.) Voigt 的全株。

【别名】白倍子、鱼眼木、鹊饭树。

【形态特征】灌木，高1~6 m。全株无毛。小枝具纵棱槽，有皮孔。叶片纸质，椭圆形、长圆形、倒卵形或近圆形，先端圆钝至急尖，有小尖头。花小，淡黄色，雌雄异株，多朵簇生于叶腋。蒴果浆果状，近圆球形。种子栗褐色，具光泽，有小疣状突起及网纹。花期3~8月，果期7~12月。

【分布】生于山地灌木丛中。产于西南、华南、华东地区。

【性能主治】全株味苦、微涩，性凉；有小毒。具有清热解毒、消肿止痛、止痒止血的功效。外用治湿疹，脓疱疮，过敏性皮炎，疮疖，烧烫伤。

【采收加工】随用随采，多鲜用。

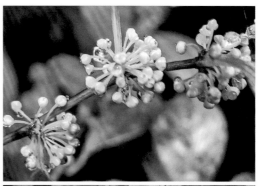

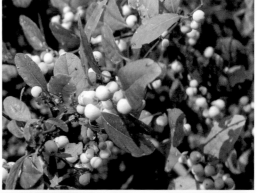

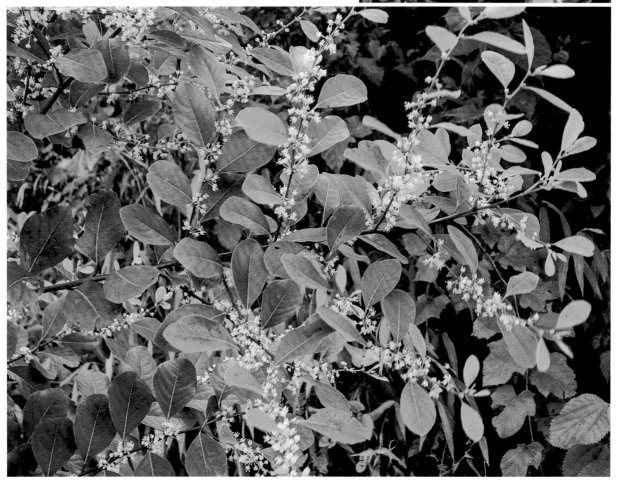

# 毛果算盘子

【基原】为大戟科毛果算盘子*Glochidion eriocarpum* Champ. ex Benth. 的根及叶。

【别名】漆大姑根、漆大姑。

【形态特征】灌木，高2 m以下。枝条、叶柄、叶两面、花序和果均密被锈黄色长柔毛。叶片较小，纸质，卵形或狭卵形。花单生或2~4朵簇生于叶腋内；雌花生于小枝上部，雄花则生于下部。蒴果扁球状，具4~5条纵沟，顶端具圆柱状稍伸长的宿存花柱。花果期全年。

【分布】生于山坡、路边、草地或灌木丛阳处。产于广西、广东、贵州、云南、江苏、福建、台湾、湖南、海南等地。

【性能主治】根及叶味苦、涩，性平。具有清热利湿、解毒止痒的功效。根主治肠炎，痢疾。叶外用治生漆过敏，水田皮炎，皮肤瘙痒，荨麻疹，湿疹，剥脱性皮炎。

【采收加工】根全年可采收，洗净，切片，晒干。叶夏、秋季采收，鲜用或晒干。

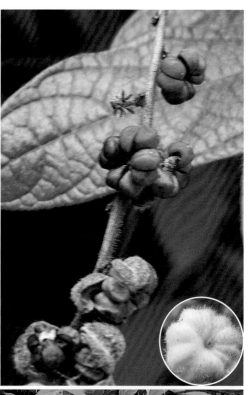

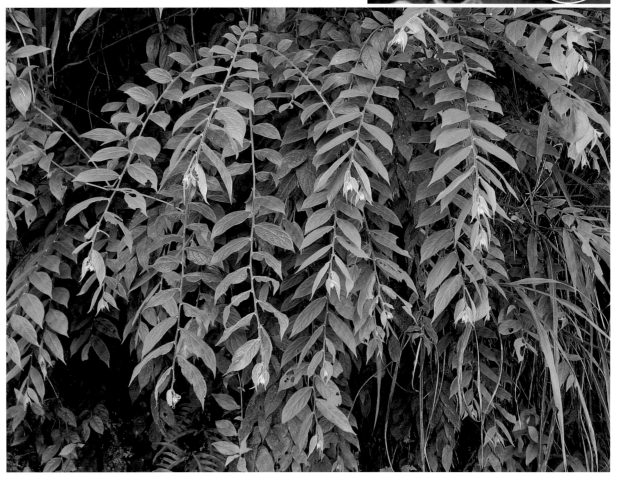

# 白背叶

【基原】为大戟科白背叶 *Mallotus apelta* (Lour.) Müll. Arg. 的根及叶。

【别名】白吊粟、野桐、叶下白。

【形态特征】灌木或小乔木，高1~4 m。小枝、叶柄和花序均密被淡黄色星状柔毛和散生橙黄色颗粒状腺体。叶互生；叶片卵形或阔卵形。花雌雄异株；雄花序为开展的圆锥花序或穗状，雌花序穗状。蒴果近球形，密生被灰白色星状毛的软刺。种子近球形，具皱纹。花期6~9月，果期8~11月。

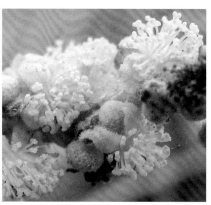

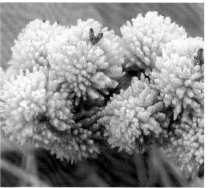

【分布】生于山坡或山谷灌木丛中。产于广西、广东、海南、云南、湖南、江西、福建等地。

【性能主治】根及叶味微苦、涩，性平。根有柔肝活血、健脾化湿、收敛固脱的功效。主治慢性肝炎，肝脾肿大，子宫脱垂，脱肛，白带异常，妊娠水肿。叶有消炎止血的功效。外用治中耳炎，疖肿，跌打损伤，外伤出血。

【采收加工】根全年均可采收，洗净，切片，晒干。叶多鲜用；或夏、秋季采收，晒干研粉。

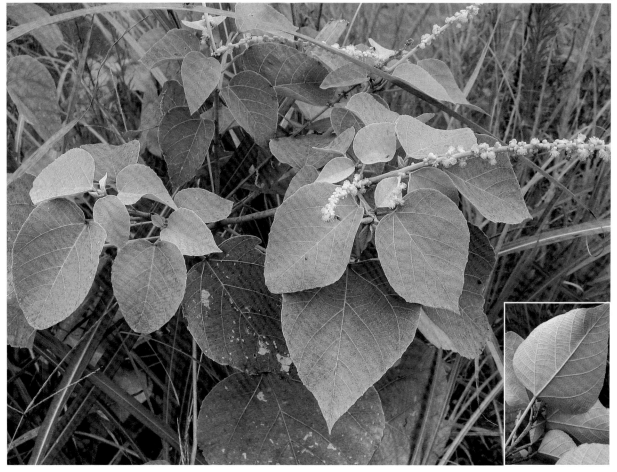

## 毛桐

【基原】为大戟科毛桐*Mallotus barbatus* (Wall.) Müll. Arg. 的根、叶。

【别名】粗糠根、毛叶子。

【形态特征】小乔木。嫩枝、叶柄和花序均被黄棕色星状毛。叶片卵状三角形或卵状菱形，先端渐尖，基部圆形或平截，边缘具齿或波状。雌雄异株；总状花序顶生。蒴果球形，密被淡黄色星状毛及紫红色软刺。种子卵形，黑色，光滑。花期4~5月，果期9~10月。

【分布】生于林缘、灌木丛中。产于广西、广东、湖南、云南、贵州、四川等地。

【性能主治】根味微苦，性平。具有清热、利湿的功效。主治肺热吐血，湿热泄泻，小便淋痛，带下。叶味苦，性寒。具有清热解毒、燥湿止痒、凉血止血的功效。主治下肢溃疡，湿疹，背癣，漆疮，外伤出血。

【采收加工】根全年均均可采收，洗净，切片，晒干。叶夏、秋季采收，洗净，晒干。

【附注】《中华本草》记载毛桐以根、叶入药的药材名分别为大毛桐子根、红帽顶。

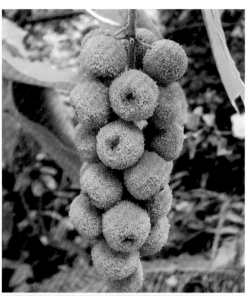

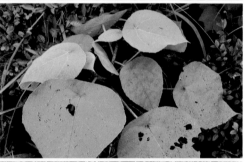

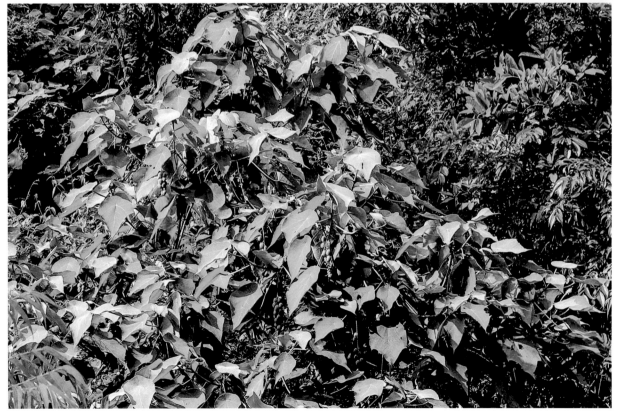

# 粗糠柴

【基原】为大戟科粗糠柴*Mallotus philippinensis* (Lam.) Müll. Arg. 的果实表面的粉状茸毛和根。

【别名】铁面将军、香桂树、香檀。

【形态特征】小乔木或灌木。小枝、嫩叶和花序均密被黄褐色星状柔毛。叶卵形、长圆形或卵状披针形；叶脉上具长柔毛，散生红色颗粒状腺体。花雌雄异株；总状花序顶生或腋生，单生或数个簇生。蒴果扁球形，密被红色颗粒状腺体和粉末状毛。花期4~5月，果期5~8月。

【分布】生于山地林中或林缘。产于广西、广东、海南、贵州、湖南、湖北、江西、安徽、江苏等地。

【性能主治】果实表面的粉状茸毛和根味微苦、微涩，性凉。果实表面的粉状茸毛有驱虫的功效。主治绦虫病、蛲虫病、线虫病。根有清热利湿的功效。主治急、慢性痢疾，咽喉肿痛。

【采收加工】根全年均可采收。果实表面的粉状茸毛秋季采收，晒干。

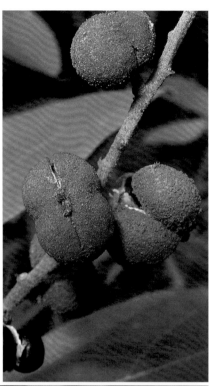

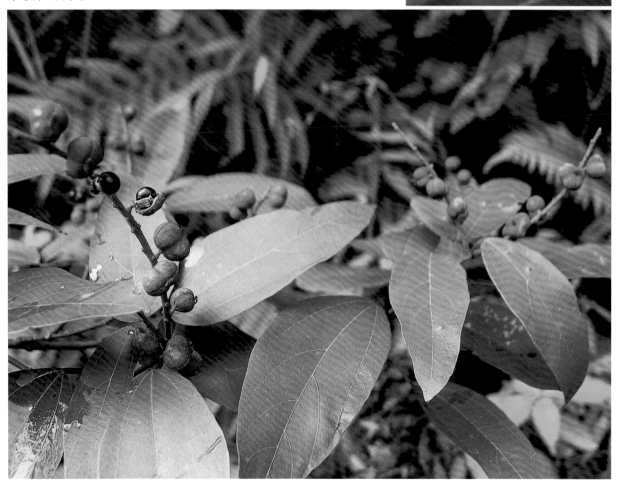

# 杠香藤

【基原】为大戟科石岩枫*Mallotus repandus* (Willd.) Müll. Arg. 的根、茎、叶。

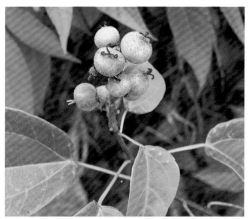

【别名】黄豆树、倒挂茶、倒挂金钩。

【形态特征】攀缘状灌木。嫩枝、叶柄、花序和花梗均密被黄色星状柔毛；老枝无毛，常有皮孔。叶片卵形或椭圆状卵形。雌雄异株；总状花序或花序下部有分枝；雄花序顶生，稀腋生；雌花序顶生。蒴果具2~3个分果爿，密被黄色粉末状毛，具颗粒状腺体。种子卵形。花期3~5月，果期8~9月。

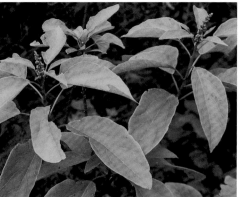

【分布】生于山地疏林中或林缘。产于广西、广东、海南、台湾等地。

【性能主治】根、茎、叶味苦、辛，性温。具有祛风除湿、活血通络、解毒消肿、驱虫止痒的功效。主治风湿痹痛，腰腿疼痛，跌打损伤，痈肿疮疡，绦虫病，湿疹，顽癣，蛇犬咬伤。

【采收加工】根、茎全年均可采收，洗净，切片，晒干。叶夏、秋季采收，鲜用或晒干。

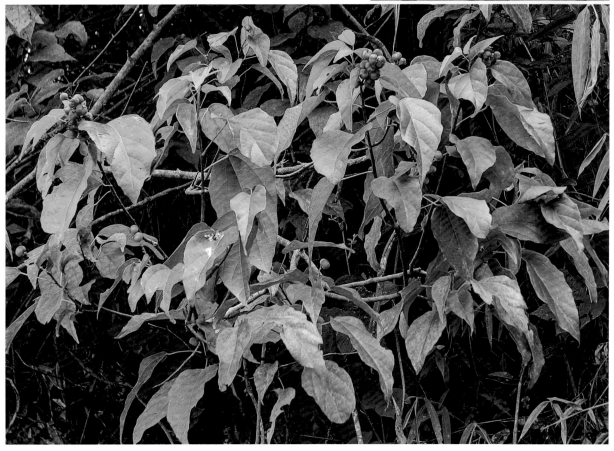

# 叶下珠

【基原】为大戟科叶下珠*Phyllanthus urinaria* L. 的全草。

【别名】夜关门、鱼蛋草。

【形态特征】一年生草本，高约30 cm。叶片纸质，因叶柄扭转而呈羽状排列，长圆形或倒卵形。雄花2~4朵簇生于叶腋；雌花单生于小枝中下部的叶腋内。蒴果无梗，近圆形，叶下2列着生，熟时赤褐色，表面有小鳞状突起。花期6~8月，果期9~10月。

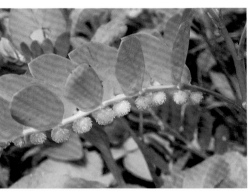

【分布】生于山地疏林、灌木丛木荒地或山沟向阳处。产于广西、广东、贵州、海南、云南、四川、台湾、福建等地。

【性能主治】全草味微苦、甘，性凉。具有清热利尿、消积、明目的功效。主治肾炎水肿，泌尿系感染、结石，肠炎，眼角膜炎，黄疸型肝炎；外用治虫蛇咬伤。

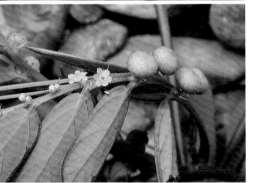

【采收加工】夏、秋季采收，除去杂质，晒干。

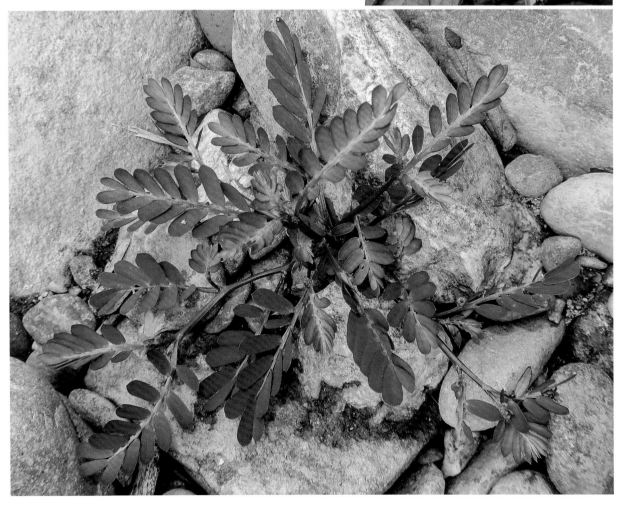

# 乌桕子

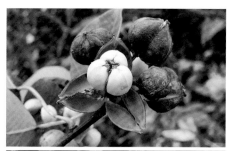

【基原】为大戟科乌桕*Sapium sebiferum* (L.) Roxb. 的种子。

【别名】腊子树、桕子树、木子树。

【形态特征】乔木，高可达15 m。叶互生；叶片纸质，菱形、菱状卵形或菱状倒卵形，先端骤然紧缩具长短不等的尖头；叶柄顶端具2个腺体。花单性，雌雄同株，聚集成顶生总状花序。蒴果梨状球形，熟时黑色，具3粒种子；分果爿脱落后而中轴宿存。种子扁球形，黑色。花期4~8月。

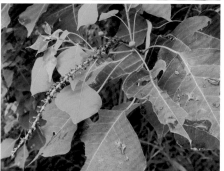

【分布】生于村边、路旁、山坡。产于西南、华东、中南地区及甘肃。

【性能主治】种子味甘，性凉；有毒。具有拔毒消肿、杀虫止痒的功效。主治湿疹，癣疮，皮肤皲裂，水肿，便秘。

【采收加工】秋季果实成熟时采摘，取出种子，鲜用或晒干。

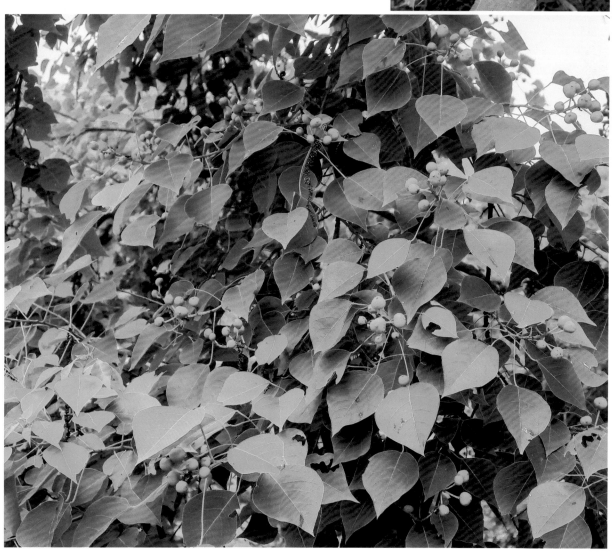

# 蛋不老

【基原】为大戟科广东地构叶*Speranskia cantonensis* (Hance) Pax et K. Hoffm. 的全草。

【别名】透骨草、黄鸡胆、矮五甲。

【形态特征】草本，高50~70 cm。叶片纸质，卵形或卵状椭圆形至卵状披针形，边缘具圆齿或钝齿，齿端有黄色腺体。花序总状；雄花1~2朵生于苞腋，花瓣倒心形或倒卵形，无毛，膜质，花盘有离生腺体5个；雌花无花瓣。蒴果扁球形，具瘤状突起。花期2~5月，果期10~12月。

【分布】生于草地或灌木丛中。产于广西、广东、贵州、湖南、云南、陕西、甘肃等地。

【性能主治】全草味苦，性平。具有祛风湿、通经络、破瘀止痛的功效。主治风湿痹痛，症瘕积聚，瘰疬，疔疮肿毒，跌打损伤。

【采收加工】全年均可采收，洗净，鲜用或晒干。

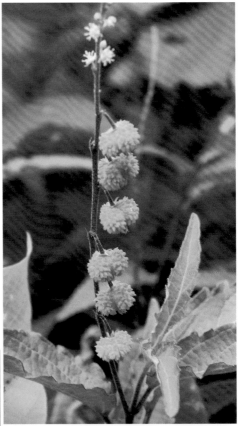

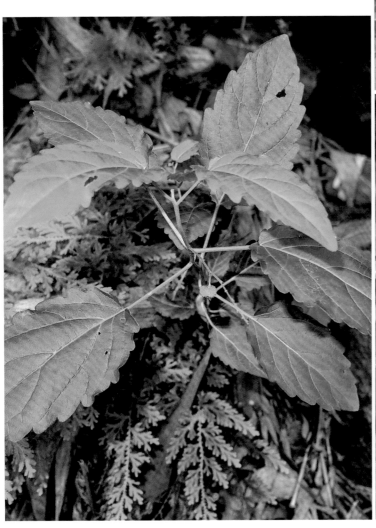

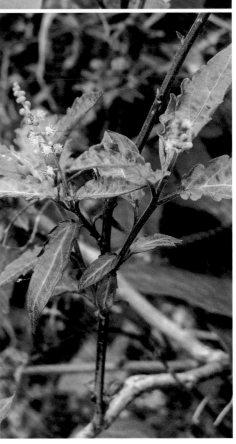

# 油桐

【基原】为大戟科油桐*Vernicia fordii* (Hemsl.) Airy Shaw 的根、叶、花、果实、种子所榨出的油。

【别名】三年桐、光桐。

【形态特征】落叶乔木。树皮灰色，近光滑。枝具明显的皮孔。叶片卵形或阔卵形；叶柄顶端有2个盘状、无柄的红色腺体。花雌雄同株，先叶或与叶同时开放；花瓣白色，基部有淡红色斑纹。核果球形或扁球形，光滑。种子3~5粒，种皮木质。花期3~4月，果期8~9月。

【分布】通常栽培于丘陵山地。产于广西、广东、湖南、贵州、云南、四川、江西、浙江、江苏等地。

【性能主治】根、叶、花味苦、微辛，性寒；有毒。根有下气消积、利尿化痰、驱虫的功效。主治食积痞满，水肿，哮喘，瘰疬，蛔虫病。叶有清热消肿、解毒杀虫的功效。主治肠炎，痢疾，痈肿，臁疮，疥癣，漆疮，烧烫伤。花有清热解毒、生肌的功效。主治新生儿湿疹，秃疮，热毒疮，天沟疮，烧烫伤。果实味苦，性平。具有行气消食、清热解毒的功效。主治疝气，食积，月经不调，疔疮疖肿。种子所榨出的油味甘、辛，性寒；有毒。具有涌吐痰涎、清热解毒、收湿杀虫、润肤生肌的功效。主治喉痹，痈疡，疥癣，烧烫伤，冻疮，皮肤皲裂。

【采收加工】根全年均可采收，洗净，鲜用或晒干。叶秋季采收，鲜用或晒干。4~5月收集凋落的花，晒干。收集未熟而早落的果实，除净杂质，鲜用或晒干。

【附注】《中华本草》记载油桐以根、叶、花、果实和种子所榨出的油入药的药材名分别为油桐根、油桐叶、桐子花、气桐子、桐油。

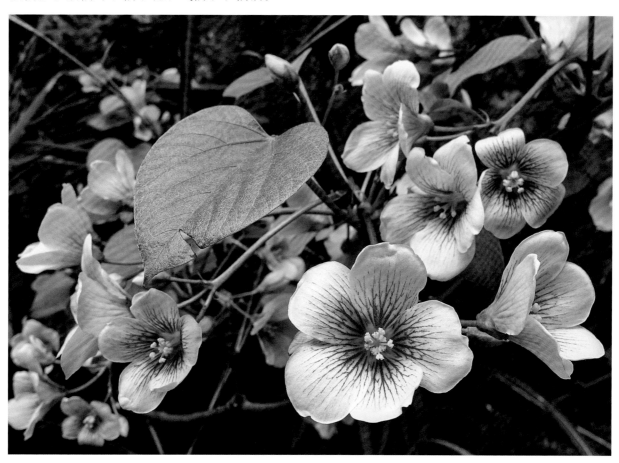

# 牛耳枫

【基原】为虎皮楠科牛耳枫*Daphniphyllum calycinum* Benth. 的根、枝叶、果实。

【别名】假鸦胆子、羊屎子。

【形态特征】灌木，高1.5~4 m。叶片阔椭圆形或倒卵形，干后两面绿色，腹面具光泽，背面多少被白粉，具细小乳突体；侧脉8~11对，在腹面清晰，在背面突起。总状花序腋生，长2~3 cm。果卵圆形，被白粉，具小疣状突起，顶端具宿存柱头，基部具宿萼。花期4~6月，果期8~11月。

【分布】生于灌木丛、疏林中。产于广西、广东、福建、江西等地。

【性能主治】根味辛、苦，性凉；有小毒。具有清热解毒、活血化瘀的功效。主治感冒发热，扁桃体炎，风湿关节痛，跌打损伤。枝叶味辛、甘，性凉；有小毒。具有祛风止痛、解毒消肿的功效。主治风湿骨痛，疮疡肿毒，跌打骨折，虫蛇咬伤。果实味苦、涩，性平；有毒。具有止泻的功效。主治久痢。

【采收加工】根全年均可采收，鲜用或切片晒干。枝叶夏、秋季采收，鲜用或切段晒干。果实秋后成熟时采收，晒干。

【附注】《中华本草》记载牛耳枫以根、枝叶、果实入药的药材名分别为牛耳枫根、牛耳枫枝叶、牛耳枫子。

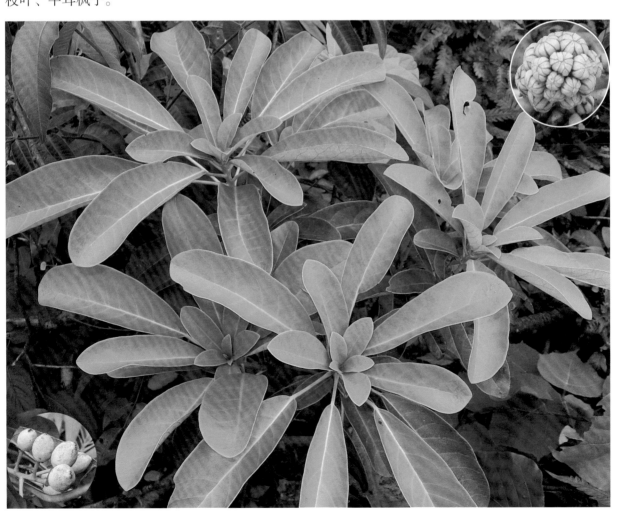

# 常山

【基原】为绣球花科常山 *Dichroa febrifuga* Lour. 的根。

【别名】黄常山、鸡骨常山。

【形态特征】灌木，高1~2 m。小枝、叶柄和叶无毛或有微柔毛。叶片形状、大小变异大，椭圆形、椭圆状长圆形或披针形，两端渐尖，边缘具齿。伞房状圆锥花序顶生，有时叶腋有侧生花序；花蓝色或白色。浆果熟时蓝色，干时黑色。种子长约1 mm，具网纹。花期2~4月，果期5~8月。

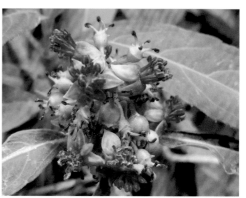

【分布】生于山谷、林缘、沟边、路旁等。产于广西、广东、云南、贵州、四川、西藏、江西、福建、台湾、湖南、湖北、安徽、江苏、浙江、陕西、甘肃等地。

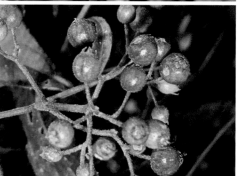

【性能主治】根味苦、辛，性寒；有毒。具有涌吐痰涎、截疟的功效。主治痰饮停聚，胸膈痞塞，疟疾。

【采收加工】秋季采收，除去须根，洗净，晒干。

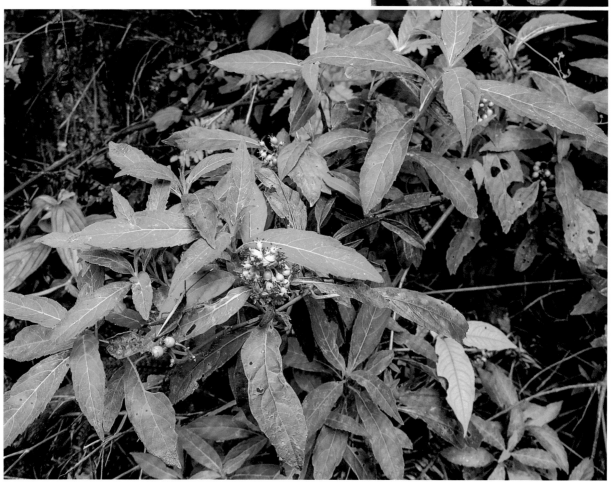

# 蛇莓

【基原】为蔷薇科蛇莓 *Duchesnea indica* (Andrews) Focke 的全草、根。

【别名】落地杨梅、平地莓、地杨梅。

【形态特征】多年生草本。根状茎短，粗壮；匍匐茎纤细，有柔毛。叶互生，三出复叶；小叶卵圆形，边缘有齿。花单生叶腋；花瓣倒卵形，黄色；花托在果期膨大，海绵质，鲜红色，有光泽。瘦果卵形，光滑或具不显明突起，鲜时有光泽。花期6~8月，果期8~10月。

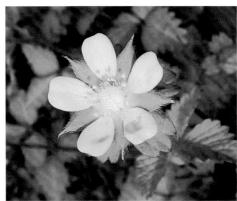

【分布】生于山坡、道旁、潮湿的地方。产于广西、广东、云南、贵州、湖南、四川、江苏、浙江、河南、河北、辽宁等地。

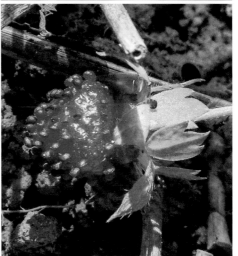

【性能主治】全草味甘、苦，性寒。具有清热解毒、散瘀消肿、凉血止血的功效。主治热病，惊痫，咳嗽，吐血，咽喉肿痛，痢疾，痈肿，疔疮，蛇虫咬伤，烧烫伤，感冒，黄疸，目赤，口疮，痄腮，崩漏，月经不调，跌打肿痛。根味苦、甘，性寒。具有清热泻火、解毒消肿的功效。主治热病，小儿惊风，目赤红肿，痄腮，牙龈肿痛，咽喉肿痛，热毒疮疡。

【采收加工】全草6~11月采收。根夏、秋季采收。

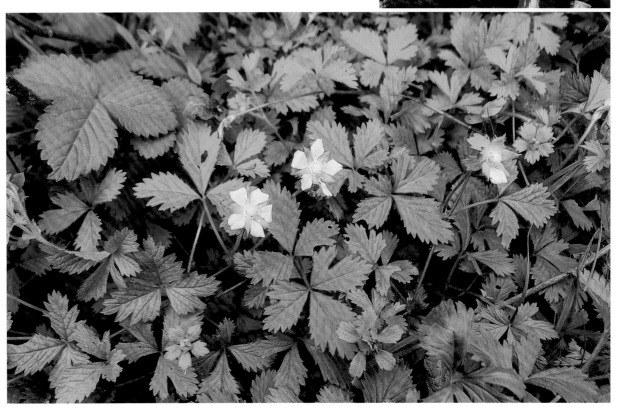

# 蛇含

【基原】为蔷薇科蛇含委陵菜*Potentilla kleiniana* Wight et Arn. 的全草。

【别名】五爪风、小龙牙、紫背龙牙。

【形态特征】一年生、二年生或多年生草本。茎上升或匍匐，常于节处生根并发育出新植株，被疏柔毛或开展长柔毛。基生叶为近鸟足状5片小叶，下部茎生叶有5片小叶，上部茎生叶有3片小叶。聚伞花序密集枝顶如假伞形；花黄色。瘦果近圆形，具皱纹。花果期4~9月。

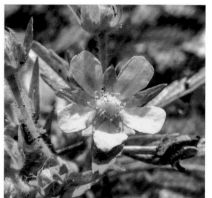

【分布】生于山坡草地、田边、水边。产于广西、广东、四川、云南、贵州、湖南、湖北、福建、江苏、浙江、江西、辽宁、陕西等地。

【性能主治】全草味苦，性微寒。具有清热定惊、截疟、止咳化痰、解毒活血的功效。主治高热惊风，疟疾，肺热咳嗽，百日咳，痢疾，疮疖肿毒，咽喉肿痛，风火牙痛，带状疱疹，目赤肿痛，虫蛇咬伤，风湿麻木，跌打损伤，月经不调，外伤出血。

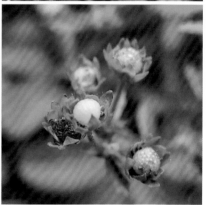

【采收加工】5月和9~10月采收，除去泥沙和杂质，晒干。

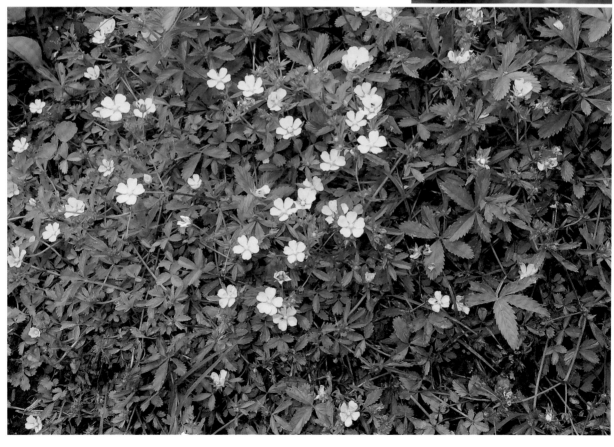

# 全缘火棘

【基原】为蔷薇科全缘火棘*Pyracantha atalantioides* (Hance) Stapf 的叶、果实。

【别名】火把果、救兵粮。

【形态特征】常绿灌木或小乔木。茎常有枝刺。叶片椭圆形或长圆形，稀长圆状倒卵形，边缘全缘或有不明显细齿，背面微带白霜。花排成复伞房花序；花梗和花萼外被黄褐色柔毛；花瓣白色，卵形；子房上部密生白色茸毛。梨果扁球形，熟时亮红色。花期4~5月，果期9~11月。

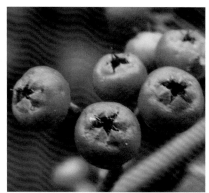

【分布】生于山坡或谷地林中。产于广西、广东、贵州、湖北、陕西等地。

【性能主治】叶味微苦，性凉。具有清热解毒、止血的功效。主治疮疡肿痛，目赤，痢疾，便血，外伤出血。果实味甘、酸、涩，性平。具有健脾消积、收敛止痢、止痛的功效。主治痞块，食积停滞，脘腹胀满，泄泻，痢疾，崩漏，带下，跌打损伤。

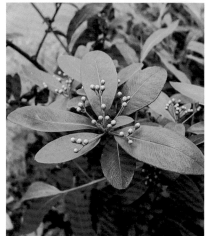

【采收加工】叶全年均可采收，鲜用，随采随用。果实秋季成熟时采收，晒干。

【附注】《中华本草》记载全缘火棘以叶、果实入药的药材名分别为救军粮叶、赤阳子。

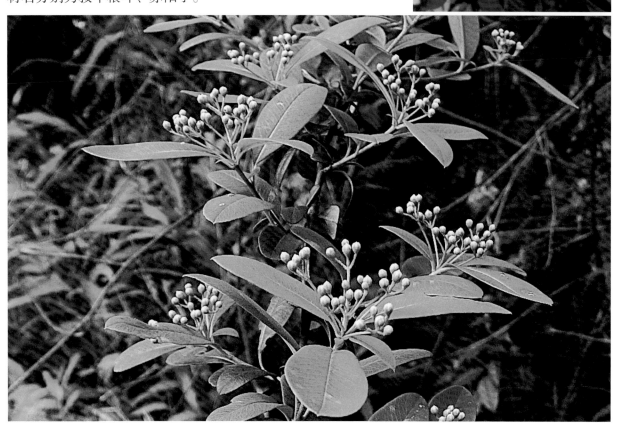

# 豆梨

【基原】为蔷薇科豆梨*Pyrus calleryana* Decne. 的根皮、果实。

【别名】糖梨子、山沙梨、野梨。

【形态特征】乔木，高5~8 m。小枝粗壮，圆柱形，幼时被茸毛，不久脱落；二年生枝条灰褐色；冬芽三角状卵形。叶片宽卵形至卵形，稀长椭圆形，边缘有钝齿。伞形总状花序具花6~12朵，花白色。梨果球形，熟时黑褐色，有斑点；果柄细长。花期4月，果期8~9月。

【分布】生于山坡或山谷林中。产于广西、广东、福建、湖南、湖北、浙江、江苏、河南等地。

【性能主治】根皮、果实味酸、涩，性寒。根皮有清热解毒、敛疮的功效。主治疮疡，疥癣。果实有健脾消食、涩肠止痢的功效。主治饮食积滞，下痢。

【采收加工】根皮全年均可采收，挖出侧根，剥取根皮，鲜用。果实8~9月成熟时采收，晒干。

【附注】《中华本草》记载豆梨以根皮、果实入药的药材名分别为鹿梨根皮、鹿梨。

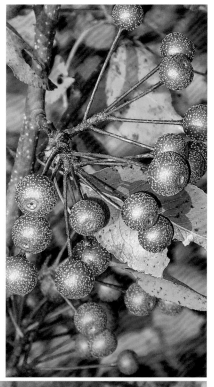

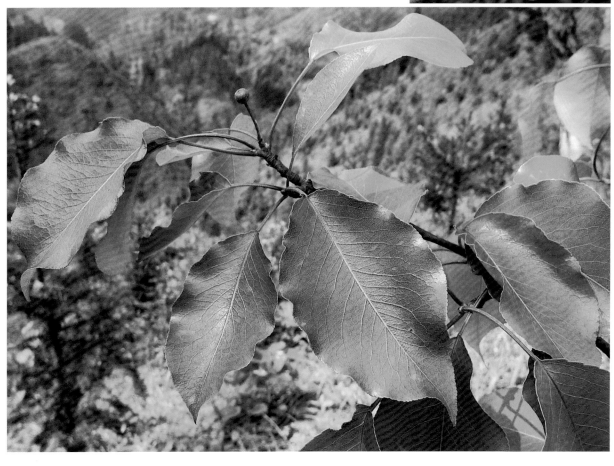

# 金樱根

【基原】为蔷薇科小果蔷薇*Rosa cymosa* Tratt. 的根及根状茎。

【别名】倒钩笋、山木香、小金樱、红荆藤。

【形态特征】攀缘灌木。小枝圆柱形，有钩状皮刺。羽状复叶具小叶3~5片，稀7片；小叶卵状披针形或椭圆形，稀长圆披针形，边缘有紧贴或尖锐细齿。复伞房花序；花幼时密被长柔毛，老时渐无毛；花瓣白色，先端凹。果球形，红色至黑褐色。花期5~6月，果期7~11月。

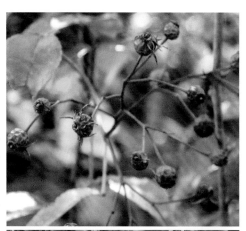

【分布】生于路旁、溪边灌木丛中或山坡疏林中。产于广西、广东、台湾、福建、安徽、浙江、江苏、湖南、贵州、云南、四川等地。

【性能主治】根及根状茎味甘、酸、涩，性平。具有清热解毒、利湿消肿、收敛止血、活血散瘀、固涩益肾的功效。主治滑精，遗尿，痢疾，泄泻，崩漏，带下，子宫脱垂，痔疮。

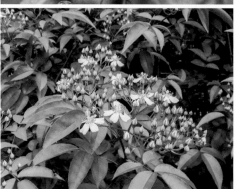

【采收加工】全年均可采收，除去泥沙，趁鲜切段或切厚片，干燥。

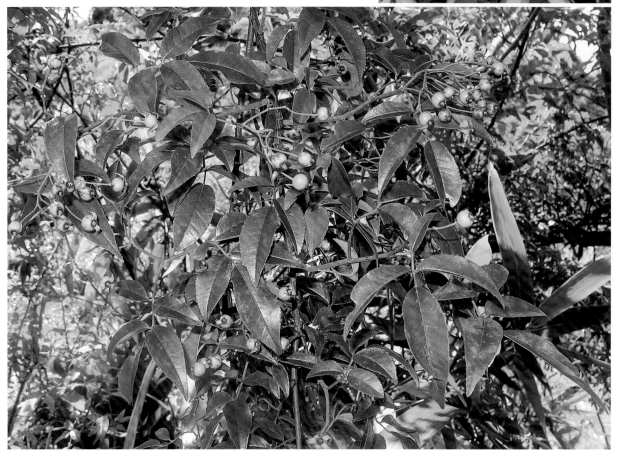

# 金樱子

【基原】为蔷薇科金樱子*Rosa laevigata* Michx. 的成熟果实。

【别名】刺糖果、倒挂金钩、黄茶瓶。

【形态特征】攀缘灌木。小枝粗壮，有疏钩刺，幼时被腺毛，老时逐渐脱落减少。三出复叶；小叶革质，椭圆状卵形，边缘有细齿。花单生于叶腋；花梗和萼筒均密被腺毛；花瓣白色，宽倒卵形，先端微凹。果梨形，熟时红褐色，密被刺毛。花期4~6月，果期7~11月。

【分布】生于山野、田边、灌木丛向阳处。产于广西、广东、湖南、四川、浙江、江西、安徽、福建等地。

【性能主治】果实味酸、甘、涩，性平。具有固精缩尿、固崩止带、涩肠止泻的功效。主治遗精滑精，遗尿，尿频，崩漏，带下，久泻久痢。

【采收加工】10~11月果实成熟变红时采收，干燥，除去刺毛。

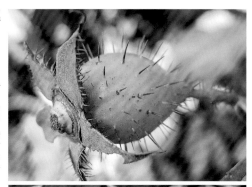

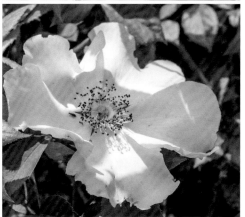

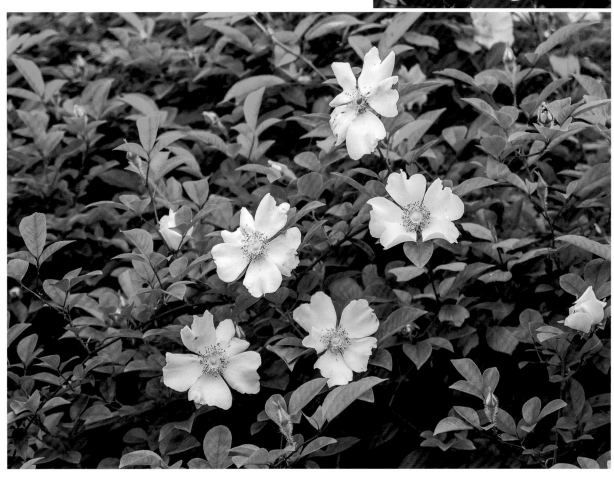

# 山莓

【基原】为蔷薇科山莓*Rubus corchorifolius* L. f. 的根和叶。

【别名】三角刺、五月泡、三月泡。

【形态特征】直立灌木，高1~3 m。枝具皮刺。单叶；叶片卵形或卵状披针形，基部微心形，沿中脉疏生小皮刺，边缘不分裂或3裂，通常不育枝上的叶3裂，有不规则锐齿或重齿。花单生或少数生于短枝上，白色。果近球形或卵圆形，熟时红色；核具皱纹。花期2~3月，果期4~6月。

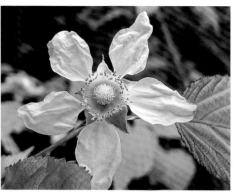

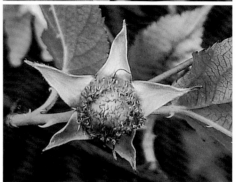

【分布】生于阳坡草地、山谷、溪边、荒地。产于华东、中南、西南等地地。

【性能主治】根味苦、涩，性平。具有活血、止血、祛风利湿的功效。主治吐血，便血，肠炎，痢疾，风湿关节痛，跌打损伤，月经不调，白带异常。叶味苦，性凉。具有消肿解毒的功效。外用治痈疖肿毒。

【采收加工】秋季挖根，洗净，切片，晒干。春季至秋季可采叶，洗净，切碎，晒干。

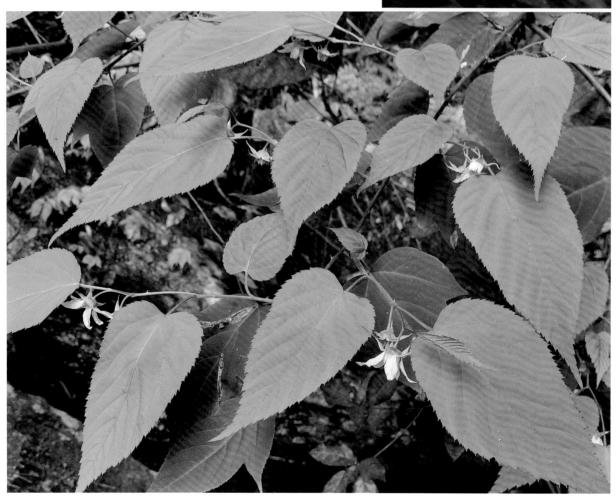

# 高粱泡叶

【基原】为蔷薇科高粱泡*Rubus lambertianus* Ser. 的叶。

【别名】十月莓、秧泡子。

【形态特征】半落叶藤状灌木。枝幼时有细柔毛或近无毛，有微弯小皮刺。单叶；叶片宽卵形，稀长圆状卵形，中脉常疏生小皮刺。圆锥花序顶生，生于枝上部叶腋内的花序常近总状，有时仅数朵花簇生于叶腋；花瓣倒卵形，白色。果近球形，熟时红色。花期7~8月，果期9~11月。

【分布】生于路旁、山坡、山谷或林缘。产于广西、广东、云南、江西、湖南、河南、安徽、江苏、台湾等地。

【性能主治】叶味甘、苦，性平。具有清热凉血、解毒疗疮的功效。主治感冒发热，咳血，便血，崩漏，创伤出血，瘰疬溃烂，皮肤糜烂，黄水疮。

【采收加工】夏、秋季采收，晒干。

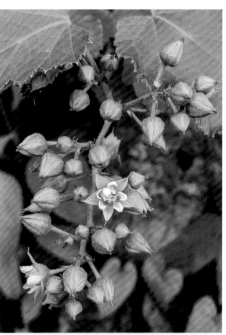

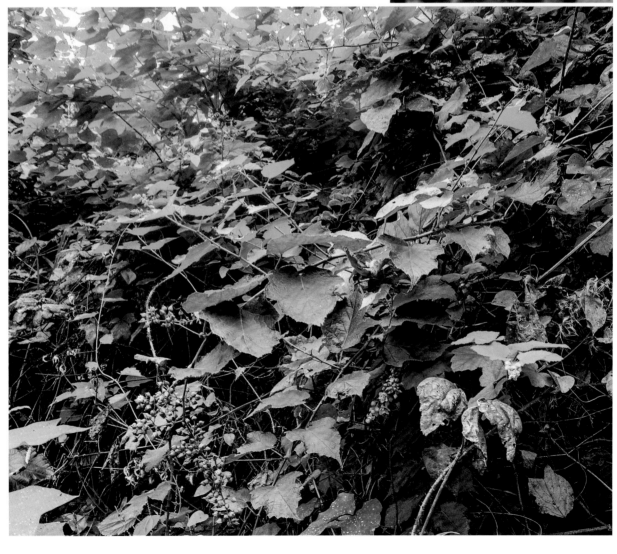

# 茅莓

【基原】为蔷薇科茅莓*Rubus parvifolius* L. 的地上部分、根。

【别名】三月泡、铺地蛇。

【形态特征】落叶小灌木。茎被短毛和倒生皮刺。三出复叶；顶生小叶较大，阔倒卵形或近圆形，边缘有不规则的齿。伞房花序顶生或腋生，稀顶生花序成短总状，具花数朵至多朵，被柔毛和细刺；花瓣卵圆形或长圆形，粉红至紫红色。聚合果球形，熟时红色。花期5~6月，果期7~8月。

【分布】生于路旁、山坡林下或荒野。产于广西、湖南、湖北、江苏、福建、江西、山西、山东、吉林、辽宁等地。

【性能主治】地上部分味苦、涩，性凉。具有清热解毒、散瘀止血、杀虫疗疮的功效。主治感冒发热，咳嗽痰血，痢疾，跌打损伤，产后腹痛，疥疮，疖肿，外伤出血。根味甘、苦，性凉。具有清热解毒、祛风利湿、活血凉血的功效。主治感冒发热，咽喉肿痛，风湿痹痛，肝炎，肠炎，痢疾，肾炎水肿，尿路感染，结石，跌打损伤，咳血，吐血，崩漏，疔疮肿毒，腮腺炎。

【采收加工】7~8月采收地上部分，捆成小把，晒干。秋、冬季挖根，洗净鲜用，或切片晒干。

【附注】《中华本草》记载茅莓以地上部分、根入药的药材名分别为薅田藨、薅田藨根。

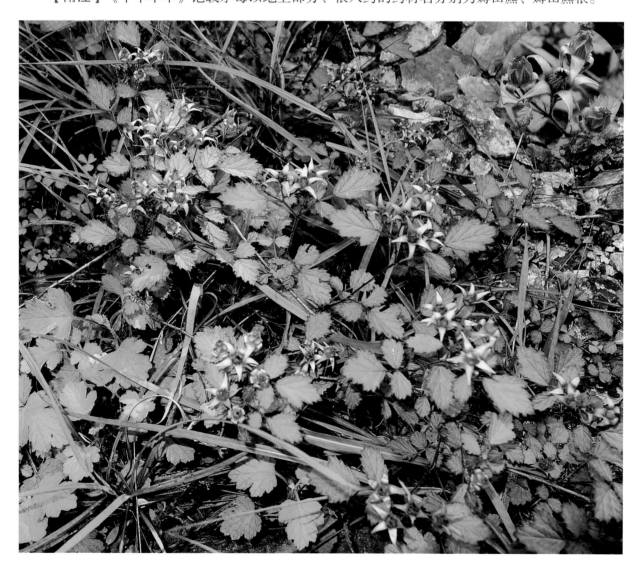

# 倒触伞

【基原】为蔷薇科空心泡*Rubus rosifolius* Sm. 的根或嫩枝叶。

【别名】托盘子、覆盆子、蔷薇莓。

【形态特征】直立或攀缘灌木，高2~3 m。小枝圆柱形，疏生皮刺。小叶5~7片，卵状披针形或披针形，两面疏生柔毛，老时几无毛，有浅黄色发亮的腺点，背面沿中脉有稀疏小皮刺。花常1~2朵，顶生或腋生，白色。果卵球形或长圆状卵圆形，红色。花期3~5月，果期6~7月。

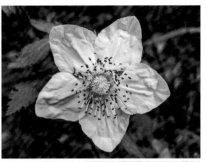

【分布】生于草地、山地林中阴处。产于广西、广东、湖南、贵州、安徽、浙江、江西、台湾、福建、四川等地。

【性能主治】根或嫩枝叶味微辛、苦、涩，性平。具有清热解毒、止咳、收敛止血、接骨的功效。主治肺热咳嗽，百日咳，牙痛，小儿惊风，月经不调，跌打损伤，筋骨痹痛，烧烫伤。

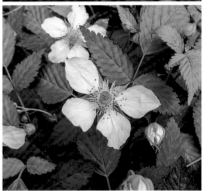

【采收加工】夏季采收嫩枝叶，鲜用或晒干。秋、冬季挖根，洗净，晒干。

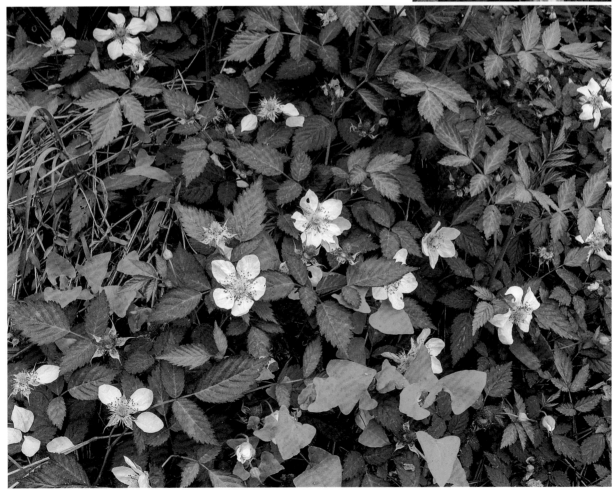

# 九龙藤

【基原】为苏木科龙须藤*Bauhinia championii* (Benth.) Benth. 的根或茎、叶、种子。

【别名】燕子尾、过岗龙、过江龙。

【形态特征】攀缘灌木。藤茎圆柱形，稍扭曲，表面粗糙，断面皮部棕红色，木部浅棕色，有4~9圈深棕红色环纹，因形似舞动的龙而得名。单叶互生；叶片卵形或心形，先端2浅裂或不裂，裂片尖。总状花序；花瓣白色，具瓣柄，瓣片匙形。荚果扁平，果瓣革质。花期6~10月，果期7~12月。

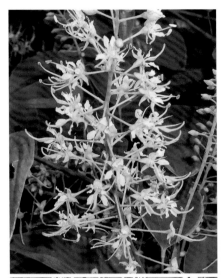

【分布】生于石山灌木丛或山地林中。产于广西、广东、湖南、贵州、浙江、台湾、湖北、海南等地。

【性能主治】根或茎味苦，性平。具有祛风除湿、行气活血的功效。主治风湿骨痛，跌打损伤，偏瘫，胃脘痛，痢疾。叶味甘、苦，性平。具有利尿、化瘀、理气止痛的功效。主治小便不利，腰痛，跌打损伤。种子味苦、辛，性温。具有行气止痛、活血化瘀的功效。主治胁肋胀痛，胃脘痛，跌打损伤。

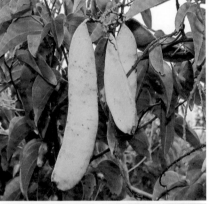

【采收加工】根或茎、叶全年均可采收，鲜用或晒干。果实秋季成熟时采收，晒干，打出种子。

【附注】《中华本草》记载龙须藤以根或茎、叶、种子入药的药材名分别为九龙藤、九龙藤叶、过江龙子。

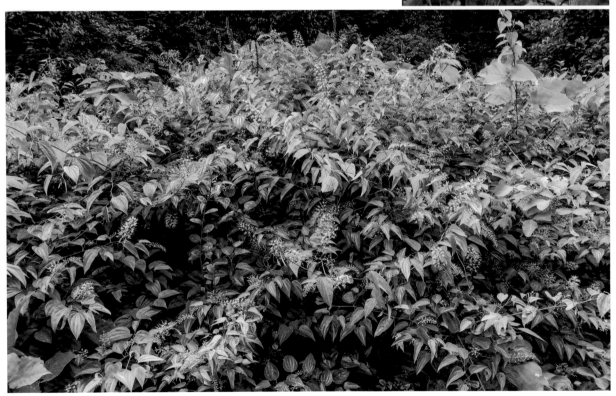

# 决明子

【基原】为苏木科决明*Senna tora* (L.) Roxb. 的成熟种子。

【别名】草决明、假绿豆、枕头子。

【形态特征】一年生半灌木状草本。叶柄上无腺体；叶轴上每对小叶间有棒状的腺体1个；小叶3对，膜质，倒卵形或倒卵状长椭圆形，先端圆钝而有小尖头。花腋生，通常2朵聚生；花瓣黄色，下面2片略长。荚果细，近四棱柱形，长达15 cm。种子菱形，光亮。花果期8~11月。

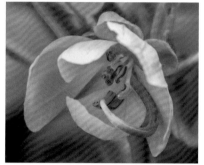

【分布】生于山坡、河边或栽培。产于广西、广东、湖南、四川、安徽等地。

【性能主治】种子味甘、苦、咸，性微寒。具有清热明目、润肠通便的功效。主治目赤涩痛，羞明多泪，目暗不明，头痛眩晕，大便秘结。

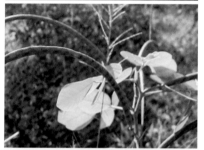

【采收加工】秋季果实成熟时采收，晒干，除去杂质，留下种子。

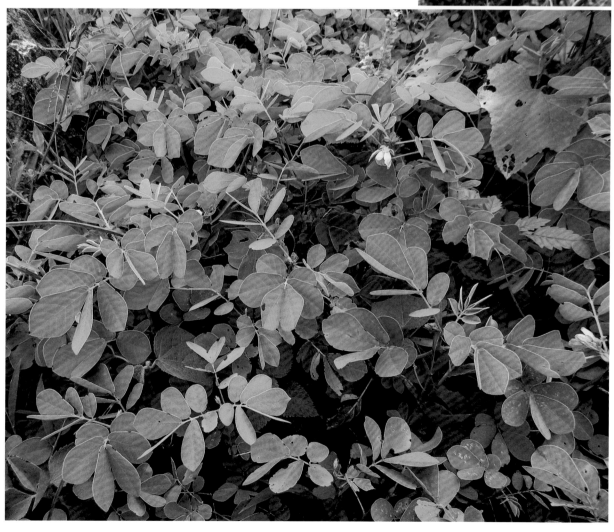

# 红花菜

【基原】为蝶形花科紫云英*Astragalus sinicus* L. 的全草。

【别名】米布袋、野蚕豆、荷花郎。

【形态特征】二年生草本。奇数羽状复叶，具7~13片小叶；小叶倒卵形或椭圆形，先端钝圆或微凹，基部宽楔形，背面散生白色柔毛。总状花序有5~10朵花，呈伞形；花冠紫红色或橙黄色。荚果线状长圆柱形，具短喙，熟时黑色。种子肾形，栗褐色。花期2~6月，果期3~7月。

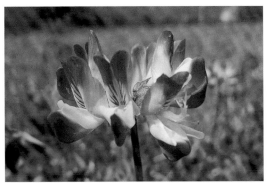

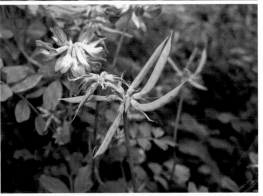

【分布】生于山坡、溪边及潮湿处。产于长江流域各地，广西有栽培或逸为野生。

【性能主治】全草味甘、辛，性平。具有清热解毒、祛风明目、凉血止血的功效。主治咽喉痛，风痰咳嗽，目赤肿痛，带状疱疹，疥癣，外伤出血，月经不调，带下，血小板减少性紫癜。

【采收加工】春、夏季采收，洗净，鲜用或晒干。

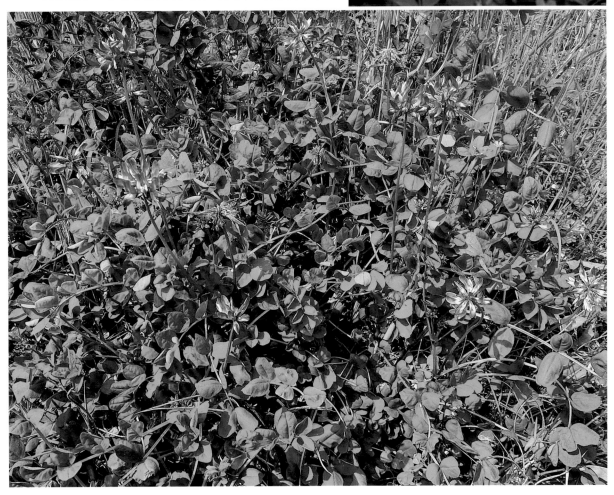

# 响铃豆

【基原】为蝶形花科响铃豆 *Crotalaria albida* B. Heyne ex Roth 的根及全草。

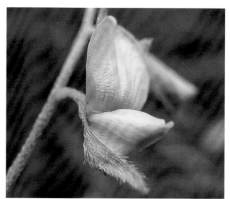

【别名】黄花地丁、小响铃、马口铃。

【形态特征】多年生草本。茎直立，基部常木质，分枝细弱。叶片倒卵形、长圆状椭圆形或倒披针形，先端钝或圆，基部楔形。总状花序顶生或腋生，有花20~30朵；花冠淡黄色，旗瓣椭圆形，先端具束状柔毛，基部胼胝体可见。荚果短圆柱形；具种子6~12粒。花果期5~12月。

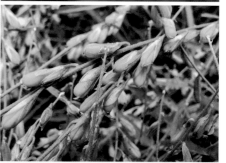

【分布】生于路旁、荒地、山坡林下。产于广西、广东、云南、湖南、贵州、四川等地。

【性能主治】根及全草味苦、辛，性凉。具有清热解毒、止咳平喘的功效。主治尿道炎，膀胱炎，肝炎，胃肠炎，痢疾，支气管炎，肺炎，哮喘；外用治痈肿疮毒，乳腺炎。

【采收加工】夏、秋季采收，洗净，切碎，晒干。

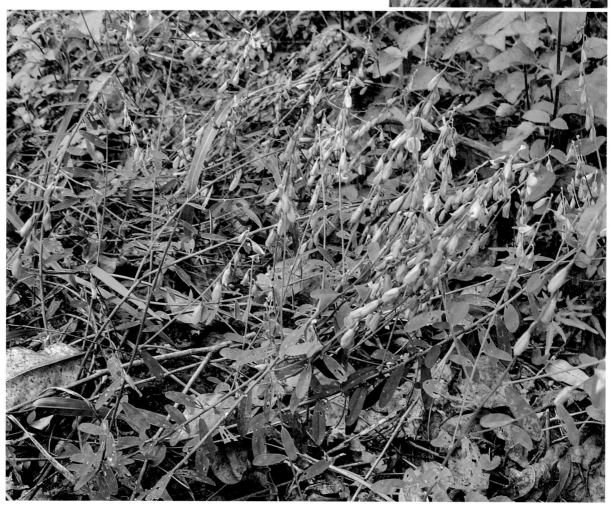

# 藤檀

【基原】为蝶形花科藤黄檀*Dalbergia hancei* Benth. 的茎和根。

【别名】大香藤、降香。

【形态特征】藤本。枝纤细，小枝有时变钩状或旋扭。小叶3~6对，狭长圆或倒卵状长圆形，嫩时两面被伏贴疏柔毛。花芳香；总状花序远较复叶短，数个总状花序常再集成腋生短圆锥花序；花冠绿白色。荚果扁平，长圆形或带状，基部收缩为细果颈；通常有1粒种子。种子肾形，极扁平。花期4~5月。

【分布】生于山坡灌木丛中或山谷溪旁。产于广西、广东、海南、贵州、四川、安徽、浙江、江西等地。

【性能主治】茎和根味辛，性温。具有理气止痛的功效。茎主治胸胁痛，胃痛，腹痛。根主治腰痛，关节痛。

【采收加工】全年均可采收，洗净，切碎，晒干。

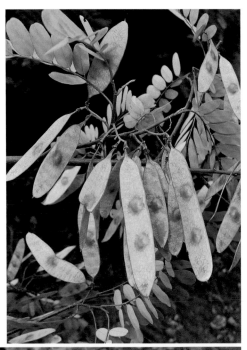

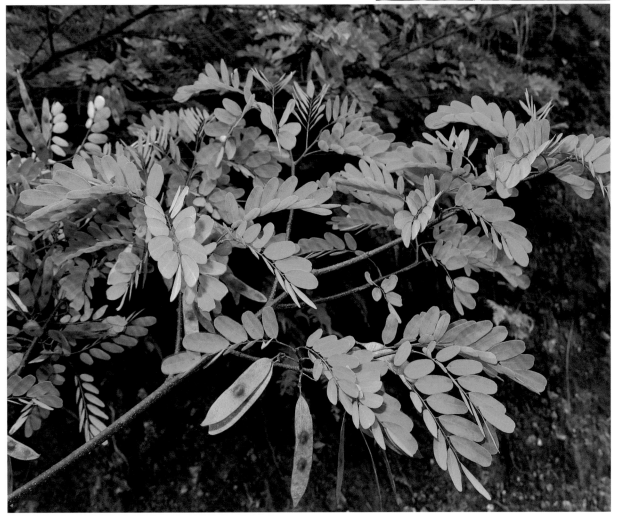

# 假木豆

【基原】为蝶形花科假木豆*Dendrolobium triangulare* (Retz.) Schindl. 的根或叶。

【别名】千斤拔、野蚂蝗、假绿豆。

【形态特征】灌木，高1~2 m。嫩枝三棱形，密被灰白色丝状毛，老时变无毛。三出复叶；顶生小叶较大，倒卵状长圆形或椭圆形。花序腋生，稀顶生；花冠白色或淡黄色，旗瓣宽椭圆形，翼瓣和龙骨瓣长圆形。荚果密被伏丝状毛；有荚节3~6个。种子椭圆形。花期8~10月，果期10~12月。

【分布】生于旷野、丘陵、山地、沟边的林中或灌木丛中。产于广西、广东、海南、贵州、云南、福建、台湾等地。

【性能主治】根或叶味辛、甘，性寒。具有清热凉血、舒筋活络，健脾利湿的功效。主治咽喉肿痛，内伤吐血，跌打损伤，骨折，风湿骨痛，瘫痪，泄泻，小儿疳积。

【采收加工】全年均可采收，鲜用或晒干。

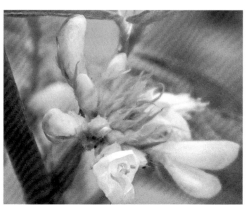

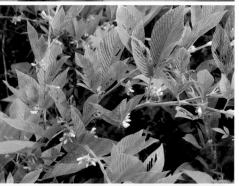

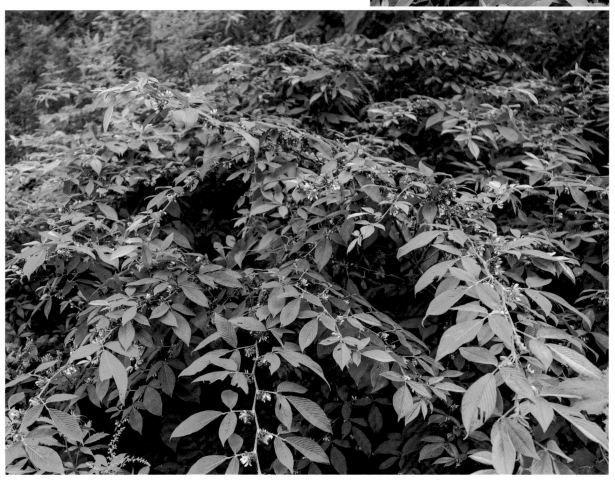

# 鸡眼草

【基原】为蝶形花科鸡眼草 *Kummerowia striata* (Thunb.) Schindl. 的全草。

【别名】人字草、三叶人字草、夜关门。

【形态特征】一年生草本。茎披散或平卧，多分枝，茎和枝上被倒生的白色细毛。三出羽状复叶；小叶全缘，两面沿中脉及边缘有白色粗毛。花小，单生或2~3朵簇生于叶腋；花冠粉红色或紫色。荚果圆形或倒卵形，稍侧扁，顶端短尖，被小柔毛。花期7~9月，果期8~10月。

【分布】生于路旁、田中、林中及山坡草地。产于我国西南、东北、华北、华东、中南等地区。

【性能主治】全草味甘、辛、微苦，性平。具有清热解毒、健脾利湿、活血止血的功效。主治感冒发热，暑湿吐泻，黄疸，痈疖疔疮，痢疾，血淋，鼻出血，跌打损伤，赤白带下。

【采收加工】7~8月采收，鲜用或晒干。

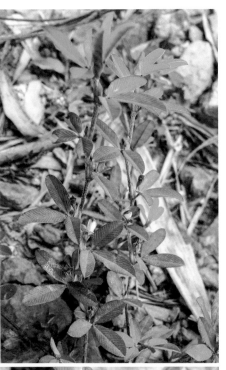

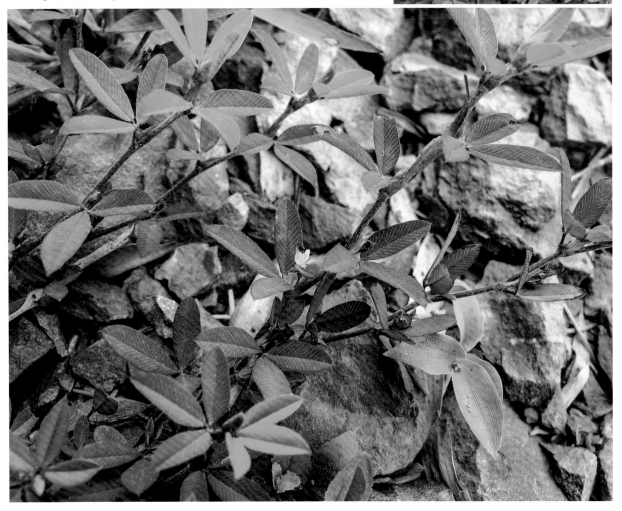

# 铁扫帚

【基原】为豆科截叶铁扫帚Lespedeza cuneata (Dum. Cours.) G. Don 的根和全株。

【别名】夜关门、苍蝇翼、铁马鞭。

【形态特征】小灌木。茎直立或斜升，被毛，上部分枝；分枝斜上举。叶密集；小叶楔形或线状楔形，先端截形成近截形，具短尖，基部楔形，腹面近无毛，背面密被白色伏毛。总状花序腋生；花淡黄色或白色。荚果宽卵形或近球形，被伏毛。花期7~8月，果期9~10月。

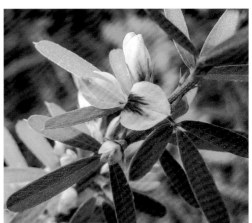

【分布】生于草地、荒地或路旁阳处。产于广西、广东、云南、湖南、陕西、甘肃、山东、台湾、河南、湖北、四川、西藏等地。

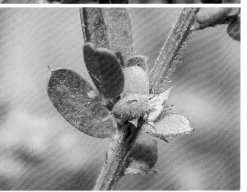

【性能主治】根和全株味甘、微苦，性平。具有清热利湿、消食除积、祛痰止咳的功效。主治小儿疳积，消化不良，胃肠炎，细菌性痢疾，胃痛，黄疸型肝炎，肾炎水肿，白带异常，口腔炎，咳嗽，支气管炎；外用治带状疱疹，虫蛇咬伤。

【采收加工】夏、秋季采收，洗净，切碎晒干。

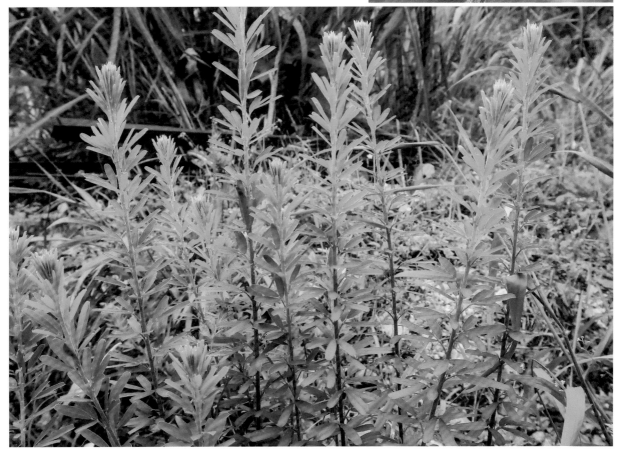

# 小槐花

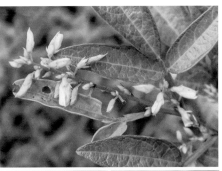

【基原】为蝶形花科小槐花 *Ohwia caudata* (Thunb.) H. Ohashi 的根或全株。

【别名】草鞋板、味噌草、拿身草。

【形态特征】直立灌木或半灌木。树皮灰褐色。茎分枝多，上部分枝略被柔毛。叶为羽状3小叶，两侧具狭翅；小叶近革质或纸质，顶生小叶披针形或阔披针形，干后黑色。总状花序顶生或腋生；花冠绿白或黄白色。荚果线形，扁平，被钩状毛；有4~6个荚节。花期8~9月，果期10~12月。

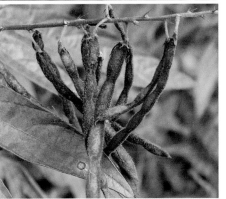

【分布】生于山坡草地、路旁和林缘。产于长江以南各省区，西至喜马拉雅山，东至台湾。

【性能主治】根或全株味微苦、辛，性平。具有清热解毒、祛风利湿的功效。主治感冒发烧，肠胃炎，痢疾，小儿疳积，风湿关节痛；外用治虫蛇咬伤，痈疖疔疮，乳腺炎。

【采收加工】夏、秋季采收，洗净，鲜用或晒干。

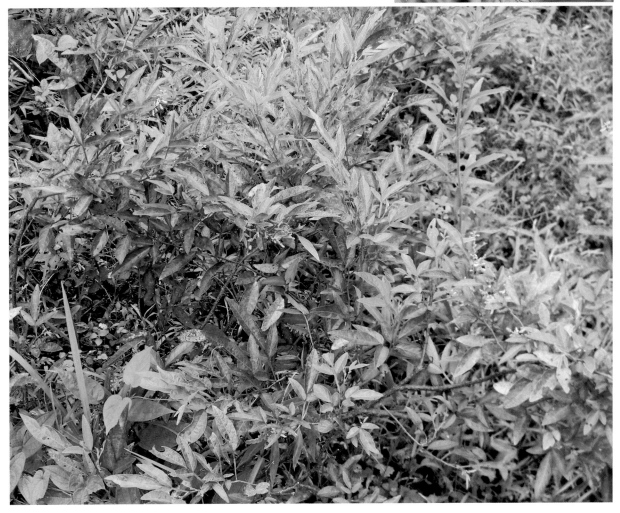

## 鹿藿

【基原】为蝶形花科鹿藿 *Rhynchosia volubilis* Lour. 的根、茎叶。

【别名】鹿豆、荳豆、野绿豆。

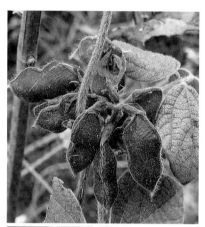

【形态特征】缠绕草质藤本。全株各部多少被灰色至淡黄色柔毛。叶为羽状或有时近指状3小叶；顶生小叶菱形或倒卵状菱形。总状花序1~3个腋生；花冠黄色，旗瓣近圆形，有宽而内弯的耳，翼瓣倒卵状长圆形，基部一侧具长耳，龙骨瓣具喙。荚果长圆形。花期5~8月，果期9~12月。

【分布】生于山坡、路旁、草丛中。产于广西、广东、贵州、湖南、福建、浙江、江西、四川等地。

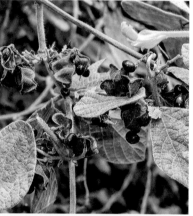

【性能主治】根味苦，性平。具有活血止痛、解毒、消积的功效。主治妇女痛经，瘰疬，疮肿，小儿疳积。茎叶味苦、酸，性平。具有祛风除湿、活血、解毒的功效。主治风湿痹痛，头痛，牙痛，腰脊疼痛，瘀血腹痛，产褥热，瘰疬，痈肿疮毒，跌打损伤，烧烫伤。

【采收加工】根秋季采收，除去泥土，洗净，鲜用或晒干。茎叶5~6月采收，鲜用或晒干，贮干燥处。

【附注】《中华本草》记载鹿藿以根、茎叶入药的药材名分别为鹿藿根、鹿藿。

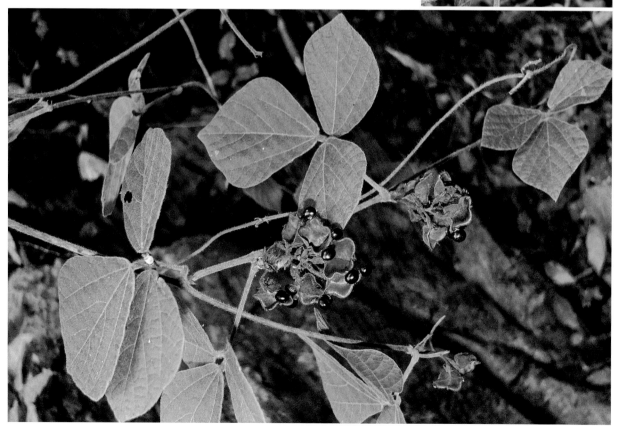

# 檵花

【基原】为金缕梅科檵木*Loropetalum chinense*(R. Br.) Oliv. 的花。

【别名】突肉根、白花树、螺砚木。

【形态特征】灌木或小乔木。叶片革质，卵形，长2~5 cm，宽1.5~2.5 cm，背面被星毛，边缘全缘。花3~8朵簇生，白色，有短花梗，比新叶先开放，或与嫩叶同时开放；苞片线形；萼筒杯状，被星毛；花瓣4片，带状；雄蕊4枚；子房完全下位。蒴果卵圆形，顶端圆形。种子圆卵形，熟时黑色，发亮。花期3~4月。

【分布】生于丘陵及山地的向阳处。产于我国南部、西南、中部等地区。

【性能主治】花味甘、涩，性平。具有清热、止血的功效。主治鼻出血，外伤出血。

【采收加工】夏季采收，鲜用或晒干。

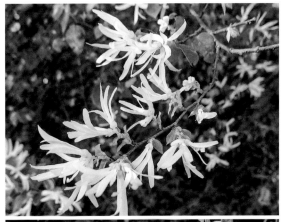
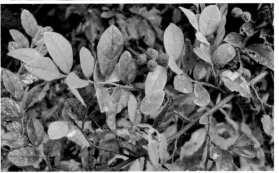
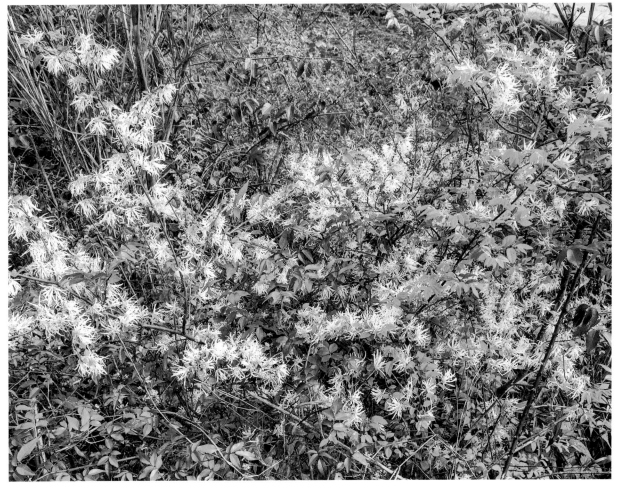

# 谷皮藤

【基原】为桑科藤构*Broussonetia kaempferi* var. *australis* T. Suzuki 的全株。

【别名】藤葡蟠、黄皮藤。

【形态特征】蔓生藤状灌木。小枝显著伸长。叶互生，螺旋状排列；叶片卵状椭圆形，长3.5~8 cm，宽2~3 cm，基部心形或截形，边缘齿细，齿尖具腺体。花雌雄异株；雄花序短穗状，长1.5~2.5 cm；雌花集生为球形头状花序。聚花果直径1 cm，宿存花柱线形，延长。花期4~6月，果期5~7月。

【分布】生于沟边、山坡或灌木丛中。产于广西、广东、云南、四川、湖南、湖北、福建、安徽、江西等地。

【性能主治】全株味微甘，性平。具有清热养阴、平肝、益肾的功效。主治肺热咳嗽，头晕目眩，高血压。

【采收加工】4~11月采收，洗净，鲜用或晒干。

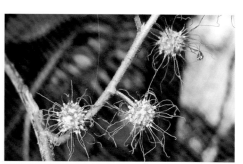

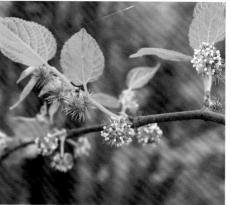

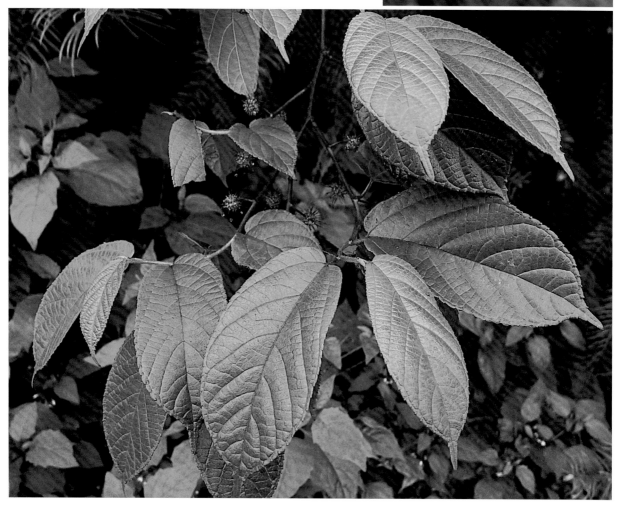

# 楮实子

【基原】为桑科构树*Broussonetia papyrifera* (L.) L' Her. ex Vent. 的成熟果实。

【别名】谷木、褚、楮树。

【形态特征】乔木。枝粗而直，小枝密生柔毛。叶片广卵形至长椭圆状卵形，边缘具粗齿，不裂或3~5裂，幼树叶常有明显分裂，腹面粗糙且疏生糙毛，背面密被茸毛。花雌雄异株；雄花序为柔荑花序；雌花序球形头状。聚花果，肉质熟时橙红色。花期4~5月，果期6~7月。

【分布】生于石灰岩山地、村旁、田园。产于我国南北各地。

【性能主治】果实味甘，性寒。具有明目、补肾、强筋骨、利尿的功效。主治腰膝酸软，肾虚目昏，肾虚阳痿。

【采收加工】秋季果实成熟时采收，洗净，晒干，除去灰白色膜状宿萼和杂质。

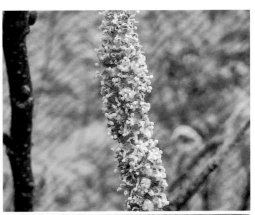

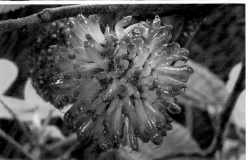

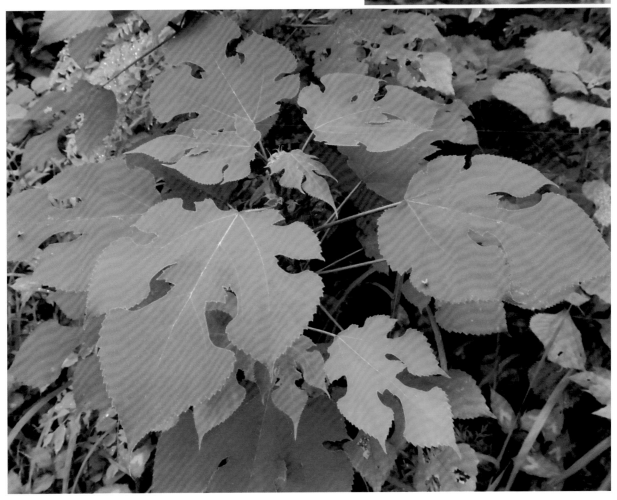

# 奶汁树

【基原】为桑科台湾榕 *Ficus formosana* Maxim. 的根、叶。

【别名】水牛奶、下乳草、山沉香。

【形态特征】灌木，高1.5~3 m。枝纤细，节间短。叶片膜质，倒披针形，长4~11 cm，宽1.5~3.5 cm，中部以下渐窄，全缘或在中部以上有疏钝齿裂。榕果单生叶腋，卵状球形，直径6~9 mm，熟时绿色带红色，光滑，顶部脐状突起，基部收缩为纤细短梗。花期4~7月。

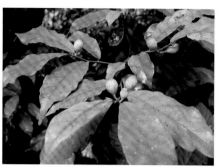

【分布】生于山地疏林、路旁溪边湿润处。产于广西、广东、海南、贵州、湖南、福建、台湾、浙江等地。

【性能主治】根、叶味甘、微涩，性平。具有活血补血、催乳、祛风利湿、清热解毒的功效。主治月经不调，产后虚弱，病后虚弱，乳汁不下，风湿痹痛，跌打损伤，虫蛇咬伤，尿路感染。

【采收加工】全年均可采收，鲜用或晒干。

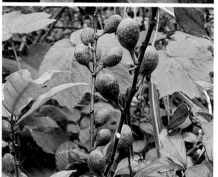

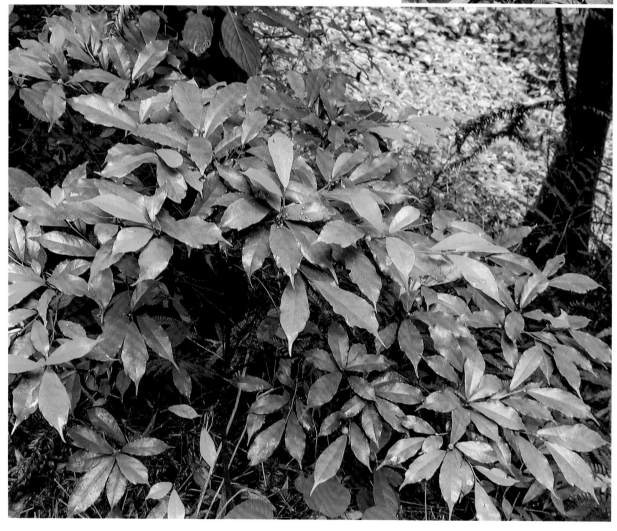

# 五指毛桃

【基原】为桑科粗叶榕*Ficus hirta* Vahl 的根。

【别名】五指牛奶。

【形态特征】灌木或小乔木。全株有乳汁。嫩枝中空。枝、叶、叶柄和花序托（榕果）均被金黄色长硬毛。叶片长椭圆状披针形或广卵形，边缘有细齿；托叶卵状披针形，膜质，红色，被柔毛。榕果成对腋生或生于已落叶的枝上。瘦果椭圆形，表面光滑。花果期3~11月。

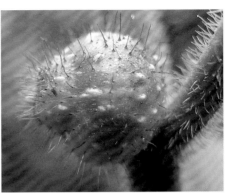

【分布】生于村寨附近旷地或山坡林边，或附生于其他树干。产于广西、广东、海南、云南、贵州、湖南、福建、江西。

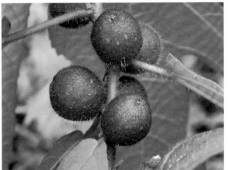

【性能主治】干燥根味甘，性平。具有健脾补肺，行气利湿，舒筋活络的功效。主治脾虚浮肿，食少无力，肺痨咳嗽，带下，产后无乳，风湿痹痛，肝硬化腹水，肝炎，跌打损伤。

【采收加工】全年均可采收，洗净，切片，晒干。

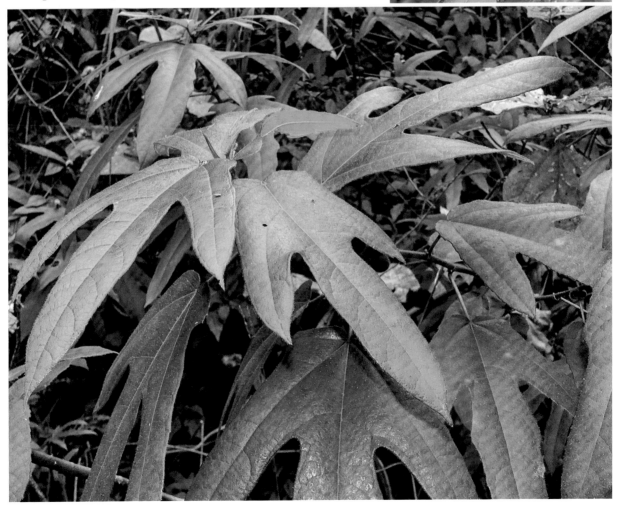

# 木馒头

【基原】为桑科薜荔 *Ficus pumila* L. 的果实。

【别名】凉粉果、王不留行、爬山虎。

【形态特征】常绿攀缘灌木。叶二型；不结果枝上的叶小而薄，卵状心形；结果枝上的叶较大，革质，卵状椭圆形。榕果单生于叶腋；瘿花果梨形；雌花果近球形，长4~8 cm，直径3~5 cm，顶部截平，略具短钝头或为脐状突起，内生众多细小的黄棕色圆球状瘦果。花期5~6月，果期9~10月。

【分布】生于树上或石灰岩山坡上。产于广西、广东、云南东南部、贵州、四川、湖南、福建、台湾、江西、安徽、江苏、浙江、陕西等地。

【性能主治】果实味甘、性平。具有补肾固精、通经活血、催乳的功效。主治遗精，阳痿，乳汁不通，闭经。

【采收加工】秋季果实将熟时采收，剪去果梗，投入沸水中浸泡，鲜用或晒干。

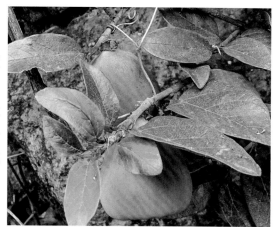

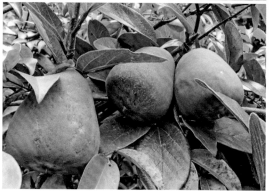

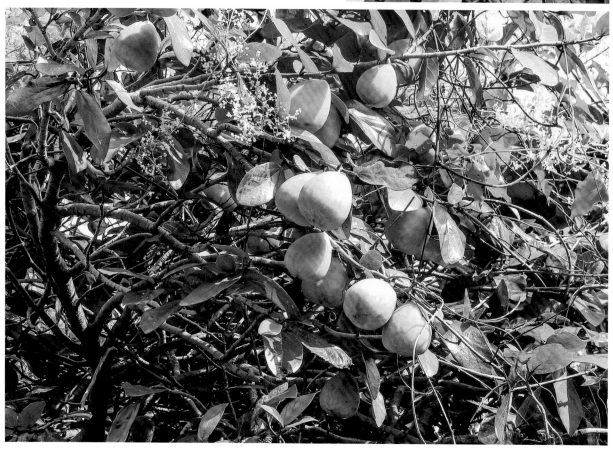

# 斜叶榕

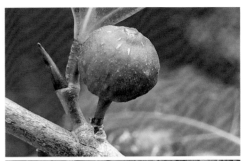

【基原】为桑科斜叶榕*Ficus tinctoria* G. Forst. subsp. *gibbosa* (Blume) Corner 的树皮。

【形态特征】小乔木,幼时多附生。叶排成2列;叶片椭圆形至卵状椭圆形,边缘全缘,一侧稍宽。雄花生于榕果内壁近口部;瘿花与雄花花被相似;雌花生于另一植株榕果内,花被片4片,线形。榕果球形或球状梨形,单生或成对腋生,疏生小瘤体。瘦果椭圆形,具龙骨,表面有瘤体。花果期冬季至翌年6月。

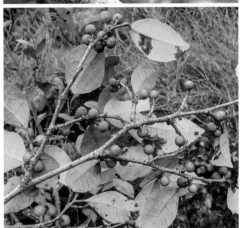

【分布】生于路旁、山坡、林缘、山谷疏林下或湿润岩石上。产于广西、海南、台湾、福建、贵州、云南、西藏等地。

【性能主治】树皮味苦,性寒。具有清热利湿、解毒的功效。主治感冒,高热惊厥,泄泻,痢疾,目赤肿痛。

【采收加工】全年均可采收,鲜用或晒干。

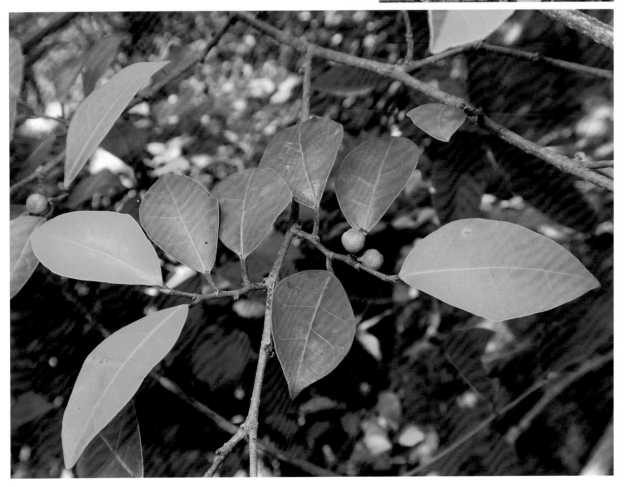

# 变叶榕

【基原】为桑科变叶榕*Ficus variolosa* Lindl. ex Benth. 的根。

【别名】山牛奶、假岑榕。

【形态特征】灌木或小乔木。小枝节间短。叶片薄革质，狭椭圆形至椭圆状披针形，先端钝或钝尖，基部楔形，边缘全缘，侧脉与中脉略成直角展出。瘿花子房球形，花柱短，侧生；雌花生于另一植株榕果内壁。榕果成对或单生叶腋，球形，表面有瘤体。瘦果表面有瘤体。花期12月至翌年6月。

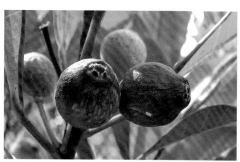

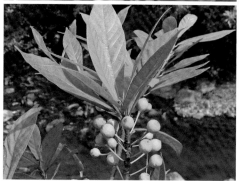

【分布】生于山地、溪边林下潮湿处。产于广西、广东、贵州、云南、湖南、江西、福建等地。

【性能主治】根味微苦、辛，性微温。具有祛风除湿、活血止痛的功效。主治风湿痹痛，胃痛，疖肿，跌打损伤。

【采收加工】全年均可采收，鲜用或晒干。

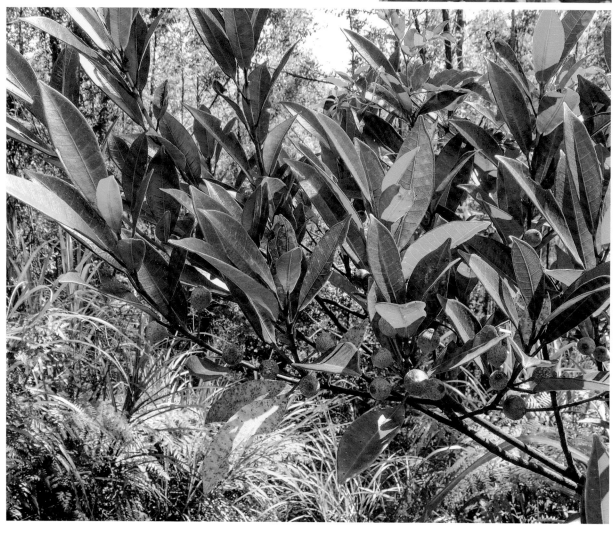

# 苎麻根

【基原】为荨麻科苎麻*Boehmeria nivea* (L.) Gaudich.的根。

【别名】青麻、白麻、野麻。

【形态特征】半灌木或灌木。叶互生；叶片通常圆卵形或宽卵形，少数卵形，长6~15 cm，宽4~11 cm，边缘在基部之上有齿，腹面稍粗糙，疏被短伏毛，背面密被雪白色毡毛。圆锥花序腋生，或植株上部的花序为雌性，下部的花序为雄性，或同一植株的花序全为雌性。瘦果近球形，光滑。花期8~10月。

【分布】生于山谷、山坡路旁、林缘或灌木丛中。分布于广西、广东、台湾、福建、浙江、四川、贵州、云南、甘肃、陕西等地。

【性能主治】根味甘，性寒。具有凉血止血、利尿、解毒的功效。主治咯血，鼻出血，便血，胎动不安，胎漏下血，痈疮肿毒，虫蛇咬伤等。

【采收加工】冬、春季采收，以食指粗细的根药效为佳，除去杂质，洗净，晒干。

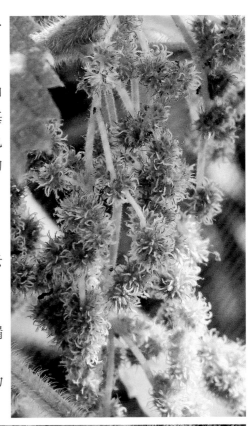

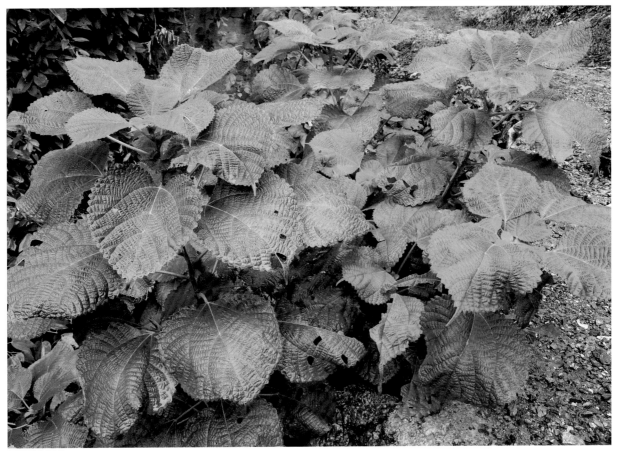

## 豆瓣七

【基原】为荨麻科狭叶楼梯草*Elatostema lineolatum* Wight 的全草。

【别名】鱼公草、青鱼胆、冷青草。

【形态特征】草本或半灌木。小枝多少波状弯曲，密被贴伏或开展的短糙毛。叶片倒卵状长圆形或斜长圆形。花序雌雄同株，无花序梗；雄花序直径5~10 mm，花密集；雄花花梗长达2 mm，花被片4枚；雌花序直径2~4 mm；花序托直径1~2.5 mm，周围有正三角形苞片。瘦果椭圆形，约有7条纵肋。花期1~5月。

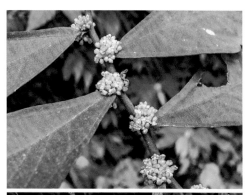

【分布】生于沟边、林下或灌木丛阴湿处。产于广西、广东、台湾、福建、云南、西藏等地。

【性能主治】全草味苦，性寒。具有活血通络、消肿止痛、清热解毒的功效。主治风湿痹痛，跌打损伤，骨折，外伤出血，痈疽肿痛。

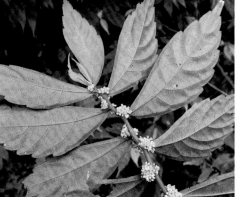

【采收加工】夏、秋季采收，鲜用或晒干。

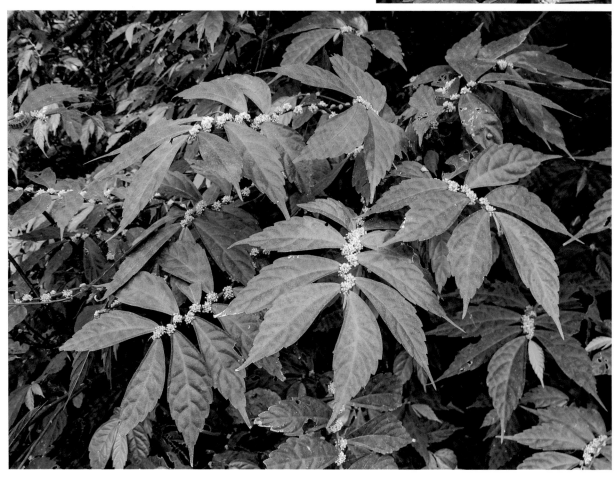

# 糯米藤

【基原】为荨麻科糯米团*Gonostegia hirta* (Blume) Miq. 的全草。

【别名】猪粥菜、拉粘草。

【形态特征】多年生草本。茎蔓生、铺地或渐升，上部略四棱形。叶对生；叶片狭卵形至披针形，边缘全缘。雌雄异株；团伞花序腋生，直径2~9 mm；雄花花蕾呈陀螺状；雌花花被菱状狭卵形，果期呈卵形，有10条纵肋。瘦果卵球形；宿存花被无翅。花期5~9月，果期8~9月。

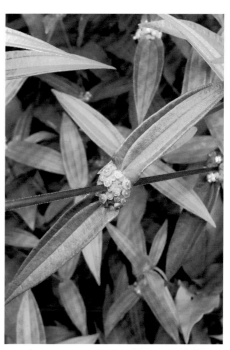

【分布】生于山坡灌木丛中、沟边草地。产于广西、广东、云南、河南、陕西等地。

【性能主治】全草味甘、苦，性凉。具有清热解毒、止血、健脾的功效。主治疔疮痈肿，瘰疬，痢疾，白带异常，小儿疳积，吐血，外伤出血。

【采收加工】全年均可采收，鲜用或晒干。

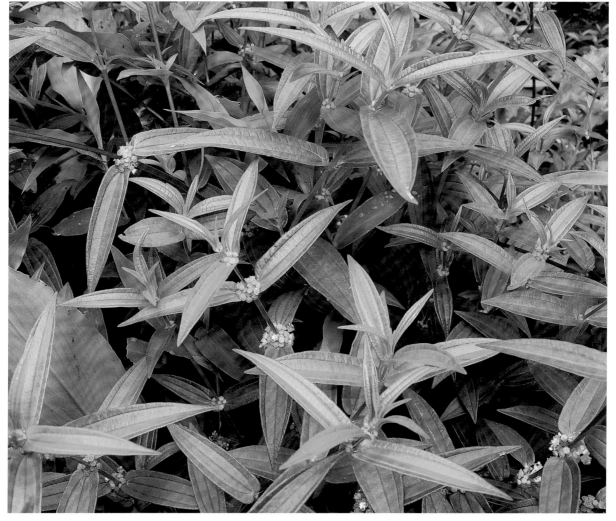

## 紫麻

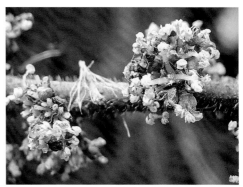

【基原】为荨麻科紫麻*Oreocnide frutescens* (Thunb.) Miq. 的全株。

【别名】小麻叶、火麻条。

【形态特征】灌木、稀小乔木，高1~3 m。叶常生于枝的上部；叶片卵形、狭卵形，稀倒卵形，长3~15 cm，宽1.5~6 cm。花序生于上年生枝和老枝上，几无花序梗，呈簇生状。瘦果卵球形，两侧稍扁；肉质花托浅盘状，围以果的基部，熟时则常增大呈壳斗状，包围着果的大部分。花期3~5月，果期6~10月。

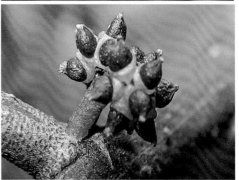

【分布】生于山谷、溪边、林缘半阴湿处。产于华南、西南地区及湖南、浙江、江西、福建、台湾、湖北、陕西等地。

【性能主治】全株味甘，性凉。具有行气、活血的功效。主治跌打损伤，牙痛，小儿麻疹发热。

【采收加工】夏、秋季采收，洗净，鲜用或晒干。

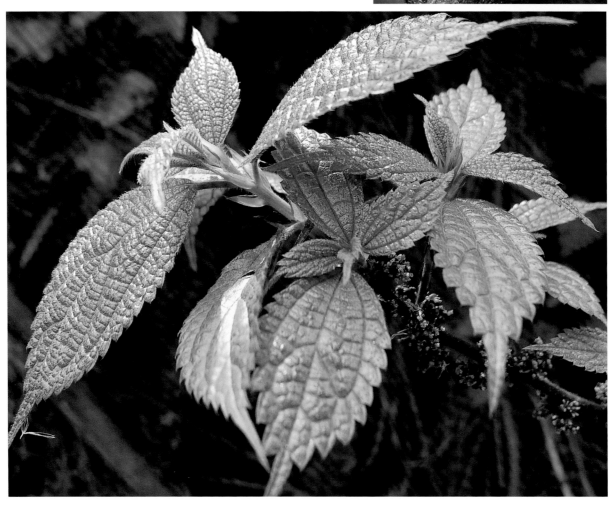

# 石油菜

【基原】为荨麻科石油菜Pilea cavaleriei H. Lévl.的全草。

【别名】小石芥、石西洋菜、石花菜。

【形态特征】多年生披散草本。根状茎匍匐。肉质茎粗壮，多分枝，呈伞房状整齐伸出。叶生于分枝上；叶片宽卵形或近圆形，先端钝圆，边全缘或不明显波状，两面密布钟乳体。雌雄同株；聚伞花序常密集成近头状；雄花序长不过叶柄；雌花近无梗或具短梗。花期5~8月，果期8~10月。

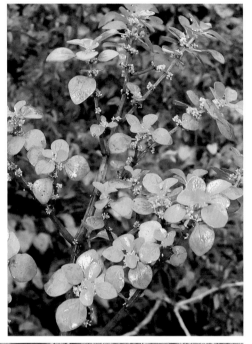

【分布】生于石灰岩岩石上或阴处岩石上。产于广西、湖南等地。

【性能主治】全草味微苦，性凉。具有清肺止咳、利水消肿、解毒止痛的功效。主治肺热咳嗽，肺结核，肾炎水肿，烧烫伤，跌打损伤，疮疖肿毒。

【采收加工】全年均可采收，洗净，鲜用或晒干。

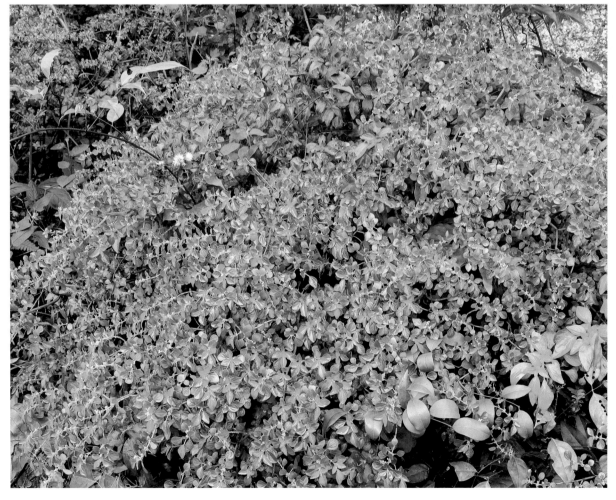

## 接骨风

【基原】为荨麻科基心叶冷水花*Pilea basicordata* W. T. Wang 的全草。

【别名】登赫赫。

【形态特征】矮小灌木或半灌木。全株光滑无毛。叶交互对生；叶片肉质，干时厚纸质，生于茎的上部，长圆状卵形，先端渐尖或短尾状渐尖，基部心形或深心形，边缘自中部以上啮蚀状波状或近全缘；钟乳体纺锤形，两面明显；叶脉在两面近平坦，基出脉3条。聚伞花序腋生；花小，红色。花期3~4月，果期4~5月。

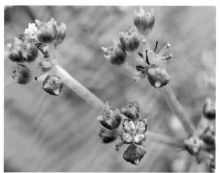
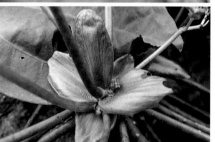

【分布】生于石灰岩山坡杂木林阴处石上。产于广西。

【性能主治】全草味微辛、涩，性凉。具有清热解毒、散瘀消肿的功效。主治疮疖，跌打肿痛，骨折，烧烫伤。

【采收加工】全年均可采收，洗净，鲜用或晒干。

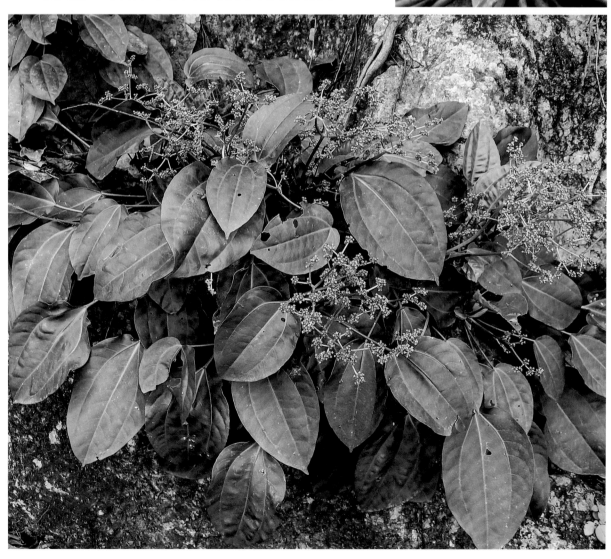

# 白淋草

【基原】为荨麻科长茎冷水花*Pilea longicaulis* Hand.-Mazz. 的全草。

【别名】接骨风、长柄冷水花。

【形态特征】半灌木。全株无毛。叶片稍肉质，同对叶不等大，椭圆状披针形、椭圆形，边缘近全缘；基出脉3条，其侧生的2条弧曲，伸达先端。花雌雄异株；花序聚伞圆锥状或总状，成对生于叶腋；雄花具短梗，干时深紫红色。瘦果宽椭圆状卵形，扁平；宿存花被片4枚，等长。花期1~2月，果期3~5月。

【分布】生于石灰岩山坡阴湿处。产于广西。

【性能主治】全草味淡，性凉。具有散瘀消肿、解毒敛疮的功效。主治跌打损伤，烧烫伤。

【采收加工】夏、秋季采收，洗净，鲜用或晒干。

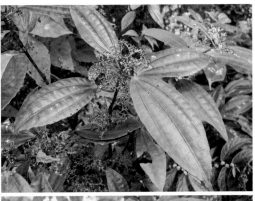

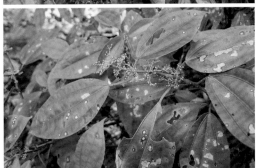

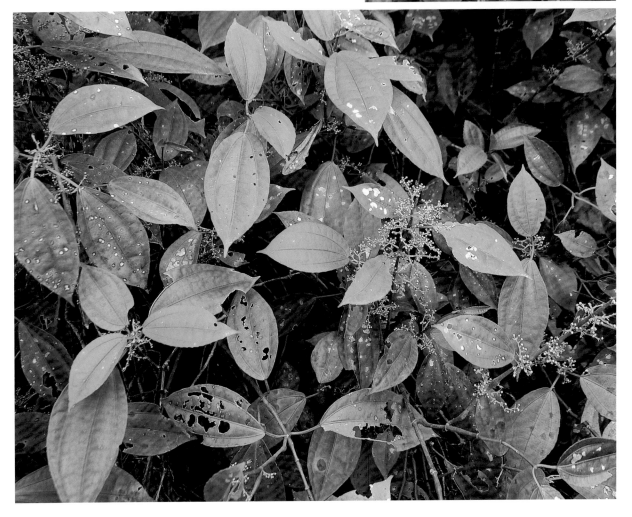

# 透明草

【基原】为荨麻科小叶冷水花*Pilea microphylla* (L.) Liebm. 的全草。

【别名】玻璃草、小叶冷水麻。

【形态特征】纤细小草本。茎肉质，多分枝，干时常变蓝绿色，密布条形钟乳体。叶很小，同对叶不等大；叶脉羽状。雌雄同株，有时同序；聚伞花序密集成近头状；雄花具梗，花被片4枚，背面近先端有短角状突起；雌花花被片3枚，稍不等长。瘦果卵形，熟时变褐色，光滑。花期夏、秋季，果期秋季。

【分布】生于路旁石缝或墙角阴湿处。原产于南美洲热带，在我国广西、广东、福建、台湾、浙江、江西等地为归化种。

【性能主治】全草味淡、涩，性凉。具有清热解毒的功效。主治痈疮肿痛，丹毒，无名肿毒，烧烫伤，虫蛇咬伤。

【采收加工】夏、秋季采收，洗净，鲜用或晒干。

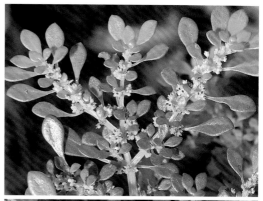

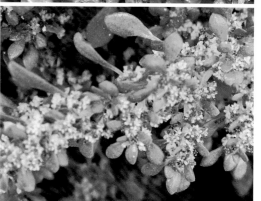

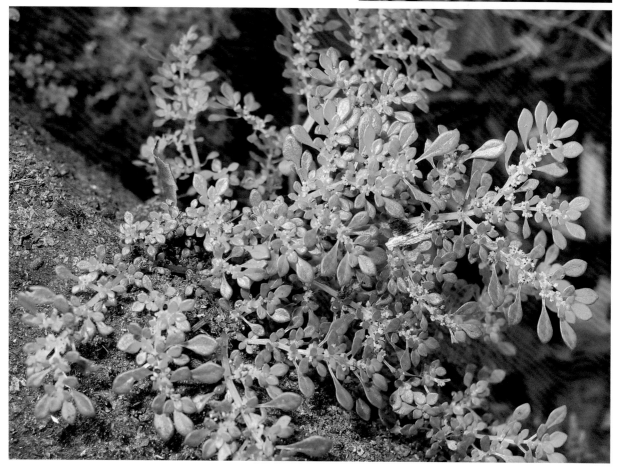

# 葎草

【基原】为大麻科葎草*Humulus scandens* (Lour.) Merr. 的全草。

【别名】拉拉秧、拉拉藤、五爪龙。

【形态特征】多年生茎蔓草本。茎枝和叶柄均具倒钩刺毛，茎喜缠绕其他植物生长。单叶对生；叶片掌状3~7裂，腹面粗糙，背面有柔毛和黄色腺体，边缘具粗齿。雌雄异株；雌花为球状的穗状花序，雄花成圆锥状柔荑花序；花黄绿色，细小。瘦果成熟时露出苞片外。花期5~10月。

【分布】生于沟边、荒地、废墟或林缘。产于我国南北各地。

【性能主治】全草味甘、苦，性寒，有清热解毒、利尿消肿的功效。主治肺热咳嗽，虚热烦渴，热淋，水肿，小便不利，热毒疮疡，皮肤瘙痒。

【采收加工】夏、秋季采收，除去杂质，晒干。

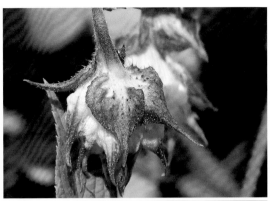

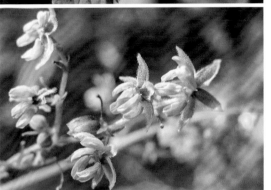

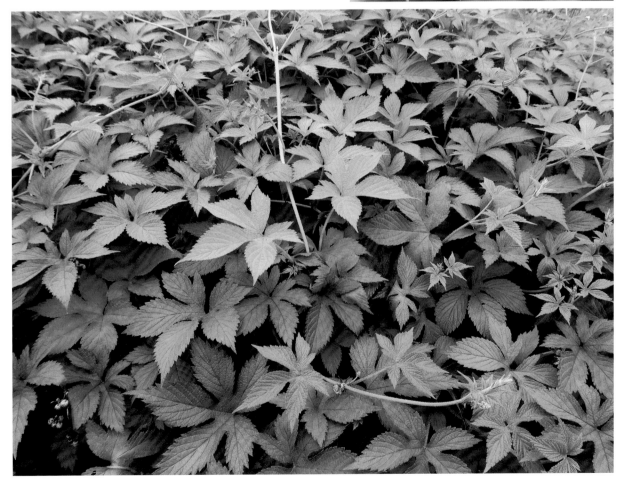

## 满树星

【基原】为冬青科满树星*Ilex aculeolata* Nakai 的根皮或叶。

【别名】小百解、鼠李冬青、青心木。

【形态特征】落叶灌木。茎具长枝和短枝；当年生枝和叶均被小刺。叶片膜质或薄纸质，倒卵形，基部楔形且渐尖，边缘具齿。花序单生于长枝的叶腋内或短枝顶部的鳞片腋内；雄花序少数簇生，假簇生；雌花序单生；花白色。果球形，具短梗，熟时黑色；果核4粒。花期4~5月，果期6~9月。

【分布】生于常绿阔叶林山坡上。产于广西、广东、贵州、湖南、浙江等地。

【性能主治】根皮或叶味微苦、甘，性凉。具有清热解毒、止咳化痰的功效。主治感冒咳嗽，牙痛，烧烫伤。

【采收加工】冬季采收，剥取根皮，晒干。夏、秋季采叶，晒干。

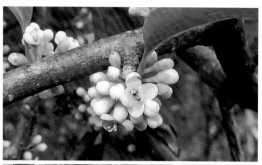
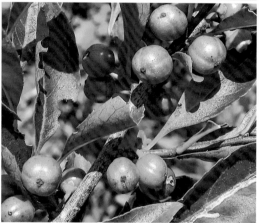
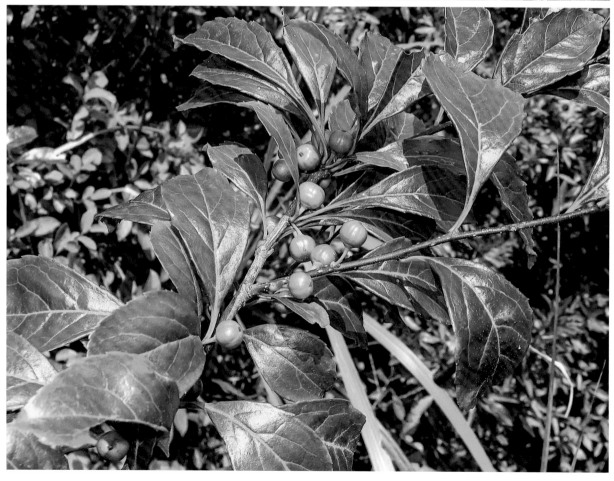

# 毛冬青

【基原】为冬青科毛冬青*Ilex pubescens* Hook. et Arn.
的根。

【别名】大百解、百解兜。

【形态特征】常绿灌木或小乔木。小枝近四棱形，幼
枝、叶片、叶柄和花序均密被长硬毛。叶片纸质或膜质，
椭圆形或长卵形，边缘具疏而尖的细齿或近全缘。花序簇
生于1~2年生枝的叶腋内；花粉红色。果小而簇生，熟时
红色；果核6~7粒，分核背部有条纹而无沟槽。花期4~5
月，果期8~11月。

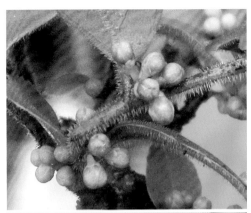

【分布】生于山坡林中或林缘、灌木丛中和草丛中。
产于广西、广东、贵州、湖南、浙江、安徽、福建、台
湾、江西、海南等地。

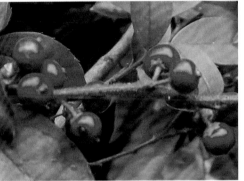

【性能主治】根味苦、涩，性寒。具有清热解毒、活
血通脉、消肿止痛的功效。主治风热感冒，肺热喘咳，咽
痛，烧烫伤，扁桃体炎，咽喉炎。

【采收加工】全年均可采收，切片晒干。

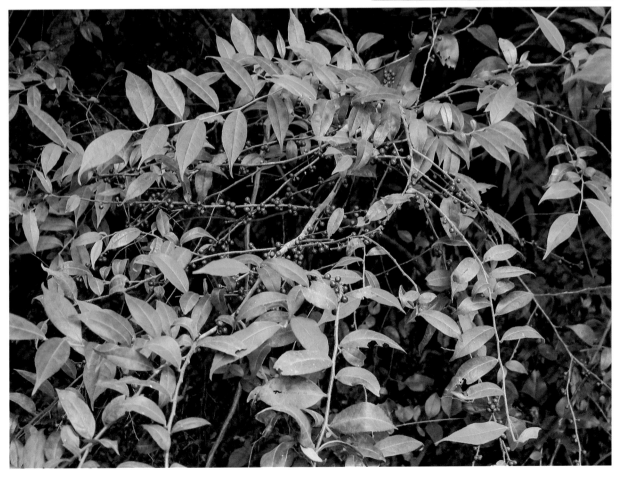

## 过山枫

【基原】为卫矛科过山枫*Celastrus aculeatus* Merr. 的藤茎。

【形态特征】藤状灌木。小枝具明显淡色皮孔。单叶互生；叶片长方形或近椭圆形，边缘上部具浅齿。聚伞花序腋生或侧生，常具3朵花；花序梗长2~5 mm；花单性，黄绿色或黄白色。蒴果近球形，直径7~8 mm，室背开裂；宿萼明显增大；假种皮红色。花期3~4月，果期8~9月。

【分布】生于山地灌木丛或路边疏林中。产于广西、广东、云南、江西、浙江、福建等地。

【性能主治】藤茎味微苦，性平。具有清热解毒、祛风除湿的功效。主治风湿痹痛。

【采收加工】全年均可采收，除去杂质，晒干。

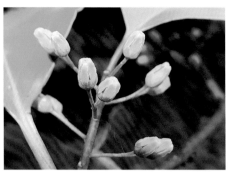

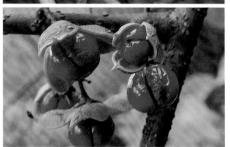

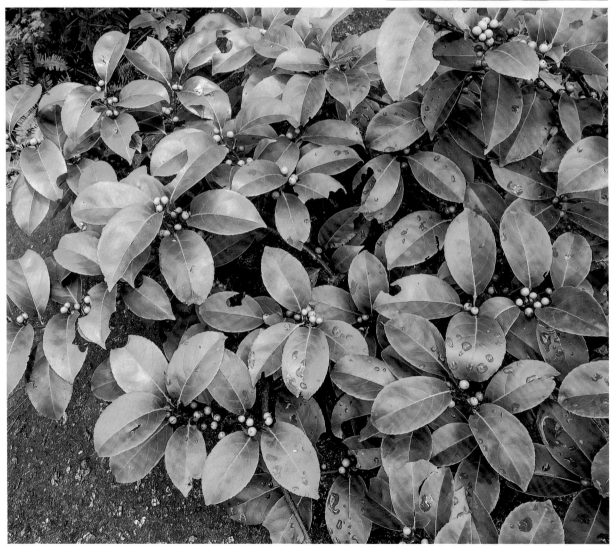

# 窄叶南蛇藤

【基原】为卫矛科窄叶南蛇藤*Celastrus oblanceifolius* C. H. Wang et P. C. Tsoong 的根、茎。

【别名】倒披针叶南蛇藤。

【形态特征】藤状灌木。小枝密被棕褐色短毛。叶片倒披针形，稀阔倒披针形，侧脉较多；叶柄较短。聚伞花序腋生或侧生，具1~3朵花；花序梗较短；萼片椭圆卵形；花瓣长方状倒披针形，边缘具极短睫毛。蒴果球形。种子新月形。花期3~4月，果期6~10月。

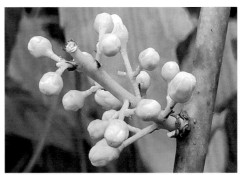

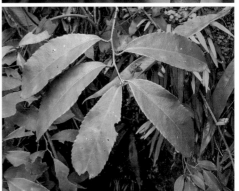

【分布】生于山坡湿地或溪旁灌木丛中。产于广西、广东、江西、湖南、福建、安徽、浙江等地。

【性能主治】根、茎味辛、苦，性微温。具有祛风除湿、解毒消肿、活血行气的功效。主治风湿痹痛，疝气痛，跌打损伤。

【采收加工】全年均可采收，鲜用或切片晒干。

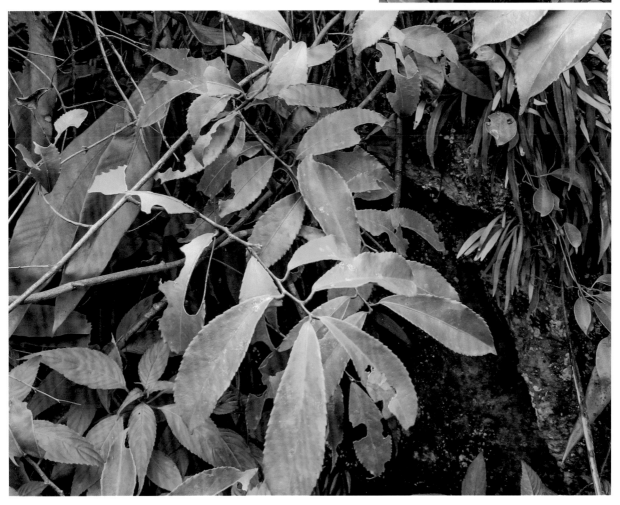

# 红花寄生

【基原】为桑寄生科红花寄生 *Scurrula parasitica* Linn. 的枝叶。

【别名】小叶寄生、黄皮寄生、桃树寄生。

【形态特征】灌木，高0.5~1 m。成长枝和叶均无毛。叶对生或近对生；叶片厚纸质，卵形至长卵形，侧脉两面均明显。总状花序具密集的花3~5朵；花红色；花冠长2~2.5 cm，稍弯，裂片披针形。果梨形，平滑。花果期10月至翌年1月。

【分布】生于丘陵或山地常绿阔叶林中，寄生于桃、柚、黄皮、柑橘、桂花或大戟科、山茶科等植物上。产于广西、广东、云南、四川、贵州等地。

【性能主治】枝叶味辛、苦，性平。具有祛风湿、强筋骨、活血解毒的功效。主治风湿痹痛，腰膝酸痛，跌打损伤，疮疡肿毒。

【采收加工】全年均可采收，切片，晒干。

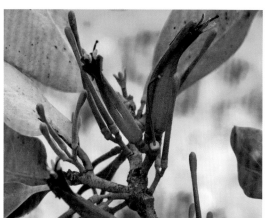

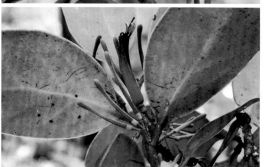

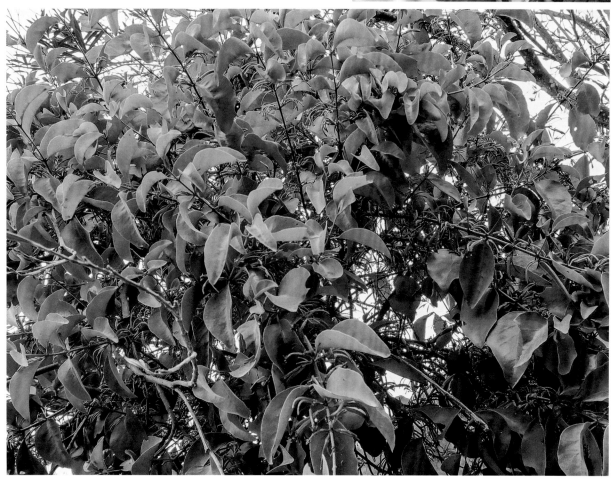

# 大苞寄生

【基原】为桑寄生科大苞寄生*Tolypanthus maclurei* (Merr.) Danser 的带叶茎枝。

【别名】油茶寄生、榔榆寄生、大萼桑寄生。

【形态特征】灌木，高0.5~1 m。嫩枝被黄褐色星状毛；枝条披散状。叶互生或近对生，或3~4片簇生于短枝上；叶片长圆形或长卵形。密簇聚伞花序腋生，具花3~5朵；苞片大，长卵形，淡红色；花红色或橙色；花冠筒上半部膨胀，具5条纵棱，纵棱之间具横皱纹。果椭圆形。花期4~7月，果期8~10月。

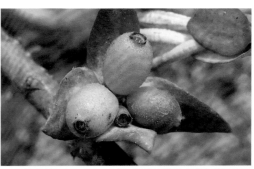

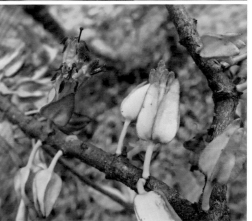

【分布】生于山地林中，寄生于油茶、柿、紫薇或杜鹃属、杜英属、冬青属等植物上。产于广西、广东、贵州、湖南、江西、福建等地。

【性能主治】带叶茎枝味苦、甘，性微温。具有补肝肾、强筋骨、祛风除湿的功效。主治头晕目眩，腰膝酸痛，风湿麻木。

【采收加工】夏、秋季采收，扎成束，晾干。

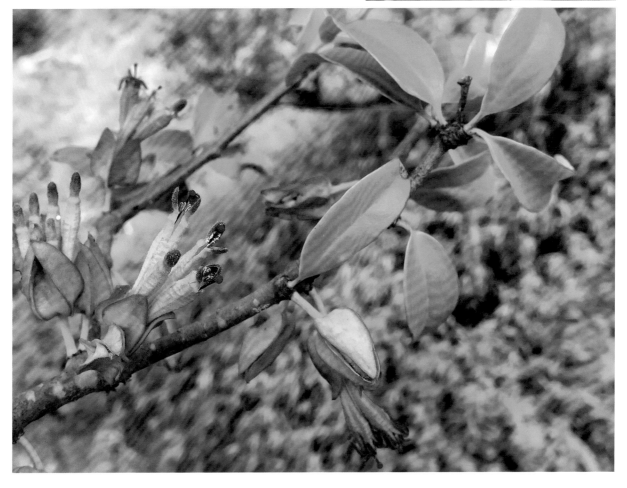

# 黄鳝藤

【基原】为鼠李科多花勾儿茶*Berchemia floribunda* (Wall.) Brongn.的全株。

【别名】大叶勾儿茶、黑观音。

【形态特征】藤状或直立灌木。叶片纸质，卵形、卵状椭圆形或卵状披针形，腹面绿色，无毛，背面干时栗色，无毛，或仅沿脉基部被疏短柔毛。花多数，通常数朵簇生排成顶生宽聚伞圆锥花序，或下部兼腋生聚伞总状花序。核果圆柱状椭圆形，无毛。花期7~10月，果期翌年4~7月。

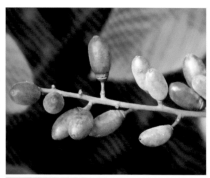

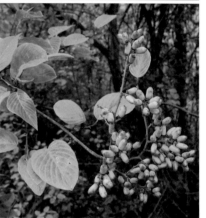

【分布】生于山坡、沟谷、林缘、林下或灌木丛中。产于广西、广东、湖南、四川、贵州、云南、山西、陕西、甘肃、河南、安徽、江苏、浙江、江西、福建、湖北、西藏等地。

【性能主治】全株味甘，性平。具有清热、凉血、利尿、解毒的功效。主治鼻出血，黄疸，风湿腰痛，经前腹痛，风毒流注，伤口红肿。

【采收加工】全年均可采收，除去杂质，洗净，晒干。

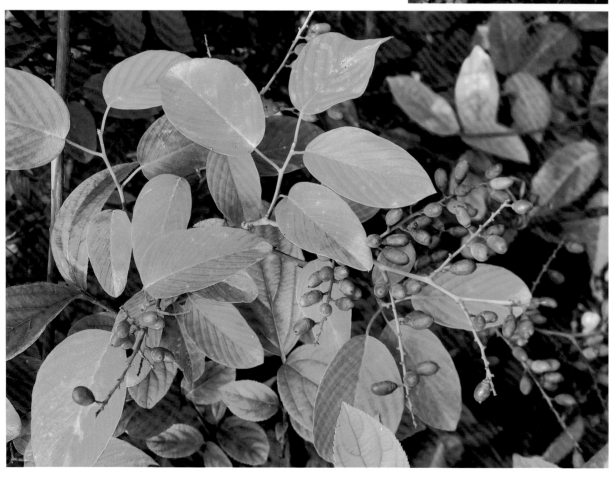

# 铁篱笆

【基原】为鼠李科马甲子*Paliurus ramosissimus* (Lour.) Poir. 的刺、花及叶。

【别名】铜钱树、仙姑簕。

【形态特征】灌木。叶片卵状椭圆形或近圆形，先端钝或圆形，基部稍偏斜，边缘具齿，基生三出脉；叶柄基部有2枚针刺。聚伞花序腋生，被黄色茸毛；萼片宽卵形；花瓣匙形，短于萼片；雄蕊与花瓣等长或略长于花瓣。核果杯状，被黄褐色或棕褐色茸毛，周围具3浅裂窄翅。花期5~8月，果期9~10月。

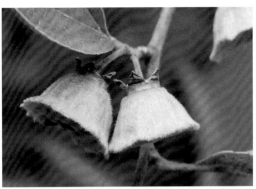

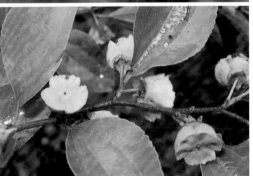

【分布】生于山地，野生或栽培。产于广西、广东、云南、福建、江苏、江西、湖南、湖北等地。

【性能主治】刺、花及叶味苦，性平。具有清热解毒的功效。主治疔疮痈肿，无名肿毒，下肢溃疡，双目赤痛。

【采收加工】全年均可采收，鲜用或晒干。

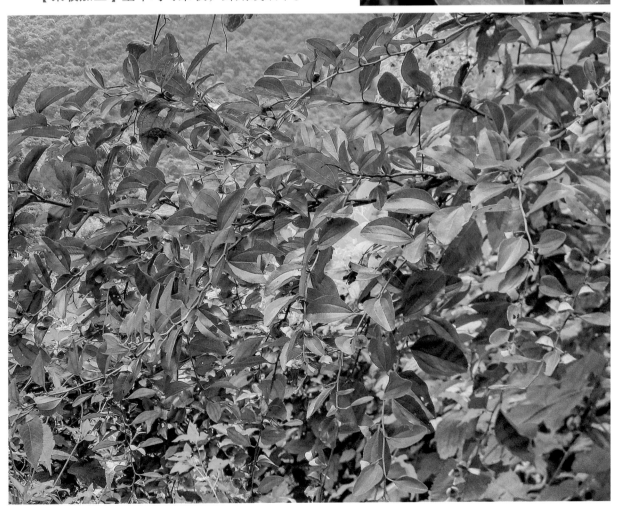

# 十两叶

【基原】为鼠李科苞叶木*Rhamnella rubrinervis* (H. Lévl.) Rehd. 的全株。

【别名】沙达木、红脉麦果。

【形态特征】常绿灌木或小乔木，少有藤状灌木。叶互生；叶片矩圆形或卵状矩圆形，先端渐尖至长渐尖，基部圆形，边缘有极不明显的疏齿或近全缘。聚伞花序或生于具苞叶的花枝上，花枝腋生；花两性。核果卵状圆柱形，熟时紫红色或橘红色，基部有宿存的萼筒。花期7~9月，果期8~11月。

【分布】生于山地疏林中、灌木丛中或林缘。产于广西、广东、贵州、云南等地。

【性能主治】全株味淡，性平。具有利胆退黄、祛风止痛的功效。主治黄疸型肝炎，肝硬化腹水，风湿痹痛，跌打损伤。

【采收加工】全年均可采收，鲜用或切段晒干。

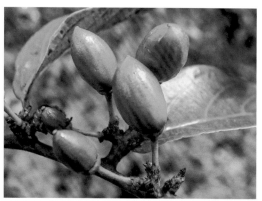

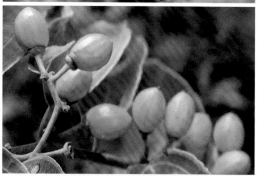

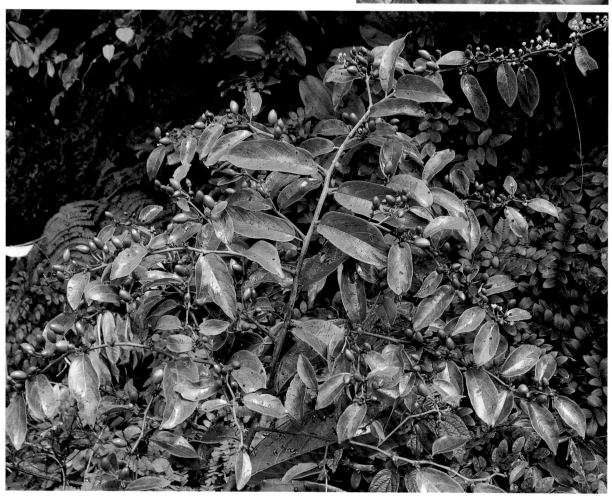

# 黎辣根

【基原】为鼠李科长叶冻绿*Rhamnus crenata* Sieb. et Zucc. 的根或根皮。

【别名】苦李根、铁包金、一扫光。

【形态特征】落叶灌木或小乔木。幼枝带红色，密被锈色柔毛。叶互生；叶片倒卵形或长圆形，边缘具细齿，背面及沿脉被柔毛。聚伞花序腋生，被柔毛；花黄绿色；萼片三角形与萼筒等长；花瓣近圆形；雄蕊与花瓣等长。核果倒卵球形，熟时紫黑色。花期5~8月，果期7~11月。

【分布】生于山地林下或灌木丛中。产于广西、广东、湖南、云南、贵州、四川、浙江、江西、福建。

【性能主治】根或根皮味苦、辛，性平；有毒。具有清热解毒、杀虫利湿的功效。主治疥疮，顽癣，疮疖，湿疹，荨麻疹，跌打损伤。

【采收加工】秋后采收，鲜用，或切片或剥皮晒干。

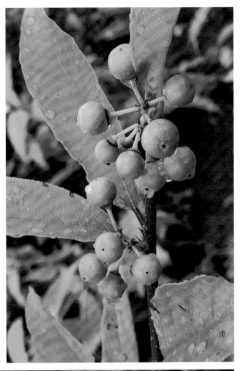

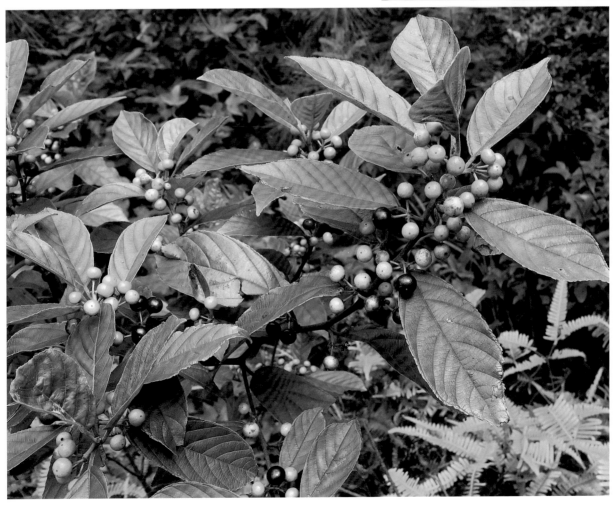

# 冻绿

【基原】为鼠李科冻绿*Rhamnus utilis* Decne. 的叶、果实。

【别名】老乌眼、黑午茶。

【形态特征】灌木或小乔木，高达4 m。小枝褐色或紫红色，枝端常具针刺。叶片纸质，对生或近对生，或在短枝上簇生，椭圆形、矩圆形或倒卵状椭圆形。花单性，雌雄异株，4基数，具花瓣；雄花数朵簇生于叶腋。果圆球形或近球形，熟时黑色。种子背侧基部有短沟。花期4~6月，果期5~8月。

【分布】生于山地、丘陵、山坡草丛、灌木丛中或疏林下。产于广西、广东、贵州、四川、江西、福建、湖南，湖北、安徽、浙江、江苏、山西、河南、河北、陕西、甘肃等地。

【性能主治】叶味苦，性凉。具有止痛、消食的功效。主治跌打内伤，消化不良。果实味苦、甘，性凉；有小毒。具有清热解毒、止咳祛痰的功效。主治痈疮，龋齿，口疮，牙痛，腹胀便秘，咳嗽痰喘，水肿胀满，支气管炎，肺气肿。

【采收加工】夏末采收叶，鲜用或晒干。8~9月果实成熟时采收，鲜用或微火烘干。

【附注】《中华本草》记载冻绿以叶、果实入药的药材名分别为冻绿叶、臭李子。

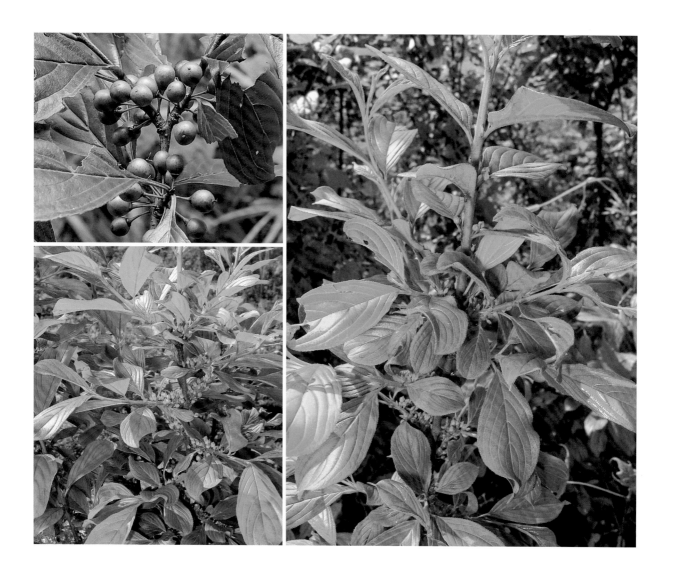

# 蔓胡颓子

【基原】为胡颓子科蔓胡颓子 *Elaeagnus glabra* Thunb. 的果实。

【别名】抱君子、牛奶子根。

【形态特征】常绿蔓生或攀缘灌木。茎有时具刺；幼枝密被锈色鳞片。叶片革质或薄革质，卵形、卵状椭圆形或长椭圆形，基部圆形或阔楔形，背面被褐色鳞片。花白色，常下垂，密被银白色和散生少数褐色鳞片。果长圆形，被锈色鳞片，熟时红色。花期9~11月，果期翌年4~5月。

【分布】生于阔叶林中、向阳山坡或路边。产于广西、广东、贵州、湖南、江苏、浙江、福建、台湾、安徽、江西、湖北、四川等地。

【性能主治】果实味酸，性平。具有收敛止泻、健脾消食、止咳平喘、止血的功效。主治肠炎，腹泻，痢疾，食欲不振，消化不良。

【采收加工】4~5月果实成熟时采收，晒干。

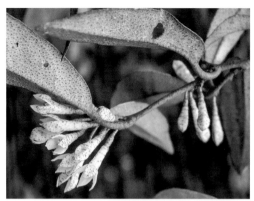

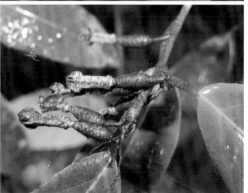

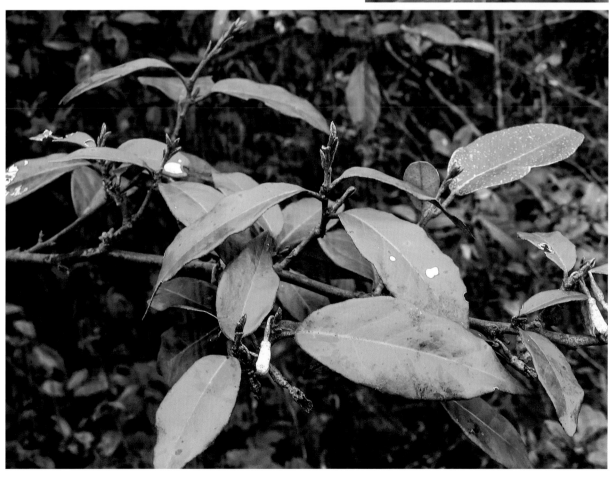

## 甜茶藤

【基原】为葡萄科显齿蛇葡萄 *Ampelopsis grossedentata* (Hand.-Mazz.) W. T. Wang 的茎叶或根。

【别名】藤茶、端午茶、乌蔹、红五爪金龙。

【形态特征】木质藤本。小枝有显著纵棱纹；小枝、叶、叶柄和花序均无毛。一回至二回羽状复叶，二回羽状复叶基部一对为3片小叶；小叶长圆状卵形或披针形，边缘有明显齿或小齿。伞房状多歧聚伞花序与叶对生；花两性。果近球形，直径0.6~1 cm。花期5~8月，果期8~12月。

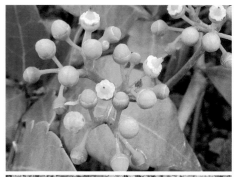

【分布】生于沟谷林中或山坡灌木丛中。产于广西、广东、云南、贵州、湖南、湖北、江西等地。

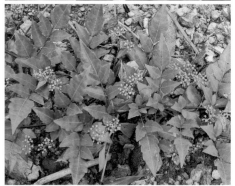

【性能主治】茎叶或根味甘、淡，性凉。具有清热解毒、利湿消肿的功效。主治感冒发热，咽喉肿痛，黄疸型肝炎，目赤肿痛，痈肿疮疖。

【采收加工】夏、秋季采收，洗净，鲜用或晒干。

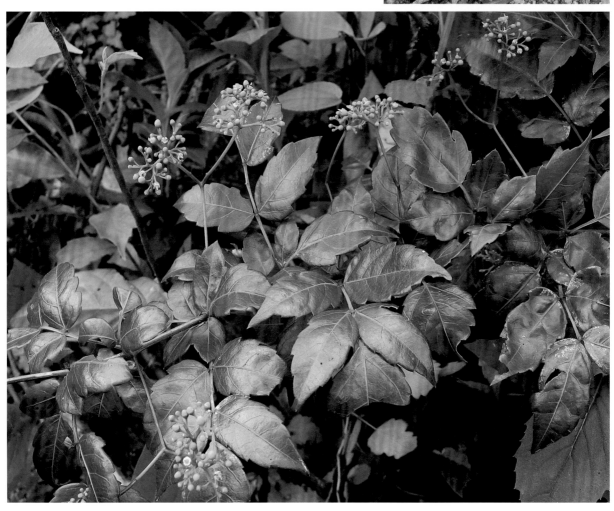

# 乌蔹莓

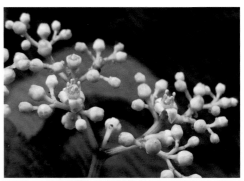

【基原】为葡萄科乌蔹莓*Cayratia japonica* (Thunb.) Gagnep. 的全草。

【别名】五爪龙、母猪藤。

【形态特征】草质藤本。小枝圆柱形，有纵棱纹；卷须2~3叉分支，相隔2节间断与叶对生。叶为鸟足状5小叶，中央小叶长椭圆形或椭圆状披针形，侧生小叶椭圆形或长椭圆形。复二歧聚伞花序腋生。果实近球形，直径约1 cm；具种子2~4粒。花期3~8月，果期8~11月。

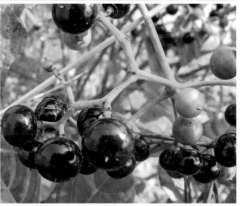

【分布】生于沟谷林中或山坡灌木丛中。产于广西、广东、云南、贵州、湖南、湖北、福建、江西等地。

【性能主治】全草味苦、酸，性寒。具有解毒消肿、清热利湿的功效。主治热毒痈肿，疔疮，丹毒，咽喉肿痛，虫蛇咬伤，烧烫伤，风湿痹痛，黄疸，泄痢，白浊，尿血。

【采收加工】夏、秋季采收，切段，鲜用或晒干。

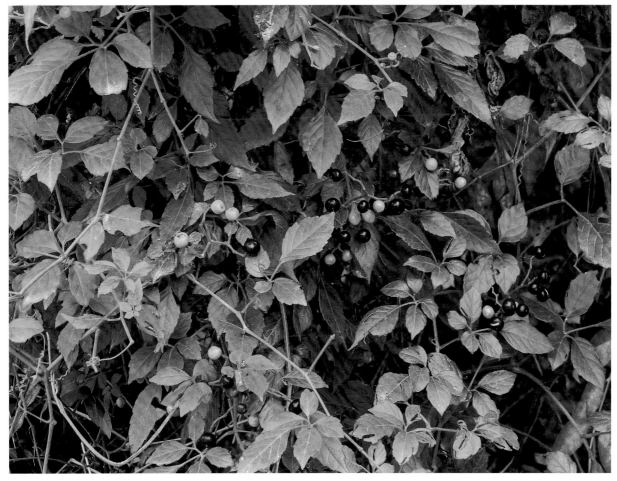

# 三叶青

【基原】为葡萄科三叶崖爬藤*Tetrastigma hemsleyanum* Diels et Gilg 的块根或全草。

【别名】石老鼠、石猴子、蛇附子。

【形态特征】草质藤本。根粗壮，呈纺锤形或团块状，常数条相连。茎有纵棱纹；卷须不分支，相隔2节间断与叶对生。叶为掌状3小叶；叶片纸质；中央小叶菱状卵形或椭圆形，边缘有小齿。雌雄异株；花序腋生。果近球形，直径约0.6 cm。花期4~6月，果期8~11月。

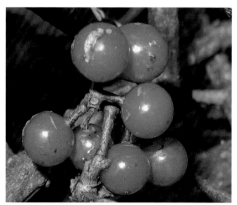

【分布】生于山谷疏林中或石壁间隙阴处。产于广西、广东、湖南、湖北、四川、贵州、云南、江苏、浙江、江西等地。

【性能主治】块根或全草味微苦，性平。具有清热解毒、祛风化痰、活血止痛的功效。主治白喉，小儿高热惊厥，肝炎。

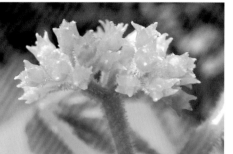

【采收加工】全年均可采收，鲜用或晒干。

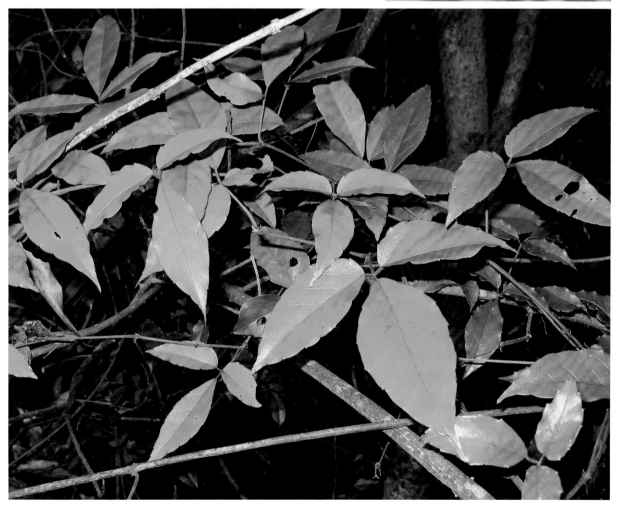

# 小芸木

【基原】为芸香科小芸木 *Micromelum integerrimum* (Buch. -Ham. ex Colebr.) M. Roem. 的根、树皮或叶。

【别名】山黄皮、鸡屎果。

【形态特征】灌木至小乔木，高3~5 m。枝、叶、花瓣外面均密被灰棕色短柔毛。奇数羽状复叶；小叶7~15片，为两侧不对称的卵状椭圆形至披针形，密布透明腺点。花蕾长椭圆形；花淡黄白色；花瓣长5~10 mm。浆果椭圆形，熟时由橙黄色转为朱红色。花期2~4月，果期7~9月。

【分布】生于山地杂木林下。产于广西、广东、海南、贵州、云南、西藏等地。

【性能主治】根、树皮或叶味苦、辛，性温。具有疏风解表、温中行气、散瘀消肿的功效。主治流感，感冒咳嗽，胃痛，风湿痹痛，跌打肿痛，骨折。

【采收加工】全年均可采收。根洗净，切片晒干；剥取树皮晒干；叶鲜用或晒干。

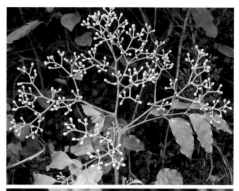

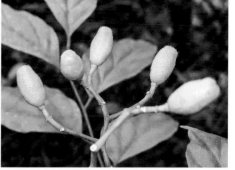

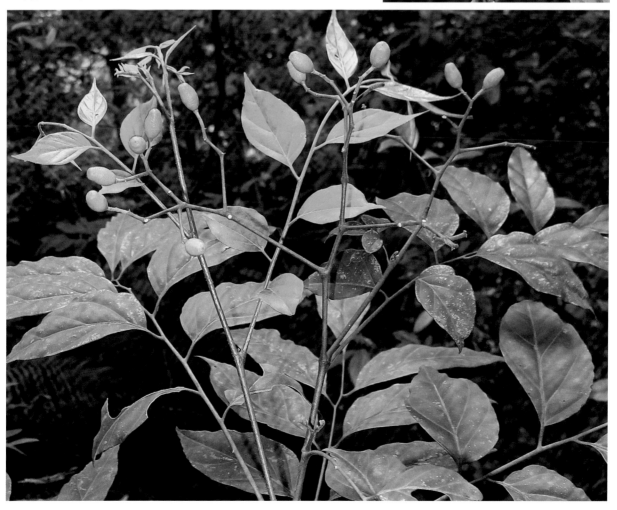

# 九里香

【基原】为芸香科千里香*Murraya paniculata* (L.) Jack. 的叶和带叶嫩枝。

【别名】四季青、九树香、十里香。

【形态特征】小乔木，高达12 m。树干及小枝灰白色或淡黄灰色，略有光泽。幼苗期的叶为单叶，成长叶有小叶3~5片，两侧对称或一侧偏斜，边全缘，波状起伏。花序腋生及顶生；花散生淡黄色半透明油点。果熟时橙黄色至朱红色，狭长椭圆形。花期4~9月，也有秋、冬季开花，果期9~12月。

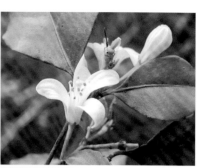

【分布】生于低丘陵或海拔高的山地疏林或密林中，石灰岩地区常见。产于广西、广东、台湾、福建、海南、湖南、贵州、云南等地。

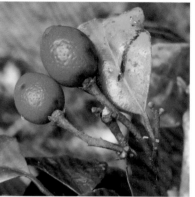

【性能主治】叶和带叶嫩枝味辛、微苦，性温；有小毒。具有行气止痛、活血散瘀的功效。主治胃痛，风湿痹痛；外用治牙痛，跌扑肿痛，虫蛇咬伤。

【采收加工】全年均可采收，除去老枝，阴干。

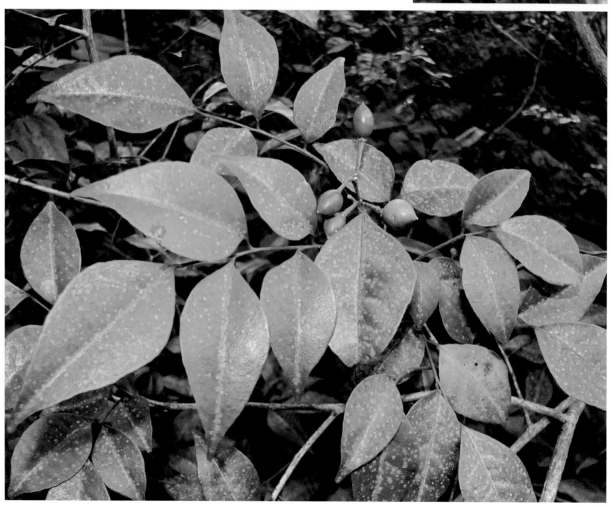

# 茵芋

【基原】为芸香科茵芋*Skimmia reevesiana* (Fortune) Fortune 的茎、叶。

【别名】山桂花、黄山桂。

【形态特征】灌木，高1~2 m。小枝常中空。叶有柑橘叶的香气，集生于枝上部；叶片椭圆形、披针形、卵形或倒披针形。圆锥花序顶生，花密集；花梗甚短；花芳香，黄白色。果圆形、椭圆形或倒卵形，长8~15 mm，熟时红色。花期3~5月，果期9~11月。

【分布】生于林下、湿润云雾多的地方。产于华东、西南及广西、广东、台湾、湖北、湖南等地。

【性能主治】茎、叶味苦，性温；有毒。具有祛风胜湿的功效。主治风湿痹痛，双足软弱。

【采收加工】全年均可采收。鲜用或晒干。

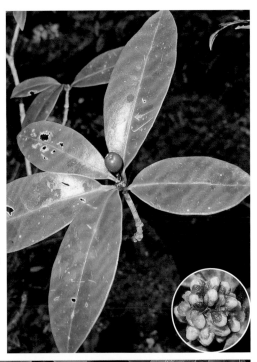

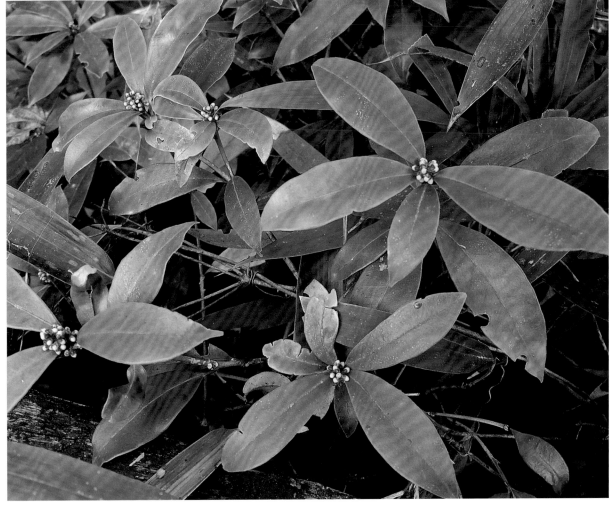

## 飞龙掌血

【基原】为芸香科飞龙掌血*Toddalia asiatica* (L.) Lam. 的根。

【别名】散血丹、见血飞、小金藤。

【形态特征】木质藤本。茎枝及叶轴有甚多向下弯钩的锐刺；嫩枝被锈色短柔毛。三出复叶互生；小叶无柄，卵形、倒卵形，密布透明油点，有柑橘叶的香气。花淡黄白色；雄花序为伞房状圆锥花序；雌花序呈聚伞圆锥花序。核果熟时橙红色或朱红色；果皮麻辣，果肉味甜。花期春、夏季，果期秋、冬季。

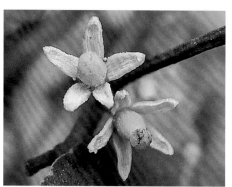

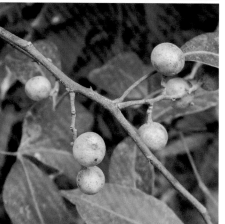

【分布】生于灌木丛中，攀缘于树上，石灰岩山地亦常见。产于广西、广东、湖南、四川、贵州、云南、陕西、甘肃、浙江、江西、福建、台湾、湖北等地。

【性能主治】根味辛、微苦，性温。具有祛风止痛、散瘀止血的功效。主治风湿痹痛，胃痛，跌打损伤，吐血，刀伤出血，痛经，闭经，痢疾，牙痛，疟疾。

【采收加工】全年均可采收，除去杂质，切段，干燥。

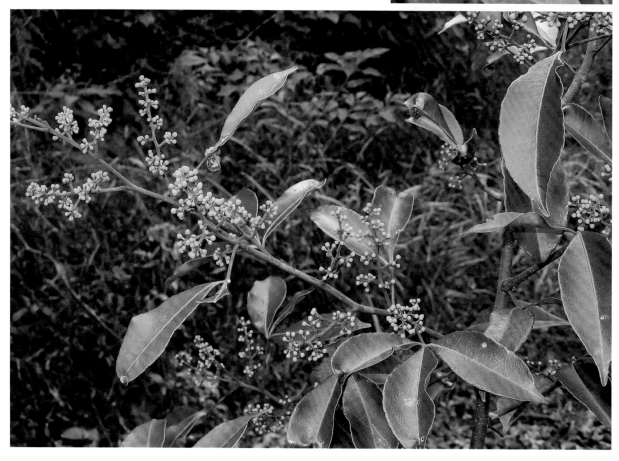

# 竹叶椒

【基原】为芸香科竹叶花椒*Zanthoxylum armatum* DC. 的根、树皮、叶、果实及种子。

【别名】土花椒、花椒。

【形态特征】落叶灌木，高2~5 m。全株有花椒气味。茎枝多锐刺；刺基部宽而扁，红褐色。奇数羽状复叶互生，叶轴具翅；小叶3~9片，小叶背面中脉上常有小刺，边缘常有细齿。花序近腋生或同时生于侧枝之顶。蓇葖果熟时鲜红色，有油点。花期4~5月，果期8~10月。

【分布】生于低丘陵林下、石灰岩山地。产于我国东南和西南各地区。

【性能主治】根、树皮、叶、果实及种子味辛、微苦，性温；有小毒。具有温中理气、活血止痛、祛风除湿的功效。根、果实主治感冒头痛，胃腹冷痛，蛔虫病腹痛，风湿关节痛，虫蛇咬伤。叶外用治跌打肿痛，皮肤瘙痒。

【采收加工】根、树皮全年均可采收。果实秋季采收。叶夏季采收，鲜用或晒干。

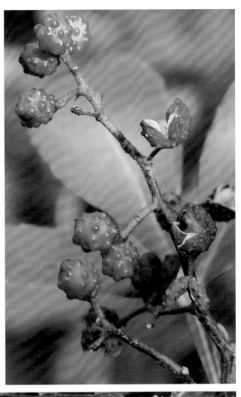

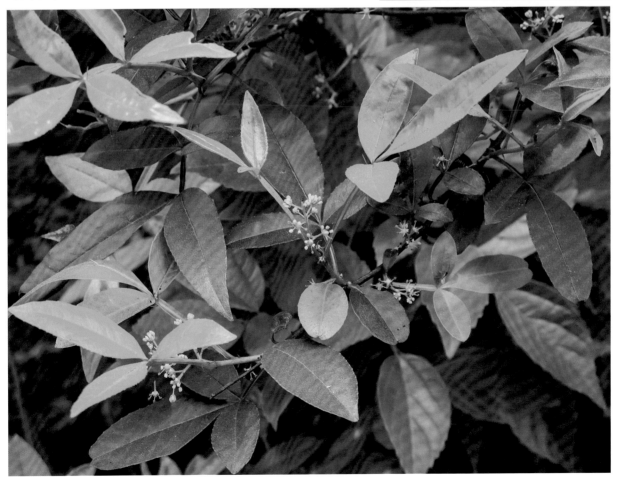

## 广藤根

【基原】为清风藤科灰背清风藤*Sabia discolor* Dunn 的藤茎。

【别名】白背清风藤。

【形态特征】常绿攀缘木质藤本。嫩枝具纵条纹；老枝深褐色，具白蜡层。叶片纸质，卵形或椭圆状卵形，先端尖或钝，干后腹面黑色，背面灰白色。聚伞花序呈伞形状，有花4~5朵。分果爿红色，倒卵形；果核的中肋明显隆起呈翅状，两侧面有不规则的块状凹穴。花期3~4月，果期5~8月。

【分布】生于山地灌木丛中。产于广西、广东、浙江、福建、江西等地。

【性能主治】藤茎味甘，苦，性平。具有祛风除湿、活血止痛的功效。主治风湿骨痛，跌打损伤，肝炎。

【采收加工】夏、秋季采收，洗净，切片，鲜用或晒干。

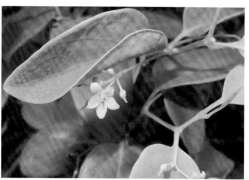

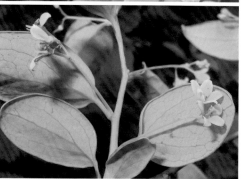

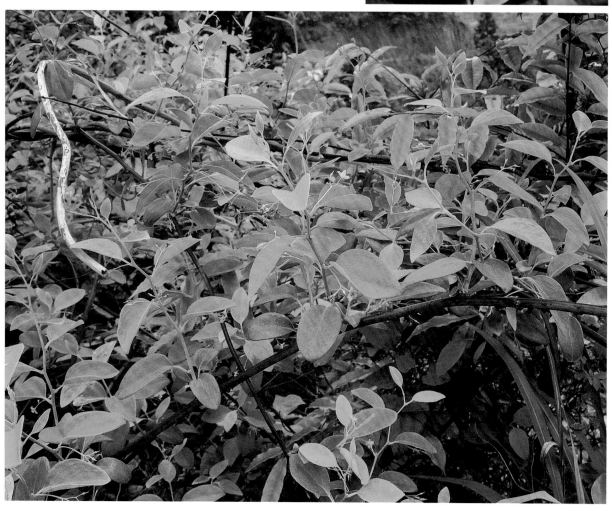

# 清风藤

【基原】为清风藤科清风藤*Sabia japonica* Maxim. 的茎、叶或根。

【别名】过山龙、两嘴刺、寻风藤。

【形态特征】落叶攀缘木质藤本。老枝紫褐色，具白蜡层，常留有木质化成单刺状或双刺状的叶柄基部。叶片近纸质，卵状椭圆形或阔卵形，背面带白色。花先叶开放，单生于叶腋；花瓣淡黄绿色，倒卵形或长圆状倒卵形。分果爿近圆形或肾形。花期2~3月，果期4~7月。

【分布】生于山谷、林缘灌木丛中。产于广西、广东、福建、江苏、安徽、浙江、江西。

【性能主治】茎、叶或根味苦、辛，性温。具有祛风利湿、活血解毒的功效。主治风湿痹痛，水肿，脚气，骨折，骨髓炎，化脓性关节炎，脊椎炎，疮疡肿毒，皮肤瘙痒。

【采收加工】春、夏季采收茎，切段晒干。秋、冬季挖取根部，洗净，切片，鲜用或晒干。叶多在夏、秋季采收，鲜用。

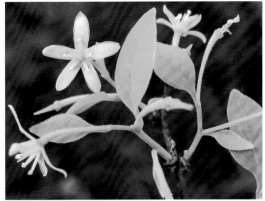
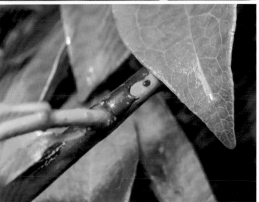
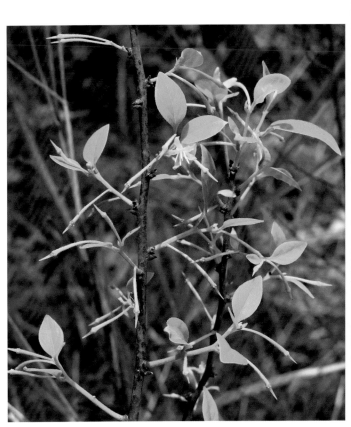
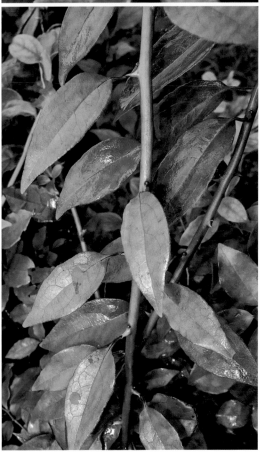

# 山香圆叶

【基原】为省沽油科锐尖山香圆*Turpinia arguta* Seem. 的叶。

【别名】五寸铁树、尖树、黄柿木。

【形态特征】落叶灌木，高1~3 m。单叶对生；叶片椭圆形或长椭圆形，长7~22 cm，宽2~6 cm，先端渐尖，具尖尾，边缘具疏齿，齿尖具硬腺体。顶生圆锥花序较叶短；花梗中部具2枚苞片；花白色。果近球形，熟时红色，干后黑色。花期3~4月，果期9~10月。

【分布】生于山坡、谷地林中。产于广西、广东、海南、湖南、贵州、四川、江西、福建等地。

【性能主治】叶味苦，性寒。具有清热解毒、消肿止痛的功效。主治跌打扭伤，脾脏肿大，疮疖肿毒。

【采收加工】夏、秋季采收，晒干。

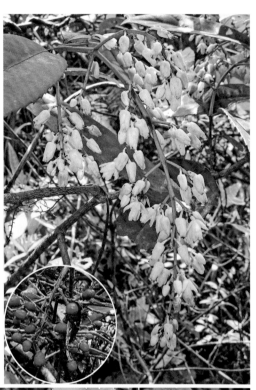

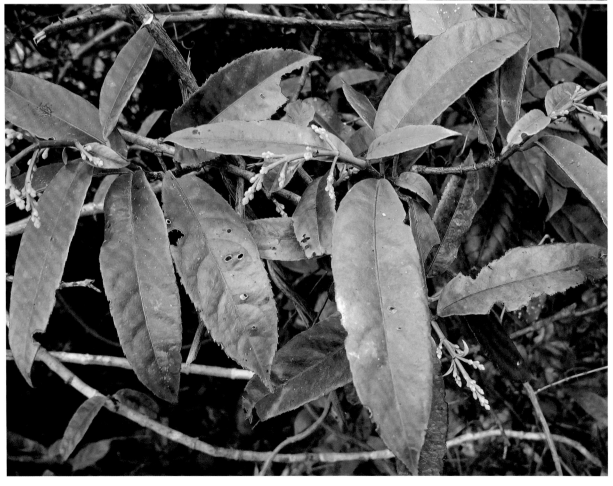

# 广枣

【基原】为漆树科南酸枣*Choerospondias axillaris* (Roxb.) B. L. Burtt et A. W. Hill 的果实。

【别名】山枣、五眼果、酸枣。

【形态特征】高大落叶乔木。树皮灰褐色，片状剥落。奇数羽状复叶互生；小叶对生，卵形、卵状披针形或卵状长圆形，基部多少偏斜；叶柄纤细，基部略膨大。花单性或杂性异株；雄花和假两性花组成圆锥花序，雌花单生上部叶腋。核果黄色，椭圆状球形。花期4月，果期8~10月。

【分布】生于山坡、沟谷林中。产于广西、广东、云南、贵州、湖南、湖北、江西、福建等地。

【性能主治】果实味甘、酸，性平。具有行气活血、养心安神的功效。主治气滞血瘀，胸痹作痛，心悸气短，心神不安。

【采收加工】秋季果实成熟时采收，除去杂质，干燥。

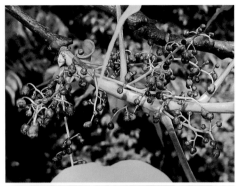

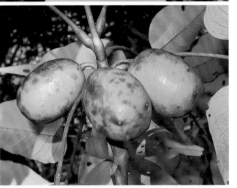

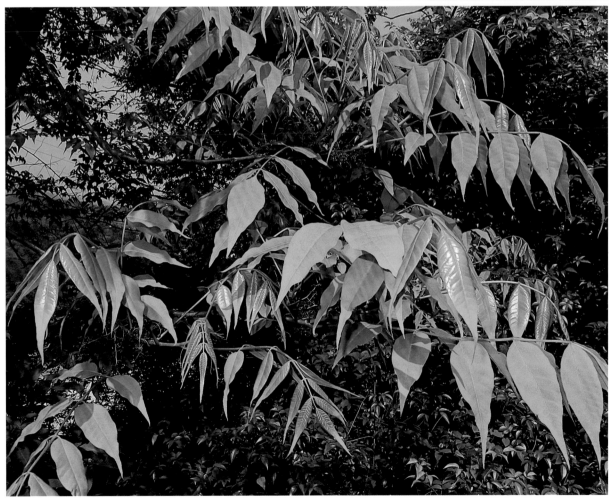

## 黄楝树

【基原】为漆树科黄连木 *Pistacia chinensis* Bunge 的叶芽、叶或根、树皮。

【别名】木黄连、美隆林、倒麟木。

【形态特征】落叶乔木，高达20 m。树干扭曲；树皮暗褐色，呈鳞片状剥落。奇数羽状复叶互生，有小叶5~6对；小叶对生或近对生，披针形或窄披针形。单性异株，先花后叶；圆锥花序腋生，花密集。核果倒卵状球形，略压扁，熟时紫红色。花期3~4月，果期9~11月。

【分布】生于石山林中。产于我国长江以南及华北、西北地区。

【性能主治】叶芽、叶或根、树皮味苦，性寒；有小毒。具有清热解毒、生津的功效。主治暑热口渴，痢疾，疮痒，皮肤瘙痒。

【采收加工】春季采集叶芽，鲜用。夏、秋季采收叶，鲜用或晒干。根及树皮全年均可采收，切片，晒干。

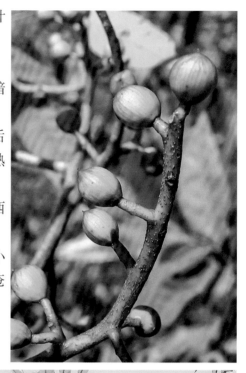

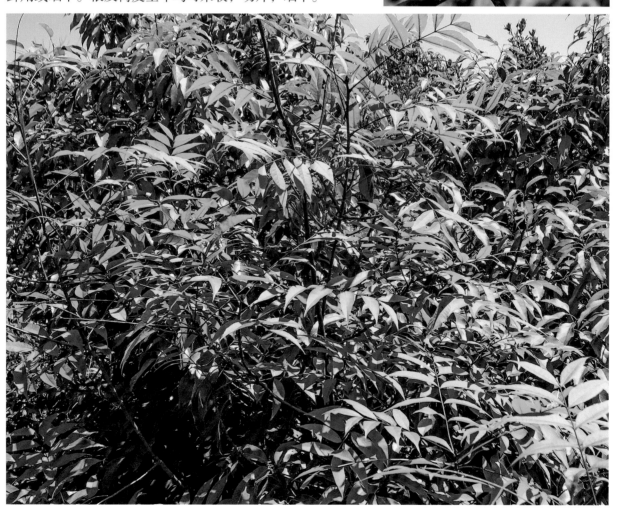

# 天脚板

【基原】为山茱萸科桃叶珊瑚*Aucuba chinensis* Benth. 的叶。

【形态特征】常绿小乔木或灌木。小枝二歧分枝，光滑，叶痕显著。叶片革质，椭圆形或阔椭圆形，边缘微反卷，常具5~8对齿或腺状齿。圆锥花序顶生，花序梗被柔毛；雌花序较雄花序短，萼片、花柱及柱头均宿存。果圆柱状或卵状，熟时鲜红色；花期1~2月，果熟期达翌年2月，常与一年生及二年生果序同存于枝上。

【分布】生于常绿阔叶林下。产于广西、广东、海南、台湾、福建等地。

【性能主治】叶味苦，性凉。具有清热解毒、消肿止痛的功效。主治痈疽肿毒，痔疮，烧烫伤，冻伤，跌打损伤。

【采收加工】全年均可采收，鲜用或晒干、烘干。

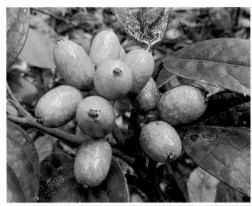

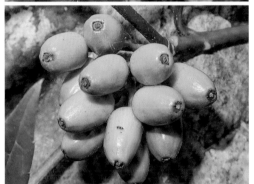

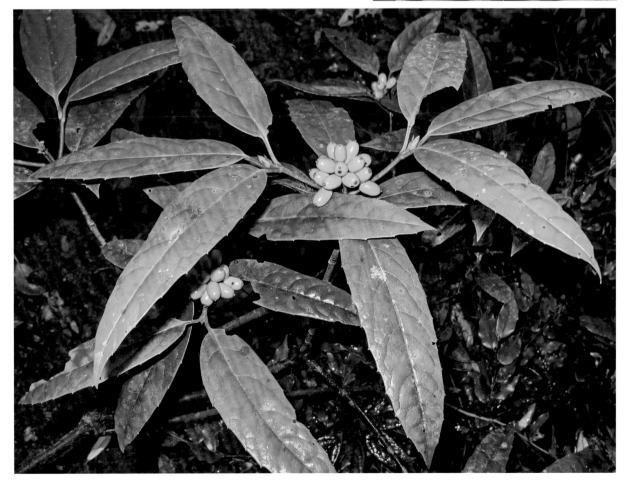

# 八角枫

【基原】为八角枫科八角枫*Alangium chinense* (Lour.) Harms 的根、叶及花。

【别名】八角王、华瓜木。

【形态特征】落叶小乔木或灌木。小枝呈之字形。单叶互生；叶片卵圆形，边缘全缘或微浅裂，基部两侧常不对称，入秋叶变为橙黄色。聚伞花序腋生，花初开时白色，后变为黄色，具香气，花瓣狭带形；雄蕊和花瓣同数而近等长；子房2室。核果卵圆形，熟时黑色。花期5~7月和9~10月，果期7~11月。

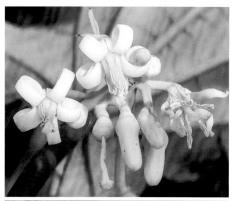

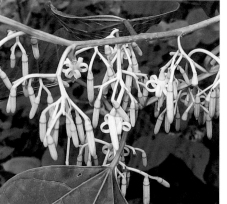

【分布】生于山野路旁、灌木丛中或林下。产于广西、广东、云南、四川、江西、福建、湖南、湖北、浙江、江苏、河南等地。

【性能主治】根、叶及花味辛，性微温；有毒。具有祛风除湿、舒筋活络、散瘀止痛的功效。主治风湿关节痛，精神分裂症，跌打损伤。

【采收加工】根全年均可采挖，除去泥沙，斩取侧根和须根，晒干。夏、秋采收叶及花，鲜用或晒干。

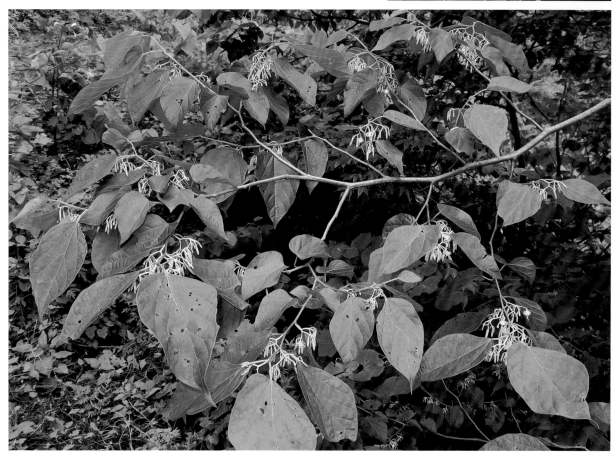

# 喜树

【基原】为珙桐科喜树 *Camptotheca acuminata* Decne. 的果实、根。

【别名】旱莲木、千丈树。

【形态特征】落叶乔木。树皮灰色或浅灰色，纵裂成浅沟状。叶片矩圆状卵形或矩圆状椭圆形，先端短锐尖，基部近圆形或阔楔形。头状花序近球形；常由2~9个头状花序组成圆锥花序，顶生或腋生，上部为雌花序，下部为雄花序。翅果矩圆形，着生成近球形的头状果序。花期5~7月，果期9月。

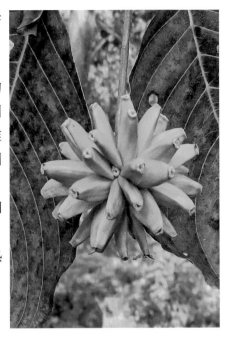

【分布】生于林边、溪边。产于广西、广东、贵州、四川、湖南、江苏、浙江等地。

【性能主治】果实、根味苦、辛，性寒；有毒。具有清热解毒、散结消症的功效。主治白血病，牛皮癣，疮肿。

【采收加工】果实秋末至初冬采收，晒干。根全年可采收。

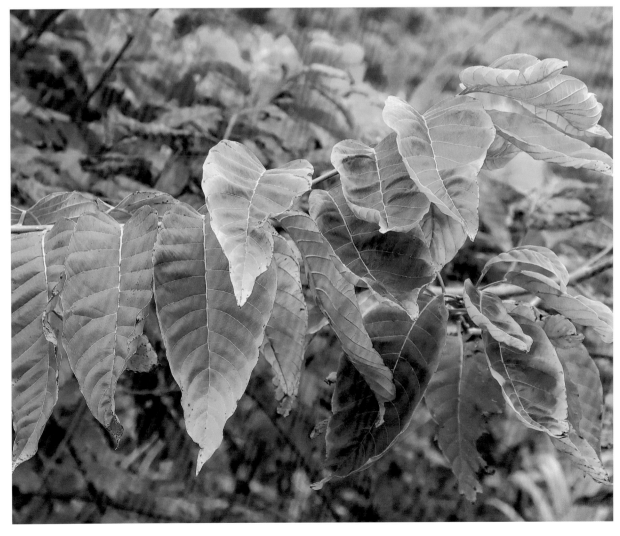

# 五加皮

【基原】为五加科细柱五加*Eleutherococcus nodiflorus* (Dunn) S. Y. Hu 的根皮。

【别名】白簕树、五叶木。

【形态特征】蔓生灌木，高2~3 m。枝灰棕色，节上疏生反曲扁刺。掌状复叶有小叶5片，在长枝上互生，在短枝上簇生；小叶倒卵形至倒披针形，两面无毛或沿脉疏生刚毛，几无小叶柄。伞形花序1个或2个腋生，或顶生于短枝上。果扁球形，熟时黑色；宿存花柱反曲。花期4~8月，果期6~10月。

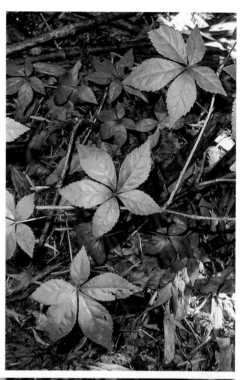

【分布】生于灌木丛中、林缘、山坡路旁或村边。产于我国大部分地区。

【性能主治】根皮味辛、苦，性温。具有祛风湿、补肝肾、强筋骨的功效。主治风湿痹痛，筋骨痿软，体虚乏力，水肿，脚气。

【采收加工】夏、秋季采挖根，剥取根皮，晒干。

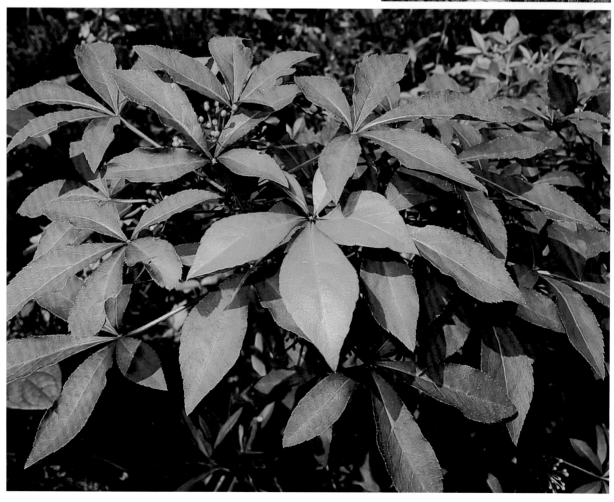

# 白勒

【基原】为五加科白簕*Eleutherococcus trifoliatus* (L.) S. Y. Hu 的根及茎。

【别名】五加皮、三叶五加。

【形态特征】直立或蔓生灌木。全株具五加皮清香气味。茎有刺。指状复叶有3片小叶，稀4~5片；叶缘常有疏圆钝齿或细齿。伞形花序3个至多个组成复伞形花序或圆锥花序，稀单一；花序花梗长2~7 cm；花黄绿色。果扁球形，熟时黑色。花期8~11月，果期10~12月。

【分布】生于山坡路旁、石山或土山疏林中。产于我国南部和中部地区。

【性能主治】根及茎味微辛、苦，性凉。具有清热解毒、祛风利湿、舒筋活血的功效。主治感冒发热，白带过多，月经不调，百日咳，尿路结石，跌打损伤，疖肿疮疡。

【采收加工】全年均可采收，除去泥沙、杂质，晒干。

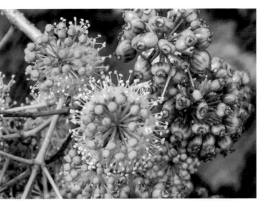

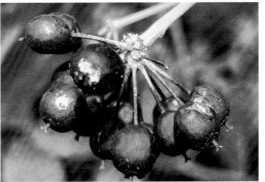

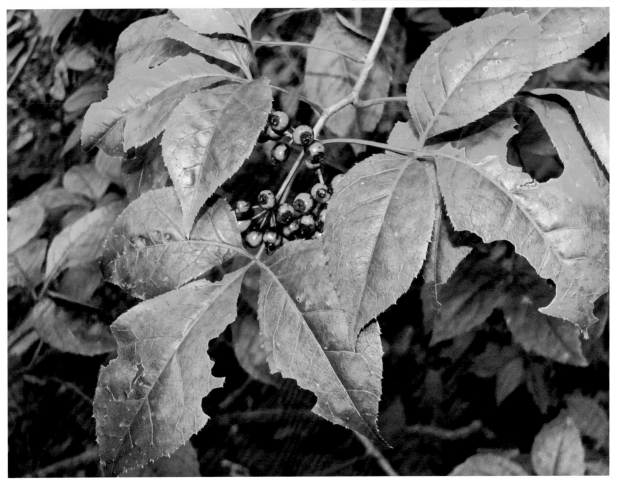

# 鸭脚木

【基原】为五加科鹅掌柴 *Schefflera heptaphylla* (L.) Frodin 的根皮、根和叶。

【别名】鸭母树、鸭脚板。

【形态特征】常绿小乔木。树冠呈圆伞形。小枝幼时密生星状短柔毛。叶聚生于枝顶，掌状复叶似鹅掌，因此得名；小叶6~10片，背面被毛。圆锥序花序顶生，主轴和分枝幼时密生星状短柔毛，花白色，多而芳香。浆果球形，熟时黑色。花期11~12月，果期翌年1~2月。

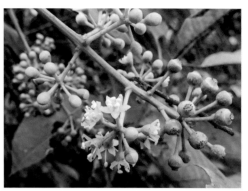

【分布】生于常绿阔叶林中。产于广西、广东、台湾、福建、浙江、云南、西藏等地。

【性能主治】根皮、根和叶味苦，性凉。具有清热解毒、消肿散瘀的功效。主治感冒发热，咽喉肿痛，风湿骨痛，跌打损伤。

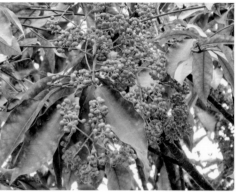

【采收加工】全年均可采收，根、根皮洗净，切片，晒干；叶鲜用。

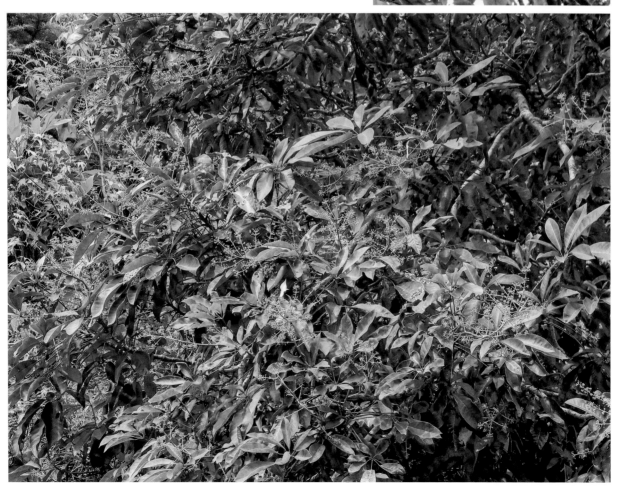

# 鸭儿芹

【基原】为伞形科鸭儿芹*Cryptotaenia japonica* Hassk.的茎、叶。

【别名】野芹菜、红鸭脚板、水芹菜。

【形态特征】多年生草本，高20~100 cm。茎直立，有分枝。基生叶或茎上部叶有柄，叶柄长5~20 cm；叶鞘边缘膜质；基生叶或下部的茎生叶具柄，叶片三角形至广卵形，具3片小叶。花序圆锥状，花序梗不等长；花白色。果线状长圆形，合生面稍缢缩。花期4~5月，果期6~10月。

【分布】生于山地、山沟及林下阴湿处。产于广西、广东、贵州、湖南、云南、四川、河北、江西、浙江等地。

【性能主治】茎、叶味辛，性温。具有祛风止咳、活血祛瘀的功效。主治感冒咳嗽，跌打损伤；外用治皮肤瘙痒。

【采收加工】夏、秋季采收，洗净晒干。

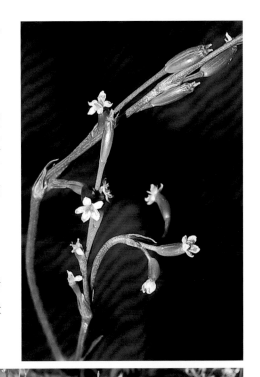

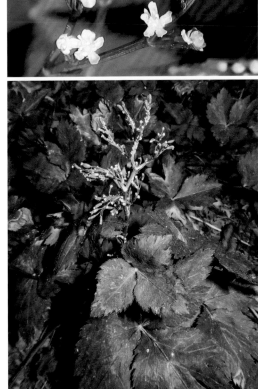

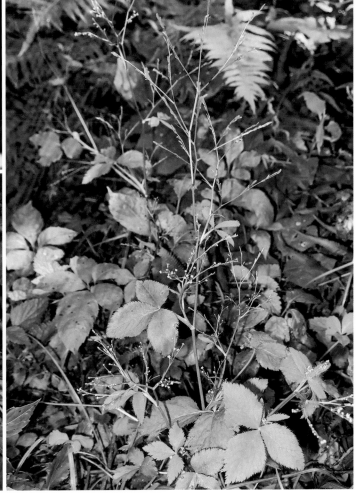

## 红马蹄草

【基原】为伞形科红马蹄草*Hydrocotyle nepalensis* Hook. 的全草。

【别名】水钱草、大雷公根。

【形态特征】多年生草本。茎匍匐，有斜上分枝，节上生不定根。叶片圆形或肾形，长2~5 cm，宽3.5~9 cm，5~7浅裂。伞形花序数个簇生于茎顶叶腋，小伞形花序有花20~60朵，密集成球形；花白色或乳白色，有时有紫红色斑点。果基部心形，两侧扁压，熟时褐色或紫黑色。花果期5~11月。

【分布】生于山野沟边、路旁的阴湿地和溪边草丛中。产于广西、广东、云南、贵州、湖南、陕西、安徽、浙江、江西、湖北、四川等地。

【性能主治】全草味辛、微苦，性凉。具有清肺止咳、止血活血的功效。主治感冒，咳嗽，吐血，跌打损伤；外用治痔疮，外伤出血。

【采收加工】全年均可采收，晒干。

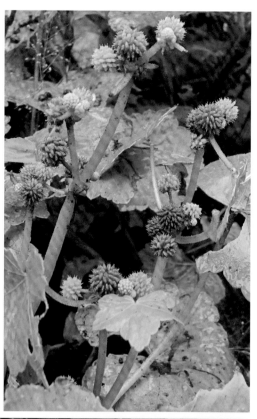

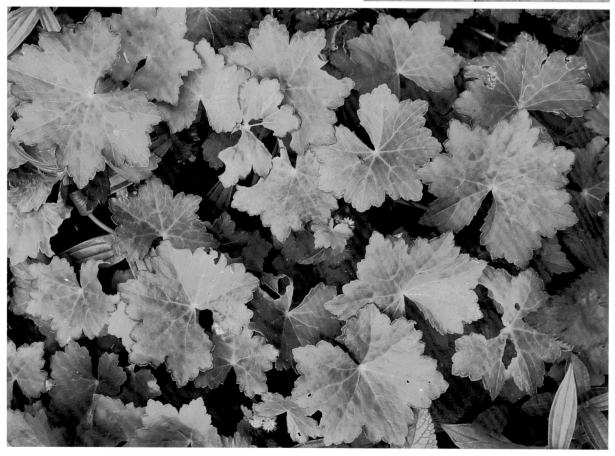

# 朱砂根

【基原】为紫金牛科朱砂根*Ardisia crenata* Sims 的根。

【别名】大罗伞、郎伞树。

【形态特征】常绿灌木。茎除花枝外不分枝，高1~2 m。叶片革质，椭圆形至倒披针形，边缘皱波状具腺点。伞形花序着生于侧生花枝顶端，花枝近顶端常具2~3片叶；花白色，盛开时反卷；雌蕊与花瓣近等长或略长。果球形，熟时鲜红色，具腺点。花期5~6月，果期10~12月。

【分布】生于山地林下或灌木丛中。产于广西、广东、四川、湖南、湖北、福建等地。

【性能主治】根味辛、苦，性平。具有行血祛风、解毒消肿的功效。主治咽喉肿痛，扁桃体炎，跌打损伤，腰腿痛；外用治外伤肿痛，骨折，虫蛇咬伤。

【采收加工】秋季采收，切碎，晒干。

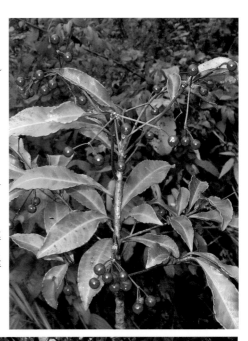

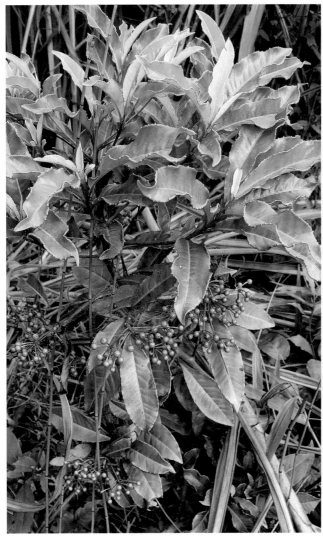

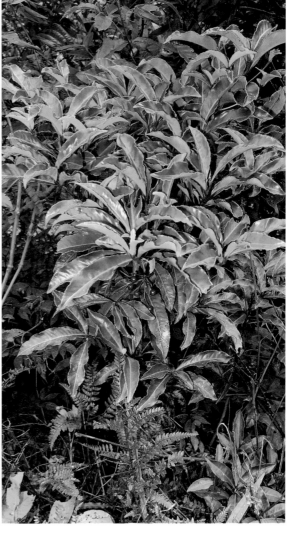

# 百两金

【基原】为紫金牛科百两金*Ardisia crispa* (Thunb.) A. DC 的根及根状茎。

【别名】高脚凉伞、珍珠伞、八爪金龙。

【形态特征】灌木，高60~100 cm。根状茎匍匐，节上生不定根；直立茎除侧生特殊花枝外无分枝，花枝多。幼嫩部分常被细微柔毛或疏细鳞片。叶片膜质或近坚纸质，椭圆状披针形或狭长披针形，边缘全缘或略具波状。亚伞形花序，花枝长5~10 cm；花白色或粉红色，花瓣面多少被细微柔毛，具腺点。花期5~6月，果期10~12月。

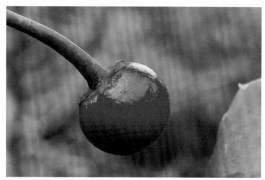

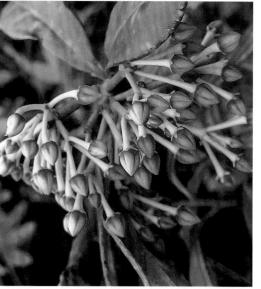

【分布】生于山谷、山坡常绿阔叶林下或竹林下。产于广西、广东、云南、贵州、四川、湖南、湖北、福建、江西、江苏、山西、山东、河南、河北、陕西、吉林、辽宁、黑龙江等地。

【性能主治】根及根状茎味苦、辛，性平。具有清热利咽、舒筋活血的功效。主治咽喉肿痛，肺病咳嗽，咯痰不畅，湿热黄疸，肾炎水肿，痢疾，白浊，风湿骨痛，牙痛，睾丸肿痛。

【采收加工】全年均可采收，以秋、冬季较好，洗净，鲜用或晒干。

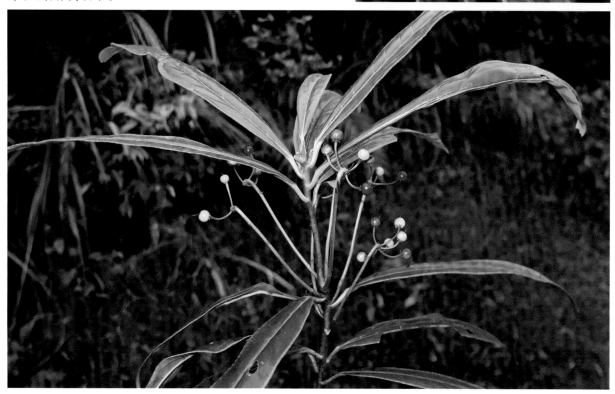

# 当归藤

【基原】为紫金牛科当归藤*Embelia parviflora* Wall. 的根及老茎。

【别名】走马胎、土当归、土丹桂。

【形态特征】攀缘灌木或藤本。小枝通常2列，密被锈色长柔毛，略具腺点或星状毛。叶呈2列排列于枝条上；叶片小，广卵形或卵形，基部平截或心形。亚伞形花序或聚伞花序，腋生；花被被5枚；开花时花序垂于叶下，满树白色或粉红色。果球形，熟时暗红色。花期12月至翌年5月，果期5~7月。

【分布】生于山谷林下、林缘或灌木丛中。产于广西、广东、云南、贵州、福建、浙江等地。

【性能主治】根及老茎味苦、涩，性温。具有补血、活血、强壮腰膝的功效。主治月经不调，闭经，产后虚弱，腰腿酸痛，跌打骨折。

【采收加工】全年均可采收，洗净，晒干。

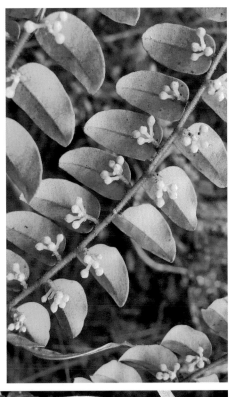

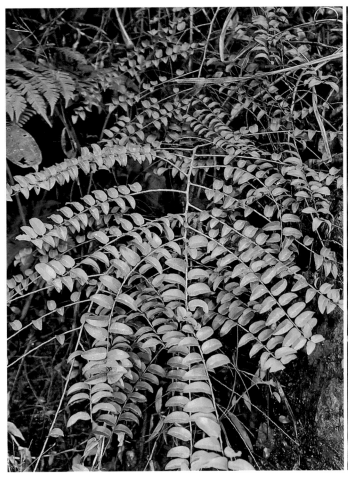

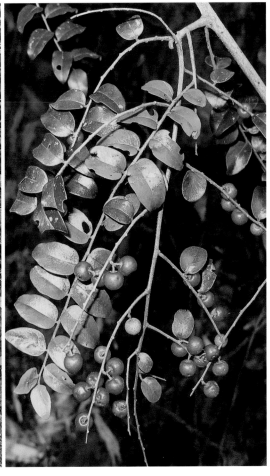

# 假刺藤

【基原】为紫金牛科瘤皮孔酸藤子*Embelia scandens* (Lour.) Mez 的根或叶。

【别名】乌肺叶。

【形态特征】攀缘灌木。小枝密布瘤状皮孔。叶片长椭圆形或椭圆形，边缘全缘或上半部具不明显的疏齿，边缘及先端具密腺点，腹面中脉下凹，背面中脉、侧脉隆起。总状花序腋生，长1~4 cm；花瓣白色或淡绿色，具明显的腺点。果球形，熟时红色；花柱宿存，宿萼反卷。花期11月至翌年1月，果期3~5月。

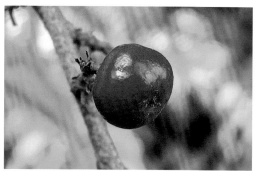

【分布】生于山坡、山谷疏林或密林下、灌木丛中。产于广西、广东、云南等地。

【性能主治】根或叶味酸，性平。具有舒筋活络、敛肺止咳的功效。主治痹证，筋挛骨痛，肺痨咳嗽。

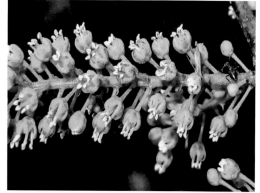

【采收加工】全年均可采收，根洗净，切片晒干；叶鲜用。

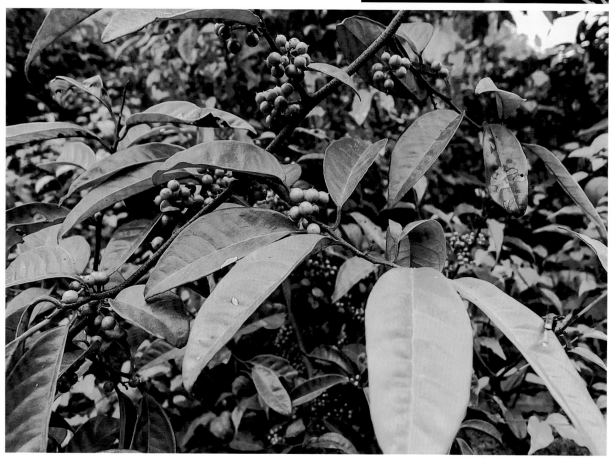

# 杜茎山

【基原】为紫金牛科杜茎山*Maesa japonica* (Thunb.) Moritzi et Zoll. 的根、茎、叶。

【别名】胡椒树、接骨钻、野胡椒。

【形态特征】灌木，有时外倾或攀缘。小枝无毛，具细条纹。叶片椭圆形、披针状椭圆形、倒卵形或披针形，长5~15 cm，宽2~5 cm，两面无毛。总状或圆锥花序；花冠白色，长钟形。果球形，直径4~6 mm，肉质，具脉状腺纹；宿萼包裹果顶端，花柱宿存。花期1~3月，果期10月或翌年5月。

【分布】生于山坡或石灰山林下向阳处。产于广西、广东、云南等地。

【性能主治】根、茎、叶味苦，性寒。具有祛风邪、解疫毒、消肿胀的功效。主治热性传染病，烦躁，口渴，水肿，跌打肿痛，外伤出血。

【采收加工】全年均可采收，洗净，鲜用或切段晒干。

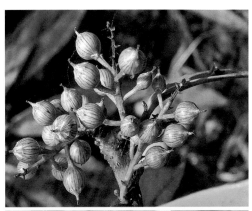

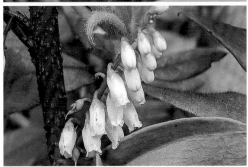

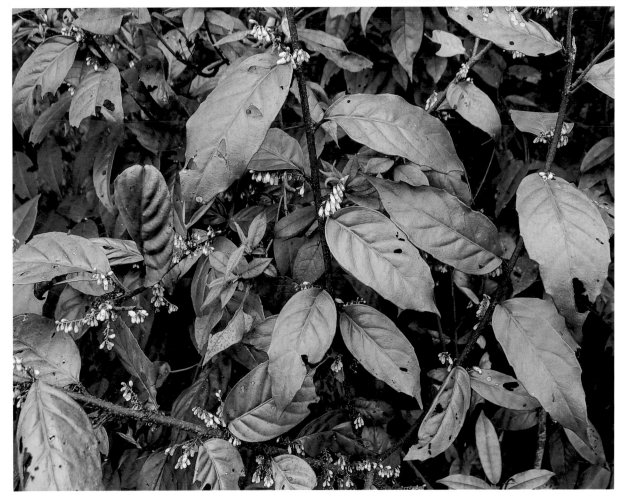

# 鲫鱼胆

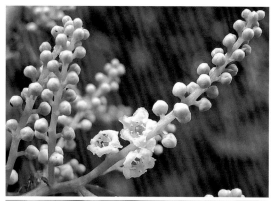

【基原】为紫金牛科鲫鱼胆*Maesa perlarius* (Lour.) Merr. 的全株。

【别名】空心花、嫩肉木、丁药。

【形态特征】小灌木，高1~3 m。分枝多。叶片纸质或近坚纸质，广椭圆状卵形至椭圆形，边缘上部具粗齿，下部常全缘。总状花序或圆锥花序，腋生，具2~3个分枝；花冠白色，钟形，具脉状腺条纹；裂片与花冠管等长。果球形，具脉状腺条纹；具宿萼。花期3~4月，果期12月至翌年5月。

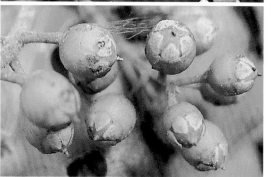

【分布】生于路边的疏林或灌木丛中湿润处。产于四川、贵州至台湾以南的地区。

【性能主治】全株味苦，性平。具有接骨消肿、生肌祛腐的功效。主治跌打刀伤，疔疮。

【采收加工】全年均可采收。

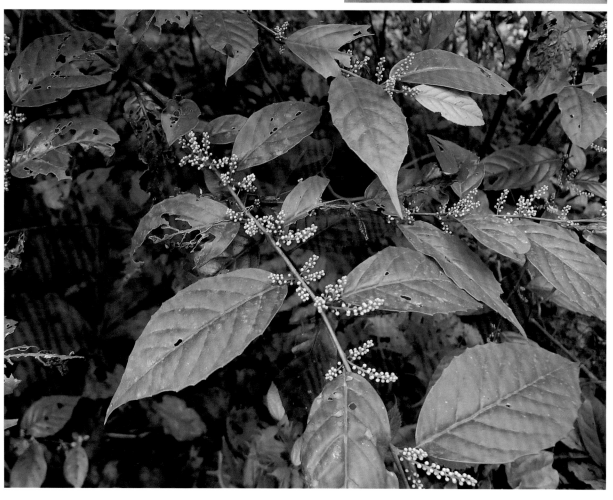

# 白檀

【基原】为山矾科白檀*Symplocos paniculata* (Thunb.) Miq. 的根、叶、花或种子。

【别名】砒霜子、蛤蟆涎、牛筋叶。

【形态特征】落叶灌木或小乔木。叶互生；叶片膜质或薄纸质，阔倒卵形、椭圆状倒卵形或卵形。圆锥花序长5~8 cm，通常有柔毛；苞片通常条形，有褐色腺点；花冠白色，长4~5 mm，5深裂几达基部；雄蕊40~60枚；子房2室，花盘具5个突起的腺点。核果卵状球形，稍扁斜，熟时蓝色。

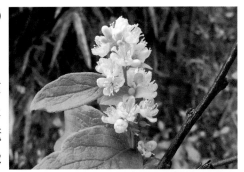

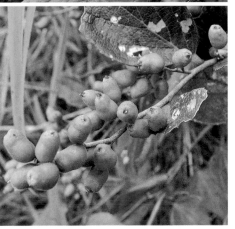

【分布】生于山坡、路边、疏林或密林中。产于长江以南及华北、东北地区。

【性能主治】根、叶、花或种子味苦，性微寒。具有清热解毒、调气散结、祛风止痒的功效。主治乳腺炎，淋巴腺炎，肠痈，疮疖，疝气，荨麻疹，皮肤瘙痒。

【采收加工】根秋、冬季采收，切段晒干。叶春、夏季采收，晒干。花或种子5~7月花果期采收，晒干。

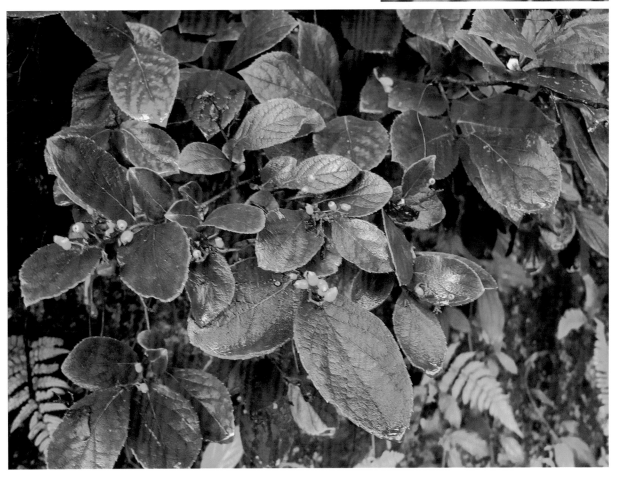

# 醉鱼草

【基原】为马钱科醉鱼草 *Buddleja lindleyana* Fortune 的茎、叶。

【别名】防痛树、毒鱼草。

【形态特征】直立灌木，高1~2 m。嫩枝被棕黄色星状毛及鳞片。叶片卵形至椭圆状披针形，先端渐尖至尾状，边缘全缘，干时腹面暗绿色，无毛，背面密被棕黄色星状毛。总状聚伞花序顶生，疏被星状毛及金黄色腺点；花紫色，花冠筒弯曲。蒴果长圆形，外被鳞片。花期4~10月，果期8月至翌年4月。

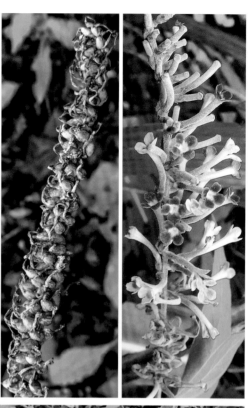

【分布】生于山地向阳山坡、林缘、灌木丛中。产于广西、广东、湖南、贵州、云南、四川、江西、浙江、江苏等地。

【性能主治】茎、叶味辛，性温。具有祛风湿、壮筋骨、活血祛瘀的功效。主治风湿筋骨疼痛，跌打损伤，产后血瘀，痈疽溃疡。

【采收加工】全年均可采收，洗净，晒干。

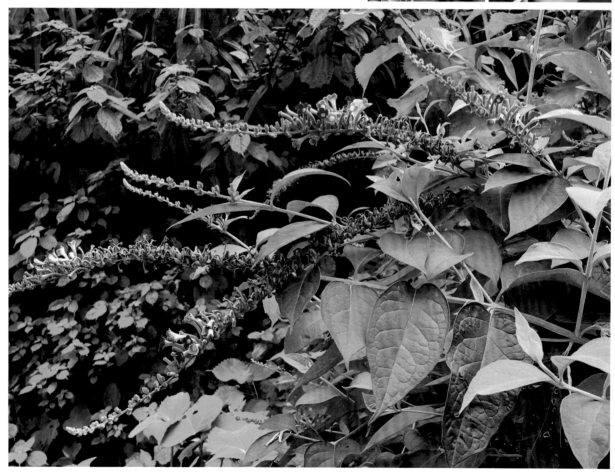

# 女贞子

【基原】为木犀科女贞*Ligustrum lucidum* W. T. Aiton 的果实。

【别名】白蜡树、冬青子。

【形态特征】常绿大灌木或乔木。小枝灰褐色，无毛，具圆形小皮孔。叶片革质，阔椭圆形，光亮无毛，中脉在腹面凹入，在背面突起。圆锥花序疏散；花序轴果时具棱；花序基部苞片常与叶同型；花冠白色，裂片反折。果肾形，熟时蓝黑色并被白粉。花期5~7月，果期7~12月。

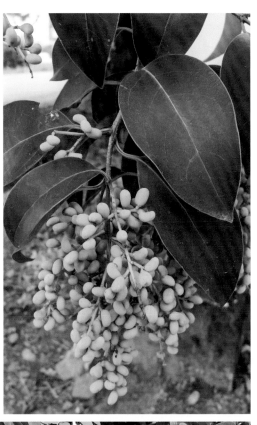

【分布】生于山谷、路旁或村边的疏林中或阳处。产于广西、四川、福建、浙江、江苏等地。

【性能主治】果实味甘、苦，性凉。具有滋补肝肾、明目乌发的功效。主治眩晕耳鸣，腰膝酸软，须发早白，目暗不明。

【采收加工】冬季果实成熟时采收，除去枝叶，稍蒸或置沸水中略烫后，干燥。

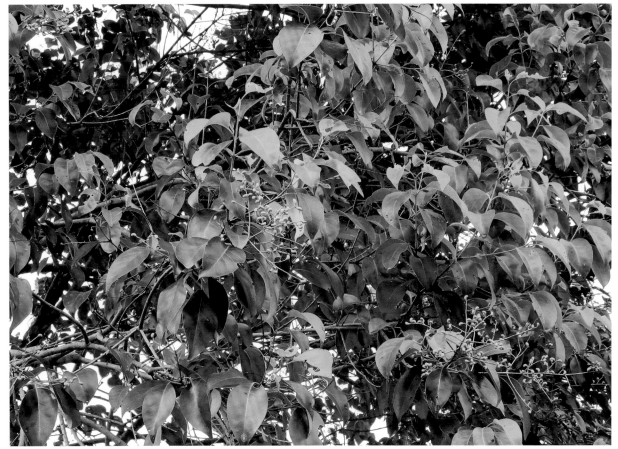

# 扭肚藤

【基原】为木犀科扭肚藤*Jasminum elongatum* (Bergius) Willd. 的茎、叶。

【别名】断骨草、白花茶、白金银花。

【形态特征】攀缘灌木。小枝圆柱形，疏被短柔毛至密被黄褐色茸毛。单叶对生；叶片纸质，卵状披针形至卵形，先端短尖，背面有毛。聚伞花序密集，通常着生于侧枝顶端，多花；花白色，花冠筒细长，高脚碟状。果长圆形，熟时黑色。花期6~10月，果期8月至翌年3月。

【分布】生于丘陵或山地林中。产于广西、广东、云南、海南等地。

【性能主治】茎、叶味微苦，性凉。具有清热利湿、解毒、消滞的功效。主治急性胃肠炎，消化不良，急性结膜炎，急性扁桃体炎，痢疾。

【采收加工】夏、秋季采收，鲜用或晒干。

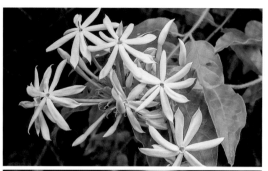

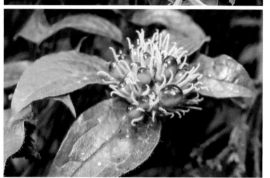

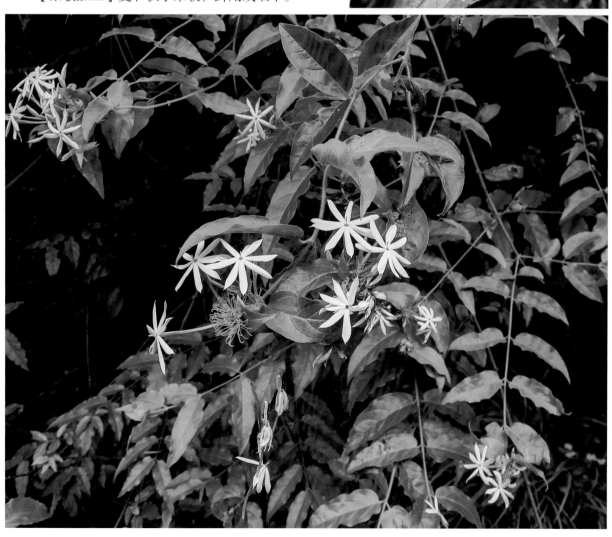

# 破骨风

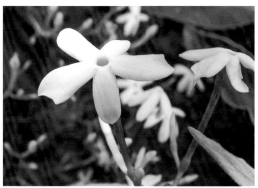

【基原】为木犀科清香藤*Jasminum lanceolaria* Roxb. 的全株。

【别名】碎骨风、散骨藤。

【形态特征】攀缘灌木。全株无毛或微被短柔毛。小枝圆柱形，稀具棱，节处稍压扁。叶对生，三出复叶；小叶近等大，具小叶柄，革质，卵圆形、椭圆形至披针形。聚伞花序顶生或腋生；花萼三角形或不明显；花冠白色。果球形或椭圆形，熟时黑色。花期4~10月，果期6月至翌年3月。

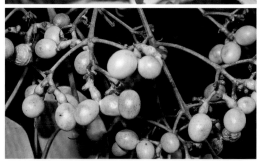

【分布】生于疏林或灌木丛中。产于广西、湖南、台湾、甘肃等地。

【性能主治】全株味苦、辛，性平。具有活血破瘀、理气止痛的功效。主治风湿痹痛，跌打骨折，外伤出血。

【采收加工】全年均可采收，除去杂质，晒干。

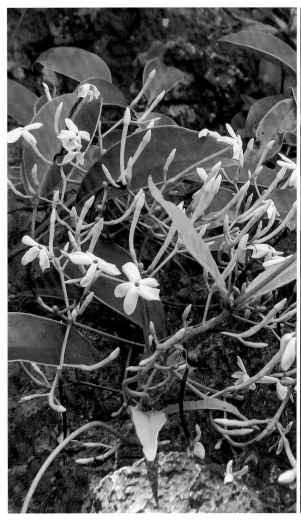
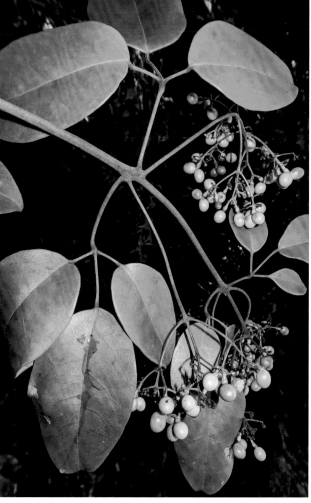

## 小蜡树

【基原】为木犀科小蜡*Ligustrum sinense* Lour.的树皮及枝叶。

【别名】冬青、鱼腊树。

【形态特征】落叶灌木或小乔木。小枝被淡黄色柔毛，老时近无毛。叶片纸质或薄革质，卵形至披针形，先端渐尖至微凹，基部宽楔形或近圆形。圆锥花序顶生或腋生，塔形；花序轴基部有叶；花白色；花丝与花冠裂片近等长或长于花冠裂片。果近球形。花期5~6月，果期9~12月。

【分布】生于山谷、山坡林中。产于广西、广东、湖南、贵州、四川、江西、湖北等地。

【性能主治】树皮及枝叶味苦，性凉。具有清热利湿、解毒消肿的功效。主治感冒发热，肺热咳嗽，咽喉肿痛，口舌生疮，湿疹，皮炎，跌打损伤，烧烫伤。

【采收加工】夏、秋季采收，鲜用或晒干。

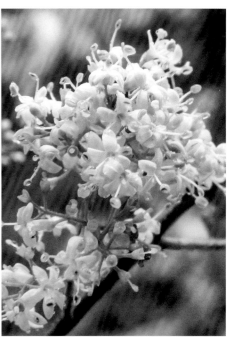

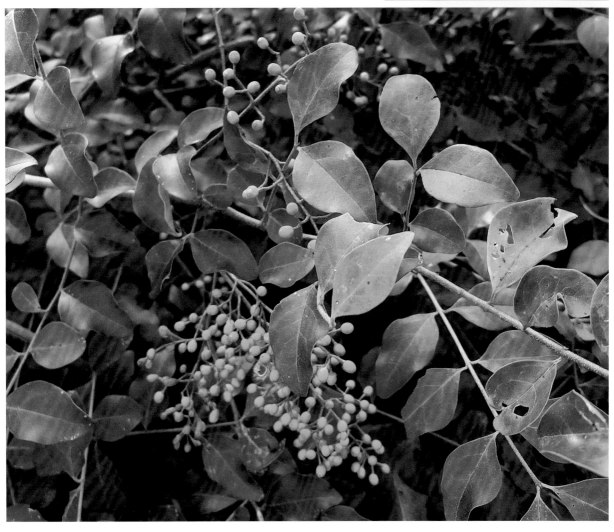

# 萝芙木

【基原】为夹竹桃科萝芙木*Rauvolfia verticillata* (Lour.) Baill. 的根。

【别名】野辣椒、辣椒树、风湿木。

【形态特征】直立灌木，高可达3 m。全株具乳汁。茎分枝多。树皮灰白色。单叶，对生或3~5片轮生；叶片长椭圆状披针形。聚伞花序顶生；花萼5裂；花冠高脚碟状，花冠筒中部膨大；雄蕊着生于花冠筒内面的中部，白色。核果熟时紫黑色。花期3~12月，果期5月至翌年春季。

【分布】生于丘陵疏林下或灌木丛中。产于我国西南、华南地区。

【性能主治】根味苦、微辛，性凉。具有清热、降压、宁神的功效。主治感冒发热，头痛咽喉肿痛，高血压，眩晕，失眠。

【采收加工】秋、冬季采收，洗净，切片晒干。

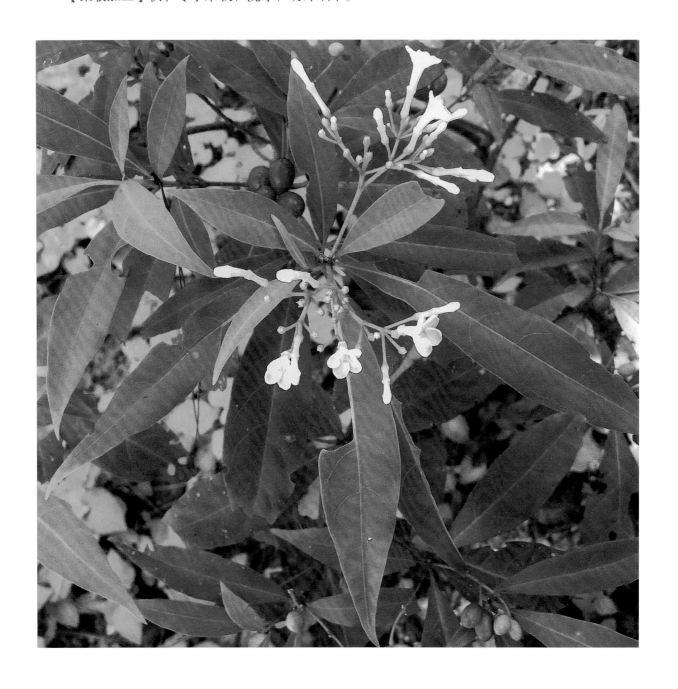

# 络石藤

【基原】为夹竹桃科络石*Trachelospermum jasminoides* (Lindl.) Lem. 的带叶藤茎。

【别名】软筋藤。

【形态特征】常绿木质藤本。植株具乳汁。叶片革质，椭圆形至卵状椭圆形。聚伞花序；花繁密，白色，芳香，花蕾顶端钝；花萼裂片向外反折；花冠筒圆筒形，中部膨大；雄蕊着生在花冠筒中部，隐藏在花冠喉内。蓇葖果双生，叉开。种子顶端具白色绢毛。花期3~7月，果期7~12月。

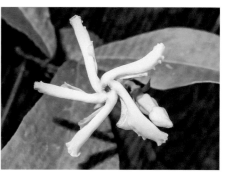
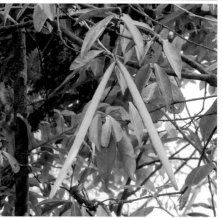

【分布】生于林缘或山坡灌木丛中，常攀缘附生于树上、墙壁或石上，亦有栽培观赏。产于广西、广东、江苏、安徽、湖北、山东、四川、浙江等地。

【性能主治】带叶藤茎味苦，性微寒。具有凉血消肿、祛风通络的功效。主治风湿热痹，筋脉拘挛，腰膝酸痛，痈肿，跌扑损伤。

【采收加工】冬季至翌年春季采收，晒干。

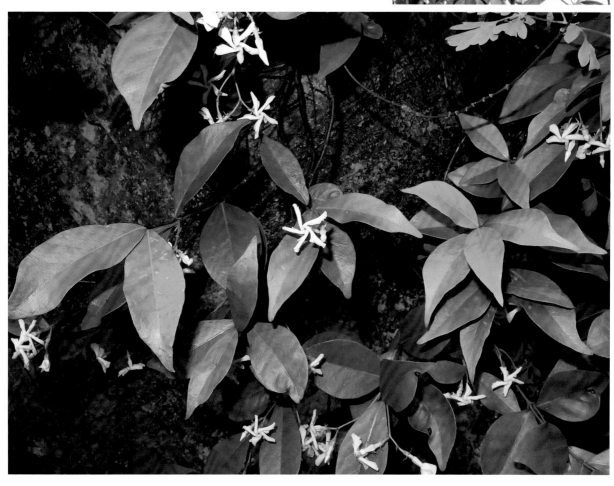

# 红背酸藤

【基原】为夹竹桃科酸叶胶藤*Urceola rosea* (Hook. et Arn.) D. J. Middleton 的根、叶。

【别名】伞风藤、黑风藤。

【形态特征】木质大藤本。植株含胶液，叶食之有酸味。单叶对生；叶片纸质，宽椭圆形，背面被白粉。聚伞花序圆锥状，宽松展开，多歧，顶生；花小，花冠近坛状，粉红色。果双生，叉开成一直线，有明显斑点。花期4~12月，果期7月至翌年1月。

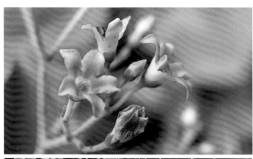

【分布】生于山地杂木林、水沟旁较湿润处。分布于长江以南各地。

【性能主治】根、叶味酸，性平。具有清热解毒、利尿消肿的功效。主治咽喉肿痛，慢性肾炎，肠炎，风湿骨痛，跌打瘀肿。

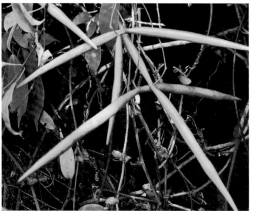

【采收加工】夏、秋季采收，晒干。

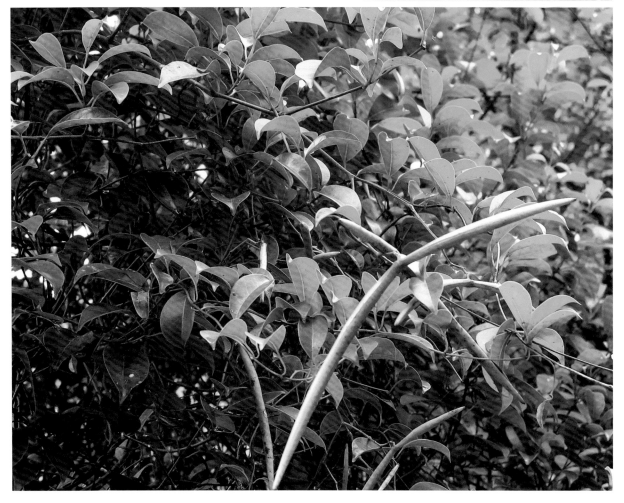

## 刺瓜

【基原】为萝藦科刺瓜 *Cynanchum corymbosum* Wight 的全草。

【别名】老鼠瓜、小刺瓜、野苦瓜。

【形态特征】多年生草质藤本。块根粗壮。叶片卵形或卵状长圆形，先端短尖，基部心形，背面苍白色。花序腋外生，着花约20朵；花绿白色，近辐状；副花冠大，杯状或高钟状。蓇葖果纺锤状，具弯刺，向顶部渐尖，中部膨胀。种子卵形，种毛白色绢质。花期5~10月，果期8月至翌年1月。

【分布】生于山野河边灌木丛中及林下潮湿处。产于广西、广东、云南、四川、福建等地。

【性能主治】全草味甘、淡，性平。具有益气、催乳、解毒的功效。主治乳汁不足，神经衰弱，慢性肾炎。

【采收加工】全年均可采收，晒干。

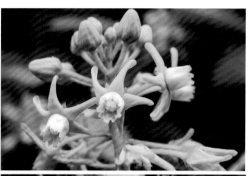

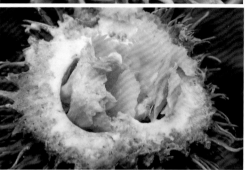

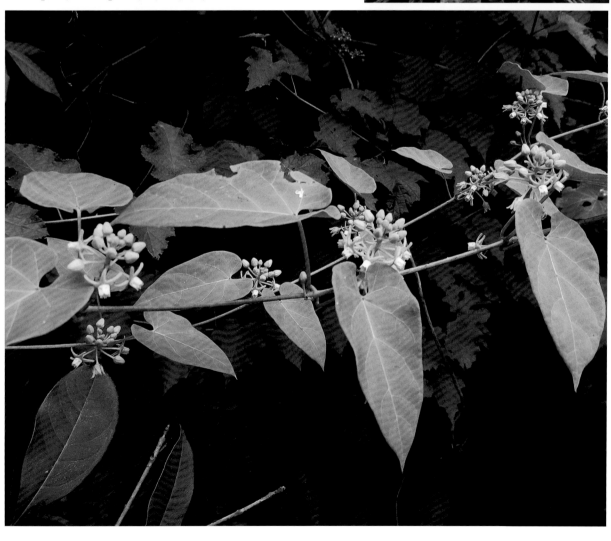

# 蓝叶藤

【基原】为萝藦科蓝叶藤 *Marsdenia tinctoria* R. Br. 的果实。

【别名】牛耳藤、羊角豆、染色牛奶菜。

【形态特征】攀缘灌木，长达5 m。叶片长圆形或卵状长圆形，先端渐尖，基部近心形，鲜时蓝色，干后亦呈蓝色。聚伞圆锥花序近腋生，长3~7 cm；花黄白色，干时呈蓝黑色；花冠圆筒状钟形，喉部内面有刷毛；副花冠裂片长圆形。蓇葖果具茸毛，圆筒状披针形。花期3~5月，果期8~12月。

【分布】生于潮湿杂木林中。产于广西、广东、湖南、云南、四川、台湾、西藏等地。

【性能主治】果实味辛、苦，性温。具有祛风除湿、化瘀散结的功效。主治风湿骨痛，肝肿大。

【采收加工】8~12月采收，晒干。

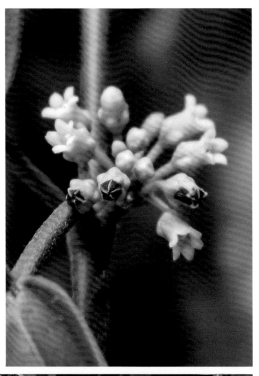

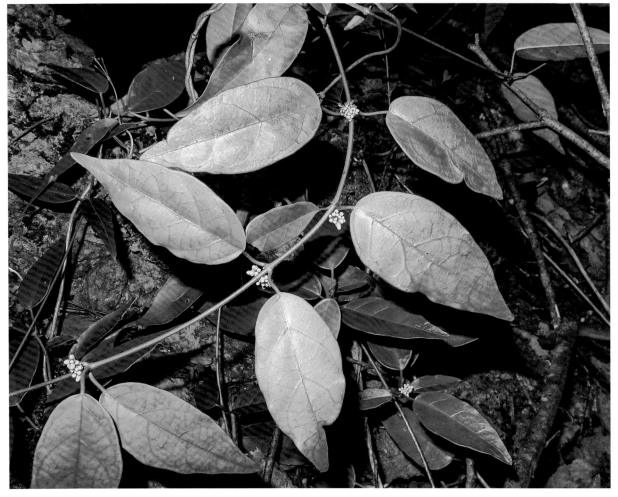

# 鲫鱼藤

【基原】为萝藦科鲫鱼藤*Secamone elliptica* R. Br. 的根。

【别名】黄花藤、吊山桃、小羊角扭。

【形态特征】藤状灌木，高约2 m，具乳汁。叶片纸质，有透明腺点，椭圆形，先端尾状渐尖，基部楔形，侧脉不明显。聚伞花序腋生，着花多朵；花萼裂片卵圆形，外面被柔毛；花萼内面基部具有腺体；花冠黄色，花冠筒短，裂片长圆形。蓇葖广歧，披针形，基部膨大。花期7~8月，果期10月至翌年1月。

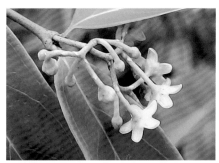

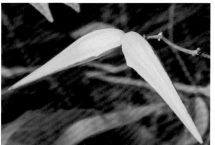

【分布】生于山谷疏林中，攀缘于树上。产于广西、广东、云南等地。

【性能主治】主治风湿痹痛，跌打损伤，疮疡肿毒。

【采收加工】全年均可采收，洗净，鲜用或晒干。

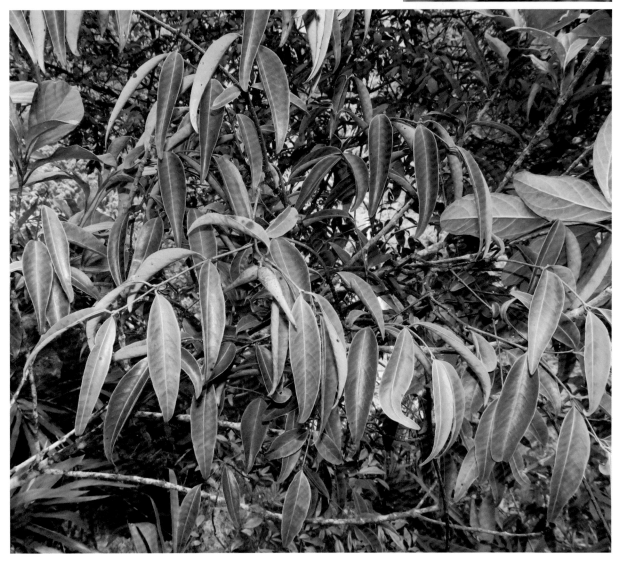

# 双飞蝴蝶

【基原】为萝摩科多花娃儿藤Tylophora floribunda Miq. 的根。

【别名】老虎须、七层楼、蝴蝶草。

【形态特征】多年生缠绕藤本，全株无毛，具乳汁。根须状，黄白色。茎纤细，分枝多。叶片卵状披针形，先端渐尖或急尖，基部心形，侧脉在叶背面明显隆起。聚伞花序多歧，腋生或腋外生，比叶为长，密集多花；花小，直径约2 mm，淡紫红色。蓇葖果双生，线状披针形。花期5~9月，果期8~12月。

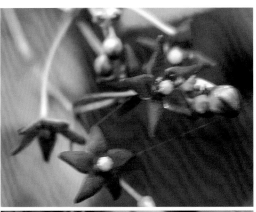

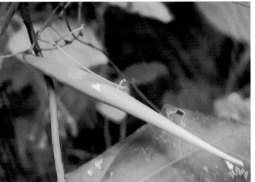

【分布】生于阳光充足的灌木丛或疏林中。产于广西、广东、湖南、贵州、江苏、浙江、福建、江西等地。

【性能主治】根味辛，性温；有小毒。具有祛风化痰、通经散瘀的功效。主治小儿惊风，白喉，支气管炎，月经不调，虫蛇咬伤，跌打损伤。

【采收加工】秋、冬季采收，洗净，晒干。

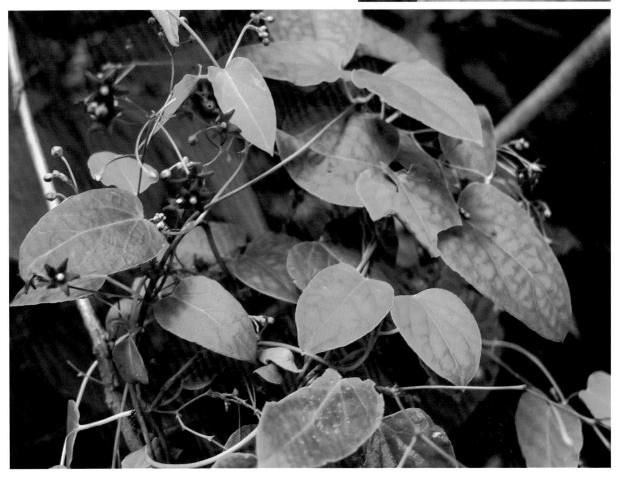

# 娃儿藤

【基原】为萝藦科娃儿藤Tylophora ovata (Lindl.) Hook. ex Steud. 的根。

【别名】三十六根、老君须、哮喘草。

【形态特征】攀缘灌木。茎、叶柄、叶、花梗及花萼外面均被锈黄色柔毛。叶片卵形，侧脉明显，每边约4条。聚伞花序伞房状，丛生于叶腋；花小，直径5 mm，淡黄色或黄绿色。蓇葖果双生，圆柱状披针形，长4~7 cm，直径约1 cm，无毛。花期4~8月，果期8~12月。

【分布】生于山谷、山地灌木丛中或向阳杂木林中。产于广西、广东、云南、湖南、台湾。

【性能主治】根味辛，性温；有毒。具有祛风化痰、解毒散瘀的功效。主治小儿惊风，中暑腹痛，哮喘痰咳，咽喉肿痛，胃痛，牙痛，风湿疼痛，跌打损伤。

【采收加工】全年均可采收，洗净，切段，鲜用或晒干。

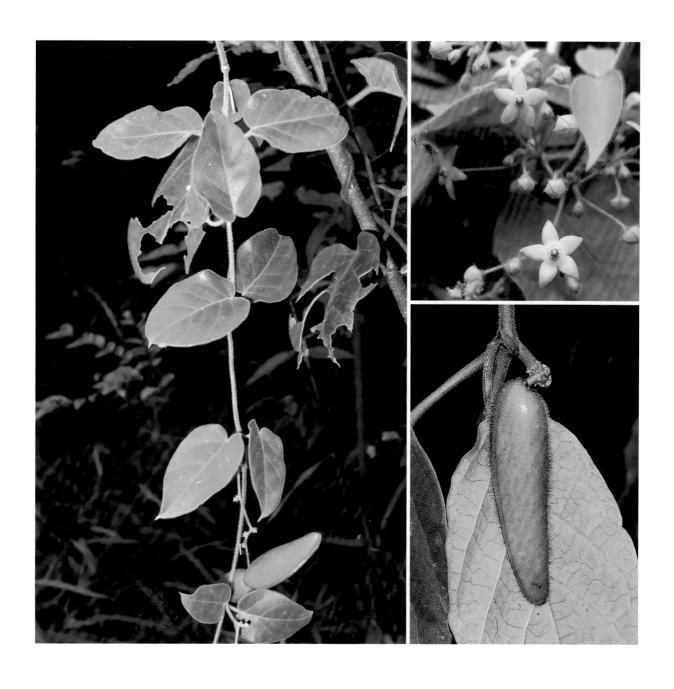

# 岩石羊

【基原】为茜草科短刺虎刺*Damnacanthus giganteus* (Makino) Nakai 的根。

【别名】长叶数珠根、树莲藕、半球莲。

【形态特征】灌木，高0.5~2 m。根链珠状，肉质，淡黄色。幼枝常具4棱，具短刺；刺极短，长1~2 mm，常仅见于顶节托叶腋，其余节无刺。叶片革质，披针形或长圆状披针形，边缘全缘，具反卷线。花两两成对腋生于短总梗上；花白色。核果近球形，红色。花期3~5月，果期11月至翌年1月。

【分布】生于山地林下和灌木丛中。产于广西、广东、贵州、湖南、江西、浙江、福建等地。

【性能主治】根味苦、甘，性平。具有养血、止血、祛风除湿、舒筋的功效。主治体弱血虚，小儿疳积，肝脾肿大，月经不调，肠风下血，黄疸，风湿痹痛，跌打损伤。

【采收加工】秋后采收，洗净，切片，晒干。

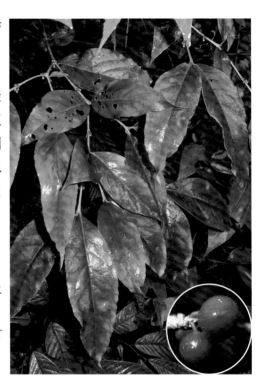

# 栀子

【基原】为茜草科栀子*Gardenia jasminoides* J. Ellis 的成熟果实。

【别名】黄栀子、山栀子、水横枝。

【形态特征】常绿灌木，高0.3~3 m。嫩枝常被短毛；枝圆柱形。叶对生；叶形多样，常无毛。花芳香，常单朵生于枝顶，白色或乳黄色，高脚碟状。果卵形、近球形、椭圆形或长圆形，熟时黄色或橙红色，有翅状纵棱5~9条；顶部具宿萼。花期3~7月，果期5月至翌年2月。

【分布】生于旷野、山谷、山坡的灌木丛或疏林中。产于广西、广东、云南、贵州、湖南、江西、福建等地。

【性能主治】果实味苦，性寒。具有泻火除烦、清热利湿、凉血解毒、消肿止痛的功效。主治热病心烦，湿热黄疸，淋证涩痛，血热吐血，目赤肿痛，火毒疮疡；外用治扭挫伤痛。

【采收加工】9~11月果实成熟时采收，除去果梗及杂质，蒸至上汽或置沸水中略烫，取出，干燥。

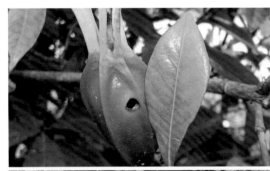

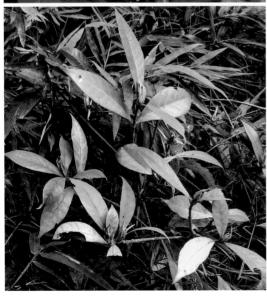

# 牛白藤

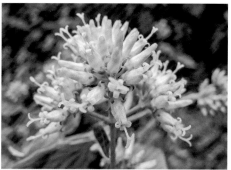

【基原】为茜草科牛白藤*Hedyotis hedyotidea* (DC.) Merr. 的根、藤及叶。

【别名】糯饭藤、藤耳草、白藤草。

【形态特征】藤状灌木。触之有粗糙感。嫩枝方柱形，被粉末状柔毛，老时圆柱形。叶对生；叶片膜质，长卵形或卵形，腹面粗糙，背面被柔毛。花序腋生和顶生，由10~20朵花集聚而成一伞形花序；花冠白色，管状，先端4浅裂，裂片披针形。蒴果近球形，直径2~3 mm。花期4~7月。

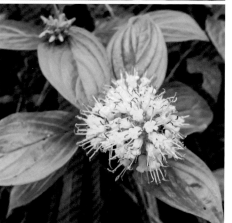

【分布】生于山谷灌木丛中或丘陵坡地。产于广西、广东、云南、贵州、福建等地。

【性能主治】根、藤味甘、淡，性凉。具有消肿止血、祛风活络的功效。主治风湿关节痛，痔疮出血，跌打损伤。叶味甘、淡，性凉。具有清热祛风的功效。主治肺热咳嗽，感冒，肠炎；外用治湿疹，皮肤瘙痒，带状疱疹。

【采收加工】全年均可采收，洗净，鲜用或晒干。

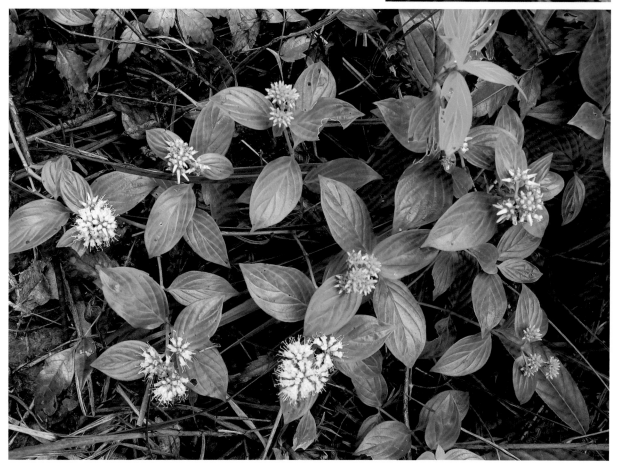

# 白花龙船花

【基原】为茜草科白花龙船花 *Ixora henryi* Lévl. 的全株。

【别名】小龙船花、小仙丹花、白骨木。

【形态特征】灌木。叶对生；叶片长圆形或披针形，先端长渐尖或渐尖，基部楔形至阔楔形。花序顶生，多花，排成三歧伞房式聚伞花序，有线形或线状披针形苞片；花冠白色，干后变暗红色，盛开时花冠筒长2.5~3 cm。果球形，直径0.8~1 cm，顶端残留有细小的萼檐裂片。果期8~12月。

【分布】生于山坡、山谷疏林或密林下，或潮湿的溪边。产于广西、广东、海南、贵州、云南等地。

【性能主治】全株有清热消肿、止痛、接骨的功效。主治痈疮肿毒，骨折。

【采收加工】全年均可采收，鲜用或晒干。

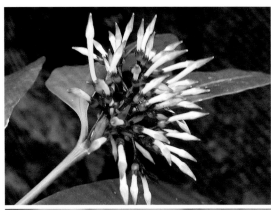

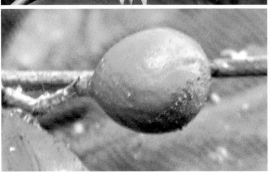

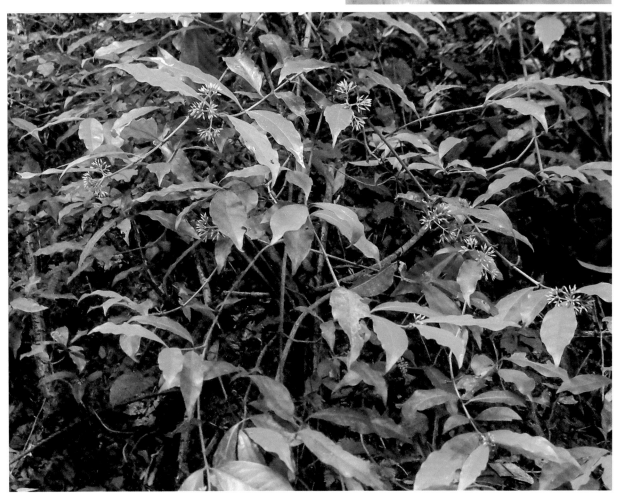

# 羊角藤

【基原】为茜草科羊角藤 *Morinda umbellata* L. subsp. *obovata* Y. Z. Ruan 的根及全株。

【别名】龙骨风、马骨风、乌藤。

【形态特征】藤本，攀缘或缠绕，有时呈披散灌木状。老枝具细棱，蓝黑色，多少木质化。叶片倒卵形、倒卵状披针形或倒卵状长圆形。花序3~11个呈伞状排列于枝顶；头状花序具花6~12朵；花白色。聚花果由3~7朵花发育而成，熟时红色，近球形或扁球形；核果具分核2~4粒。花期6~7月，果期10~11月。

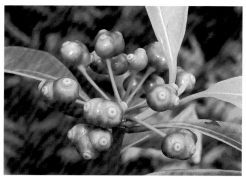

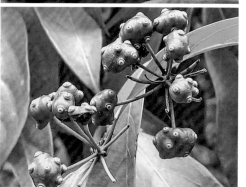

【分布】攀缘于林下、溪旁、路旁的灌木丛上。产于广西、广东、海南、湖南、浙江、江西、福建、台湾等地。

【性能主治】根及全株味甘，性凉。具有止痛止血、祛风除湿的功效。主治胃痛，风湿关节痛；叶外用治创伤出血。

【采收加工】全年均可采收，鲜用或晒干。

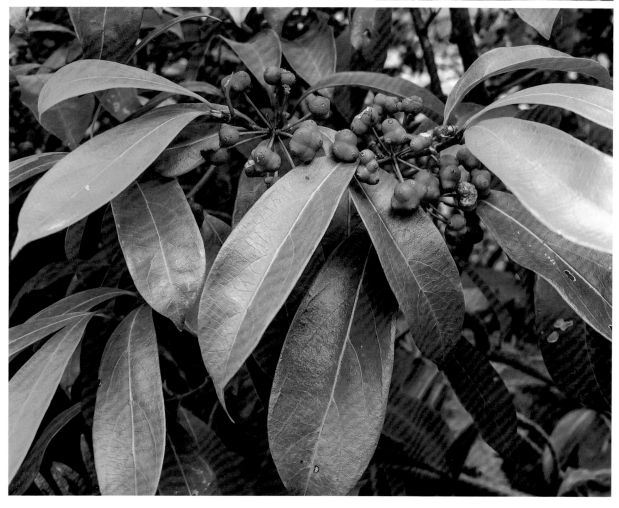

# 玉叶金花

【基原】为茜草科玉叶金花*Mussaenda pubescens* W. T. Aiton 的藤、根。

【别名】白纸、白叶子、凉口茶。

【形态特征】攀缘灌木。嫩枝被贴伏短柔毛。叶对生或轮生；叶片薄纸质，卵状长圆形或卵状披针形，腹面近无毛或疏被毛，背面密被短柔毛。聚伞花序顶生，密花；花萼裂片5枚，其中1枚极发达呈白色花瓣状；花冠黄色，管状。浆果近球形，顶部有环状疤痕，干时黑色。花期6~7月。

【分布】生于灌木丛中、溪谷、山坡或村旁。产于广西、广东、海南、湖南、福建、浙江、台湾等地。

【性能主治】藤、根味甘、淡，性凉。具有清热解毒、凉血解暑的功效。主治中毒，感冒，扁桃体炎，支气管炎，咽喉炎，肾炎水肿，肠炎，子宫出血，虫蛇咬伤。

【采收加工】全年均可采收，鲜用或晒干。

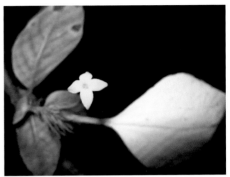

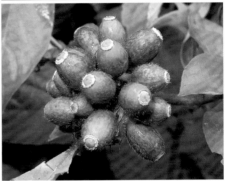

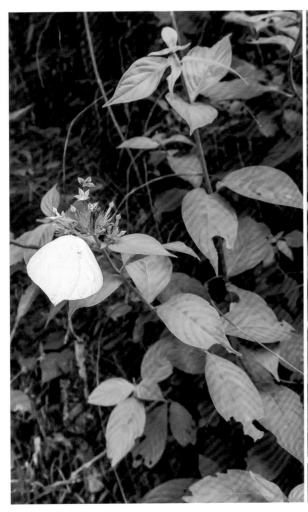

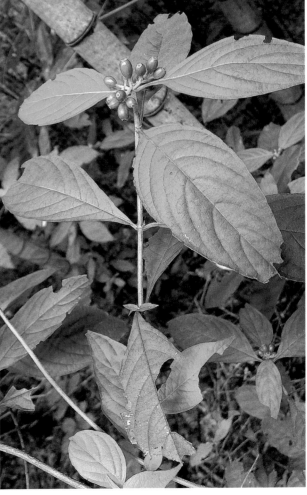

# 鸡矢藤

【基原】为茜草科鸡矢藤 *Paederia scandens* (Lour.) Merr. 的根或全草。

【别名】雀儿藤、狗屁藤、臭屁藤。

【形态特征】多年生缠绕藤本。茎叶揉碎有强烈的鸡屎臭味。叶对生；叶片纸质，卵形至披针形。圆锥花序式的聚伞花序腋生和顶生，扩展；花冠筒钟状，外面白色，内面紫红色，有茸毛。果球形，熟时近黄色，有光泽，藤枯后仍不落。花期6~10月，果期11~12月。

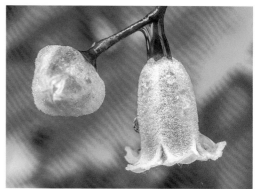

【分布】生于山坡、林缘灌木丛中或缠绕于树上。产于广西、广东、云南、贵州、湖南、湖北、福建、江西、四川、安徽等地。

【性能主治】根或全草味甘、微苦，性平。具有祛风利湿、消食化积、止咳、止痛的功效。主治风湿筋骨痛，黄疸型肝炎，肠炎，消化不良，肺结核咯血，支气管炎，外伤性疼痛，跌打损伤；外用治皮炎，湿疹，疮疡肿毒。

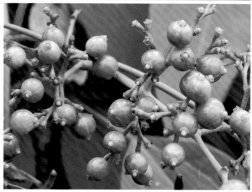

【采收加工】夏季采收全草，秋、冬季采收根，洗净，晒干。

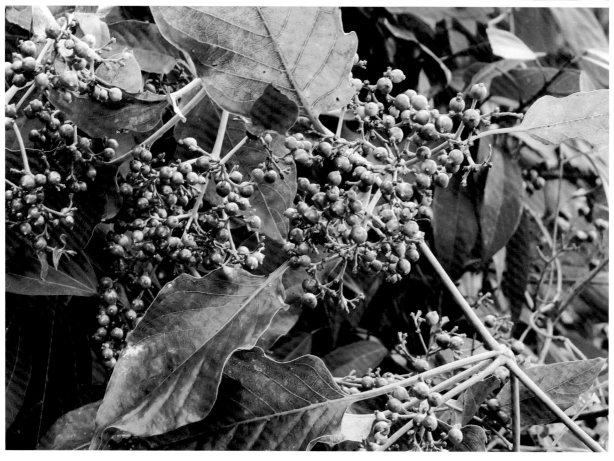

# 花叶九节木

【基原】为茜草科驳骨九节 *Psychotria prainii* Lévl. 的全株。

【别名】驳骨草、小功劳、百样化。

【形态特征】直立灌木，高0.5~2 m。嫩枝、叶背面、叶柄、托叶外面和花序均被暗红色的皱曲柔毛。叶对生，常较密聚生于枝顶；叶片椭圆形、长圆形至卵形。聚伞花序顶生，密集成头状；花冠白色。核果椭圆形或倒卵形，熟时红色，具纵棱，顶端有宿萼，密集成头状。花期5~8月，果期7~11月。

【分布】生于山坡或山谷溪边林中或灌木丛中。产于广西、广东、云南、贵州等地。

【性能主治】全株味苦，性凉。具有清热解毒、祛风止痛、散瘀止血的功效。主治感冒，咳嗽，肠炎，痢疾，风湿骨痛，跌打损伤，骨折。

【采收加工】全年均可采收，洗净，切段，晒干。

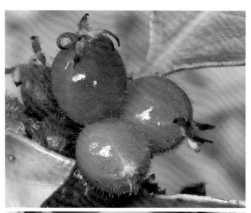

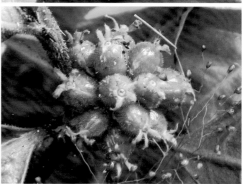

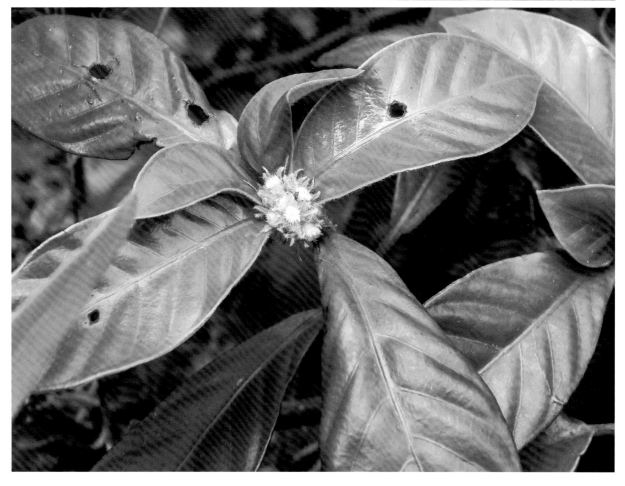

# 白马骨

【基原】为茜草科白马骨 *Serissa serissoides* (DC.) Druce 的全株。

【别名】六月雪、满天星、天星木。

【形态特征】小灌木，高0.3~1 m。枝粗壮，灰色。叶常聚生于小枝上部，对生，有短柄；叶片倒卵形或倒披针形，边缘全缘。花白色，无梗，丛生于小枝顶部；花萼裂片几与花冠筒等长；花冠筒喉部被毛，裂片5枚，长圆状披针形。花期4~6月，果期9~11月。

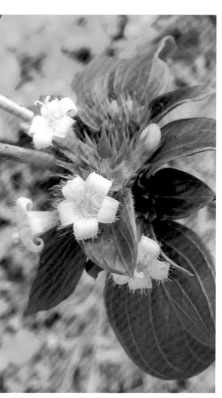

【分布】生于荒地、草坪、灌木丛中。产于广西、广东、香港、江西、福建、台湾、湖北、安徽、江苏、浙江等地。

【性能主治】全株味苦、辛，性凉。具有祛风利湿、清热解毒的功效。主治感冒，黄疸型肝炎，肾炎水肿，咳嗽，咽喉肿痛，角膜炎，肠炎，痢疾，腰腿疼痛，咳血，尿血，闭经，白带异常，小儿疳积，惊风，风火牙痛，痈疽肿毒，跌打损伤。

【采收加工】全年均可采收，洗净，鲜用或晒干。

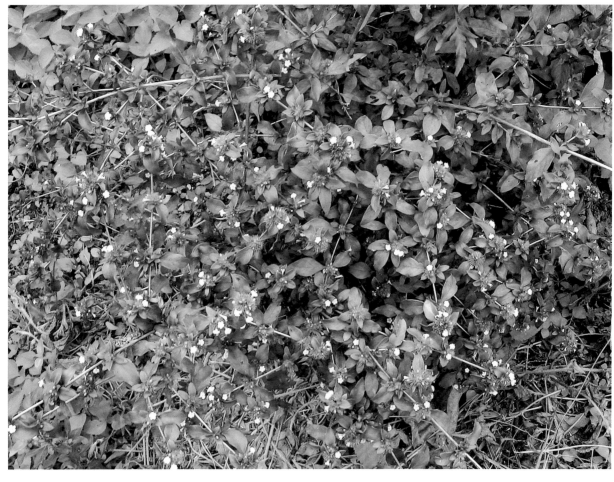

# 钩藤

【基原】为茜草科毛钩藤Uncaria hirsuta Hvail.钩藤*Uncaria rhynchophylla* (Miq.) Miq. ex Havil. 的带钩茎枝。

【别名】鹰爪风。

【形态特征】藤本。毛钩藤茎具4棱角，被硬毛。叶片革质，背面被稀疏或稠密糙伏毛。花冠淡黄色或淡红色，外面被短柔毛。小蒴果纺锤形，被短柔毛。花果期几乎全年。钩藤茎略有4棱角，无毛。叶片纸质，无毛。花小，花冠黄白色。小蒴果被短柔毛，宿萼裂片近三角形。花期5~7月，果期10~11月。

【分布】生于山谷林下溪畔或灌木丛中。产于广西、广东、云南、贵州、湖南、江西、福建等地。

【性能主治】带钩茎枝味甘，性凉。具有清热平肝、息风定惊的功效。主治肝风内动，惊痫抽搐，高热惊厥，感冒夹惊，小儿惊啼，妊娠子痫，头痛眩晕。

【采收加工】秋、冬季采收，去叶，切段，晒干。

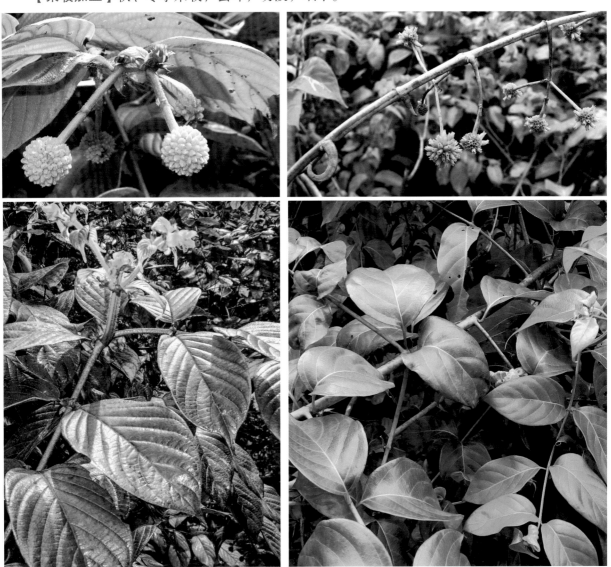

毛钩藤*Uncaria hirsuta* Havil.　　　　钩藤*Uncaria rhynchophylla* (Miq.) Miq. ex Havil.

# 山银花

【基原】为忍冬科菰腺忍冬*Lonicera hypoglauca* Miq. 的花蕾或初开的花。

【别名】大银花。

【形态特征】缠绕藤本。小枝、叶柄、叶及花序梗均密被淡黄褐色短柔毛。叶片卵形至卵状长圆形，背面具橘红色蘑菇状腺体。双花单生至多朵集生于侧生短枝上，或于小枝顶集合成总状；苞片线状披针形；花白色，后变黄色。果近球形，熟时黑色，具白粉。花期4~5月，果期10~11月。

【分布】生于灌木丛或疏林中。产于广西、广东、四川、贵州、云南、安徽、江西、福建等地。

【性能主治】花蕾或初开的花味甘，性寒。具有清热解毒、疏散风热的功效。主治风热感冒，温病发热，喉痹，丹毒，热毒血痢，痈肿疔疮。

【采收加工】夏初花开放前采收，干燥。

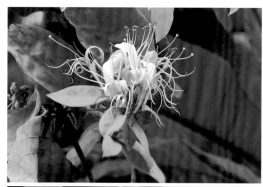

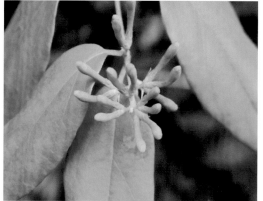

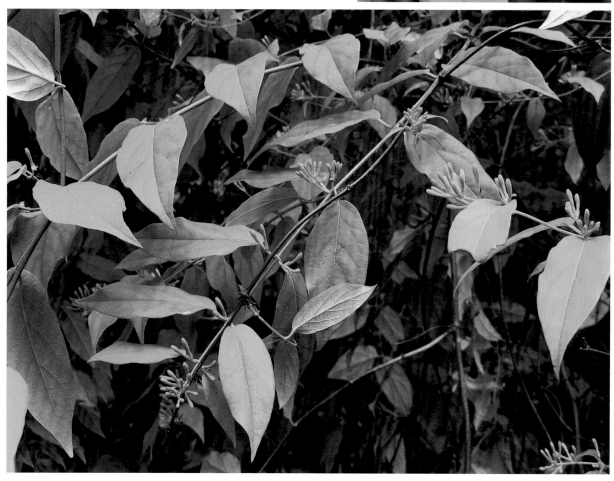

# 陆英

【基原】为忍冬科接骨草*Sambucus chinensis* Lindl. 的茎、叶。

【别名】走马风。

【形态特征】高大草本或半灌木。枝具条棱，髓部白色。奇数羽状复叶对生；小叶2~3对，狭卵形。聚伞花序复伞状，顶生，大而疏散；花序梗基部托以叶状总苞片，分枝3~5条，纤细；花小，白色，杂有黄色杯状的不孕花。果实近圆形，熟时红色。花期4~7月，果期9~11月。

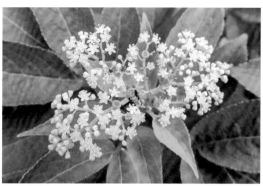

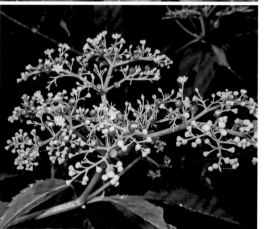

【分布】生于山坡、林下、沟边和草丛中。产于广西、广东、贵州、云南、四川、湖南、湖北、陕西、江苏、安徽、浙江、江西、河南等地。

【性能主治】茎、叶味甘、微苦，性平。具有祛风、利湿、舒筋、活血的功效。主治风湿痹痛，腰腿痛，水肿，黄疸，风疹瘙痒，丹毒，疮肿，跌打损伤。

【采收加工】夏、秋季采收茎叶，切段，鲜用或晒干。

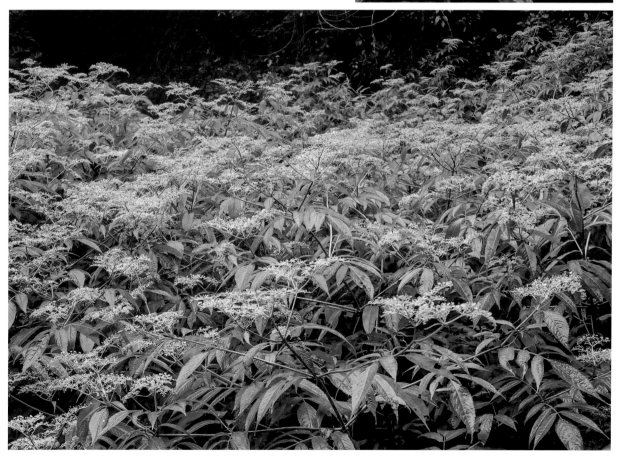

## 南方荚蒾

【基原】为忍冬科南方荚蒾*Viburnum fordiae* Hance 的根、茎及叶。

【别名】火柴树、心伴木、满山红。

【形态特征】灌木或小乔木，高可达5 m。植株几乎均被由暗黄色或黄褐色茸毛。叶片厚纸质，宽卵形或菱状卵形，边缘常有小尖齿，叶脉在腹面略凹陷，在背面突起。复伞形式聚伞花序；花冠白色，辐状，裂片卵形。果卵圆形，熟时红色。花期4~5月，果期10~11月。

【分布】生于山谷旁疏林、山坡灌木丛中。产于广西、广东、云南、湖南、安徽、福建等地。

【性能主治】根、茎及叶味苦，性凉。具有祛风清热、散瘀活血的功效。主治感冒，发热，月经不调，肥大性脊椎炎，风湿痹痛，跌打骨折，湿疹。

【采收加工】根全年均可采收，洗净，切段，晒干。茎、叶夏、秋季采收，鲜用或切段晒干。

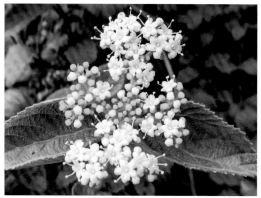

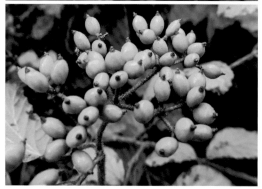

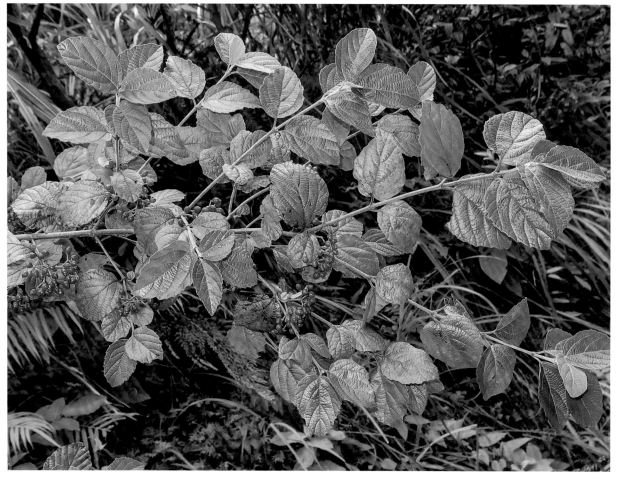

# 早禾树

【基原】为忍冬科珊瑚树*Viburnum odoratissimum* Ker-Gawl. 的叶、树皮及根。

【别名】猪肚木、利桐木、沙糖木。

【形态特征】常绿灌木或小乔木。枝灰色或灰褐色，有突起的小瘤状皮孔。叶片椭圆形至矩圆形或矩圆状倒卵形至倒卵形，有时近圆形，长7~20 cm。圆锥花序顶生或生于侧生短枝上，花白色，后变黄白色，有时微红色。果实先红色后变黑色，卵圆形或卵状椭圆形。花期4~5月，果期7~9月。

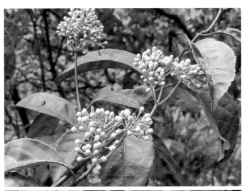

【分布】生于山谷密林、平地灌木丛中。产于广西、广东、湖南、海南、福建等地。

【性能主治】叶、树皮及根味辛，性温。具有祛风除湿、通经活络的功效。主治感冒，风湿痹痛，跌打肿痛，骨折。

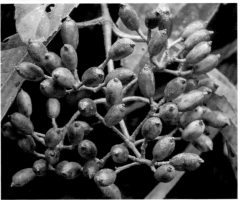

【采收加工】叶和树皮春、夏季采收。鲜用或晒干根全年均可采收。

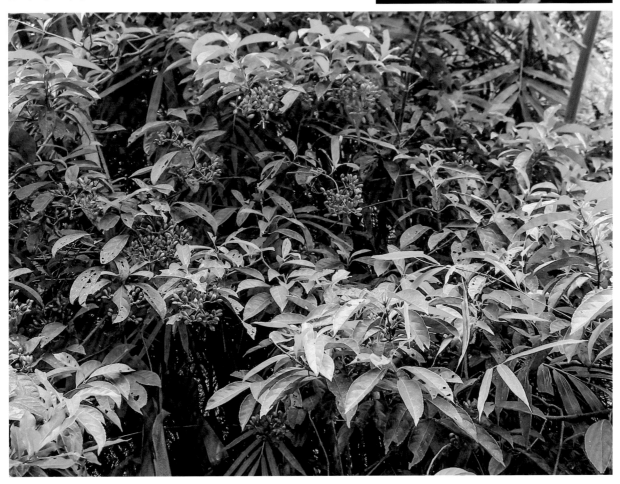

## 败酱

【基原】为败酱科败酱*Patrinia scabiosaefolia* Link. 的全草。

【别名】鹿酱、苦斋公、白苦爹。

【形态特征】多年生草本。根状茎细长横卧，有特殊臭气。基生叶丛生，花时叶枯落；茎生叶对生，叶片羽状深裂，叶缘有粗齿。聚伞状圆锥花序集成疏而大的伞房状花序，腋生或顶生；花冠黄色，花冠筒短，内侧具白色长毛。瘦果长圆形，具3棱。花期7~9月，果期9~10月。

【分布】生于山坡林下、林缘和灌木丛中，以及路边、田埂边的草丛中。产于广西、贵州、四川等地。

【性能主治】全草味辛、苦，性微寒。具有清热解毒、活血排脓的功效。主治肠痈，肺痈，痈肿，痢疾，产后瘀滞腹痛。

【采收加工】野生者夏、秋季采收，栽培者可在当年开花前采收，洗净，晒干。

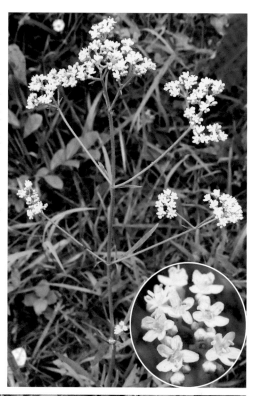

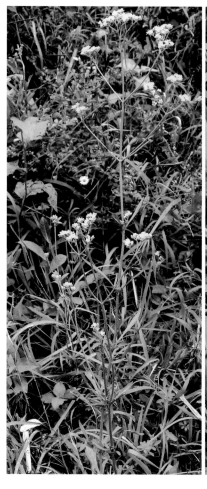

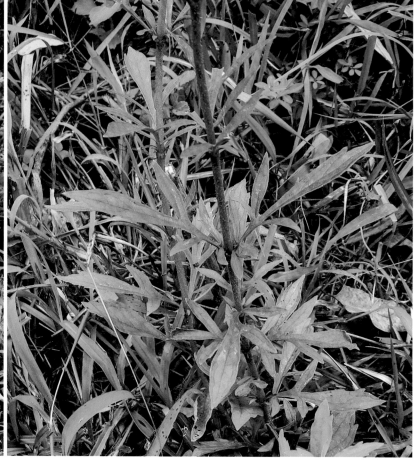

# 鬼针草

【基原】为菊科鬼针草*Bidens pilosa* L. 的全草。

【别名】一包针。

【形态特征】一年生直立草本。茎下部叶3裂或不分裂，常在开花前枯萎；中部叶具小叶3片，两侧小叶椭圆形或卵状椭圆形，边缘有齿；上部叶小，3裂或不分裂，条状披针形。头状花序无舌状花。瘦果条形，熟时黑色。

【分布】生于村旁、路边及荒地中。产于西南、华南、华中、华东地区。

【性能主治】全草味苦，性平。具有清热解毒、止泻的功效。主治肠炎腹泻、阑尾炎、感冒咽痛、肝炎、蛇虫咬伤。

【采收加工】夏、秋季采收，鲜用或晒干。

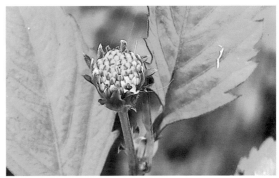

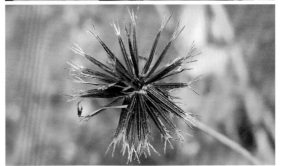

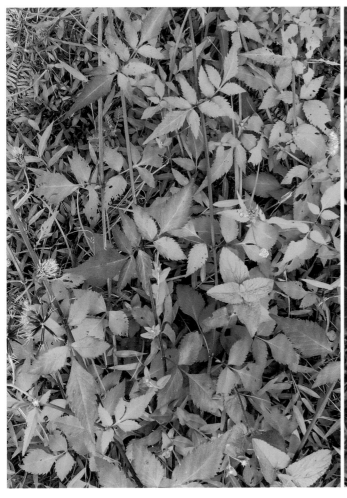

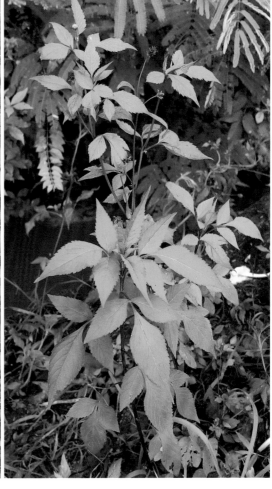

# 金边兔耳

【基原】为菊科杏香兔儿风*Ainsliaea fragrans* Champ. ex Benth. 的全草。

【别名】兔耳草、兔耳箭。

【形态特征】多年生草本。根状茎短或伸长，具簇生细长不定根。茎单一，直立；叶背、叶柄和花葶密被褐色长柔毛。叶聚生于茎基部，莲座状或呈假轮生；叶片卵形或卵状长圆形，背面淡绿色或多少带紫红色。花白色，开放时具杏仁香气，于花葶顶部排成间断的总状花序。瘦果棒状圆柱形。花期11~12月。

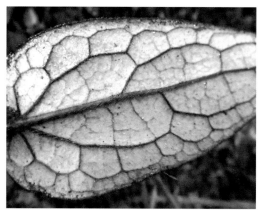

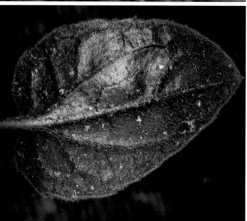

【分布】生于山坡灌木丛中或路旁、沟边草丛中。产于广西、广东、湖南、福建、浙江、安徽、江苏、江西、四川等地。

【性能主治】全草味甘，微苦，性凉。具有清热补虚、凉血止血、利湿解毒的功效。主治虚劳骨蒸，肺痨咳血，崩漏，湿热黄疸，水肿，痈疽肿毒，瘰疬结核，跌打损伤。

【采收加工】春、夏季采收，除杂质，洗净，鲜用或切段晒干。

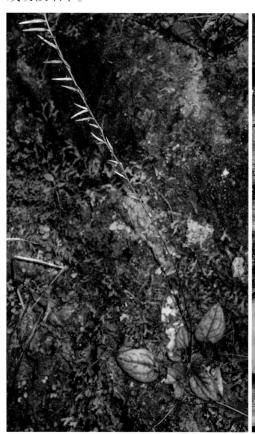

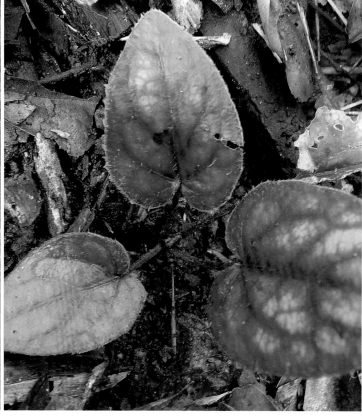

# 刘寄奴

【基原】为菊科奇蒿*Artemisia anomala* S. Moore 的全草。

【别名】六月白、千粒米、细白花草。

【形态特征】多年生草本，高达1.5 m。茎单生，稀2条至少数，具纵棱。茎下部叶卵形或长卵形，稀倒卵形；茎中部叶卵形、长卵形或卵状披针形；茎上部叶与苞叶小。头状花序长圆形或卵圆形，排成密穗状花序。瘦果倒卵圆形或长圆状倒卵圆形。花果期6~11月。

【分布】生于林缘、路旁、沟边及灌木丛中。产于广西、广东、湖南、湖北、福建、台湾、江苏、浙江、安徽、江西等地。

【性能主治】全草味辛、苦，性平。具有清暑利湿、活血化瘀、通经止痛的功效。主治中暑，头痛，闭经腹痛，风湿疼痛，肠炎，跌打损伤；外用治创伤出血，乳腺炎。

【采收加工】8~9月开花时采收，洗净，鲜用或晒干。

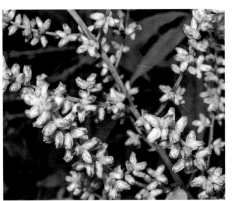

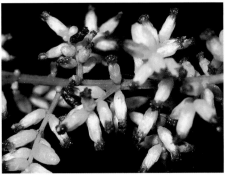

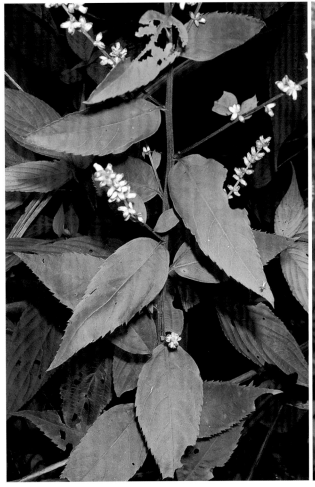

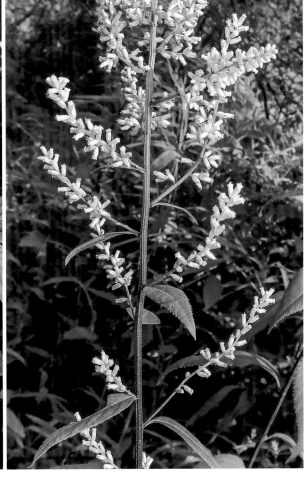

# 狼杷草

【基原】为菊科狼杷草*Bidens tripartita* L. 的全草。

【别名】小鬼叉、豆渣草、针包草。

【形态特征】一年生草本。茎圆柱状或具钝棱而稍呈四方形。叶对生；茎下部叶不分裂，常于花期枯萎；茎中部叶长椭圆状披针形；茎上部叶披针形。头状花序单生于茎枝顶端，具较长的花序梗；无舌状花，全为筒状两性花。瘦果扁，边缘有倒刺毛，顶端芒刺通常2枚。花期7~10月。

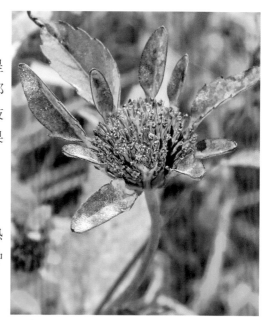

【分布】生于旷野、路边及水边湿地。产于西南、华东、华中、华北等地区。

【性能主治】全草味甘、微苦，性凉。具有清热解毒、利湿通经的功效。主治肺热咳嗽，咯血，咽喉肿痛，月经不调，闭经，小儿疳积，虫蛇咬伤。

【采收加工】8~9月采收，鲜用或晒干。

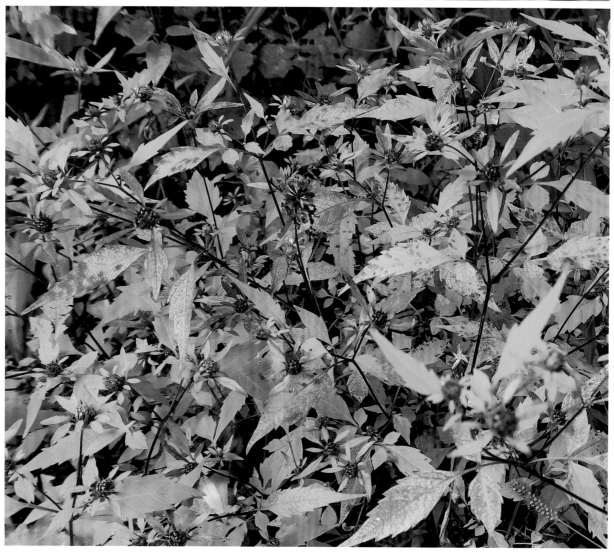

# 东风草

【基原】为菊科东风草*Blumea megacephala* (Randeria) C. C. Chang et Y. Q. Tseng 的全草。

【别名】黄花地胆草、九里明。

【形态特征】攀缘状草质藤本。茎圆柱形，多分枝，有明显的沟纹。叶片卵形、卵状长圆形或长椭圆形。头状花序通常1~7个腋生或在枝顶排成总状或近伞房状，再组成具叶圆锥花序；花黄色，雌花多数，细管状。瘦果圆柱形，有10条棱，冠毛白色。花期8~12月。

【分布】生于林缘、灌木丛中、山坡阳处。产于广西、广东、云南、贵州、四川、湖南、江西、福建、台湾等地。

【性能主治】全草味微辛、苦，性凉。具有清热明目、祛风止痒、解毒消肿的功效。主治目赤肿痛，翳膜遮睛，风疹，疥疮，皮肤瘙痒，痈肿疮疖，跌打红肿。

【采收加工】夏、秋季采收，鲜用或晒干。

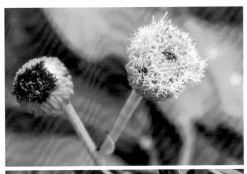

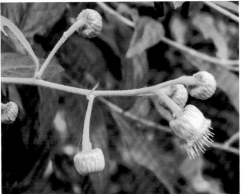

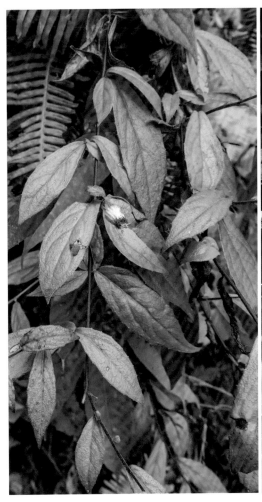

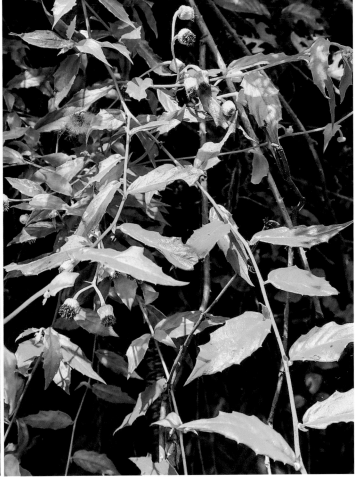

# 鹤虱

【基原】为菊科天名精 *Carpesium abrotanoides* L. 的成熟果实。

【别名】天蔓青、地菘。

【形态特征】多年生草本。茎粗壮直立，上部多分枝，下部木质，密生短柔毛，有明显的纵条纹。基生叶于开花前凋萎；茎下部叶广椭圆形或长椭圆形，边缘齿端有腺体状胼胝体。头状花序多数，生茎端及沿茎枝生于叶腋。瘦果顶端有短喙，无冠毛。花期8~10月，果期10~12月。

【分布】生于村边、路旁荒地、林缘。产于华东、华南、华中、西南地区。

【性能主治】果实味苦、辛，性平；有小毒。具有杀虫消积的功效。主治蛔虫病，蛲虫病，绦虫病，虫积腹痛，小儿疳积。

【采收加工】秋季果实成熟时采收，除去杂质，晒干。

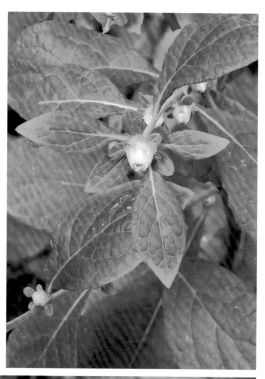

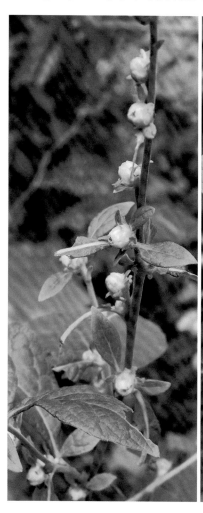

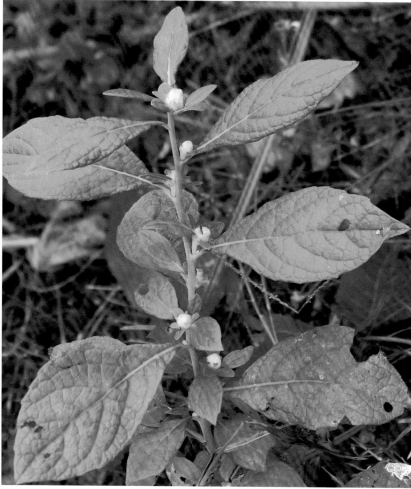

# 鹅不食草

【基原】为菊科石胡荽*Centipeda minima* (L.) A. Br. et Aschers. 的全草。

【别名】球子草、地胡椒。

【形态特征】一年生草本。茎匍匐或披散，基部多分枝，微被蛛丝状毛或无毛。叶互生；叶片楔状倒披针形，先端钝，基部楔形，边缘有少数齿，两面无毛或背面微被蛛丝状毛。头状花序单生于叶腋内，扁球形；边缘花雌性，多层；盘花两性，淡紫红色。瘦果椭圆形。花果期4~11月。

【分布】生于路旁荒野、田埂及阴湿草地上。产于华南、西南、华中、东北、华北地区。

【性能主治】全草味辛，性温。具有发散风寒、通鼻窍、止咳的功效。主治风寒头痛，咳嗽痰多，鼻塞不通，鼻渊流涕。

【采收加工】夏、秋季开花时采收，洗去泥沙，晒干。

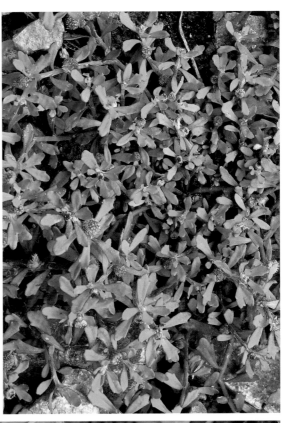

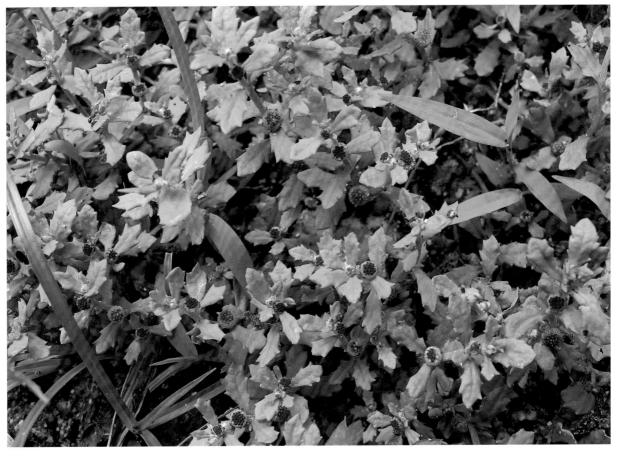

# 蚯疽草

【基原】为菊科鱼眼草*Dichrocephala auriculata* (Thunb.) Druce 的全草。

【别名】夜明草、白头菜。

【形态特征】一年生草本。茎通常粗壮，不分枝或分枝自基部而铺散；茎枝被白色长或短茸毛。叶片卵形、椭圆形或披针形。头状花序小、球形，在枝端或茎顶集成伞房状花序或伞房状圆锥花序；外围雌花多层，紫色；中央两性花黄绿色。瘦果压扁状。花果期全年。

【分布】生于山坡、山谷、荒地或水沟边。产于广西、广东、贵州、湖南、云南、四川、湖北、浙江等地。

【性能主治】全草味辛、苦，性平。具有活血调经、消肿解毒的功效。主治月经不调，扭伤肿痛，虫蛇咬伤。

【采收加工】夏、秋季采收，鲜用或晒干。

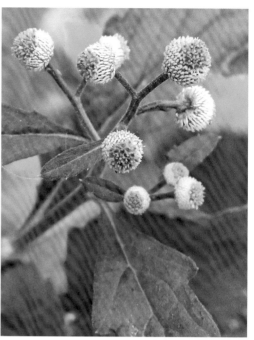

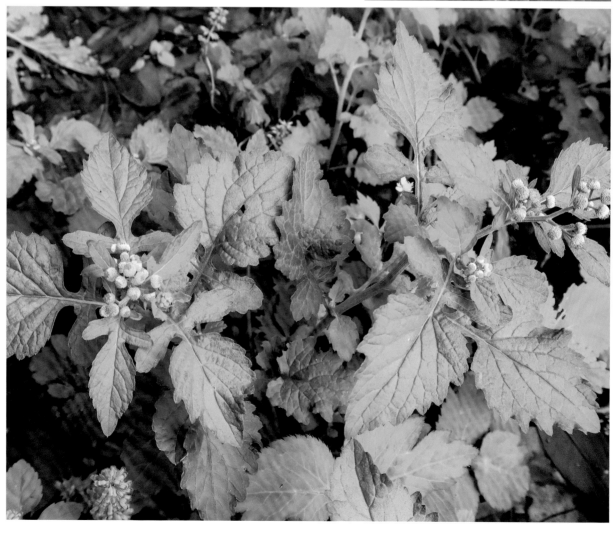

# 地胆根

【基原】为菊科地胆草*Elephantopus scaber* L. 的根。

【别名】地胆头、草鞋跟。

【形态特征】直立草本。根状茎平卧或斜升，具多数纤维状根。茎直立，密被白色贴生长硬毛。基部叶莲座状，匙形或倒披针状匙形，茎生叶少数而小。头状花序束生于枝顶，基部被3枚苞叶包围；花淡紫色或粉红色。瘦果长圆状线形；冠毛污白色，基部宽扁。花期7~11月。

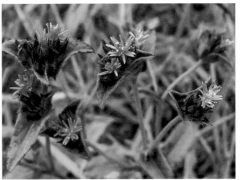

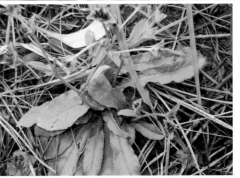

【分布】生于开旷山坡、路旁或山谷林缘。产于广西、广东、云南、贵州、江西、福建、台湾、湖南、浙江等地。

【性能主治】根味苦，性寒。具有清热解毒、除湿的功效。主治中暑发热，头痛，牙痛，肾炎水肿，肠炎，乳腺炎，月经不调，白带异常。

【采收加工】全年均可采收，鲜用或晒干。

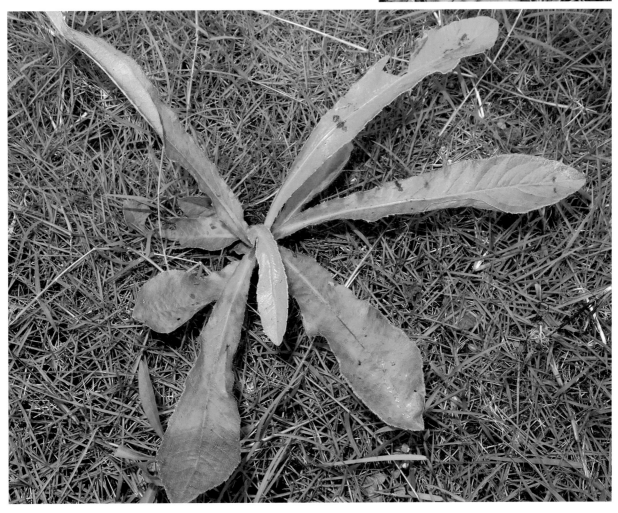

# 佩兰

【基原】为菊科佩兰*Eupatorium fortunei* Turcz. 的地上部分。

【别名】兰草、泽兰、省头草。

【形态特征】多年生草本。根状茎横走，淡红褐色。茎中部叶较大，3全裂或3深裂；全部叶两面光滑，无毛无腺点，边缘有粗齿或不规则的细齿；茎中部以下叶渐小，基部叶花期枯萎。头状花序排成聚伞花序状；花白色或带微红色。瘦果熟时黑褐色；冠毛白色。花果期7~11月。

【分布】生于溪边、路旁、灌木丛中，常见栽培。产于广西、广东、湖南、云南、贵州、四川、江苏、浙江、江西、湖北等地。

【性能主治】地上部分味辛，性平。具有芳香化湿、醒脾开胃、发表解暑的功效。主治湿浊中阻，脘痞呕恶，口中甜腻，多涎，暑湿表证，湿温初起，发热倦怠，胸闷不舒。

【采收加工】夏、秋季分2次采收，除去杂质，晒干。

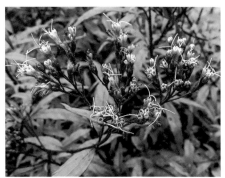

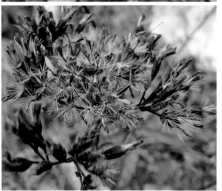

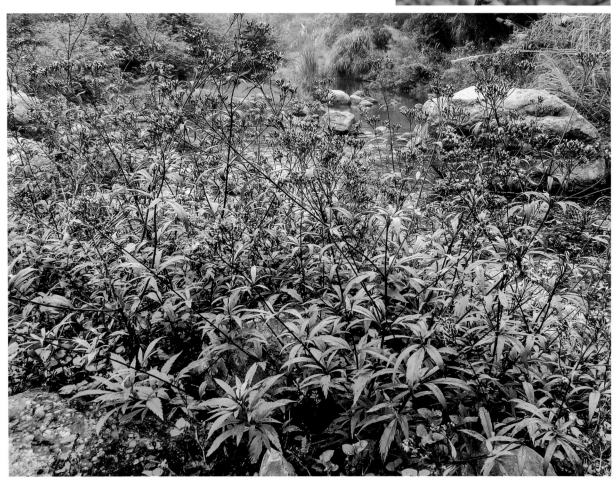

# 鼠曲草

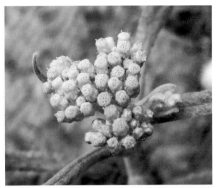

【**基原**】为菊科鼠麹草 *Gnaphalium affine* D. Don 的全草。

【**别名**】鼠耳、无心草、佛耳草。

【**形态特征**】一年生草本。茎直立或基部发出的枝下部斜升，上部不分枝，有沟纹，被白色厚绵毛。叶无柄；叶片匙状倒披针形或倒卵状匙形。头状花序在枝顶集成伞房花序；花黄色至淡黄色。瘦果倒卵形或倒卵状圆柱形，有乳头状突起；冠毛粗糙，污白色，易脱落。花期1~4月，果期8~11月。

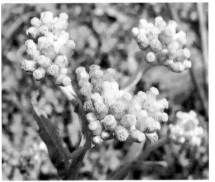

【**分布**】生于稻田、湿润草地上。产于华中、华东、华南、华北、西北及西南地区。

【**性能主治**】全草味甘、微酸，性平。具有化痰止咳、祛风除湿、清热解毒的功效。主治咳喘痰多，风湿痹痛，泄泻，水肿，蚕豆病，赤白带下，痈肿疔疮，阴囊湿痒，荨麻疹，高血压。

【**采收加工**】春季开花时采收，除去杂质，鲜用或晒干。

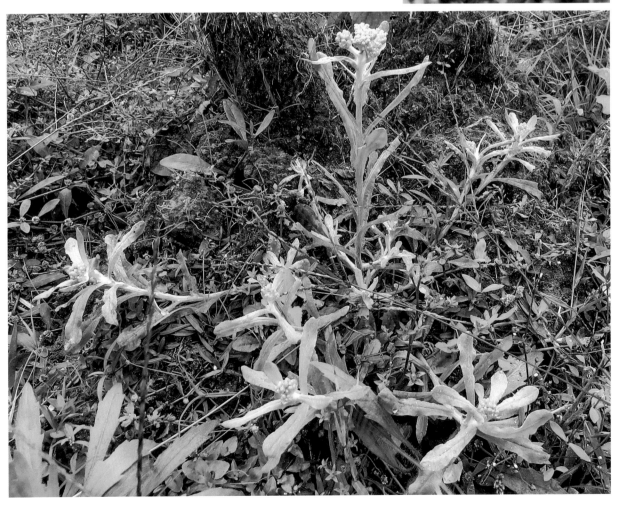

# 羊耳菊

【基原】为菊科羊耳菊*Inula cappa* (Buch.-Ham. ex D. Don) DC. 的地上部分。

【别名】山白芷、土白芷、小茅香。

【形态特征】半灌木。全株被污白色或浅褐色密茸毛。叶片长圆形或长圆状披针形，边缘有小尖头状细齿或浅齿；网脉明显；上部叶渐小近无柄。头状花序倒卵圆形，多数密集于茎枝顶端成聚伞圆锥花序，被绢状密茸毛；花黄色。瘦果长圆柱形，被白色长绢毛。花期6~10月，果期8~12月。

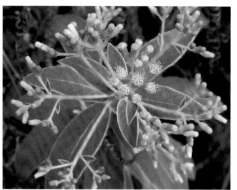

【分布】生于低山和亚高山的湿润或干燥丘陵地、荒地、灌木丛或草地，在酸性土、沙土和黏土上都常见。产于广西、广东、四川、云南、贵州、江西、福建、浙江等地。

【性能主治】地上部分味辛、微苦，性温。具有祛风、利湿、行气化滞的功效。主治风湿关节痛，胸膈痞闷，疟疾，痢疾，泄泻，产后感冒，肝炎，痔疮，疥癣。

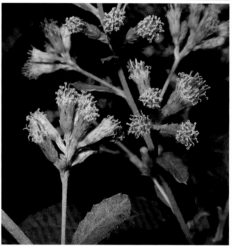

【采收加工】夏、秋季采收，除去杂质，干燥。

【附注】在瑶医治疗中属风打相兼药。野生资源常见。端午药市上偶见有少量交易。

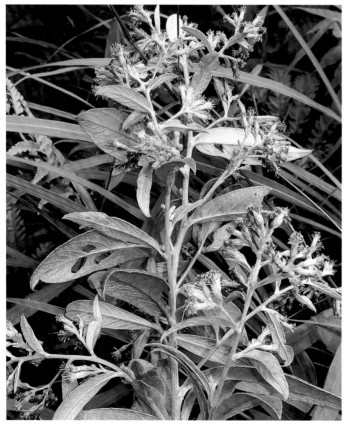

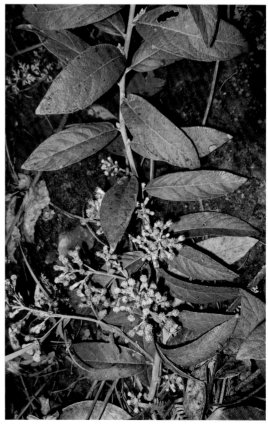

# 野苦荬菜

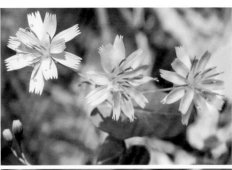

【基原】为菊科黄瓜菜*Paraixeris denticulata* (Houtt.) Nakai 的全草或根。

【别名】牛舌菜、稀须菜、盘儿草。

【形态特征】一年生或二年生直立草本。基生叶及茎下部叶花期枯萎脱落；茎中下部叶卵形、琴状卵形、椭圆形、长椭圆形或披针形，基部耳状抱茎；茎上部叶与中下部叶同形，渐小。头状花序多数，在茎枝顶端排成圆锥状花序，舌状花黄色。瘦果长椭圆形。花果期5~11月。

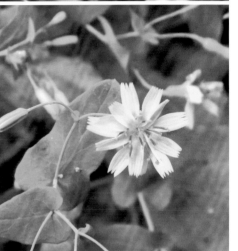

【分布】生于生于山坡林缘、林下、田边、岩石上或岩石缝隙中。产于广西、广东、贵州、四川、甘肃、江苏、安徽、浙江、江西、河南、湖北、黑龙江、吉林、河北等地。

【性能主治】全草或根味苦、微酸、涩，性凉。具有清热解毒、散瘀止痛、止血、止带的功效。主治慢性宫颈炎，白带过多，子宫出血，下肢淋巴管炎，跌打损伤，无名肿毒，乳痈疖肿，烧烫伤，阴道滴虫病。

【采收加工】春、夏季开花前采收，除去杂质，洗净，鲜用或晒干。

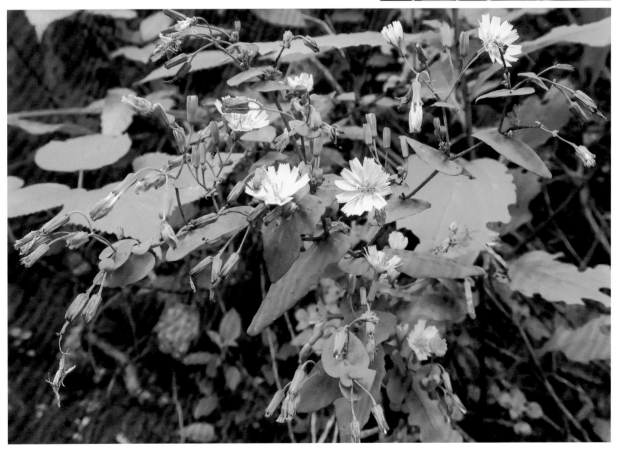

# 千里光

【基原】为菊科千里光*Senecio scandens* Buch.-Ham. ex D. Don 的全草。

【别名】千里及、千里急。

【形态特征】多年生攀缘草本。茎多分枝，被柔毛或无毛，老时变木质。叶具柄；叶片卵状披针形至长三角形，边缘具浅或深齿，有时具细裂或羽状浅裂。头状花序有舌状花，多数，在茎枝端排成复聚伞圆锥花序；花冠黄色。瘦果圆柱形，被柔毛。花期10月至翌年3月。

【分布】生于森林、灌木丛中，攀缘于灌木上、岩石上或溪边。产于广西、广东、云南、贵州、四川、湖南、湖北、江西、福建、台湾、安徽、浙江、陕西、西藏等地。

【性能主治】全草味苦、辛，性凉。具有清热解毒、明目退翳、杀虫止痒的功效。主治流感，上呼吸道感染，肺炎，急性扁桃体炎，腮腺炎，急性肠炎，菌痢，黄疸型肝炎，胆湿癣炎，急性尿路感染，目赤肿痛翳障，痈肿疖毒，丹毒，湿疹，干湿癣疮，滴虫性阴道炎，烧烫伤。

【采收加工】9~10月采收，鲜用或晒干。

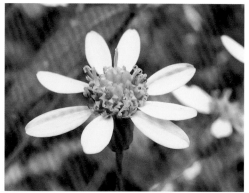
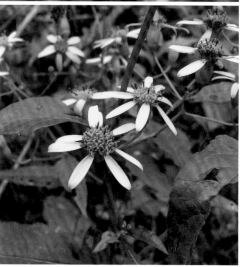
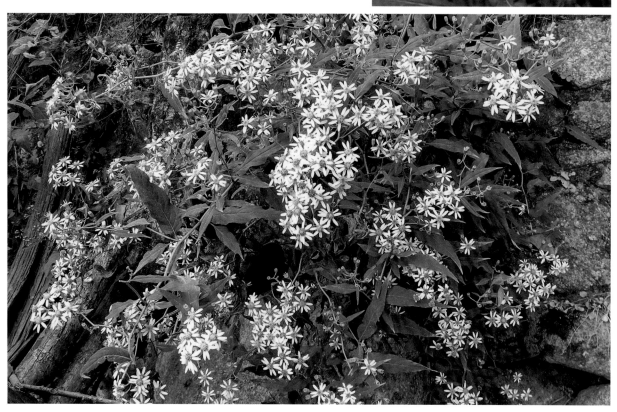

# 一枝黄花

【基原】为菊科一枝黄花*Solidago decurrens* Lour. 的全草或根。

【别名】野黄菊、洒金花、黄花仔。

【形态特征】多年生草本。茎细弱，单生或少数簇生。叶片椭圆形、卵形或宽披针形，有具翅的柄，仅中部以上边缘有细齿或全缘，两面、沿脉及边缘有短柔毛或背面无毛。头状花序较小，多数在茎上部排成长6~25 cm的总状花序或伞房圆锥花序；花黄色。花果期4~11月。

【分布】生于灌木丛中、林缘、林下或山坡草地上。产于广西、广东、云南、贵州、四川、湖南、湖北、江西、安徽、浙江、江苏、陕西、台湾等地。

【性能主治】全草或根味辛、苦，性平。具有疏风泄热、解毒消肿的功效。主治风热感冒，头痛，咽喉肿痛，肺热咳嗽，黄疸，泄泻，热淋，痈肿疮疖，虫蛇咬伤。

【采收加工】9~10月开花盛期采收，洗净，鲜用或晒干。

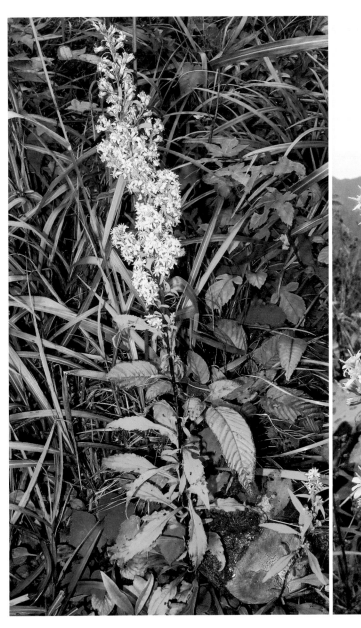
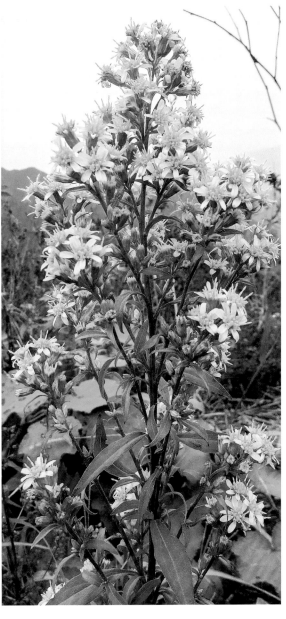

# 伤寒草

【基原】为菊科夜香牛 *Vernonia cinerea* (L.) Less. 的全草或根。

【别名】夜牵牛、星拭草、寄色草。

【形态特征】一年生或多年生草本。茎下部叶和中部叶均具柄，菱状长圆形或卵形，基部楔状狭成具翅的柄，边缘有具小尖的疏齿或波状，背面被灰白色或淡黄色短柔毛，两面均有腺点；茎上部叶渐尖。头状花序多数在茎枝顶端排成伞房状圆锥花序；花淡红紫色，花冠管状。花期全年。

【分布】生于山坡旷野、荒地、田边、路旁。产于广西、广东、云南、四川、湖南、湖北、浙江、江西、福建、台湾等地。

【性能主治】全草或根味苦、辛，性凉。具有疏风清热、除湿、解毒的功效。主治感冒发热，咳嗽，急性黄疸型肝炎，湿热腹泻，疔疮肿毒，乳腺炎，鼻炎，虫蛇咬伤。

【采收加工】夏、秋季采收全草，洗净，晒干切段或鲜用。秋、冬季采收根，洗净，切片，晒干。

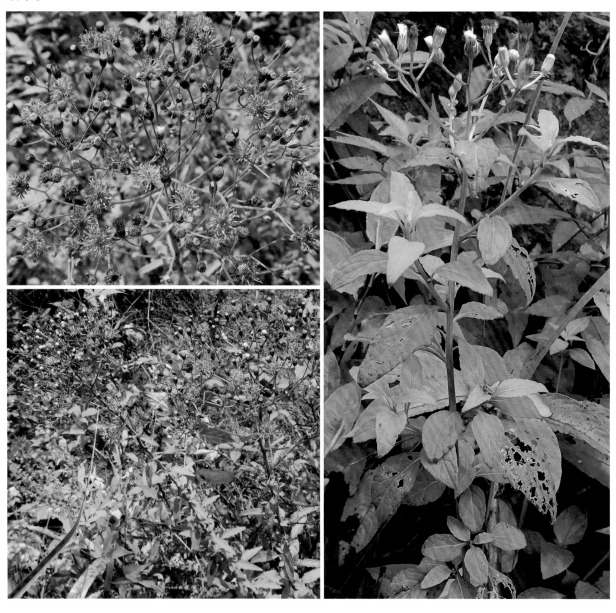

# 北美苍耳

【基原】为菊科北美苍耳*Xanthium chinense* Mill.的成熟果实。

【别名】老苍子、苍子、苍耳子。

【形态特征】一年生草本。叶片三角状卵形或心形，边缘近全缘或有不明显3~5浅裂，两面被贴生的糙毛；叶柄略紫红色。雄头状花序球形，花冠钟形；雌头状花序椭圆形。成熟瘦果的总苞变坚硬。花期7~9月，果期8~11月。

【分布】生于丘陵及山地草丛中。产于西南、华南、华东、华北、西北及东北地区。

【性能主治】果实味辛、苦，性温；有毒。具有散风寒、通鼻窍、祛风湿的功效。主治风寒头痛，鼻塞流涕，鼻衄，鼻渊，风疹瘙痒，湿痹拘挛。

【采收加工】秋季果实成熟时采收，除去杂质，晒干。

【附注】北美苍耳原产于墨西哥，现广泛分布于各地，药用功效与苍耳*X.sibircum*相似。

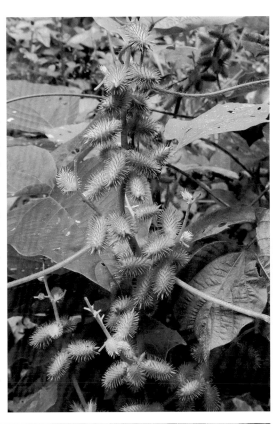

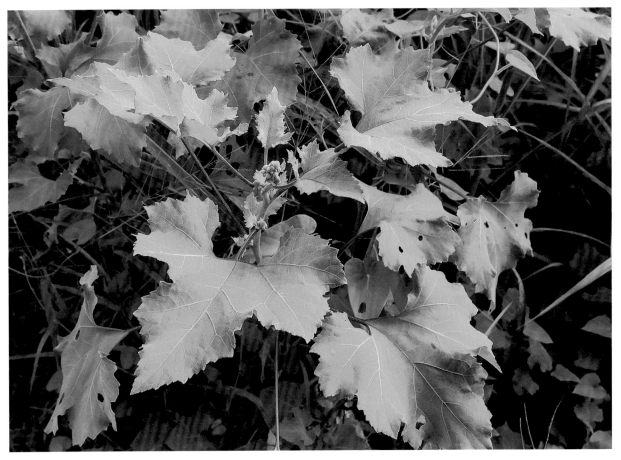

## 风寒草

【基原】为报春花科临时救*Lysimachia congestiflora* Hemsl. 的全草。

【别名】过路黄、小过路黄。

【形态特征】多年生草本。茎下部匍匐，节上生不定根；茎上部及分枝上升，密被多细胞卷曲柔毛。叶对生，有时沿中脉和侧脉染紫红色，边缘具褐色或紫红色腺点。花2~4朵集生于茎枝顶端成近头状的总状花序，在花序下方的1对叶腋有时具单生的花；花冠黄色，内面基部紫红色。花期5~6月，果期7~10月。

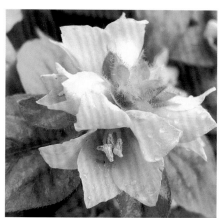

【分布】生于水沟边、田塍上和山坡林缘、草地等湿润处。产于长江以南各地以及陕西、甘肃南部和台湾。

【性能主治】全草味辛、微苦，性微温。具有祛风散寒、止咳化痰、消积解毒的功效。主治风寒头痛，咳嗽痰多，咽喉肿痛，黄疸，胆道结石，尿路结石，小儿疳积，痈疽疔疮，虫蛇咬伤。

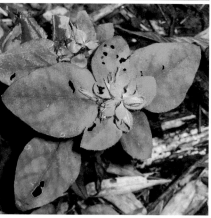

【采收加工】在栽种当年10~11月，可采收1次，以后第二、第三年的5~6月和10~11月可各采收1次，择净杂草，晒干或烘干。

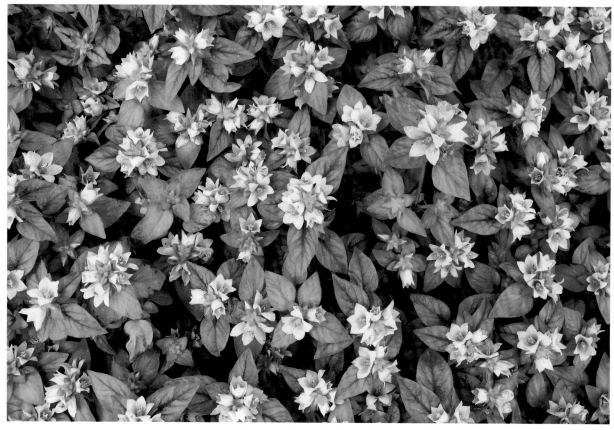

# 疬子草

【基原】为报春花科延叶珍珠菜*Lysimachia decurrens* G.Forst. f. 的全草。

【别名】黑疗草、狮子草、白当归。

【形态特征】多年生草本。茎有棱角，上部分枝。叶互生，有时近对生；叶片披针形或椭圆状披针形，基部楔形，下延至叶柄成狭翅，两面均有不规则的黑色腺点；叶柄基部沿茎下延。总状花序顶生；花冠白色或带淡紫色。蒴果球形或略扁。花期4~5月，果期6~7月。

【分布】生于村旁荒地、路边、山谷溪边疏林下或草丛中。产于广西、广东、台湾、福建、湖南、贵州、云南等地。

【性能主治】全草味苦、辛，性平。具有清热解毒、活血散结的功效。主治喉痹，疔疮肿毒，月经不调，跌打损伤。

【采收加工】春、夏季采收，鲜用或晒干。

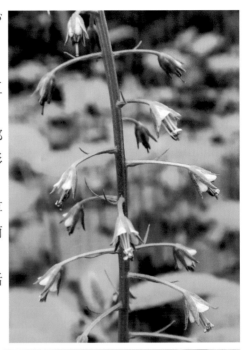

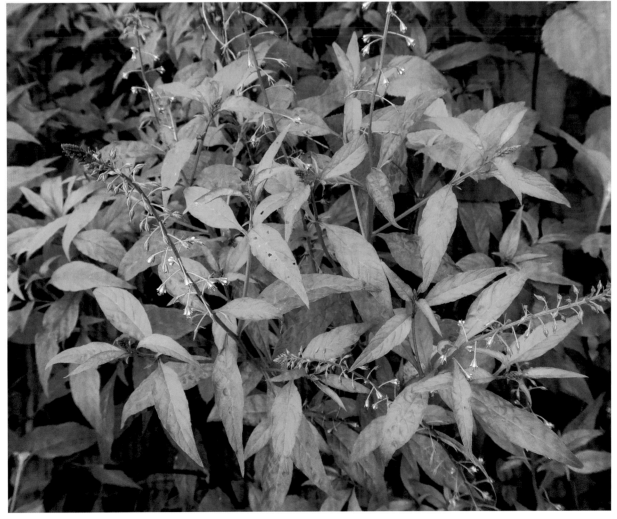

## 大田基黄

【基原】为报春花科星宿菜*Lysimachia fortunei* Maxim. 的全草或根。

【别名】红头绳、假辣蓼。

【形态特征】多年生草本。全株无毛。根状茎横走，紫红色。茎直立，有黑色腺点，基部紫红色。嫩梢和花序轴具褐色腺体。叶互生，近于无柄；叶片两面均有黑色腺点，干后成粒状突起。总状花序顶生，细瘦；花冠白色，有黑色腺点。蒴果球形。花期6~8月，果期8~11月。

【分布】生于沟边、田边等湿润处。产于中南、华南、华东地区。

【性能主治】全草味苦、辛，性凉。具有清热利湿、凉血活血、解毒消肿的功效。主治黄疸，泄痢，目赤，吐血，血淋，白带异常，崩漏，痛经，闭经，咽喉肿痛，痈肿疮毒，跌打损伤，虫蛇咬伤。

【采收加工】4~8月采收，鲜用或晒干。

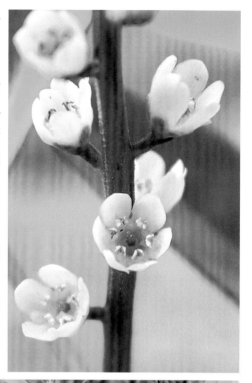

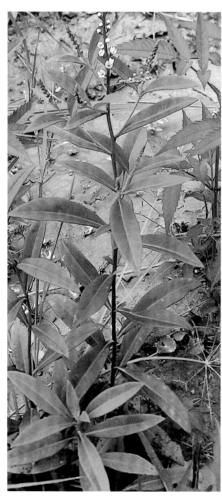

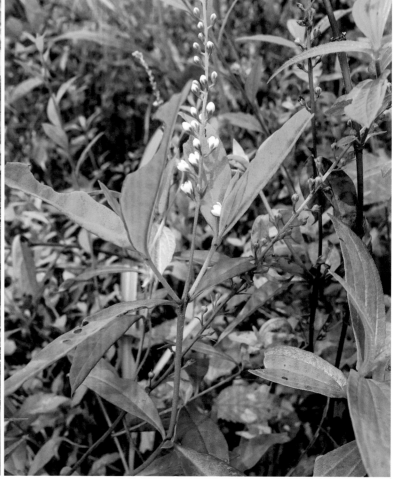

# 追风伞

【基原】为报春花科狭叶落地梅*Lysimachia paridiformis* Franch. var. *stenophylla* Franch. 的全草或根。

【别名】破凉伞、惊风伞、一把伞。

【形态特征】多年生草本。根状茎粗短或成块状；根簇生，密被黄褐色茸毛。茎通常2条至数条簇生，直立。叶6~18片轮生茎端；叶片披针形至线状披针形，无柄，两面散生黑色腺条。花集生于茎端排成伞形花序，有时亦有少数花生于近茎端的1对鳞片状叶腋；花冠黄色。蒴果近球形。花期5~6月，果期7~9月。

【分布】生于林下和阴湿沟边。产于广西、四川、贵州、湖北、湖南等地。

【性能主治】全草或根味辛，性温。具有祛风通络、活血止痛的功效。主治风湿痹痛，小儿惊风，半身不遂，跌打损伤，骨折。

【采收加工】全年均可采收，洗净，鲜用或晒干。

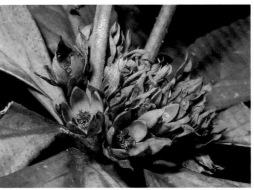

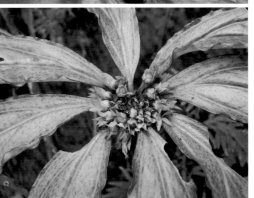

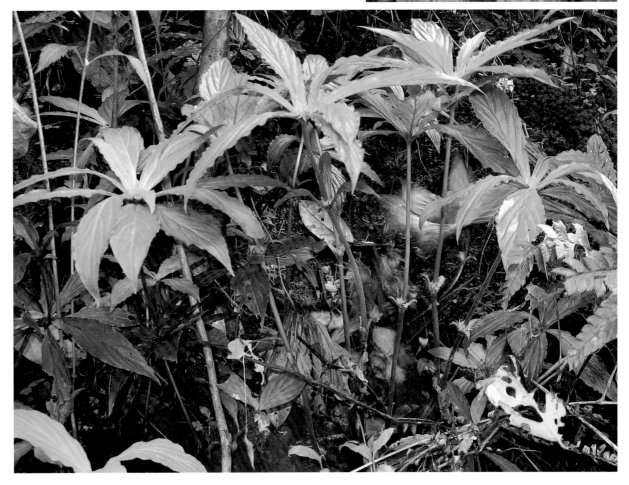

# 白花丹

【基原】为白花丹科白花丹 *Plumbago zeylanica* L. 的全草。

【别名】猛老虎、火灵丹、余笑花。

【形态特征】常绿半灌木，高1~3 m。枝条开散或上端蔓状，常被明显钙质颗粒，除具腺外无毛。叶片薄，通常长卵形。穗状花序顶生；花序轴与花序梗皆有头状或具柄的腺体；花冠白色或微带蓝白色。蒴果长圆形，淡黄褐色；种子红褐色。花期10月至翌年3月，果期12月至翌年4月。

【分布】生于污秽阴湿处或半遮阳的地方。产于广西、广东、贵州（南部）、云南、四川（西昌）、重庆、台湾、福建等地。

【性能主治】全草味辛、苦、涩，性温；有毒。具有祛风、散瘀、解毒、杀虫的功效。主治风湿性关节炎，慢性肝炎，肝区疼痛，血瘀闭经，跌打损伤，肿毒恶疮，疥癣，肛周脓肿，急性淋巴结炎，乳腺炎，蜂窝组织炎，瘰疬未溃。

【采收加工】全年均可采收，干燥。

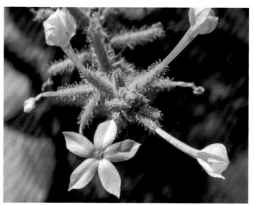

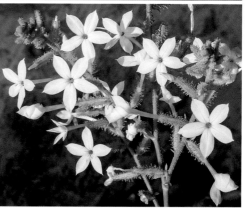

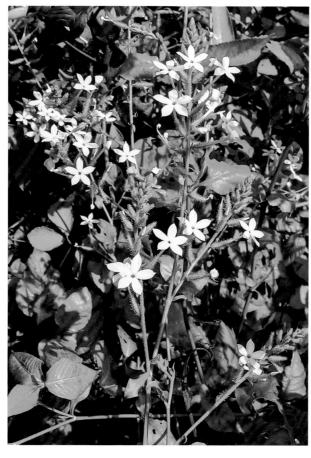

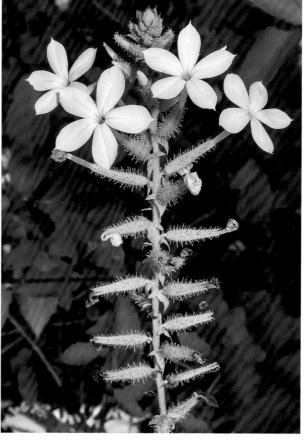

# 土党参

【基原】为桔梗科大花金钱豹*Campanumoea javanica* Bl. 的根。

【别名】桂党参、奶参、土羊乳。

【形态特征】缠绕草质藤本植物。具乳汁，具胡萝卜状根。茎无毛，多分枝。叶对生；叶片心形，边缘具浅钝齿。花单生于叶腋；花冠上位，白色或黄绿色，内面紫色，钟状，裂至中部。浆果黑紫色，紫红色，球状。种子不规则，常为短柱状，表面有网状纹饰。花期5~11月。

【分布】生于山坡或丛林中。产于广西、广东、贵州、云南等地。

【性能主治】根味甘，性平。具有健脾益气、补肺止咳、下乳的功效。主治虚劳内伤，气虚乏力，心悸，多汗，脾虚泄泻，白带异常，乳汁稀少，小儿疳积，小儿遗尿，肺虚咳嗽。

【采收加工】秋季采收，洗净，晒干。

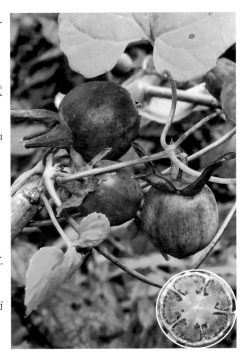

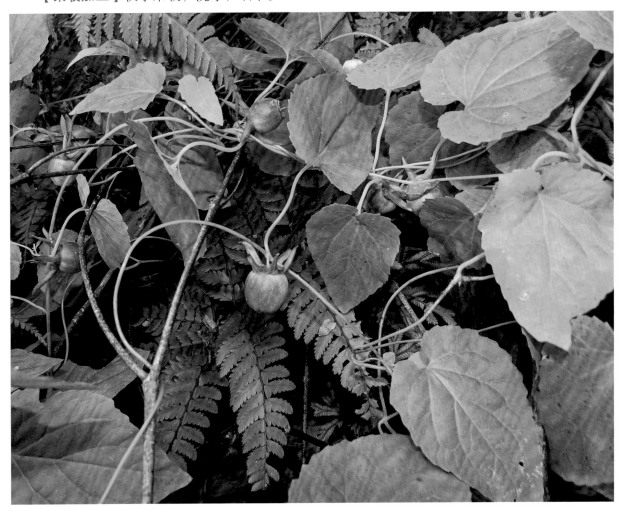

## 山海螺

【基原】为桔梗科羊乳*Codonopsis lanceolata* (Sieb. et Zucc.) Benth. et Hook. f. 的根。

【别名】奶树、四叶参。

【形态特征】缠绕草本。根通常肥大呈纺锤形，近上部有稀疏环状纹，而下部则疏生横长皮孔。在小枝顶端的叶2~4片近对生或轮生；叶片菱状卵形、狭卵形至椭圆形。花单生或对生于小枝顶端；花冠阔钟状，黄绿色或乳白色，内面有紫色斑。蒴果下部半球形，上部有喙。花果期7~8月。

【分布】生于山地林下、沟边阴湿处。产于东北、华北、华东、中南地区。

【性能主治】根味甘、辛，性平。具有益气养阴、解毒消肿、排脓、通乳的功效。主治神疲乏力，头晕头痛，肺痈，乳痈，疮疖肿毒，喉蛾，产后乳汁少，虫蛇咬伤。

【采收加工】7~8月采收，洗净，鲜用或切片晒干。

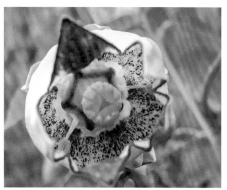

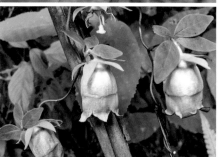

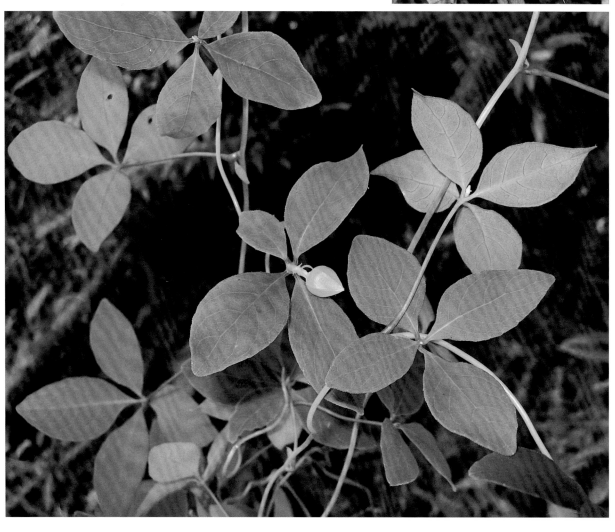

# 红果参

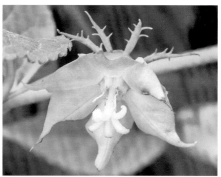

【基原】为桔梗科长叶轮钟草*Cyclocodon lancifolius* (Roxb.) Kurz 的根。

【别名】蜘蛛果、山萆荠。

【形态特征】直立或蔓性草本。茎高可达3 m，中空，分枝多而长。叶对生，偶有3片轮生的；叶片卵形、卵状披针形至披针形。花通常单朵顶生兼腋生，有时3朵组成聚伞花序；花冠白色或淡红色，管状钟形，5~6裂至中部。浆果球状，熟时紫黑色。种子极多数，呈多角体。花期7~10月。

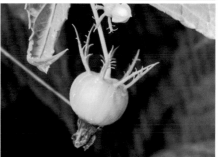

【分布】生于灌木丛、草地中。产于广西、广东、贵州、四川、湖北、福建等地。

【性能主治】根味甘、微苦，性平。具有益气、祛瘀、止痛的功效。主治气虚乏力，跌打损伤。

【采收加工】夏、秋季采收，洗净，鲜用或晒干。

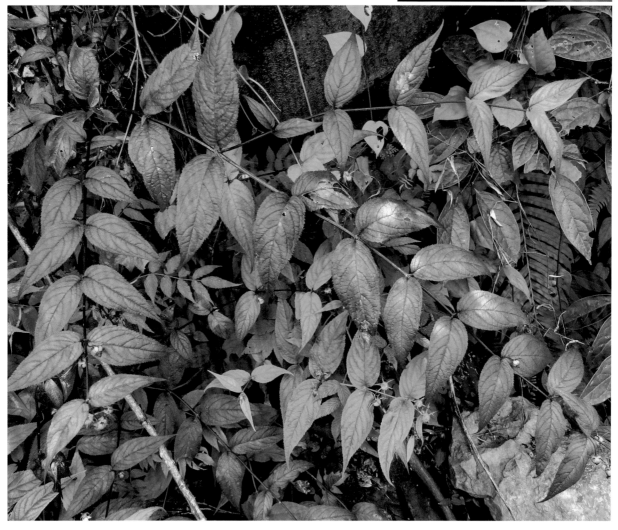

# 桔梗

【基原】为桔梗科桔梗*Platycodon grandiflorus* (Jacq.) A. DC.
的根。

【别名】包袱花、铃当花、道拉基。

【形态特征】多年生直立草本。植株有乳汁。根胡萝卜状。
叶片卵形、狭椭圆形至披针形，先端急尖，基部楔形至阔楔形，
边缘具尖齿，背面常无毛而有白粉。花单朵顶生，或数朵排成假
总状花序，或有花序分枝而集成圆锥花序；花冠阔钟形，蓝色或
紫色。蒴果球状。花期7~9月。

【分布】生于山坡阳处、草丛中及石山上。产于广西、广
东、贵州、云南、四川及东北、华北、华东、华中地区。

【性能主治】根味苦、辛，性平。具有宣肺、利咽、祛痰、
排脓的功效。主治咳嗽痰多，胸闷不畅，咽痛咽痒，喑哑，肺痈
吐脓。

【采收加工】春、秋季采收，洗净，除去须根，趁鲜剥去外
皮或不去外皮，干燥。

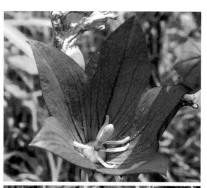

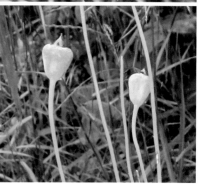

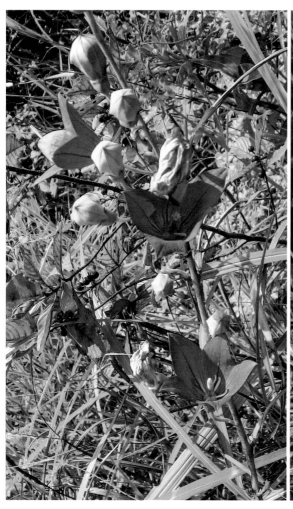

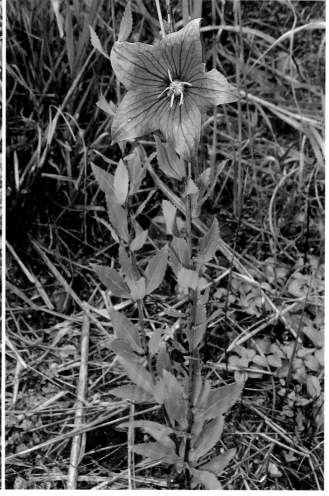

# 铜锤玉带草

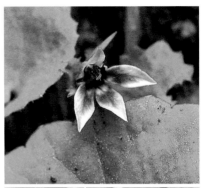

【基原】为半边莲科铜锤玉带草*Lobelia angulata* G.Forst. 的全草、果实。

【别名】小铜锤、扣子草、铜锤草。

【形态特征】多年生匍匐草本。植株具白色乳汁。茎平卧，被开展的柔毛；节上生不定根。叶互生；叶片卵形或心形，边缘具细齿，叶脉掌状至掌状羽脉。花单生于叶腋；花冠紫红色、淡紫色、绿色或黄白色。浆果椭圆状球形，熟时紫红色。种子多数，近圆球状，稍压扁，表面有小疣突。花果期全年。

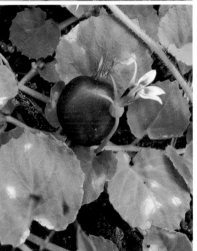

【分布】生于田边、路旁或疏林中潮湿处。产于广西、广东、湖南、湖北、四川等地。

【性能主治】全草味辛、苦，性平。具有祛风除湿、活血、解毒的功效。主治风湿疼痛，跌打损伤，月经不调，目赤肿痛，乳痈，无名肿毒。果实味苦、辛，性平。具有祛风利湿、理气散瘀的功效。主治风湿痹痛，疝气，跌打损伤，遗精，白带异常。

【采收加工】全草全年均可采收，洗净，鲜用或晒干。果实8~9月采收，鲜用或晒干。

【附注】《中华本草》记载铜锤玉带草以全草、果实入药的药材名分别为铜锤玉带草、地茄子。

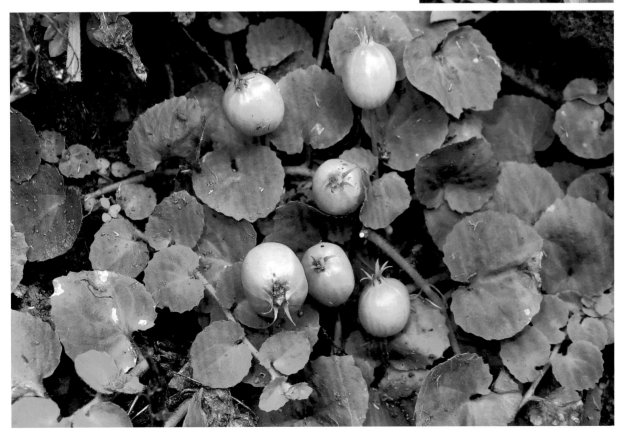

# 毛药

【基原】为茄科红丝线*Lycianthes biflora* (Lour.) Bitter 的全株。

【别名】十萼茄、双花红丝线、红珠草。

【形态特征】半灌木。小枝、叶片背面、叶柄、花梗及萼的外面密被淡黄色毛。叶常假双生，大小不相等；大叶片椭圆状卵形；小叶片宽卵形。花2~5朵生于叶腋；花冠淡紫色或白色，星形；萼齿10枚，钻状线形。浆果球形，熟时绯红色。种子淡黄色，水平压扁。花期5~8月，果期7~11月。

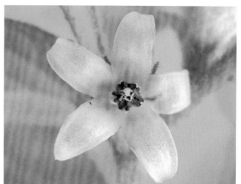

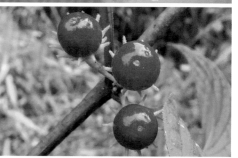

【分布】生于山谷林下、路旁、水边。产于广西、广东、云南、四川、江西等地。

【性能主治】全株味苦，性凉。具有清热解毒、祛痰止咳的功效。主治热淋，狂犬咬伤，咳嗽，哮喘，外伤出血。

【采收加工】夏季采收，通常鲜用。

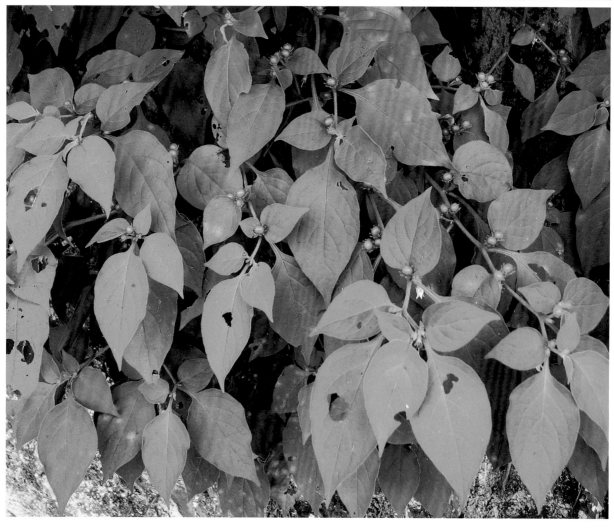

# 地骨皮

【基原】为茄科枸杞*Lycium chinense* Mill. 的根皮。

【别名】杞根、地骨。

【形态特征】多分枝灌木。枝条细弱，弓状弯曲或俯垂，淡灰色，有纵条纹；小枝顶端锐尖成棘刺状。叶片先端急尖，基部楔形。花在长枝上单生或双生于叶腋，在短枝上则同叶簇生；花冠漏斗状，淡紫色。浆果卵形，熟时红色；果皮肉质。种子扁肾形，花期5~10月，果期6~11月。

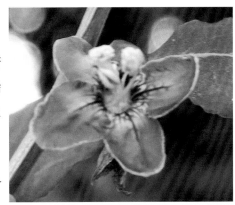

【分布】生于山坡、路旁或村边屋旁。产于我国大部分地区。

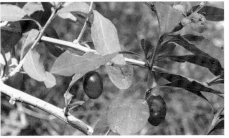

【性能主治】根皮味甘，性寒。具有凉血除蒸、清肺降火的功效。主治阴虚潮热，骨热盗汗，肺热咳嗽，咯血，鼻出血，内热消渴。

【采收加工】初春或秋后采挖根，洗净泥土，剥取根皮，晒干。

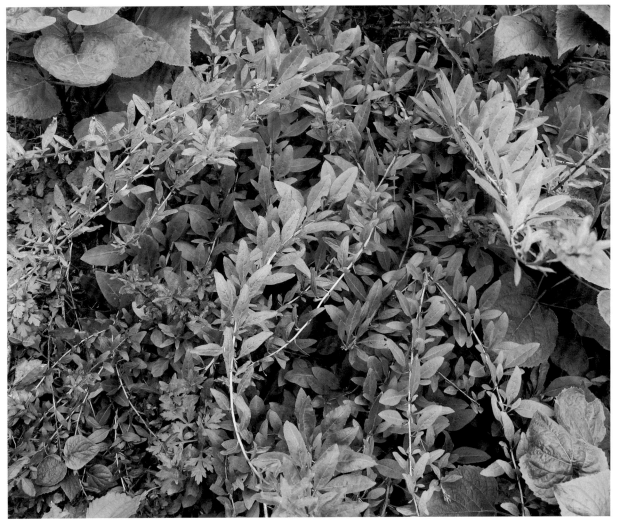

# 野颠茄

【基原】为茄科喀西茄*Solanum aculeatissimum* Jacq. 的全株。

【别名】颠茄、山马铃、小颠茄。

【形态特征】草本至半灌木。茎、枝、叶及花梗多混生黄白色毛及淡黄色基部宽扁的直刺。叶片阔卵形，5~7深裂，裂片边缘具齿裂及浅裂。花序腋外生，短而少花；花单生或2~4朵，淡黄色；花萼钟状。浆果球状，初时绿白色，具绿色花纹，熟时淡黄色。花期春夏季，果期冬季。

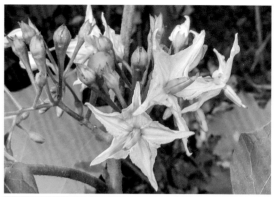

【分布】生于路边灌木丛中、荒地、草坡或疏林中。产于广西、广东、湖南、江西、四川等地。

【性能主治】全株味苦、辛，性微寒；有毒。具有镇咳平喘、散瘀止痛的功效。主治慢性支气管炎，哮喘，胃痛，风湿腰腿痛，痈肿疮毒，跌打损伤。

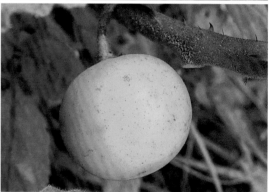

【采收加工】全年均可采收，鲜用或晒干。

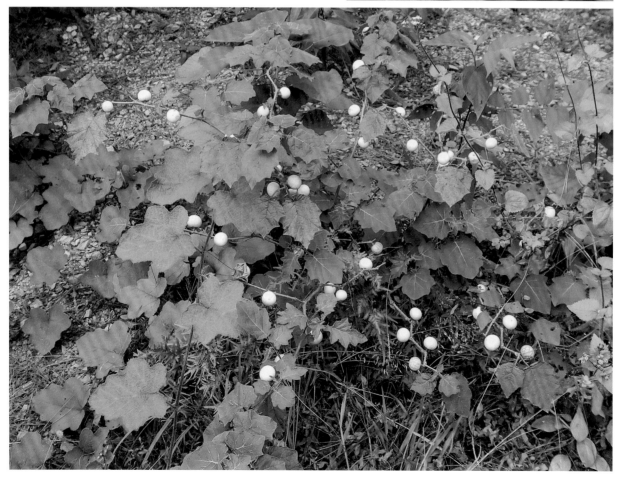

# 野烟叶

【基原】为茄科假烟叶树*Solanum erianthum* D. Don 的全株或叶。

【别名】大黄叶、土烟叶、假烟叶。

【形态特征】灌木或小乔木。小枝密被白色具柄头状簇茸毛。叶片卵状长圆形，两面被簇茸毛。聚伞花序集成顶生圆锥状花序；花萼钟状；花冠筒隐于花萼内，冠檐深5裂，裂片长圆形，先端尖。浆果球形，熟时黄褐色，初时具星状簇茸毛，后渐脱落，具宿萼。种子扁平。花果期几全年。

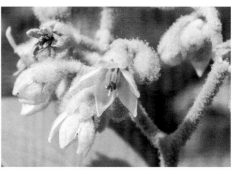

【分布】生于旷野灌木丛中。产于广西、广东、云南、四川、贵州、福建、台湾等地。

【性能主治】全株或叶味辛、苦，性微湿；有毒。具有行气血、消肿毒、止痛的功效。主治胃痛，腹痛，痛风，骨折，跌打损伤，痈疖肿毒，皮肤溃疡，外伤出血。

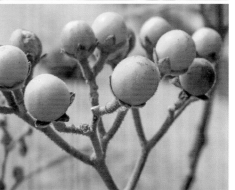

【采收加工】全株全年均可采收，叶于开花前采收，洗净，切段鲜用或晒干。

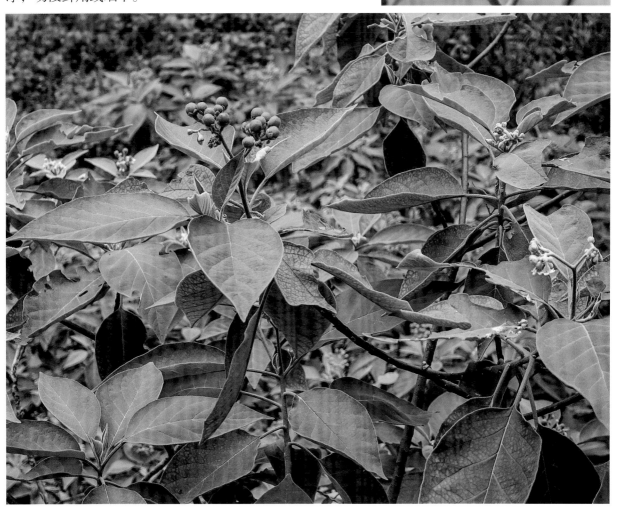

# 白毛藤

【基原】为茄科白英*Solanum lyratum* Thunb. 的全草。

【别名】千年不烂心、鬼目草、白草。

【形态特征】多年生草质藤本。茎、叶均密生有节长柔毛。叶互生；叶片多为琴形，基部常3~5深裂，裂片边缘全缘，两面均被白色发亮的长柔毛。聚伞花序顶生或腋外生；花冠蓝色或白色，花冠筒隐于花萼内。浆果球形，熟时红黑色。种子近盘状，扁平。花期夏、秋季，果期秋末。

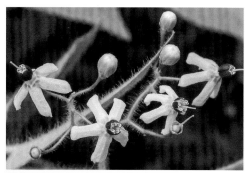

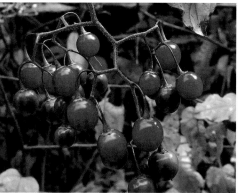

【分布】生于路旁、田边或山谷草地。产于广西、广东、湖南、湖北、云南、四川、福建、江西、甘肃、陕西等地。

【性能主治】全草味甘、苦，性寒；有小毒。具有清热利湿、解毒消肿的功效。主治湿热黄疸，胆囊炎，胆石症，肾炎水肿，风湿关节痛，湿热带下，小儿高热惊搐，湿疹瘙痒，带状疱疹。

【采收加工】夏、秋季采收，鲜用或晒干。

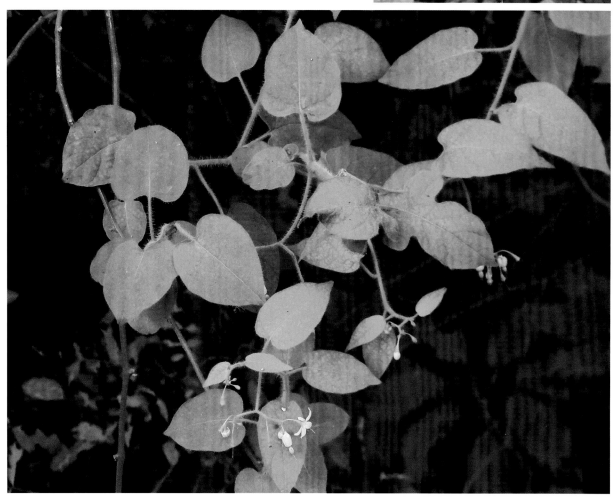

# 四方麻

【基原】为玄参科四方麻 *Veronicastrum caulopterum* (Hance) T. Yamazaki 的全草。

【别名】山练草、四角草、青鱼胆。

【形态特征】直立草本。全体无毛。茎多分枝，有宽达1 mm的翅。叶互生，从几乎无柄至有长达4 mm的柄；叶片矩圆形、卵形至披针形。花萼裂片钻状披针形；花冠血红色、紫红色或暗紫色，筒部约占一半长，后方裂片卵圆形至前方裂片披针形。蒴果卵形或卵圆形。花期8~11月。

【分布】生于山谷草地、沟边及疏林下。产于广西、广东、云南、贵州、湖南、湖北、江西等地。

【性能主治】全草味苦，性寒。具有清热解毒、消肿止痛的功效。主治流行性腮腺炎，咽喉肿痛，肠炎，痢疾，淋巴结核，痈疽肿毒，湿疹，烫伤，跌打损伤。

【采收加工】秋季采收，鲜用或晒干。

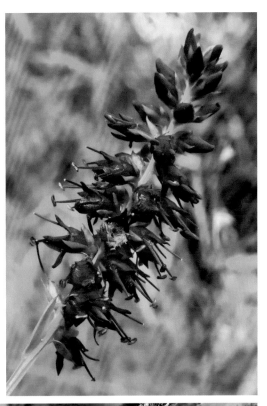

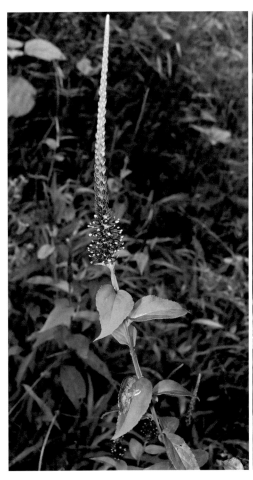

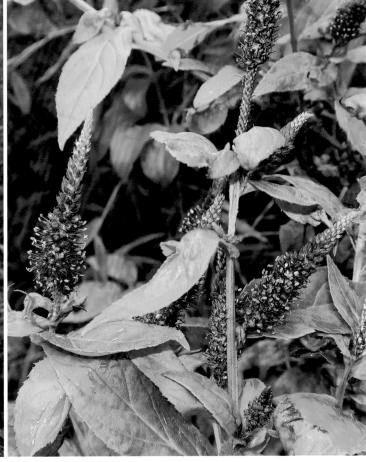

## 牛耳岩白菜

【基原】为苦苣苔科牛耳朵*Primulina eburnea* (Hance) Y. Z. Wang的根状茎及全草。

【别名】呆白菜、矮白菜、石三七。

【形态特征】多年生草本。叶基生，肉质；叶片卵形或狭卵形，边缘全缘，两面均被贴伏的短柔毛。聚伞花序，被短柔毛；苞片2枚，对生，卵形、宽卵形或圆卵形；花冠紫色或淡紫色，有时白色，喉部黄色，两面疏被短柔毛。蒴果被短柔毛。花期4~7月。

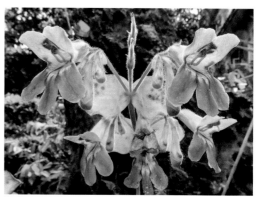

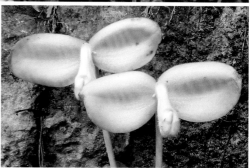

【分布】生于石灰山林中石上或沟边林下。产于广西、广东、贵州、湖南、四川、湖北等地。

【性能主治】根状茎及全草味甘、微苦，性凉。具有清肺止咳、凉血止血、解毒消痈的功效。主治阴虚肺热，咳嗽咯血，崩漏带下，痈肿疮毒，外伤出血。

【采收加工】全年均可采收，鲜用或晒干。

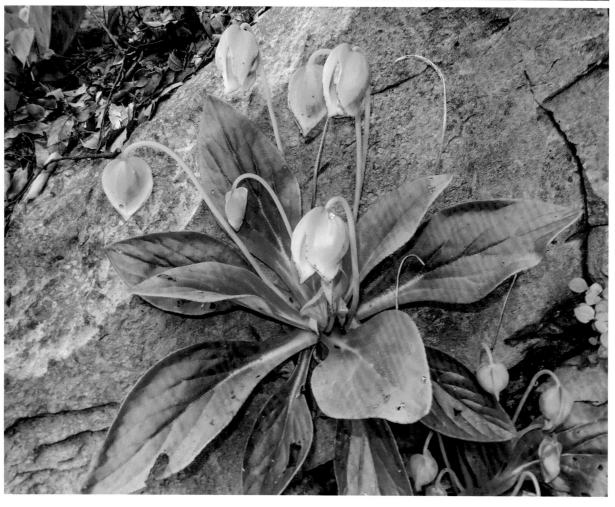

# 石蜈蚣

【基原】为苦苣苔科蚂蟥七*Primulina fimbrisepala* (Hand.-Mazz.) Y. Z. Wang 的根状茎或全草。

【别名】石螃蟹、红蚂蟥七、石棉。

【形态特征】多年生草本。具粗根状茎。叶基生；叶片草质，两侧不对称，卵形、宽卵形或近圆形，边缘有齿，腹面密被短柔毛并散生长糙毛，背面疏被短柔毛。聚伞花序1~7个，每花序有1~5朵花；花淡紫色或紫色。蒴果长6~8 cm，被短柔毛。种子纺锤形，长6~8 mm。花期3~4月。

【分布】生于山地林中石上或石崖上，或山谷溪边。产于广西、广东、贵州、湖南、福建等地。

【性能主治】根状茎或全草味苦、微辛，性凉。具有清热利湿、行滞消积、止血活血、解毒消肿的功效。主治痢疾，肝炎，小儿疳积，胃痛，外伤出血，跌打损伤，痈肿疮毒。

【采收加工】全年均可采收，鲜用或晒干。

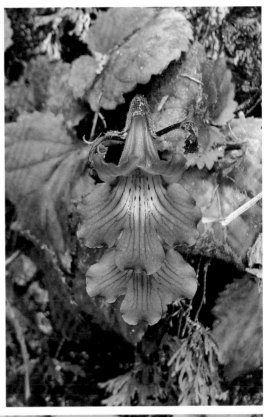

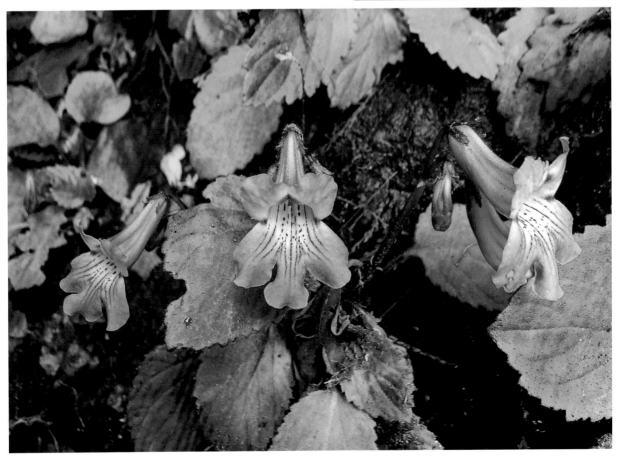

## 降龙草

【基原】为苦苣苔科半蒴苣苔*Hemiboea subcapitata* C. B. Clarke 的全草。

【别名】马拐、牛耳朵、水泡菜。

【形态特征】多年生草本。茎肉质，散生紫斑。叶对生；叶片稍肉质，干时草质，椭圆形或倒卵状椭圆形，全缘或有波状浅钝齿；叶柄具合生成船形的翅。聚伞花序近顶生或腋生；总苞球形，开放后呈船形；花冠白色，具紫色斑点。蒴果线状披针形。花期9~10月，果期10~12月。

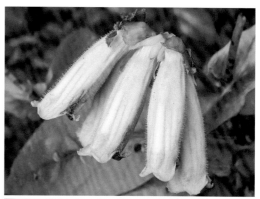

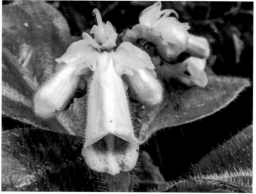

【分布】生于山谷林下石上或沟边阴湿处。产于广西、广东、云南东南部、贵州、四川、湖南、湖北、江西、浙江南部、陕西南部、甘肃南部等地。

【性能主治】全草味甘，性寒。具有清暑、利湿、解毒的功效。主治外感暑湿，痈肿疮疖，蛇咬伤。

【采收加工】秋季采收，鲜用或晒干。

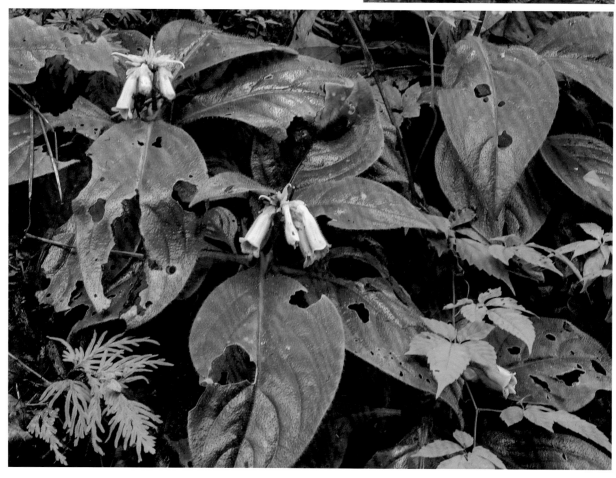

# 石吊兰

【基原】为苦苣苔科吊石苣苔*Lysionotus pauciflorus* Maxim. 的全株。

【别名】黑乌骨、石豇豆、石泽兰。

【形态特征】小灌木。茎分枝或不分枝，无毛或上部疏被短毛。叶3片轮生，有时对生；叶片革质，形状变化大，线形、线状倒披针形、狭长圆形或倒卵状长圆形。花序有1~2朵花，花冠筒漏斗状，白色带紫色。蒴果线形，无毛。种子纺锤形。花期7~10月，果期9~11月。

【分布】生于丘陵或山地林中或阴处石崖上或树上。产于广西、广东、云南、贵州、四川、江西、福建、台湾、湖南、湖北、安徽、浙江、江苏、陕西等地。

【性能主治】全株味苦，性凉。具有祛风除湿、化痰止咳、祛瘀通经的功效。主治风湿痹痛，咳喘痰多，月经不调，痛经，跌打损伤。

【采收加工】8~9月采收，鲜用或晒干。

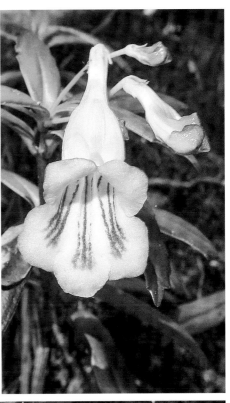

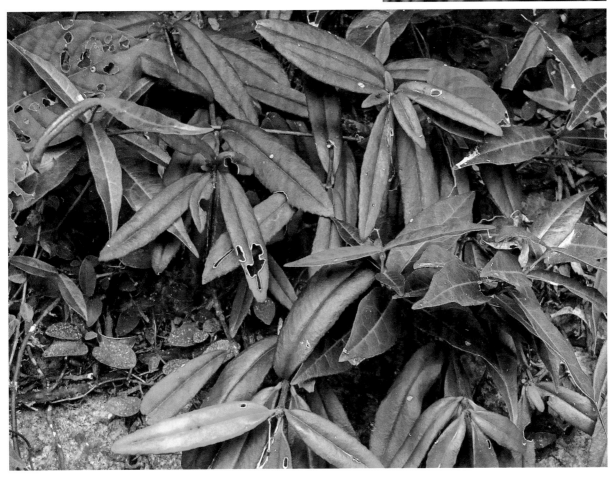

# 凌霄花

【基原】为紫葳科凌霄 *Campsis grandiflora* (Thunb.) K. Schum. 的花。

【别名】紫葳、五爪龙、红花倒水莲。

【形态特征】攀缘藤本。茎木质，枯褐色，外皮脱落，以气生根攀附于其他物体上。叶对生，奇数羽状复叶；小叶7~9片，卵形至卵状披针形，两面无毛，边缘有粗齿。顶生疏散的短圆锥花序，花序轴长15~20 cm；花萼钟状，分裂至中部；花冠内面鲜红色，外面橙黄色。蒴果顶端钝。花期5~8月。

【分布】生于山谷、溪边、疏林下。产于广西、广东、福建、山东、河南、陕西等地。

【性能主治】花味甘、酸，性寒。具有活血通经、凉血祛风的功效。主治月经不调，闭经，产后乳肿，风疹发红，皮肤瘙痒，痤疮。

【采收加工】夏、秋季花盛开时采收，干燥。

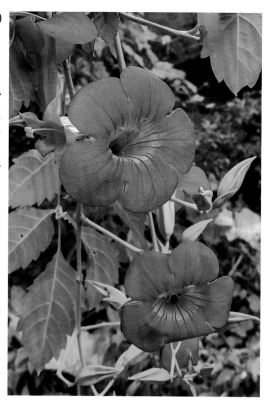

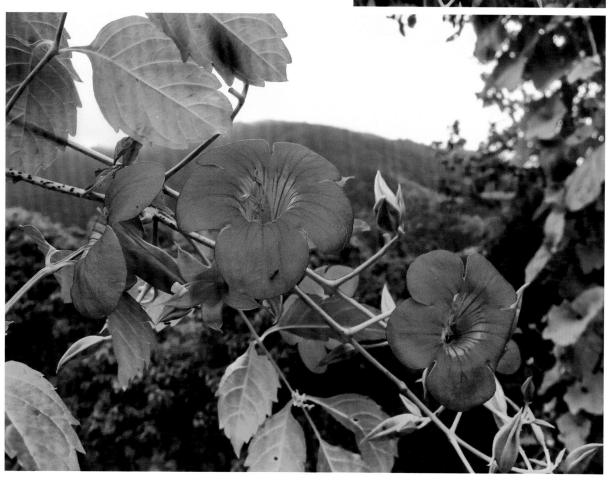

# 菜豆树

【基原】为紫葳科菜豆树 *Radermachera sinica* (Hance) Hemsl. 的根、叶或果实。

【别名】牛尾豆、蛇仔豆、鸡豆木。

【形态特征】小乔木。叶柄、叶轴和花序均无毛。二回羽状复叶，稀为三回羽状复叶；小叶卵形至卵状披针形，两面均无毛，侧生小叶在近基部的一侧疏生少数盘菌状腺体。顶生圆锥花序；花冠钟状漏斗形，白色或淡黄色。蒴果细长，多沟纹，果皮薄革质。花期5~9月，果期10~12月。

【分布】生于山谷或平地疏林中。产于广西、广东、台湾、贵州、云南等地。

【性能主治】根、叶或果实味苦，性寒。具有清暑解毒、散瘀消肿的功效。主治伤暑发热，痈肿，跌打骨折，虫蛇咬伤。

【采收加工】根全年均可采收，洗净切片，晒干。夏、秋季采收叶，秋季采收果实，鲜用或晒干。

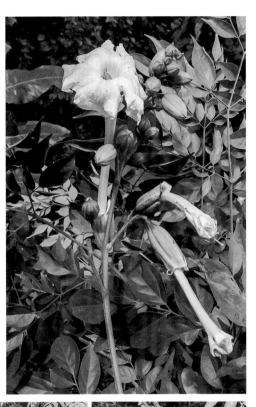

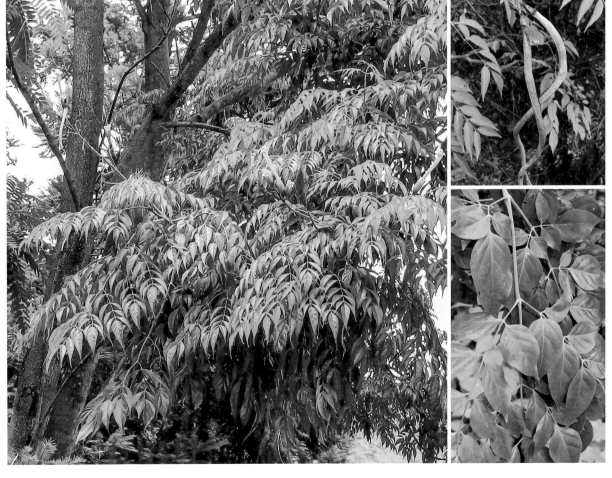

# 黑芝麻

【基原】为胡麻科芝麻*Sesamum indicum* L. 的种子。

【别名】胡麻、巨胜、狗虱。

【形态特征】一年生直立草本。枝中空或具有白色髓部，微被毛。叶片矩圆形或卵形，茎中部叶有齿缺，茎上部叶近全缘。花单生或2~3朵同生于叶腋内；花萼裂片披针形，被柔毛；花冠筒状，白色而常有紫红色或黄色的彩晕。蒴果矩圆形，被毛，分裂至中部或至基部。种子有黑白之分。花期夏末秋初。

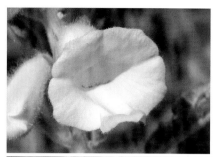

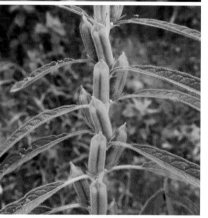

【分布】种植于疏松土壤或沙土中。我国除西藏外，各地均有栽培。

【性能主治】种子味甘，性平。具有补益肝肾、养血益精、润肠通便的功效。主治肝肾不足所致的头晕耳鸣、腰膝痿软、须发早白、肌肤干燥，肠燥便秘，产后乳少，痈疮湿疹，风癫疬疡，小儿瘰疬，烧烫伤，痔疮。

【采收加工】8~9月果实呈黄黑色时采收全株，晒干，打下种子，除去杂质后再晒干。

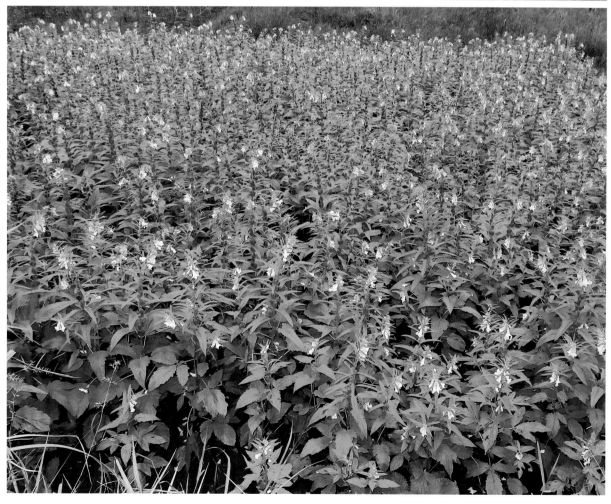

# 狗肝菜

【基原】为爵床科狗肝菜*Dicliptera chinensis* (L.) Juss. 的全草。

【别名】金龙棒、猪肝菜、青蛇。

【形态特征】草本，高可达80 cm。茎外倾或上升，具6条钝棱和浅沟，节常膨大膝曲状。叶片纸质，卵状椭圆形，两面近无毛或背面叶脉上被疏柔毛。花序腋生或顶生，由3~4个聚伞花序组成；花冠淡紫红色，二唇形，上唇阔卵状近圆形，有紫红色斑点，下唇长圆形。蒴果，具种子4粒。花期10~11月，果期翌年2~3月。

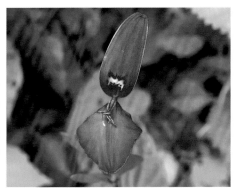

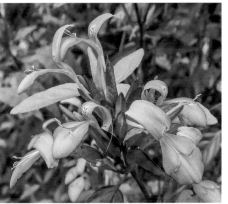

【分布】生于疏林下、溪边、路旁。产于广西、广东、福建、台湾、海南、香港、澳门、云南、贵州、四川等地。

【性能主治】全草味甘、微苦，性寒。具有清热、凉血、利湿、解毒的功效。主治感冒发热，热病发斑，吐血，便血，尿血，崩漏，肺热咳嗽，咽喉肿痛，肝热目赤，小儿惊风，小便淋漓，带下，带状疱疹，痈肿疔疮，蛇犬咬伤。

【采收加工】夏、秋季采收，洗净，鲜用或晒干。

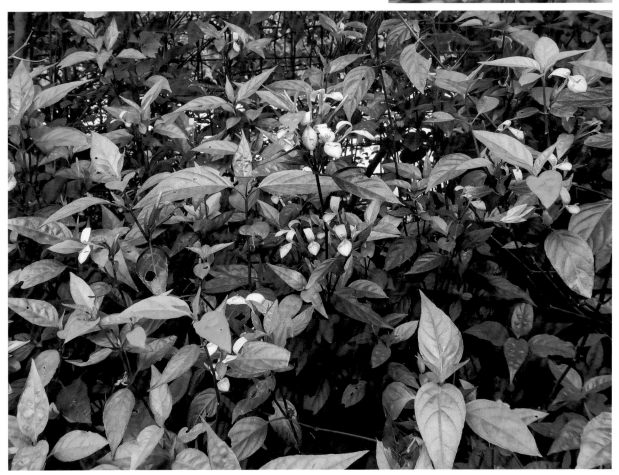

# 爵床

【基原】为爵床科爵床*Justicia procumbens* L. 的全草。

【别名】爵卿、香苏、赤眼。

【形态特征】一年生草本，高20~50 cm。茎基部匍匐。叶片椭圆形至椭圆状长圆形，长1.5~3.5 cm，宽1.3~2 cm。穗状花序顶生或生于上部叶腋；花冠粉红色。蒴果长约5 mm。种子表面有瘤状皱纹。花期8~11月，果期10~11月。

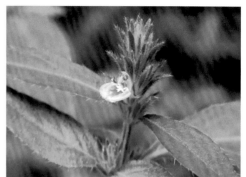

【分布】生于山坡林间草丛中和路旁阴湿处。产于广西、广东、云南、江苏、江西、湖北、四川、福建、山东、浙江等地。

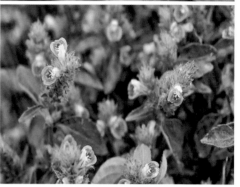

【性能主治】全草味苦、咸、辛，性寒。具有清热解毒、利湿消积、活血止痛的功效。主治感冒发热，咳嗽，咽喉肿痛，目赤肿痛，疳积，湿热泄痢，疟疾，黄疸，浮肿，小便淋浊，筋肌疼痛，跌打损伤，痈疽疔疮，湿疹。

【采收加工】8~9月盛花期采收，晒干。

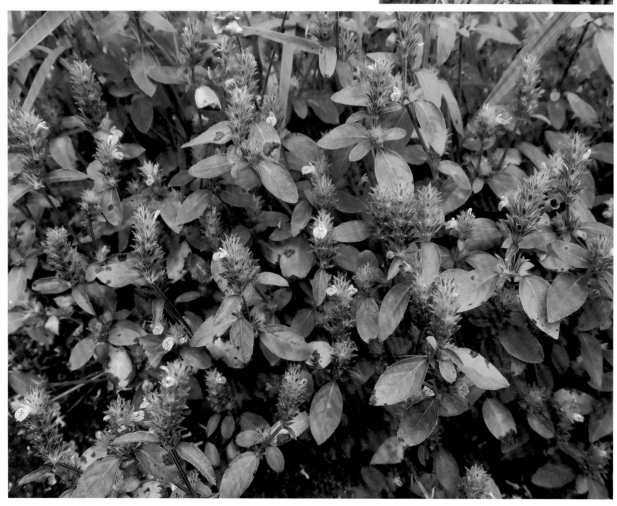

# 青黛

【基原】为爵床科板蓝Strobilanthes cusia (Nees) Kuntze 的茎、叶经加工制得的粉末、团块或颗粒。

【别名】靛花、靛沫、蓝靛

【形态特征】多年生一次性结实草本。茎直立或基部外倾，稍木质化；通常成对分枝；幼嫩部分和花序均被锈色、鳞片状毛。叶片柔软，纸质，椭圆形或卵形，先端短渐尖，基部楔形，边缘有稍粗的齿，两面无毛，干时黑色。穗状花序直立；苞片对生。蒴果无毛。种子卵形。花期11月。

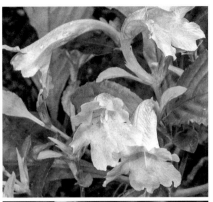

【分布】生于潮湿处。产于广西、广东、海南、香港、云南、贵州、四川、福建、台湾、浙江等地。

【性能主治】茎、叶味咸，性寒。具有清热解毒、凉血消斑、泻火定惊的功效。主治温毒发斑，血热吐血，胸痛咳血，口疮，痄腮，喉痹，小儿惊痫。

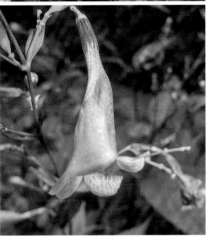

【采收加工】夏、秋季采收茎、叶，置缸内，用清水浸2~3天，至叶烂脱枝时，捞去枝条，每5 kg叶加入0.5 kg生石灰，充分搅拌。至溶液呈紫红色时，捞取液面泡沫，晒干，即为青黛，质量最好。

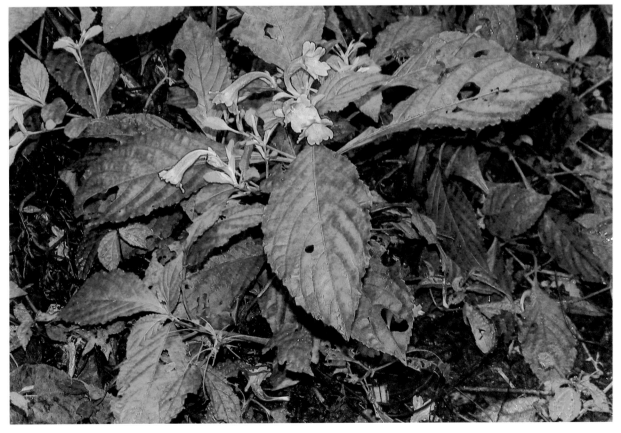

## 温大青

【基原】为爵床科球花马蓝 *Strobilanthes dimorphotricha* Hance 的地上部分或根。

【别名】马蓝、野蓝靛、大青草。

【形态特征】草本。茎近梢部多呈"Z"形曲折。叶片不等大，椭圆形或椭圆状披针形，先端长渐尖，基部楔形渐狭，边缘有齿或柔软胼胝具狭齿，上部各对1大1小，两面有不明显的钟乳体，无毛。花序头状，近球形，为苞片所包覆；花冠紫红色，裂片先端微凹。蒴果长圆状棒形，有腺毛。种子4粒，有毛。花期9~10月。

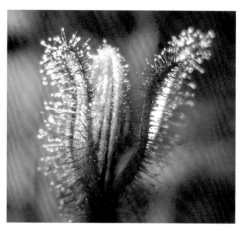

【分布】生于山坡、沟谷林下阴湿处。产于长江以南各省区，西达西藏，东达浙江、台湾。

【性能主治】地上部分或根味苦、辛，性微寒。具有清热解毒、凉血消斑的功效。主治温病烦渴，发斑，吐衄，肺热咳嗽，咽喉肿痛，口疮，丹毒，痄腮，痈肿，疮毒，湿热泄痢，夏季热，热痹，肝炎，钩端螺旋体病，蛇咬伤。

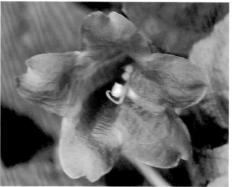

【采收加工】夏、秋季采收，洗净，鲜用或晒干。

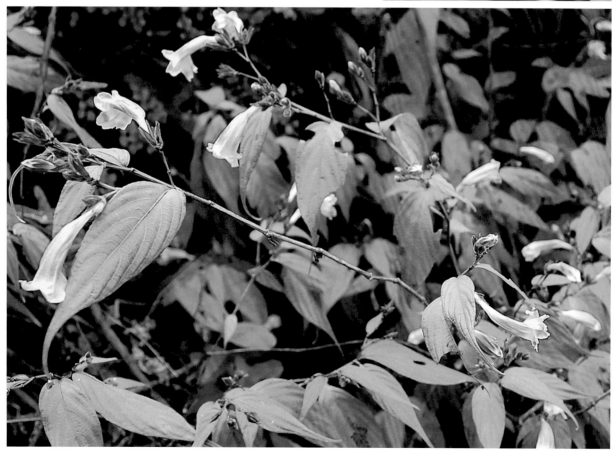

# 红紫珠

【基原】为马鞭草科红紫珠*Callicarpa rubella* Lindl. 的叶及嫩枝。

【别名】山霸王、野蓝靛、空壳树。

【形态特征】灌木，高约2 m。小枝被黄褐色星状毛，并杂有多细胞的腺毛。叶片倒卵形或倒卵状椭圆形，先端尾尖或渐尖，基部心形，有时偏斜。聚伞花序宽2~4 cm；花紫红色、黄绿色或白色；花萼被星状毛或腺毛，具黄色腺点。果熟时紫红色。花期5~7月，果期7~11月。

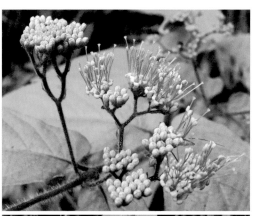

【分布】生于山坡、溪边、林缘或灌木丛中。产于广西、广东、湖南、云南、贵州、四川、浙江、江西等地。

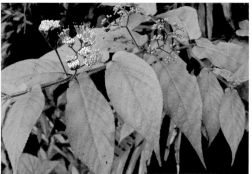

【性能主治】叶及嫩枝味微苦，性平。具有解毒消肿、凉血止血的功效。主治吐血，咯血，痔疮，痈肿疮毒，跌打损伤，外伤出血。

【采收加工】夏、秋季采收，鲜用或晒干。

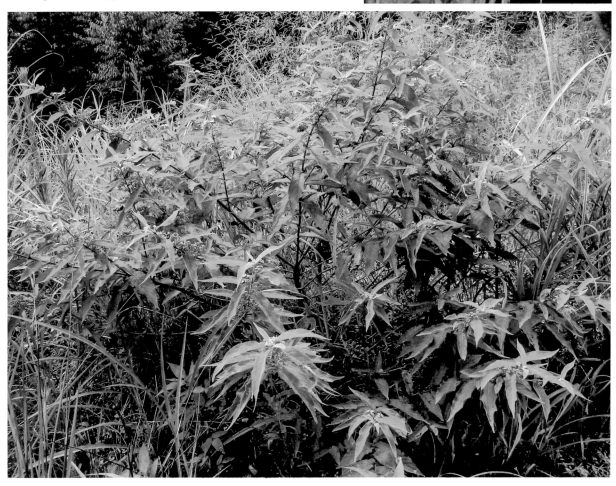

## 大叶白花灯笼

【基原】为马鞭草科灰毛大青*Clerodendrum canescens* Wall. ex Walp. 的全株。

【别名】人瘦木、六灯笼、毛赪桐。

【形态特征】灌木，高1~3.5 m。全体密被平展或倒向灰褐色长柔毛。叶片心形或宽卵形，少为卵形，基部心形至近截形，两面均被柔毛。聚伞花序密集成头状，通常2~5个生于枝顶；花萼钟状，由绿色变红色；花冠白色或淡红色。核果近球形，熟时深蓝色或黑色，藏于增大的红色宿萼内。花果期4~10月。

【分布】生于山坡路边或疏林中。产于广西、广东、台湾、福建、浙江、江西、湖南、贵州、四川、云南等地。

【性能主治】全株味甘、淡，性凉。具有清热解毒、凉血止血的功效。主治赤白痢疾，肺痨咯血，感冒发热，疮疡疖肿。

【采收加工】夏、秋季采收，洗净，切段晒干。

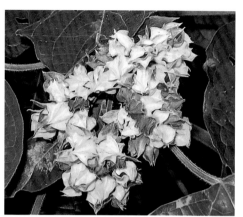

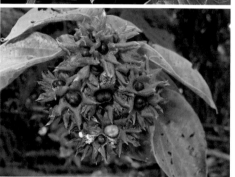

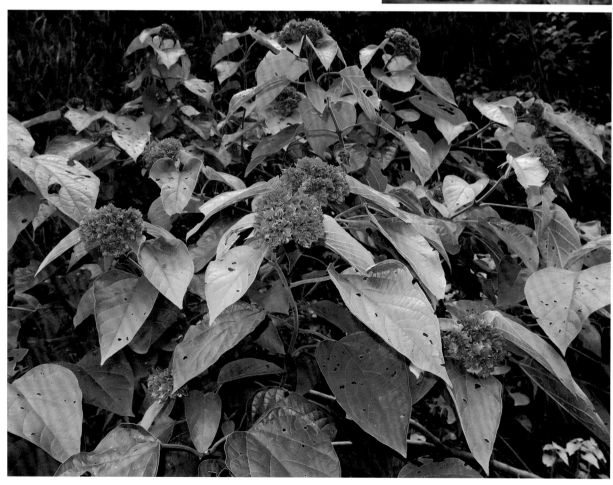

# 大青

【基原】为马鞭草科大青*Clerodendrum cyrtophyllum* Turcz.的茎、叶。

【别名】路边青、猪屎青、鬼点灯。

【形态特征】灌木或小乔木。叶片椭圆形至长圆状披针形，边缘全缘，两面无毛或沿脉疏生短柔毛，背面常有腺点；侧脉6~10对。伞房状聚伞花序，花小，白色，有橘香味；花萼杯状且果后增大；雄蕊与花柱同伸出花冠外。果近球形，熟时蓝紫色，为红色的宿萼所托。花果期6月至翌年2月。

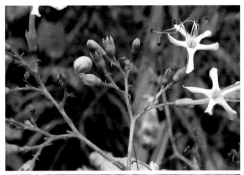

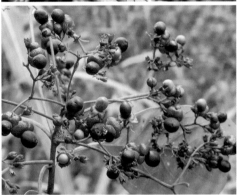

【分布】生于丘陵、山地林下或溪谷旁。产于我国西南、中南、华东地区。

【性能主治】茎、叶味苦，性寒。具有清热解毒、凉血止血的功效。主治外感热病，热盛烦渴，咽喉肿痛，黄疸，热毒下痢，急性肠炎，痈疽肿毒，外伤出血。

【采收加工】夏、秋季采收，洗净，鲜用或切段晒干。

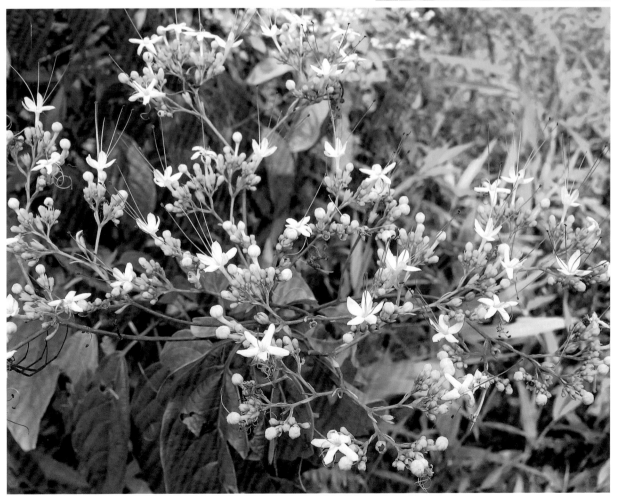

# 三对节

【基原】为马鞭草科三对节*Clerodendrum serratum* (L.) Moon 的全株或根、叶。

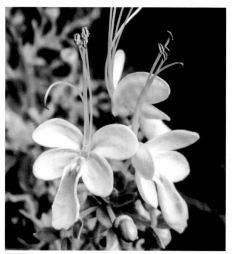

【别名】大常山、山利桐、三百棒、火山麻。

【形态特征】灌木。小枝四棱形或略呈四棱形；幼枝密被土黄色短柔毛。叶对生或3叶轮生；叶片倒卵状长圆形或长椭圆形，基部楔形或下延成狭楔形，边缘具齿，两面被疏生短柔毛，侧脉10~11对。聚伞花序组成直立、开展的圆锥花序，密被黄褐色柔毛；花冠淡紫色、蓝色或白色，近于二唇形。核果近球形。花果期6~12月。

【分布】生于山坡疏林或林缘灌木丛中。产于广西、贵州、云南、西藏等地。

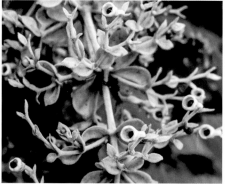

【性能主治】全株或根、叶味苦、辛，性凉；有小毒。具有清热解毒、截疟、接骨、祛风除湿的功效。主治扁桃体炎，咽喉炎，风湿骨痛，疟疾，肝炎；外用治痈疖肿毒，骨折，跌打损伤。

【采收加工】全年均可采收，洗净切碎，鲜用或晒干。

【附注】本种及其变种三台花*Clerodendrum serratum* var. *amplexifolium*均可作中药材"三对节"用。

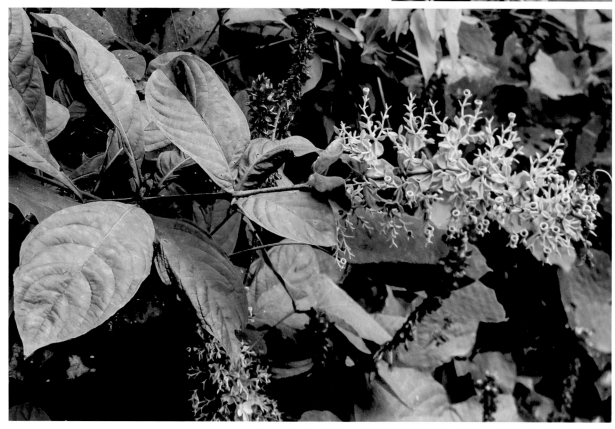

# 五色梅

【基原】为马鞭草科马缨丹*Lantana camara* L. 的根、花、叶或嫩枝叶。

【别名】臭冷风、五色花、土红花。

【形态特征】直立或蔓性灌木，高1~2 m；有时藤状，长达4 m。单叶对生，揉烂后有强烈气味；叶片卵形至卵状长圆形，长3~8.5 cm，宽1.5~5 cm，腹面有粗糙的皱纹和短柔毛，背面有小刚毛。花序梗粗壮，长于叶柄；花冠黄色或橙黄色，开花后不久转为深红色。果圆球形，熟时紫黑色。花期全年。

【分布】生于山坡路边、村旁、空旷地带或灌木丛中。原产于美洲热带地区，我国广西、广东、福建和台湾等地有逸生。

【性能主治】根味苦，性寒。具有清热泻火、解毒散结的功效。主治感冒发热，伤暑头痛，胃火牙痛，咽喉炎，疟腮，风湿痹痛，瘰疬痰核。花味甘淡，性凉。具有清凉解毒、活血止血、润肺止咳、解暑热的功效。主治肺痨吐血，伤暑头痛，腹痛吐泻，阴痒，湿疹，跌打损伤。叶或嫩枝叶味辛、苦，性凉。具有清热解毒、祛风止痒的功效。主治痈肿毒疮，湿疹，疥癣，皮炎，跌打损伤。

【采收加工】根、花全年均可采收，叶或嫩枝叶春、夏季采收，鲜用或晒干。

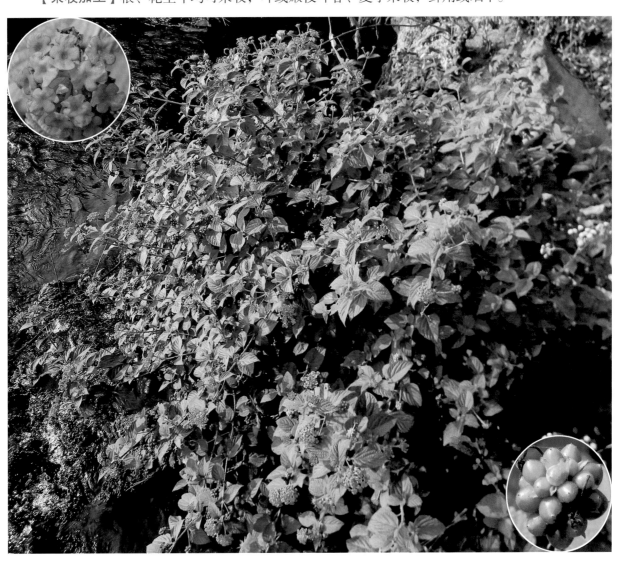

# 豆腐柴

【基原】为马鞭草科豆腐柴 *Premna microphylla* Turcz. 的根及茎、叶。

【别名】小青根、臭辣树、凉粉叶。

【形态特征】直立灌木。叶揉之有臭味；叶片卵状披针形、椭圆形或倒卵形，基部渐狭窄下延至叶柄两侧，边缘全缘至有不规则粗齿，两面无毛至有短柔毛。聚伞花序组成顶生塔形的圆锥花序；花萼杯状；花冠淡黄色，外面有柔毛和腺点，内面有柔毛，以喉部较密。核果球形至倒卵形，熟时紫色。花果期5~10月。

【分布】生于山坡林下或林缘。分布于西南、中南、华东等地区。

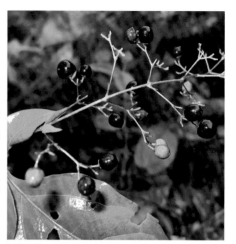

【性能主治】根味苦，性寒。具有清热解毒的功效。主治疟疾，小儿夏季热，风湿痹痛，风火牙痛，跌打损伤，烧烫伤。茎、叶味苦、微辛，性寒。具有清热解毒的功效。主治疟疾，泄泻，痢疾，醉酒头痛，痈肿，疔疮，丹毒，蛇虫咬伤，创伤出血。

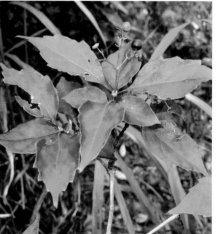

【采收加工】根全年均可采收，鲜用或切片晒干。茎、叶春、夏、秋季采收，鲜用或晒干。

【附注】《中华本草》记载豆腐柴以根及茎、叶入药的药材名分别为腐婢根、腐婢。

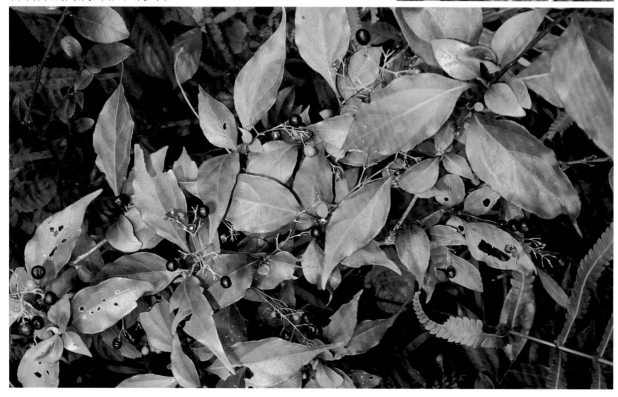

# 黄荆

【基原】为马鞭草科黄荆*Vitex negundo* L. 的根、茎、叶及果实。

【别名】五指风、黄荆条、山荆。

【形态特征】灌木或小乔木。枝四棱柱形；小枝、叶背、花序梗均密被灰白色茸毛。掌状复叶，有小叶5片，偶有3片；小叶长圆状披针形，边缘全缘或每边有少数粗齿。聚伞花序排成圆锥状，顶生，长10~27 cm；花序梗密生灰白色茸毛；花冠淡紫色，二唇形。核果近球形；宿萼接近果的长度。花期4~6月，果期7~10月。

【分布】生于向阳处的山坡、路旁及山地灌木丛中。产于长江以南各地。

【性能主治】根味辛、微苦，性温。具有解表、止咳、祛风除湿、理气止痛的功效。主治感冒，慢性气管炎，风湿痹痛，胃痛，疝气腹痛。茎味辛、微苦，性平。具有祛风解表、消肿止痛的功效。主治感冒发热，咳嗽，喉痹肿痛，风湿骨痛，牙痛，烧烫伤。叶味辛、苦，性凉。具有解表散热、化湿和中、杀虫止痒的功效。主治感冒发热，伤暑吐泻，疝气腹痛，肠炎，痢疾，疟疾，湿疹，体癣，疥，蛇虫咬伤。果实味辛、苦，性温。具有祛风解表、止咳平喘、理气消食、止痛的功效。主治伤风感冒，咳嗽，哮喘，胃痛吞酸，消化不良，食积泄痢，胆囊炎，胆结石，疝气。

【采收加工】根2月或8月采收，洗净，鲜用或切片晒干。茎春、夏、秋季采收，切段晒干。叶夏末开花时采收，鲜用或堆叠踏实，使其发汗，倒出晒至半干，再堆叠踏实，待绿色变黑色，再晒至足干。果实8~9月采收，晾晒至干燥。

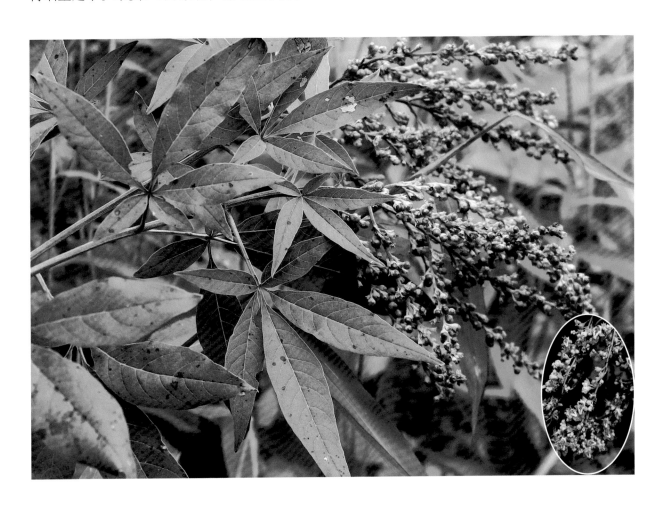

## 白毛夏枯草

【基原】为唇形科金疮小草*Ajuga decumbens* Thunb. 的全草。

【别名】青鱼胆、苦地胆、散血草。

【形态特征】一年生或二年生草本。茎匍匐，被白色长柔毛。基生叶较多，较茎生叶长而大，叶片匙形或倒卵状披针形，边缘具波状圆齿或近全缘，叶脉在腹面微隆起。轮伞花序多花，排成间断长7~12 cm的穗状花序，位于下部的轮伞花序疏离，位于上部的密集；花冠淡蓝色或淡红紫色。花期3~7月，果期5~11月。

【分布】生于溪边、路旁及湿润的草坡上。产于广西、广东、江西、湖南、湖北、福建等地。

【性能主治】全草味苦、甘，性寒。具有清热解毒、化痰止咳、凉血散瘀的功效。主治咽喉肿痛，肺热咳嗽，肺痈，目赤肿痛，痢疾，痈肿疔疮，虫蛇咬伤，跌打损伤。

【采收加工】春、夏、秋季采收，鲜用或晒干。

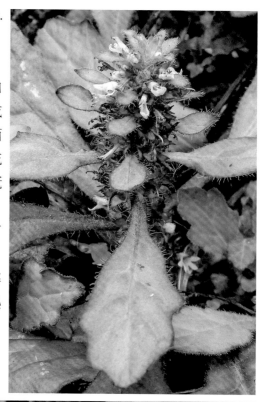

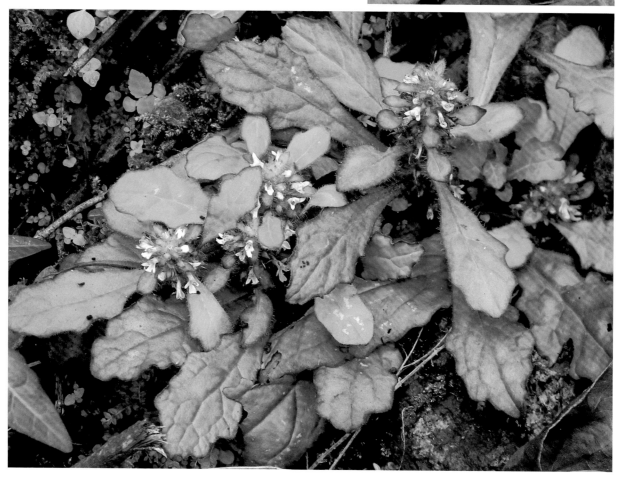

# 风轮菜

【基原】为唇形科风轮菜*Clinopodium chinense* (Benth.) Kuntze 的地上部分。

【别名】野凉粉藤、苦刀草、九层塔。

【形态特征】多年生草本。茎基部匍匐生不定根，多分枝；四棱形，具细条纹，密被短柔毛及腺微柔毛。叶片卵形，基部圆形或宽楔形，边缘具圆齿状齿，腹面密被平伏短硬毛，背面灰白色，被疏柔毛，侧脉5~7对。轮伞花序具多花，半球形；花紫红色。小坚果倒卵球形，熟时黄褐色。花期5~8月，果期8~10月。

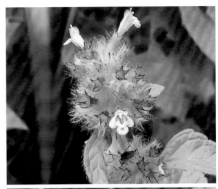

【分布】生于山坡、路边、灌木丛中或林下。产于广西、广东、云南、湖南、湖北等地。

【性能主治】地上部分味微苦、涩，性凉。具有收敛止血的功效。主治崩漏，尿血，鼻出血，牙龈出血，创伤出血。

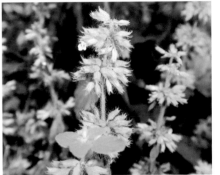

【采收加工】夏季开花前采收，除去泥沙，晒干。

【附注】据《中国药典》（2020年版）记载，本种及灯笼草*Clinopodium polycephalum*均可作中药材"断血流"用。

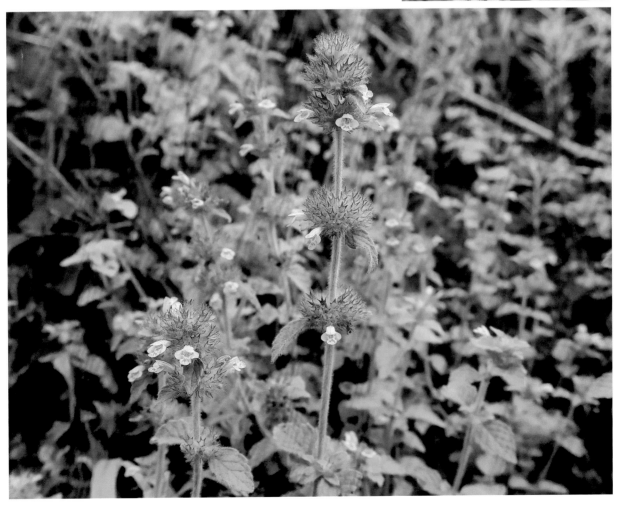

# 断血流

【基原】为唇形科灯笼草*Clinopodium polycephalum* (Vaniot) C. Y. Wu et S. J. Hsuan 的地上部分。

【别名】蜂窝草、土防风、野鱼腥草。

【形态特征】多年生直立草本，高0.5~1 m。茎多分枝，基部有时匍匐。叶片卵形，长2~5 cm，宽1.5~3.2 cm，边缘具疏圆齿状牙齿，两面被糙硬毛。轮伞花序具多花，球形，组成圆锥花序；花冠紫红色，花冠筒伸出花萼外，外面被微柔毛，冠檐二唇形，上唇直伸，下唇3裂。小坚果卵形。花期7~8月，果期9月。

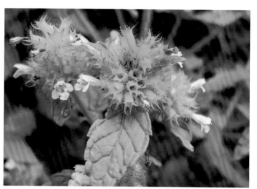

【分布】生于山坡、田间、路边、灌木丛中。产于广西、贵州、四川、湖南、湖北、浙江、山西、山东、河南、河北等地。

【性能主治】地上部分味微苦、涩，性凉。具有收敛止血的功效。主治崩漏，尿血，鼻出血，牙龈出血，创伤出血。

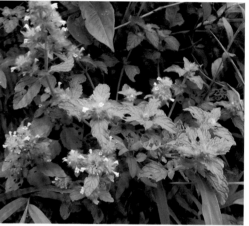

【采收加工】夏季开花前采收，除去泥沙，晒干。

【附注】据《中国药典》（2020年版）记载，本种及风轮菜*Clinopodium chinense*均可作中药材"断血流"用。

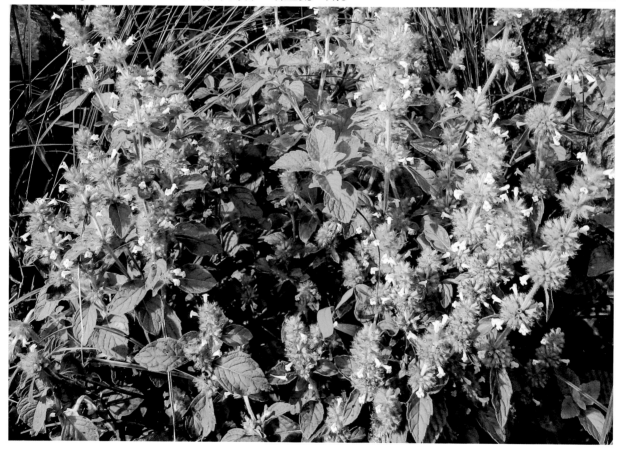

# 小洋紫苏

【基原】为唇形科肉叶鞘蕊花 *Coleus carnosifolius* (Hemsl.) Dunn 的全草。

【别名】假回菜、双飞蝴蝶、桂花疮。

【形态特征】多年生草本。茎较粗壮，直立，多分枝。叶片肉质，宽卵圆形或近圆形，先端钝或圆形，基部截形或近圆形，稀有急尖，边缘具圆齿，两面绿色带紫色或紫色。轮伞花序多花，排成总状圆锥花序；花浅紫或深紫色。小坚果卵状圆形，黑棕色或黑色。花期9~10月，果期10~11月。

【分布】生于石山林中或岩石上。产于广西、广东、湖南等地。

【性能主治】全草味苦，性凉。具有清热解毒、消疳杀虫的功效。主治咽喉肿痛，痈肿疮毒，小儿疳积，疥疮。

【采收加工】夏、秋季采收，鲜用或晒干。

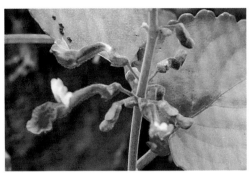
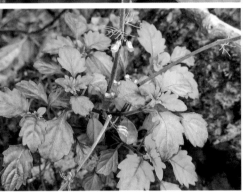
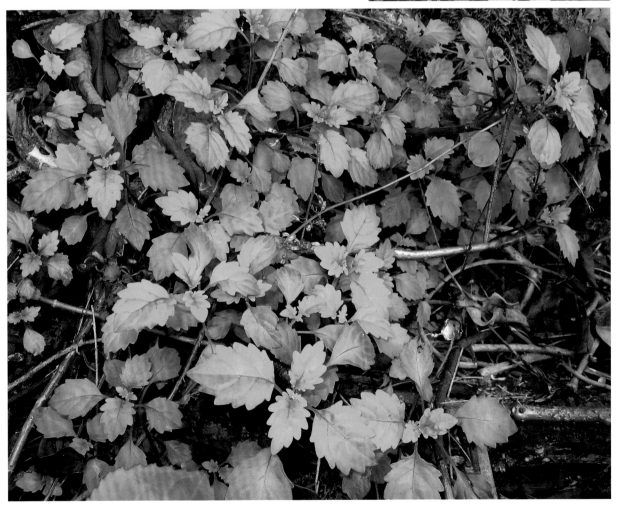

# 连钱草

【基原】为唇形科活血丹*Glechoma longituba* (Nakai) Kuprian的地上部分。

【别名】风灯盏、透骨消、驳骨消。

【形态特征】多年生草本。匍匐茎斜升，逐节生根。叶片草质，心形或近肾形边缘具圆齿或粗齿状圆齿，腹面被疏粗伏毛或微柔毛，叶脉不明显，背面常带紫色；叶柄长为叶片的1~2倍；轮伞花序具花2朵，稀4~6朵花；花冠淡蓝色、蓝色至紫色，下唇具深色斑点。花期4~5月，果期6~7月。

【分布】生于林缘、疏林下、草地中、溪边等阴湿处。除甘肃、青海、新疆、西藏外，产于全国各地。

【性能主治】地上部分味辛、微苦，性微寒。具有利湿通淋、清热解毒、散瘀消肿的功效。主治热淋，石淋，湿热黄疸，疮痈肿痛，跌打损伤。

【采收加工】春、夏、秋季采收，除去杂质，晒干。

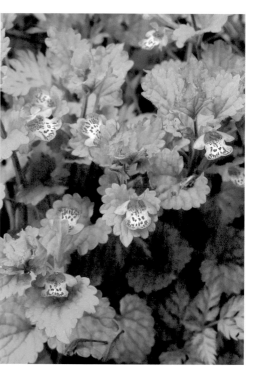

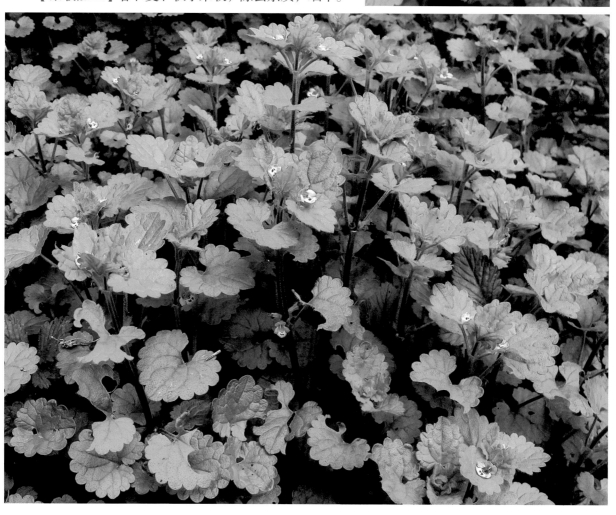

# 老虎耳

【基原】为唇形科中华锥花*Gomphostemma chinense* Oliv. 的全草。

【别名】山继谷、棒丝花、白腊锁。

【形态特征】草本。茎直立，密被星状茸毛。叶片椭圆形或卵状椭圆形，边缘具粗齿或几全缘，腹面被星状柔毛及短硬毛，背面被星状茸毛。聚伞花序组成圆锥花序或单生，花序生于茎基部，对生；花浅黄色至白色。小坚果4个，倒卵状三棱形。花期7~8月，果期10~12月。

【分布】生于山谷林下阴湿处。产于广西、广东、福建、江西等地。

【性能主治】全草味苦，性凉。具有祛风湿、益气血、通经络、消肿毒的功效。主治气亏血虚，风湿痹痛，拘挛麻木，刀伤出血，口疮。

【采收加工】7月采收，鲜用或晒干。

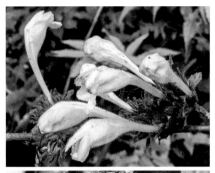

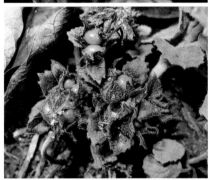

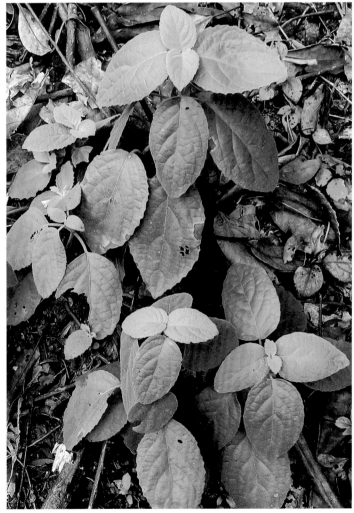

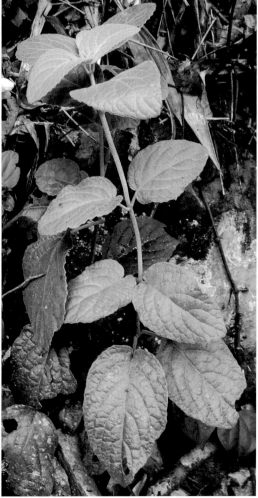

# 石荠苎

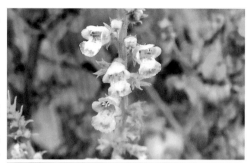

【基原】为唇形科石荠苎 *Mosla scabra* (Thunb.) C. Y. Wu et H. W. Li 的全草。

【别名】土荆芥、野荆芥、野芥菜。

【形态特征】一年生草本。茎四棱形，多纤细分枝。叶片卵形或卵状披针形，先端急尖或钝，基部圆形或宽楔形，边缘近基部全缘，自基部以上为锯齿状，腹面被灰色微柔毛，背面灰白色，密布凹陷腺点，近无毛或被极疏短柔毛。总状花序生于主茎及侧枝上；花粉红色。小坚果球形。花期5~11月，果期9~11月。

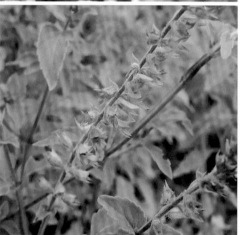

【分布】生于山坡、路旁或灌木丛中。产于广西、广东、福建、台湾、江苏、浙江、湖南、湖北、四川、江西、陕西、甘肃、辽宁等地。

【性能主治】全草味辛、苦，性凉。具有疏风解表、清暑除温、解毒止痒的功效。主治感冒头痛，咳嗽，中暑，风疹炎，热痱，湿疹，肢癣，蛇虫咬伤。

【采收加工】7~8月采收，鲜用或晒干。

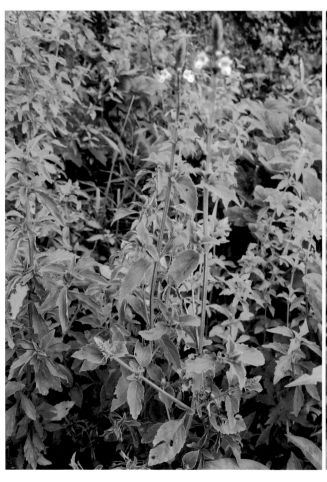

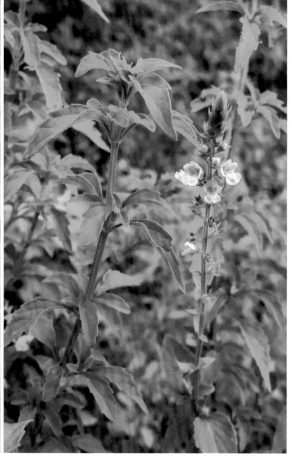

# 夏枯草

【基原】为唇形科夏枯草*Prunella vulgaris* L. 的果穗。

【别名】铁色草、紫花草、毛虫药。

【形态特征】草本。匍匐根状茎多呈紫红色。茎被糙毛。茎生叶长圆形，大小不相等，基部下延至叶柄成狭翅。轮伞花序密集组成顶生长2~4 cm的穗状花序，每一轮伞花序下承托有浅紫红色、宽心形的叶状苞片；花冠紫色、蓝紫色或红紫色，外面无毛。小坚果长圆状卵珠形，熟时黄褐色。花期4~6月，果期7~10月。

【分布】生于草地、沟边及路旁等湿润处。产于广西、广东、贵州、湖南、湖北、福建、台湾、浙江、江西、河南、甘肃、新疆等地。

【性能主治】果穗味辛、苦，性寒。具有清肝泻火、明目、散结消肿的功效。主治目赤肿痛，目珠夜痛，头痛眩晕，瘰疬，瘿瘤，乳痈，乳癖，乳房胀痛。

【采收加工】夏季果穗呈棕红色时采收，除去杂质，晒干。

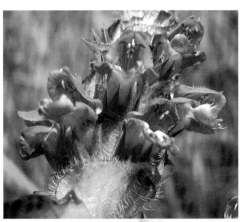

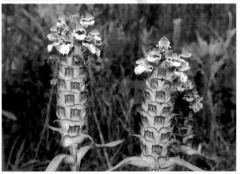

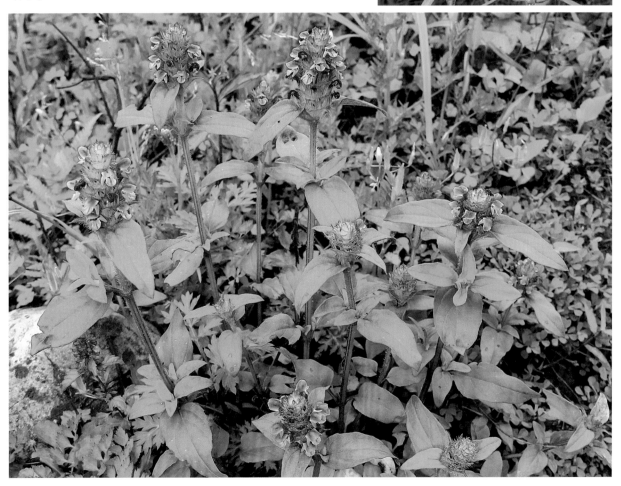

# 半枝莲

【基原】为唇形科半枝莲*Scutellaria barbata* D. Don 的全草。

【别名】耳挖草、小韩信草。

【形态特征】直立草本。茎四棱形。叶对生；叶片三角状卵形或卵状披针形，边缘具圆齿。花对生，偏向一侧，排成4~10列的顶生或腋生总状花序；花冠二唇形，棕黄色或浅蓝紫色，长约1.2 cm，外面被短柔毛，内面在喉部被疏柔毛。小坚果扁球形，熟时褐色，具小疣状突起。花期4~10月，果期10~11月。

【分布】生于水田边、溪边或湿润草地上。产于广西、广东、云南、贵州、四川、湖南、湖北、江西、福建、台湾、江苏、浙江、河南、河北、山东、陕西南部等地。

【性能主治】全草味辛、苦，性寒。具有清热解毒、散瘀止血、利尿消肿的功效。主治热毒痈肿，咽喉疼痛，肺痈，肠痈，瘰疬，虫蛇咬伤，跌打损伤，吐血，鼻出血，血淋，水肿，腹水，癌症。

【采收加工】夏、秋季茎叶茂盛时采收，洗净，晒干。

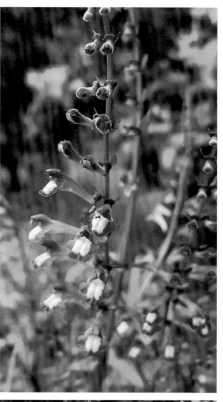

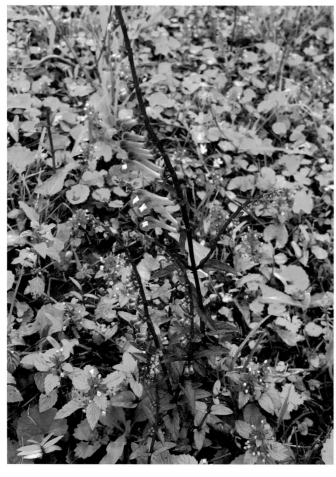

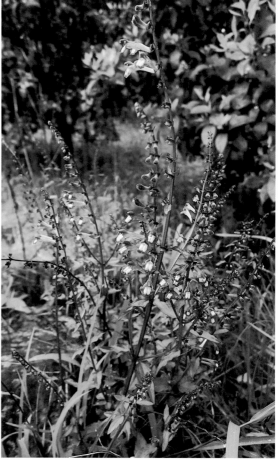

# 韩信草

【基原】为唇形科韩信草*Scutellaria indica* L. 的全草。

【别名】耳挖草、大力草、钩头线。

【形态特征】多年生草本。茎四棱柱形，暗紫色，被微柔毛。叶对生；叶片卵圆形至椭圆形，边缘密生整齐圆齿，两面被微柔毛或糙伏毛；叶柄长0.4~2.8 cm，密被微柔毛。花对生于枝端成总状花序；花冠蓝紫色，二唇形，下唇具深紫色斑点。小坚果卵形，熟时暗褐色，具瘤突。花期4~8月，果期6~9月。

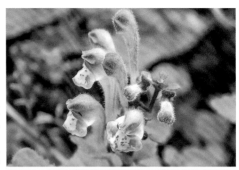

【分布】生于山坡、路边、田边及草地上。产于广西、广东、湖南、贵州、河南、陕西、江苏、浙江、福建、四川等地。

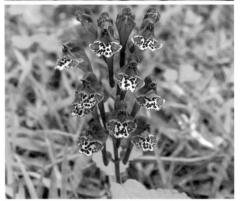

【性能主治】全草味辛、苦，性平。具有祛风活血、解毒止痛的功效。主治吐血，咳血，痈肿，疔毒，喉风，牙痛，跌打损伤。

【采收加工】春、夏季采收，洗净，鲜用或晒干。

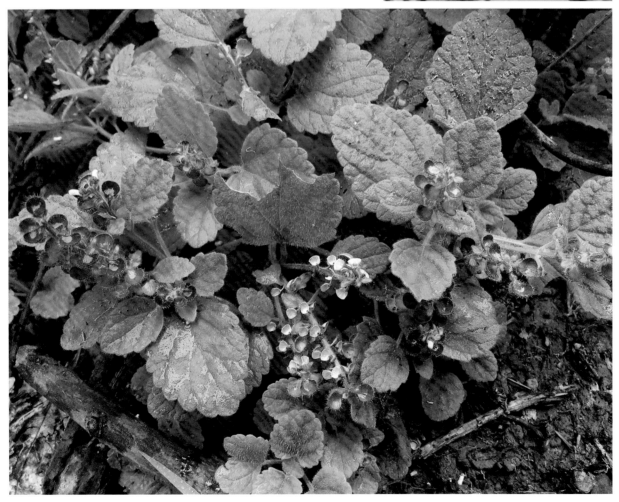

# 地蚕

【基原】为唇形科地蚕 *Stachys geobombycis* C. Y. Wu 的根状茎或全草。

【别名】冬虫草、土虫草、白冬虫草。

【形态特征】多年生草本，高40~50 cm。根状茎横走，肉质，肥大，在节上生出纤维状不定根。茎生叶长圆状卵圆形，基部浅心形或圆形，边缘有整齐的粗大圆齿状齿。轮伞花序腋生，有花4~6朵，组成长5~18 cm的穗状花序；花冠淡紫色至紫蓝色，亦有淡红色，花盘杯状；子房黑褐色，无毛。花期4~5月。

【分布】生于荒地、田地及草丛湿地。产于广西、广东、江西、福建、浙江、湖南等地。

【性能主治】根状茎、全草味甘，性平。具有益肾润肺、补血消疳的功效。主治肺痨咳嗽、吐血，盗汗，肺虚气喘，血虚体弱，小儿疳积。

【采收加工】秋季采收，洗净，鲜用或蒸熟晒干。

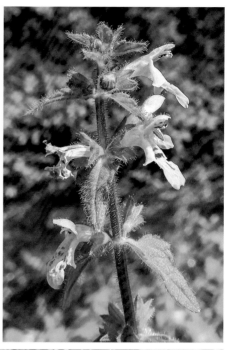

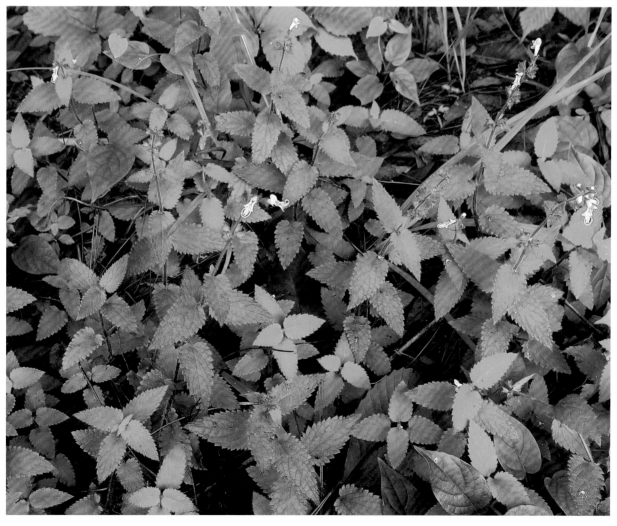

# 山藿香

【基原】为唇形科血见愁*Teucrium viscidum* Bl. 的全草。

【别名】消炎草、四方草、假紫苏。

【形态特征】多年生草本。具匍匐茎；直立茎高30~70 cm。叶片卵圆形至卵圆状长圆形；叶柄长1~3 cm。假穗状花序生于茎及短枝上部；苞片披针形，边缘全缘，较开放的花稍短或等长；花冠白色、淡红色或淡紫色，长6.5~7.5 mm，唇瓣与冠筒成大角度的钝角。小坚果扁球形，熟时黄棕色。花期6~11月。

【分布】生于山地林下润湿处。产于广西、广东、湖南、云南、浙江、江西、福建、江苏等地。

【性能主治】全草味辛，性凉。具有消肿解毒、凉血止血的功效。主治咳血，吐血，鼻出血，肺痈，跌打损伤，痈疽肿毒，痔疮肿痛，膝疮，足癣，狂犬咬伤，虫蛇咬伤。

【采收加工】7~8月采收，洗净，鲜用或晒干。

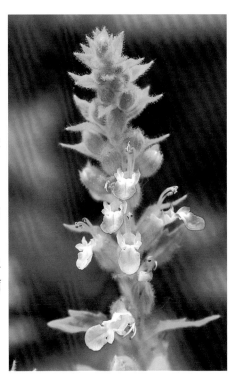

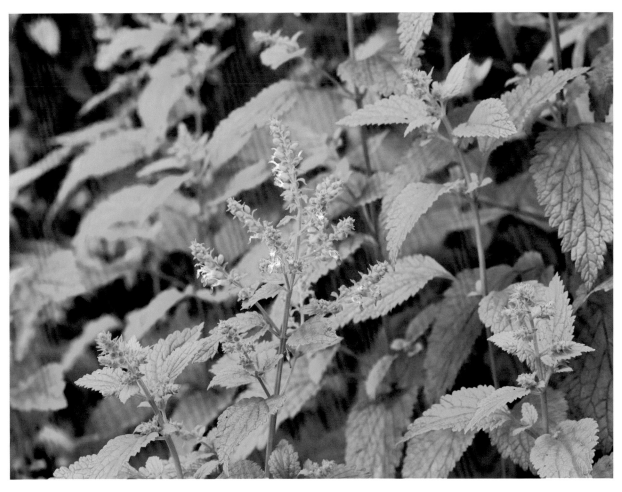

## 穿鞘花

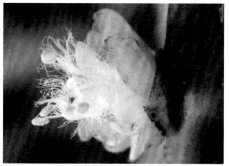

【基原】为鸭跖草科穿鞘花*Amischotolype hispida* (A. Rich.) D. Y. Hong 的全草。

【别名】独竹草、纳闹红。

【形态特征】多年生粗大草本。根状茎长，节上生不定根，无毛。叶鞘长达4 cm，密生褐黄色细长硬毛；叶片椭圆形，基部楔状渐狭成带翅的柄，两面近边缘处及叶背面主脉的下半端密生黄褐色的细长硬毛。头状花序大，常有花数十朵。蒴果卵球状三棱形，顶端钝，近顶端疏被细硬毛。花期7~8月，果期9月以后。

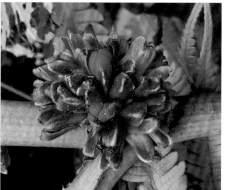

【分布】生于林下及山谷溪边。产于广西、广东、海南、福建、台湾、云南、贵州、西藏等地。

【性能主治】全草味甘，性寒。具有清热利尿、解毒的功效。主治尿路感染，小便不利，虫蛇咬伤。

【采收加工】夏、秋季采收，洗净，晒干。

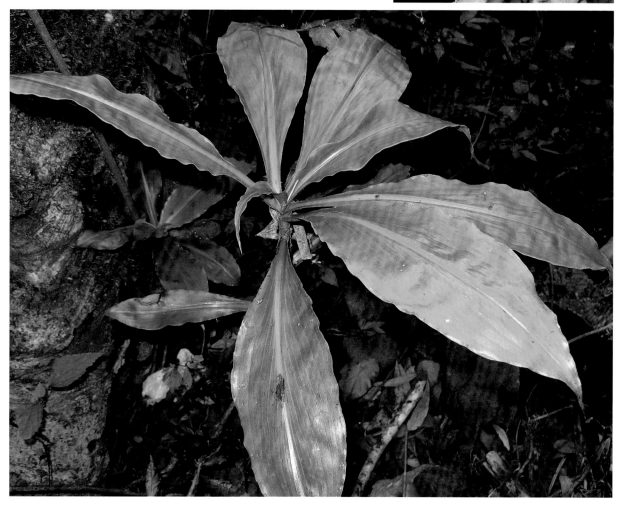

# 鸭跖草

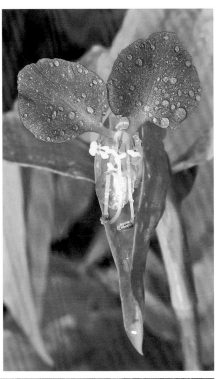

【基原】为鸭跖草科鸭跖草*Commelina communis* L. 的地上部分。

【别名】耳环草、蓝花菜、蓝花水竹草。

【形态特征】一年生披散草本。茎匍匐生不定根，下部无毛，上部被短毛。叶片披针形至卵状披针形。总苞片佛焰状，与叶对生，折叠状，边缘常有硬毛，有长1.5~4 cm的柄；聚伞花序，下面仅有花1朵，不育；上面具花3~4朵，具短梗，几乎不伸出佛焰苞；花瓣深蓝色。蒴果椭圆形，2片裂。花果期6~10月。

【分布】生于路旁、荒地、林缘灌草丛中。产于云南、四川、甘肃以东的南北各省区。

【性能主治】地上部分味甘、淡，性寒。具有清热泻火、解毒、利水消肿的功效。主治感冒发热，热病烦渴，咽喉肿痛，水肿尿少，热淋涩痛，痈肿疔毒。

【采收加工】夏、秋季采收，晒干。

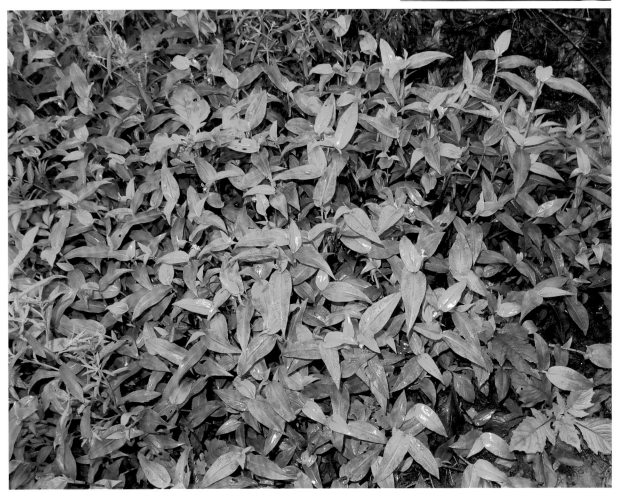

## 大苞鸭跖草

【基原】为鸭跖草科大苞鸭跖草 *Commelina paludosa* Bl. 的全草。

【别名】七节风、竹叶菜。

【形态特征】多年生粗壮大草本。茎常直立，有时基部节上生不定根，无毛或疏生短毛。叶无柄；叶片披针形至卵状披针形，先端渐尖，两面无毛或有时腹面被粒状毛而下面相当密地被细长硬毛。蝎尾状聚伞花序有花数朵，几不伸出。蒴果卵球状三棱形，3室，3片裂。花期8~10月，果期10月至翌年4月。

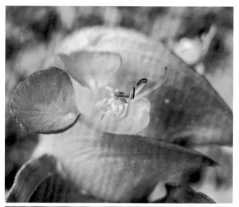

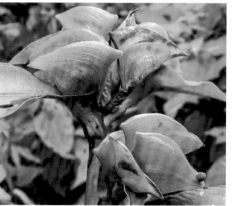

【分布】生于林下及山谷溪边。产于广西、广东、台湾、江西、福建、湖南、云南、贵州、四川、西藏等地。

【性能主治】全草味甘，性寒。具有利水消肿、清热解毒、凉血止血的功效。主治水肿，脚气，小便不利，热淋尿血，鼻出血，血崩，痢疾，咽喉肿痛，丹毒，痈肿疮毒，蛇虫咬伤。

【采收加工】夏、秋季采收，洗净，鲜用或晒干。

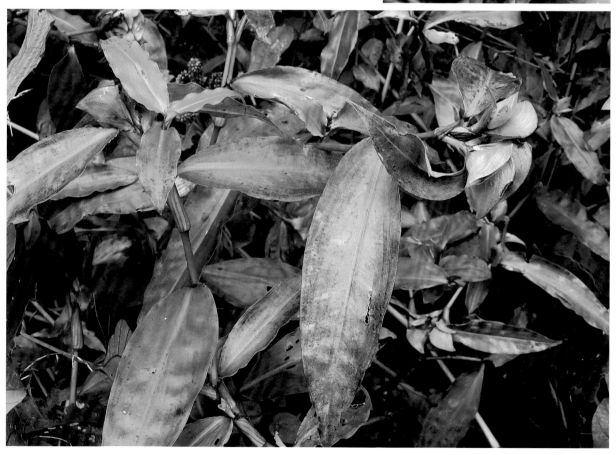

# 聚花草

【基原】为鸭跖草科聚花草*Floscopa scandens* Loureiro 的全草。

【别名】塘壳菜、过江竹。

【形态特征】多年生草本。根状茎节上密生不定根。茎高20~70 cm，不分枝。叶片椭圆形至披针形，腹面有鳞片状突起；无柄或有带翅短柄。圆锥花序多个，顶生兼有腋生，组成长约8 cm、宽约4 cm的扫帚状复圆锥花序；花蓝色或紫色，少白色。蒴果卵圆状，长宽约2 mm，侧扁。花果期7~11月。

【分布】生于水边、沟边草地及林中。产于广西、广东、海南、浙江、台湾、湖南等地。

【性能主治】全草味苦，性凉。具有清热解毒、利水的功效。主治肺热咳嗽，目赤肿痛，疮疖肿毒，水肿，淋证。

【采收加工】夏、秋季采收，洗净，鲜用或晒干。

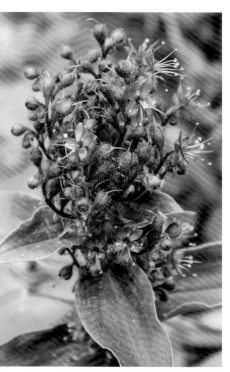

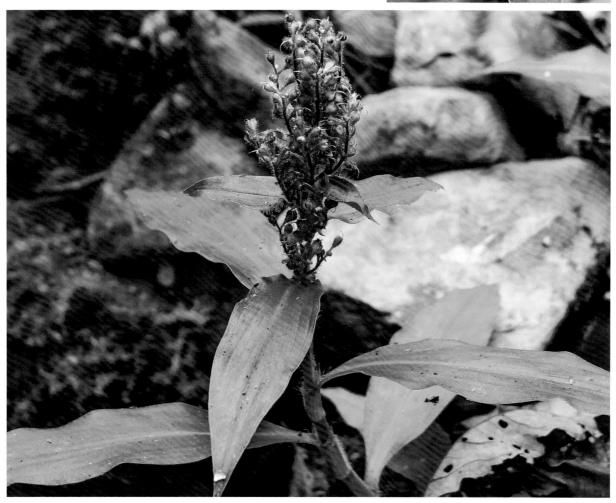

# 竹叶莲

【基原】为鸭跖草科杜若*Pollia japonica* Thunb. 的根状茎或全草。

【别名】水芭蕉、竹叶菜、山竹壳菜、包谷七。

【形态特征】多年生草本，高30~80 cm。茎不分枝，被短柔毛。叶鞘无毛；叶片长椭圆形，近无毛。蝎尾状聚伞花序长2~4 cm，常多个成轮排列，也有不成轮的，集成圆锥花序；花序总梗长15~30 cm，花序远远地伸出叶子，各级花序轴和花梗均被相当密的钩状毛；花瓣白色。果球状。花期7~9月，果期9~10月。

【分布】生于山谷疏林、密林下或林缘。产于广西、广东、台湾、福建、浙江、安徽、江西、贵州、四川等地。

【性能主治】根状茎或全草味微苦，性凉。具有清热利尿、解毒消肿的功效。主治小便黄赤，热淋，疔痈疖肿，蛇虫咬伤。

【采收加工】夏、秋季采收，洗净，鲜用或晒干。

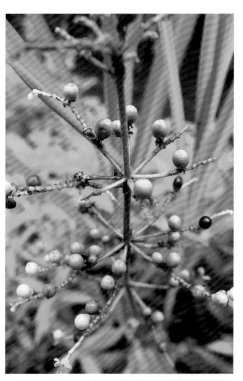

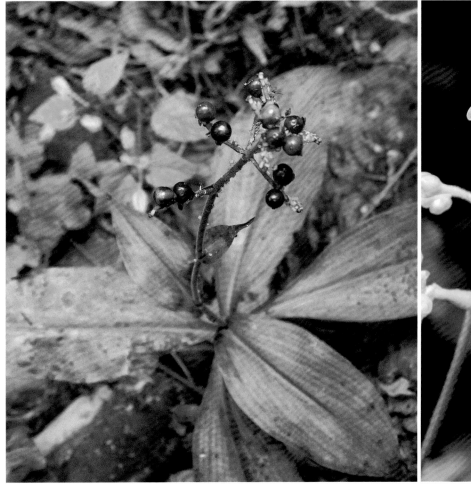

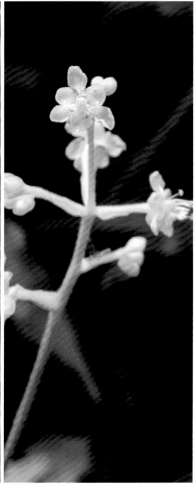

# 山姜

【基原】为姜科山姜*Alpinia japonica* (Thunb.) Miq. 的根状茎。

【别名】九姜连、九龙盘、鸡爪莲。

【形态特征】多年生草本，高35~70 cm。植株具横生、分枝的根状茎。叶片披针形或狭长椭圆形，长25~40 cm，宽4~7 cm，两面尤其是背面密被短柔毛；叶舌2裂，被短柔毛。总状花序顶生，长10~30 cm，花序轴密被短柔毛；花冠红色。果近球形，直径1~1.5 cm，熟时橙红色。花期4~8月，果期7~12月。

【分布】生于林下阴湿处。产于我国东南部、南部至西南部各省区。

【性能主治】根状茎味辛，性温。具有温中散寒、祛风活血的功效。主治脘腹冷痛，肺寒咳嗽，风湿痹痛，跌打损伤，月经不调，劳伤吐血。

【采收加工】3~4月采收，洗净，晒干。

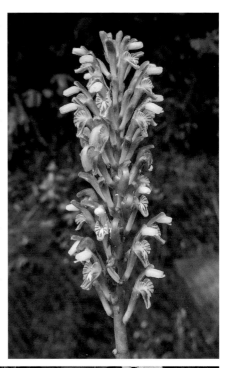

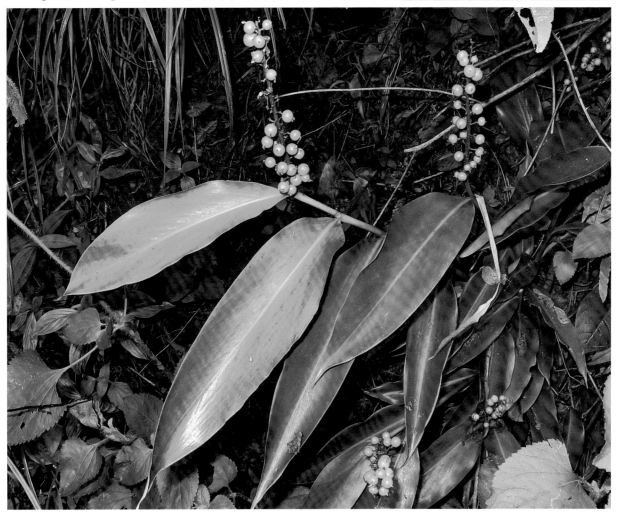

# 天冬

【基原】为百合科天门冬*Asparagus cochinchinensis* (Lour.) Merr. 的块根。

【别名】三百棒、天冬草、丝冬。

【形态特征】多年生攀缘状草本。块根肉质，簇生，长椭圆形或纺锤形，长4~10 cm，灰黄色。叶状枝2~3条簇生，线形扁平或因中脉龙骨状而略呈锐三棱形。叶退化为鳞片，主茎上的鳞状叶常变为下弯的短刺。花1~3朵簇生于叶状枝腋，黄白色或白色。浆果球形，熟时红色。花期5~6月，果期8~10月。

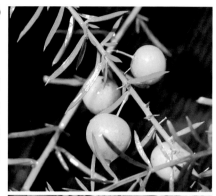

【分布】生于山野、疏林或灌木丛中，亦有栽培。产于我国中部、西北部、长江流域及南方各省区。

【性能主治】块根味甘、苦，性寒。具有清肺生津、养阴润燥的功效。主治肺燥干咳，顿咳痰黏，腰膝酸痛，骨蒸潮热，内热消渴，热病津伤，咽干口渴，肠燥便秘。

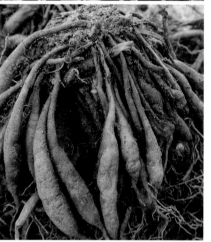

【采收加工】秋、冬季采收，洗净，除去茎基和须根，置沸水中煮或蒸至透心，趁热除去外皮，洗净，晒干。

【附注】本品为《中国药典》（2020年版）收录，呈长纺锤形，略弯曲，表面黄白色至淡黄棕色，半透明，质硬或柔润，有黏性，断面角质样，中柱黄白色。

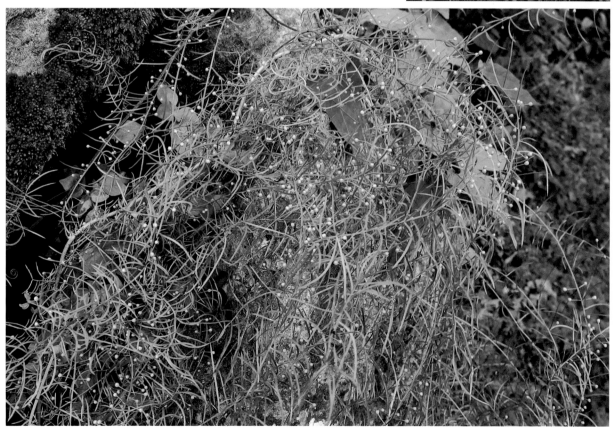

# 开口箭

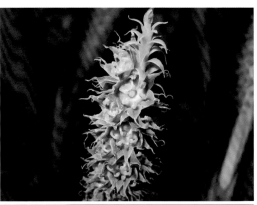

【基原】为百合科开口箭*Campylandra chinensis* (Baker) M. N. Tamura，S. Y. Liang & Turland 的根状茎。

【别名】万年青、开喉剑、竹根参。

【形态特征】多年生草本。根状茎长圆柱形，多节，绿色至黄色。叶基生，4~8片，倒披针形至条形；鞘叶2片，披针形或矩圆形，长2.5~10 cm。穗状花序直立，密生多花，长2.5~9 cm；花被短钟状，黄色或黄绿色，肉质。浆果球形，熟时紫红色；具1~3粒种子。花期4~6月，果期9~11月。

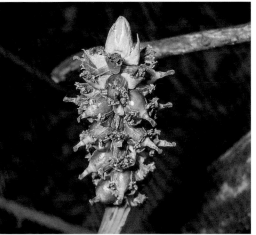

【分布】生于路旁、林缘、石山林中。产于广西、广东、台湾、福建、安徽、浙江、江西、四川、云南、陕西等地。

【性能主治】根状茎味苦、辛，性寒；有毒。具有清热解毒、祛风除湿、散瘀止痛的功效。主治白喉，咽喉肿痛，风湿痹痛，跌打损伤，胃痛，痈肿疮毒，虫蛇咬伤，狂犬咬伤。

【采收加工】全年均可采收，除去叶及须根，洗净，鲜用或切片晒干。

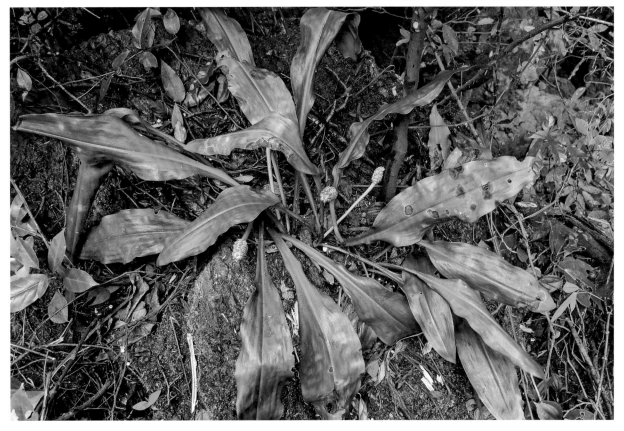

# 山猫儿

【基原】为百合科山菅*Dianella ensifolia* (L.) DC. 的根状茎或全草。

【别名】山绞剪、天蒜、绞剪草、绞剪兰。

【形态特征】多年生草本。根状茎圆柱形，横走。叶片狭条状披针形，长30~80 cm，宽1~2.5 cm，基部稍收狭成鞘状，套叠或抱茎，边缘和背面中脉具锯齿。顶生圆锥花序长10~40 cm；花常多朵生于侧枝上端；花梗长7~20 mm，常稍弯曲；花被绿白色、淡黄色至青紫色。浆果近球形，熟时蓝紫色。花期3~8月。

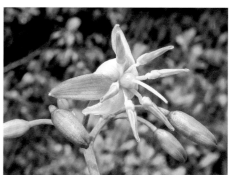

【分布】生于林下、草坡。产于广西、广东、云南、贵州、四川、江西等地。

【性能主治】根状茎或全草味辛，性温；有毒。具有拔毒消肿、散瘀止痛的功效。主治瘰疬，痈疽疮癣，跌打损伤。

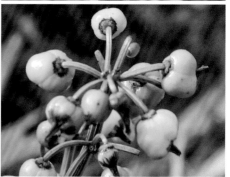

【采收加工】全年均可采收，洗净，鲜用或去皮晒干。

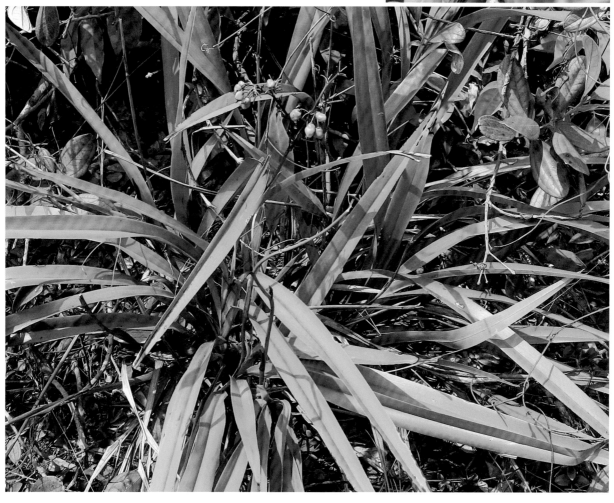

# 竹叶参

【基原】为百合科万寿竹*Disporum cantoniense* (Lour.) Merr. 的根及根状茎。

【别名】竹叶七、竹节参、竹根七。

【形态特征】多年生草本。根状茎横出，质地硬，呈结节状。茎高0.5~1.5 m，上部有较多的叉状分枝。叶片纸质，披针形至狭椭圆状披针形，有明显的3~7脉，背面脉上和边缘有乳头状突起。伞形花序有花3~10朵，着生于与上部叶对生的短枝顶端；花紫色。浆果直径约1 cm。花期5~7月，果期8~10月。

【分布】生于灌木丛中或林下。产于广西、广东、贵州、台湾、福建、湖南、湖北、安徽等地。

【性能主治】根及根状茎味苦、辛，性凉。具有祛风除湿、舒筋活血、清热、祛痰止咳的功效。主治风湿痹痛，腰腿疼痛，跌打损伤，骨折，虚劳，骨蒸潮热，肺痨咯血，肺热咳嗽，烧烫伤。

【采收加工】夏、秋季采收，洗净，鲜用或晒干。

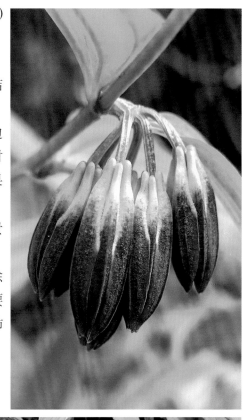

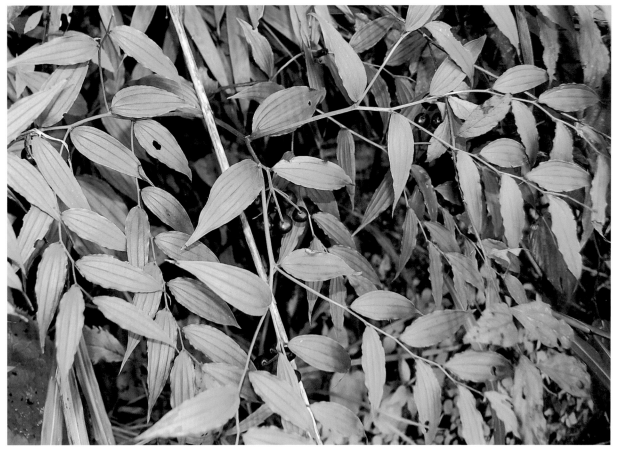

# 竹林霄

【基原】为百合科宝铎草*Disporum sessile* D. Don 的根及根状茎。

【别名】遍地姜、石竹根、竹叶三七。

【形态特征】多年生草本。根状茎肉质，横出。茎高30~80 cm，上部具叉状分枝。叶片矩圆形、卵形至披针形，具横脉；有短柄或近无柄。花1~5朵着生于分枝顶端，花黄色、绿黄色或白色；花被片倒卵状披针形；花梗长1~2 cm。浆果椭圆形或球形，直径约1 cm。花期3~6月，果期6~11月。

【分布】生于林下或灌木丛中。产于广西、广东、云南、贵州、四川、湖南、江西、江苏、浙江、山东、陕西等地。

【性能主治】根及根状茎味甘、淡，性平。具有清热解毒、润肺止咳、健脾消食、舒筋活络的功效。主治肺热咳嗽，肺痨咯血，食积胀满，腰腿痛，风湿痹痛，骨折，烧烫伤。

【采收加工】夏、秋季采收，洗净，鲜用或晒干。

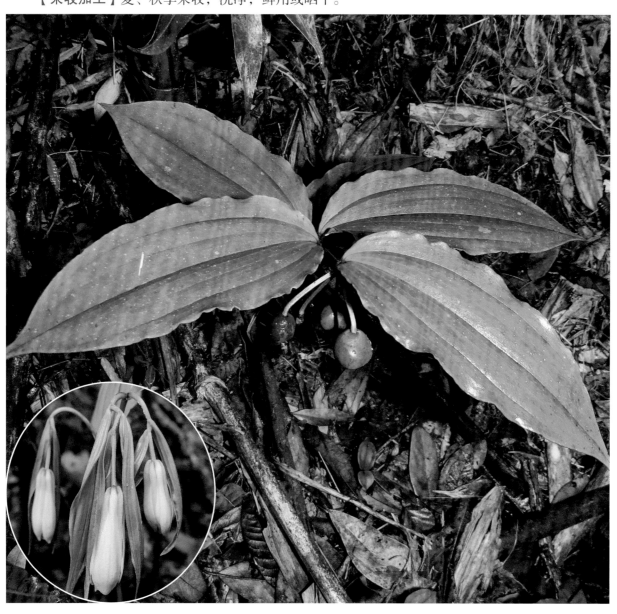

# 百合

【基原】为百合科野百合*Lilium brownii* F. E. Br. ex Miellez 的肉质鳞茎。

【别名】山百合、药百合、家百合。

【形态特征】多年生草本。鳞茎球形；鳞片卵状披针形，白色。叶散生；叶片披针形或线形，具5~7脉，边缘全缘，两面无毛。花单生或2~3朵排成顶生伞形花序；花梗长3~10 cm；花大，芳香，喇叭形，乳白色，外面稍带紫红色；花柱长8.5~11 cm，柱头3裂。蒴果圆柱形，具6棱。花期5~6月，果期9~10月。

【分布】生于山坡草地。产于广西、广东、贵州、湖南、江苏、江西、湖北、山东等地。

【性能主治】肉质鳞茎味甘，性寒。具有清心安神、养阴润肺的功效。主治虚烦惊悸，失眠多梦，精神恍惚，阴虚久咳，劳嗽咳血，痰中带血。

【采收加工】秋季采收，洗净，除去杂质，剥取鳞叶，置沸水中略烫，干燥。

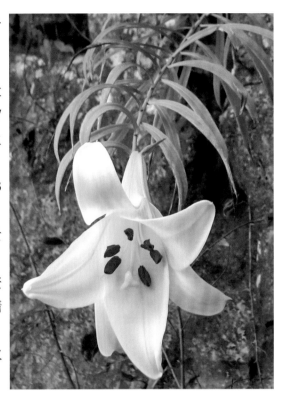

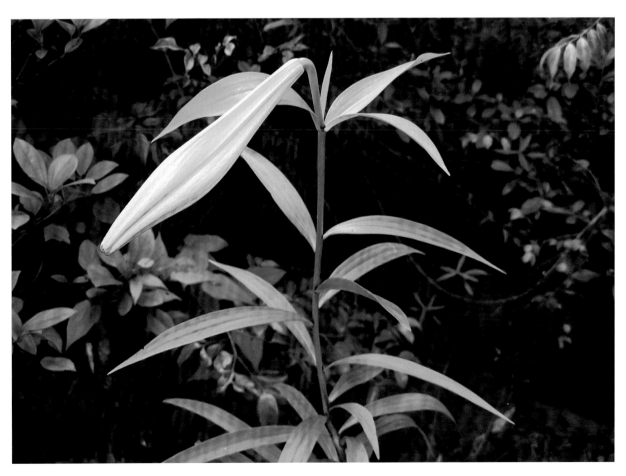

# 黄精

【基原】为百合科多花黄精*Polygonatum cyrtonema* Hua 的根状茎。

【别名】野仙姜、鸡头参、玉竹黄精。

【形态特征】多年生草本。根状茎连珠状或块状，每一结节上茎痕明显，圆盘状。茎高50~100 cm，通常具10~15片叶。叶互生；叶片卵状披针形或长圆状披针形，长10~18 cm，宽2~7 cm。伞形花序常有花3~14朵；花序梗长1~4 cm；花被筒状，黄绿色。浆果直径约1 cm，熟时紫黑色。花期5~6月，果期7~9月。

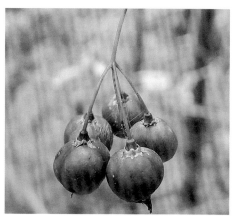

【分布】生于林下、沟谷或山坡阴处。产于广西、广东、湖南、贵州、湖北、江西、安徽、江苏等地。

【性能主治】根状茎味甘，性平。具有补气养阴、健脾润肺、益肾的功效。主治口干食少，肺虚燥咳，脾胃虚弱，体倦乏力，精血不足，须发早白，内热消渴。

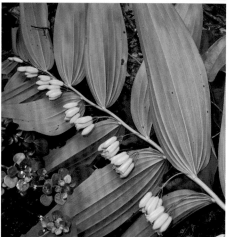

【采收加工】春、秋季采收，除去须根，洗净，置沸水中略烫或蒸至透心，干燥。

【附注】本品为《中国药典》（2020年版）收录，炮制成饮片，呈不规则厚片，质较柔软。味甜，微有酒香气。

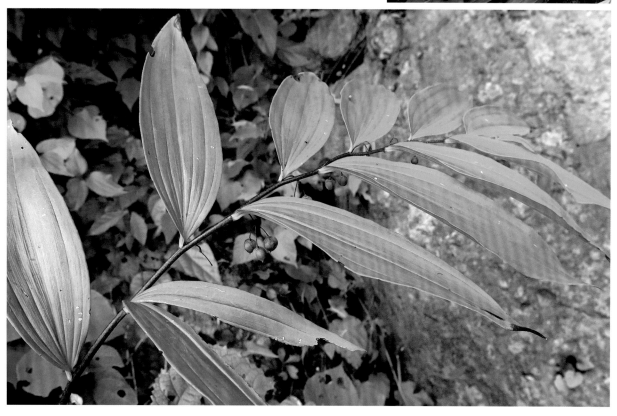

# 九牛力

【基原】为菝葜科抱茎菝葜 *Smilax ocreata* A. DC. 的根状茎。

【别名】大金刚、土萆薢。

【形态特征】攀缘灌木。茎常疏生刺。叶片革质，卵形或椭圆形，基部宽楔形至浅心形；叶柄长2~3.5 cm，基部两侧具耳状鞘，有卷须，鞘穿茎状抱茎。圆锥花序具2~7个伞形花序；伞形花序单个着生，具10~30朵花；花黄绿色，稍带淡红色。浆果熟时暗红色，具粉霜。花期3~6月，果期7~10月。

【分布】生于林中、坡地、山谷阴湿处。产于广西、广东、四川、贵州、云南等地。

【性能主治】根状茎味甘、淡，性平。具有健脾胃、强筋骨的功效。主治脾虚少食，耳鸣，乏力，腰膝酸软。

【采收加工】秋、冬季采收，洗净，切片，晒干。

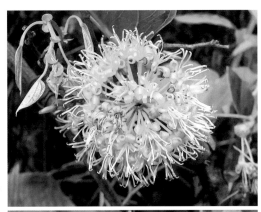

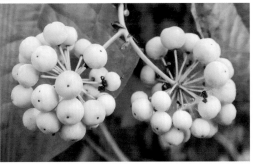

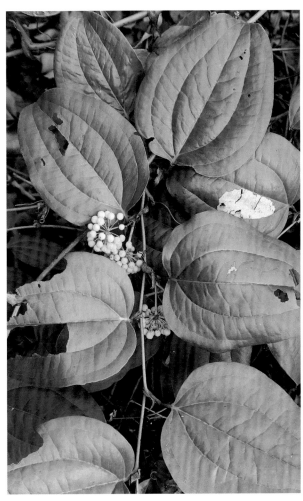

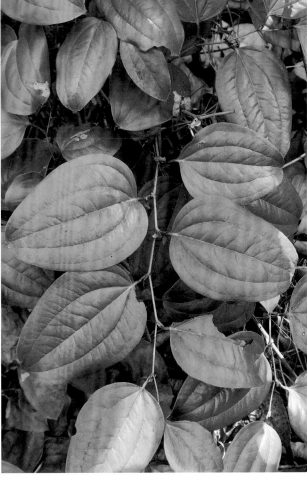

## 牛尾菜

【基原】为菝葜科牛尾菜 *Smilax riparia* A. DC. 的根及根状茎。

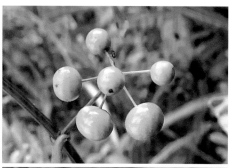

【别名】白须公、软叶菝葜、牛尾草。

【形态特征】多年生草质藤本。植株具密结节状根状茎；不定根细长弯曲，密生于节上，长15~40 cm，质坚韧不易折断。叶片长圆状卵形或披针形，长7~15 cm，宽2.5~11 cm，无毛；主脉5条；叶柄具卷须。伞形花序有花多朵，花序梗纤细。浆果直径7~9 mm，熟时黑色。花期6~7月，果期8~10月。

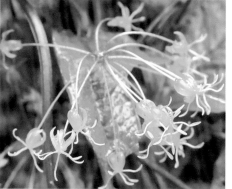

【分布】生于山坡林下、灌木丛中或草丛中。产于广西、广东、贵州、陕西、浙江、江苏、江西等地。

【性能主治】根及根状茎味甘、苦，性平。具有祛痰止咳、祛风活络的功效。主治支气管炎，肺结核咳嗽咯血，风湿性关节炎，筋骨疼痛，腰肌劳损，跌打损伤。

【采收加工】夏、秋季采收，洗净，晾干。

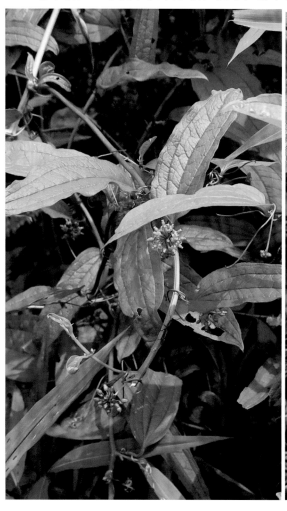

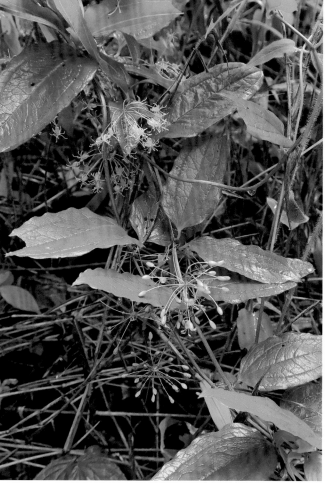

# 石菖蒲

【基原】为天南星科石菖蒲*Acorus tatarinowii* Schott的根状茎。

【别名】水蜈蚣、石蜈蚣、水菖蒲。

【形态特征】多年生草本，禾草状。硬质的根状茎横走，多弯曲，常有分枝，具香气。叶无柄；叶片线形，较狭而短，长20~40 cm，宽7~13 mm，不具中肋。花序梗腋生，长4~15 cm，三棱形；叶状佛焰苞长13~25 cm，为肉穗花序长的2~5倍或更长；肉穗花序圆柱状，花小而密生，白色。成熟果序长7~8 cm。花果期2~6月。

【分布】生于溪边石上或林下湿地。产于黄河以南各省区。

【性能主治】根状茎味辛、苦，性温。具有醒神益智、化湿开胃、开窍豁痰的功效。主治神昏癫痫，健忘失眠，耳鸣耳聋，脘痞不饥，噤口下痢。

【采收加工】秋、冬季采收，除去须根，晒干。

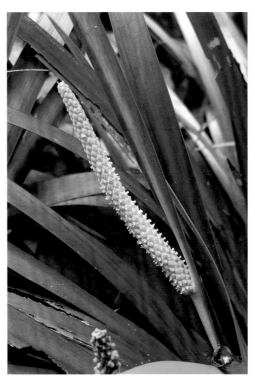

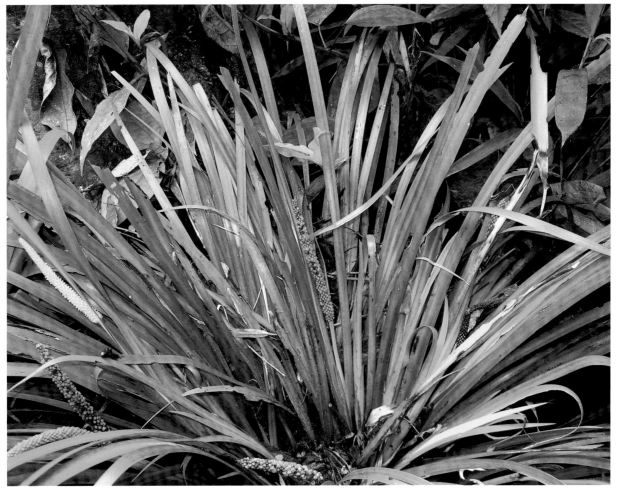

# 天南星

【基原】为天南星科天南星*Arisaema heterophyllum* Bl. 的块茎。

【别名】蛇芋、蛇木芋、斑杖、野芋头。

【形态特征】块茎扁球形，直径2~4 cm。叶常单生；叶片鸟足状分裂，裂片13~19片，边缘全缘；中裂片无柄或具长约15 mm的短柄；侧裂片向外渐小，排列成蝎尾状。花序梗长30~55 cm，从叶柄鞘筒内抽出；佛焰苞管部圆柱形，粉绿色，内面绿白色；肉穗花序两性，雄花序单性。花期4~5月，果期7~9月。

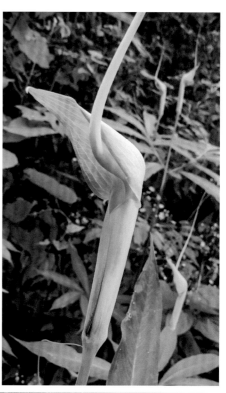

【分布】生于林下、灌木丛中。产于广西、贵州、四川、云南、湖北、陕西、山西等地。

【性能主治】块茎味辛、苦，性温；有毒。具有散结消肿、燥湿化痰、祛风止痉的功效。主治口眼歪斜，半身不遂，癫痫，惊风，顽痰咳嗽，风痰眩晕，破伤风；鲜品外用治痈肿，蛇虫咬伤。

【采收加工】秋、冬季叶枯萎时采收，除去须根及外皮，干燥。

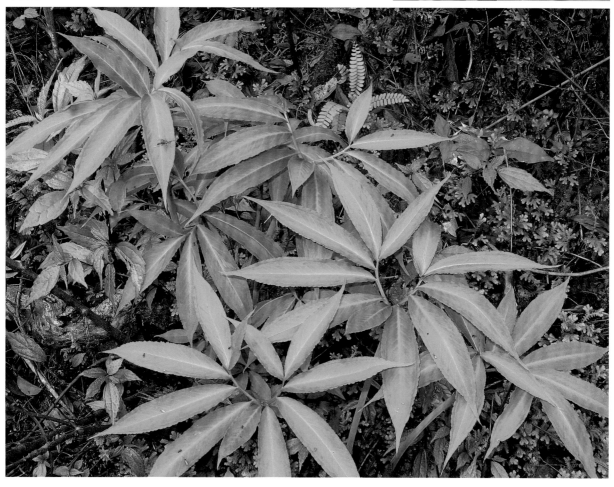

# 石柑子

【基原】为天南星科石柑子*Pothos chinensis* (Raf.) Merr. 的全草。

【别名】石葫芦、上树葫芦、爬石蜈蚣。

【形态特征】附生藤本。茎亚木质，节上常束生气生根。叶片纸质，椭圆形、披针状卵形至披针状长圆形，先端渐尖至长渐尖，常有芒状尖头；叶柄倒卵状长圆形或楔形，长1~4 cm，宽0.5~1.2 cm。花序腋生，佛焰苞卵状，肉穗花序短。浆果卵形或长圆形，长约1 cm，熟时黄绿色至红色。花果期全年。

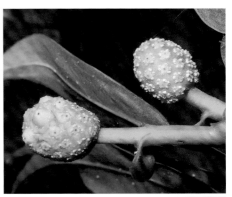

【分布】生于阴湿密林中，常匍匐于岩石上或附生于树干上。产于广西、广东、台湾、四川、贵州、湖北等地。

【性能主治】全草味辛、苦，性平；有小毒。具有行气止痛、消积、祛风湿、散瘀解毒的功效。主治心胃气痛，食积胀满，疝气，小儿疳积，血吸虫晚期肝脾肿大，风湿痹痛，脚气，跌打损伤，骨折，中耳炎，耳疮，鼻窦炎。

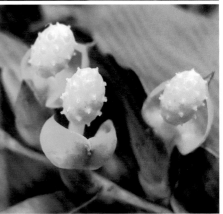

【采收加工】春、夏季采收，洗净，鲜用或切段晒干。

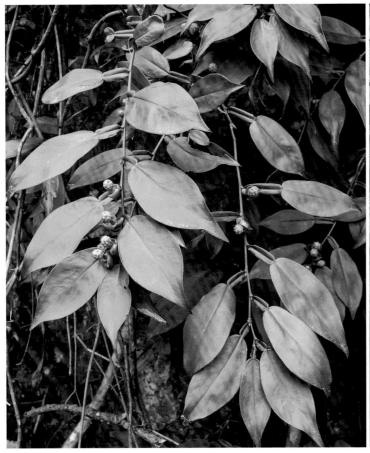

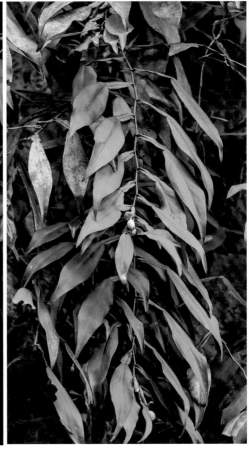

# 黄药子

【基原】为薯蓣科黄独*Dioscorea bulbifera* L. 的块茎。

【别名】零余薯、黄药根、雷公薯。

【形态特征】缠绕草质藤本。块茎卵圆形至梨形，浮于地面，外皮黑色并具多数不定根，断面淡黄色。茎左旋，略带紫红色，光滑无毛，在叶腋内具大小不等的珠芽。单叶互生；叶片卵状心形，两面无毛。雌花序与雄花序相似，常2个至数个丛生于叶腋；花鲜时紫色。蒴果三棱状长圆形，无毛。花期7~10月，果期8~11月。

【分布】生于山谷、河岸或杂木林边缘。产于广西、广东、云南、湖南、贵州、四川、河北、山东、湖北、浙江、安徽、江苏等地。

【性能主治】块茎味苦，性寒；有小毒。具有散结消瘿、清热解毒、凉血止血的功效。主治瘿瘤，喉痹，痈肿疮毒，虫蛇咬伤，肿瘤，吐血，鼻出血，咯血，百日咳，肺热咳喘。

【采收加工】冬季采收，洗净泥土，剪去须根后，横切成厚1 cm的片，晒干或烘干，或鲜用。

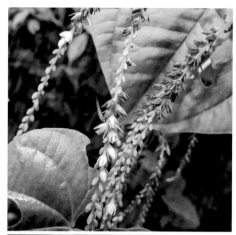

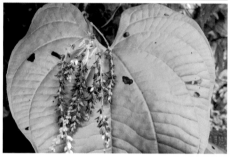

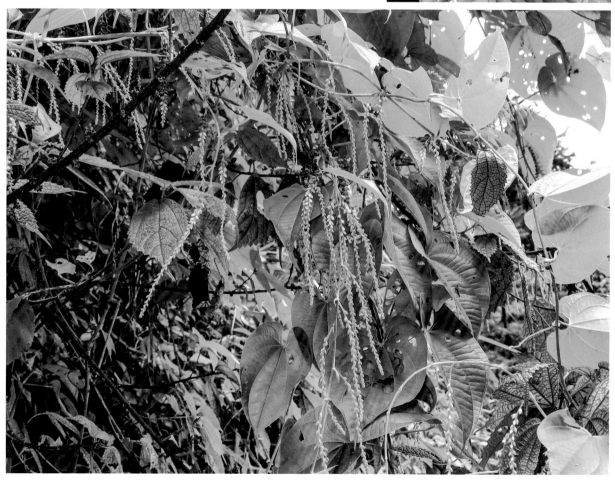

# 山药

【基原】为薯蓣科日本薯蓣*Dioscorea japonica* Thunb. 的块茎。

【别名】肥儿薯、光山药、山薯。

【形态特征】缠绕草质藤本。块茎断面白色或有时带黄白色。茎下部叶互生，中部以上叶对生；叶片常三角状披针形、长椭圆状窄三角形或长卵形。雄花序为穗状花序，长2~8 cm；雄花绿白色或淡黄色，花被片有紫色斑纹；雌花序为穗状花序，长6~20 cm。蒴果三棱状扁圆形。花期5~10月，果期7~11月。

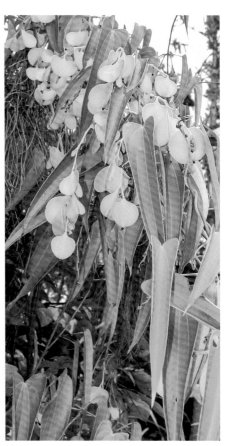

【分布】生于山坡、路旁的杂木林下或草丛中。产于广西、广东、贵州、湖南、湖北、安徽、江苏、浙江、江西等地。

【性能主治】块茎味甘，性平。具有生津益肺、补肾涩精、补脾养胃的功效。主治肺虚喘咳，脾虚食少，肾虚遗精，带下，尿频，虚热消渴，久泻不止。

【采收加工】冬季采收，切去根头、外皮及须根，洗净后用硫黄熏，干燥。也有选择肥大顺直的干燥山药，置清水中，浸至无干心，闷透，用硫黄熏，切齐两端，用木板搓成圆柱状，晒干，抛光，习称"光山药"。

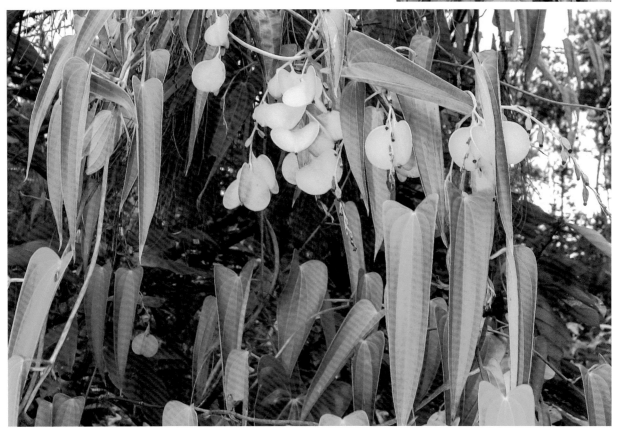

# 大地棕根

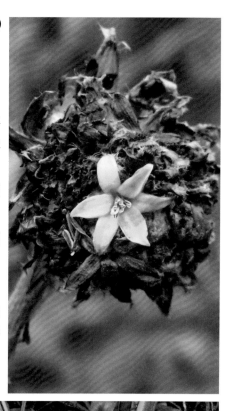

【基原】为仙茅科大叶仙茅*Curculigo capitulata* (Lour.) Kuntze的根状茎。

【别名】野棕、竹灵芝、岩棕。

【形态特征】多年生草本，高达1 m。根状茎粗短，具横走茎。叶基生，通常4~7片；叶片椭圆状披针形，长40~90 cm，宽5~14 cm，边缘全缘，具折扇状平行脉。花葶长10~34 cm，通常短于叶，被褐色长柔毛；总状花序强烈缩短，球形或近卵形；花黄色。浆果球形，熟时白色，无喙。花期5~6月，果期8~9月。

【分布】生于林下或阴湿处。产于广西、广东、台湾、福建、四川、贵州、云南、西藏等地。

【性能主治】根状茎味辛、微苦，性平。具有补肾壮阳、祛风除湿、活血调经的功效。主治肾虚咳喘，阳痿遗精，白浊带下，腰膝酸软，风湿痹瘫，宫冷不孕，月经不调，崩漏，子宫脱垂，跌打损伤。

【采收加工】夏、秋季采收，除去叶，洗净，切片晒干。

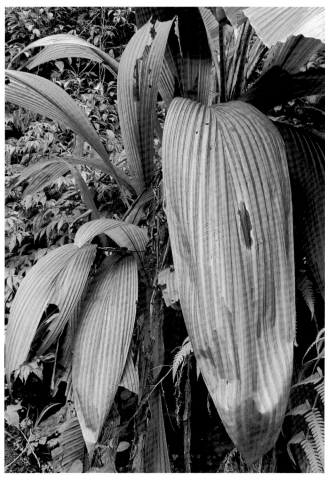

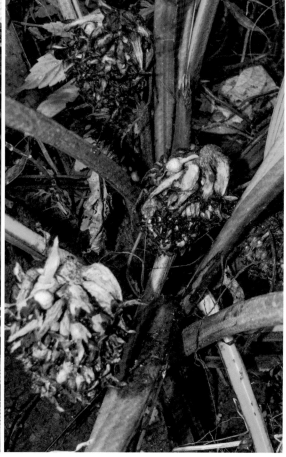

# 水田七

【基原】为蒟蒻薯科裂果薯 *Schizocapsa plantaginea* Hance 的块茎、叶。

【别名】水鸡仔、屈头鸡、长须果。

【形态特征】多年生草本。块茎粗短，常弯曲。叶基生；叶片狭椭圆形，长10~25 cm，宽4~8 cm，基部下延，沿叶柄两侧有狭翅。花葶长6~13 cm，总苞片4枚，卵形或三角状卵形；伞形花序有花10多朵；花被裂片6枚，排成2轮，外面淡绿色，内面淡紫色。蒴果近倒卵形，3瓣开裂。花果期4~11月。

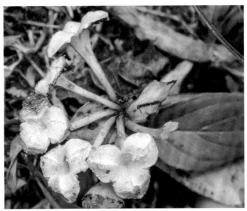

【分布】生于海拔200~600 m的沟边、山谷、林下、路边潮湿处。产于广西、广东、湖南、江西、贵州、云南等地。

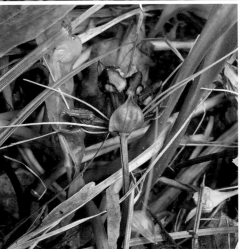

【性能主治】块茎味甘、苦，性凉；有小毒。具有清热解毒、止咳祛痰、理气止痛、散瘀止血的功效。主治感冒发热，痰热咳嗽，百日咳，脘腹胀痛，泻痢腹痛，消化不良，小儿疳积，肝炎，咽喉肿痛，牙痛，痄腮，瘰疬，疮肿，烧烫伤，带状疱疹，跌打损伤，外伤出血。叶味苦，性寒。具有清热解毒的功效。主治疮疖，无名肿毒。

【采收加工】春、夏季采收，洗净，鲜用或切片晒干。

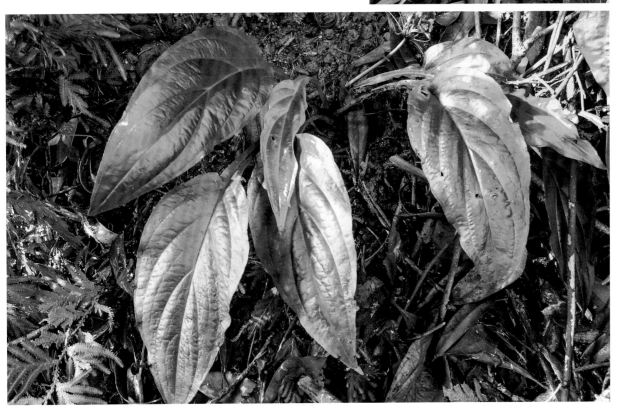

# 金线兰

【基原】为兰科花叶开唇兰*Anoectochilus roxburghii* (Wall.) Lindl. 的全草。

【别名】补血七、金丝线、金线莲。

【形态特征】地生兰。茎直立，具2~4叶。叶片卵状椭圆形，长1.3~3.5 cm，宽0.8~3 cm，腹面暗绿色并有金黄色脉网，背面淡紫红色。总状花序顶生，长3~5 cm，疏生2~6朵花；花序轴淡红色，和花序梗均被柔毛；花瓣白色带淡紫色晕，唇瓣白色，前端扩大成丫字形，中部两侧裂成流苏状。花期9~11月。

【分布】生于林下阴湿处。产于广西、广东、云南、四川、浙江、江西、西藏墨脱等地。

【性能主治】全草味甘，性平。具有清热解毒、凉血除湿的功效。主治肺结核咯血，重症肌无力，风湿性及类风湿性关节炎，糖尿病，肾炎，膀胱炎，虫蛇咬伤。

【采收加工】秋季采收，洗净，鲜用或晒干。

【附注】野生资源偶见。药材收购站偶见有少量交易。

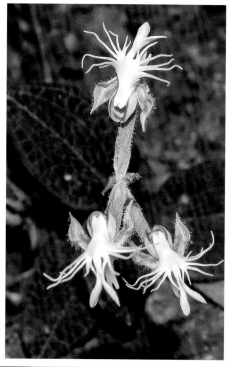

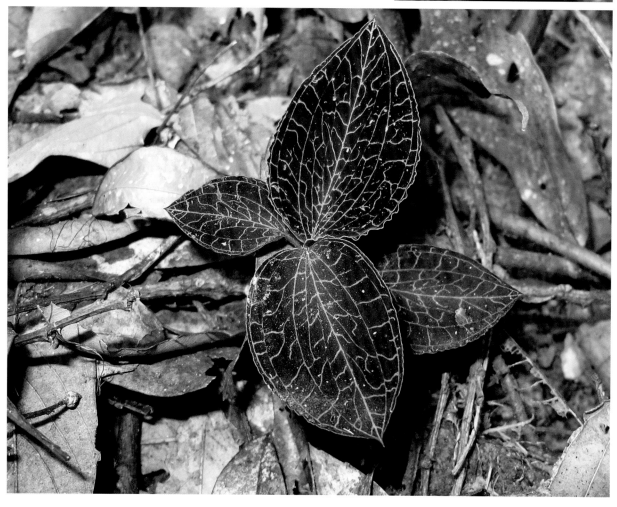

# 一匹草

【基原】为兰科梳帽卷瓣兰*Bulbophyllum andersonii* (Hook. f.) J. J. Smith 的全草。

【别名】一匹叶。

【形态特征】附生兰。假鳞茎在根状茎上彼此相距 3~11 cm，卵状圆锥形或狭卵形，长2~5 cm，顶生1片叶。叶片革质，长圆形，先端钝并且稍凹入，基部具短柄。花葶从假鳞茎基部抽出，通常长约17 cm；伞形花序具数朵花；花浅白色，密布紫红色斑点；中萼片近先端处具齿，先端具1条芒，药帽黄色，先端边缘篦齿状。花期2~10月。

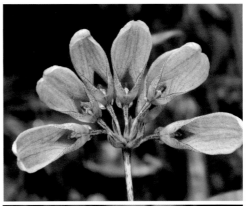

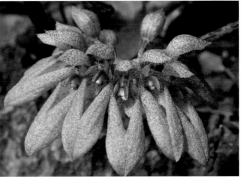

【分布】生于山地林中树干上或林下岩石上。产于广西、四川、贵州、云南等地。

【性能主治】全草味甘，性平。具有润肺止咳、益肾补虚、消食、祛风活血的功效。主治风热咳嗽，肺燥咳嗽，肺痨咳嗽，百日咳，肾亏体虚，小儿食积，风湿痹痛，跌打损伤。

【采收加工】全年均可采收，洗净，蒸后晒干。

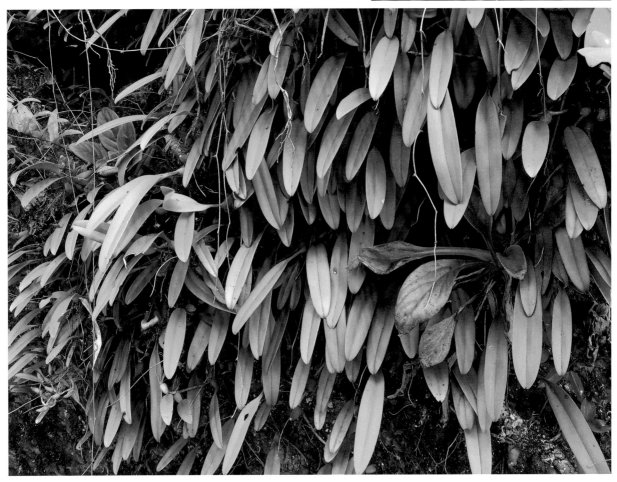

# 蛇臂兰

【基原】为兰科半柱毛兰*Eria corneri* Rchb. f. 的全草。

【别名】上石虾、石壁风、黄绒兰。

【形态特征】附生兰。植株无毛。假鳞茎密生，幼时卵形，成长后圆柱形，粗短，顶端具2~3片叶。叶片椭圆状披针形至倒卵状披针形。花葶从叶的外侧发出，具10余朵花，有时可多达60余朵；花白色或略带黄色；唇瓣具3条褶片。花期8~9月，果期10~12月，翌年3~4月蒴果开裂。

【分布】生于林中树上或林下岩石上。产于广西、广东、海南、福建、贵州、云南等地。

【性能主治】全草味甘，性平。具有滋阴清热、生津止渴的功效。主治热病伤津，烦渴，盗汗，肺结核，瘰疬，疮疡肿毒。

【采收加工】夏、秋季采收，洗净，蒸后晒干。

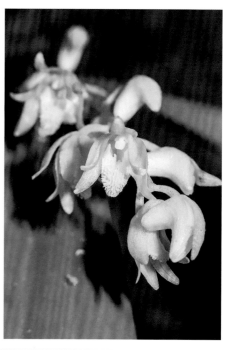

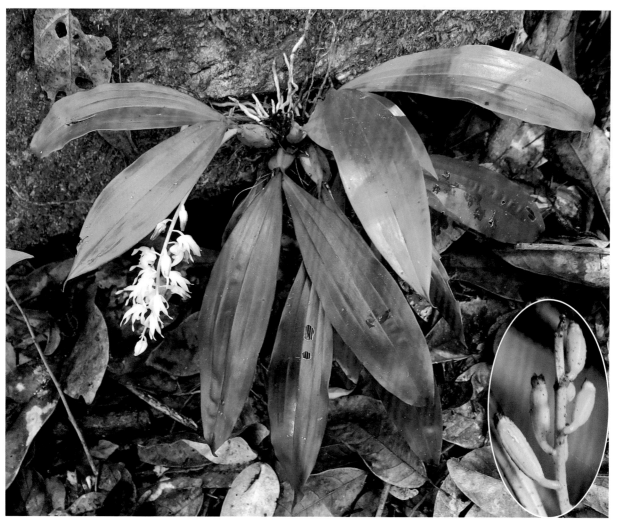

# 橙黄玉凤花

【基原】为兰科橙黄玉凤花*Habenaria rhodocheila* Hance 的块茎。

【别名】龙虎草、飞花羊、鸡母虫草。

【形态特征】地生兰。植株高8~35 cm。块茎肉质。茎直立粗壮，下部具4~6片叶。叶片线状披针形至近长圆形，长10~15 cm，宽1.5~2 cm，基部抱茎。总状花序具2~10朵花；花橙黄色，唇瓣4裂，形似飞机而易于识别。蒴果纺锤形，长约1.5 cm，顶端具喙。花期7~8月，果期10~11月。

【分布】生于山坡或沟谷林下阴处，或岩石上覆土中。产于广西、广东、香港、海南、江西、福建、湖南、贵州等地。

【性能主治】块茎味甘，性平。具有清热解毒、活血止痛的功效。主治肺热咳嗽，疮疡肿毒，跌打损伤。

【采收加工】全年均可采收，洗净，鲜用或晒干。

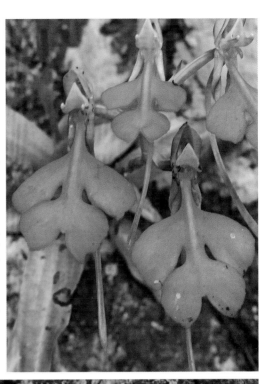

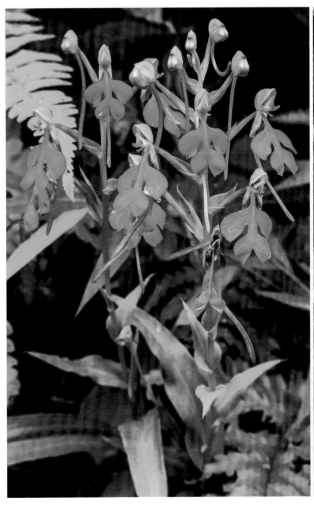

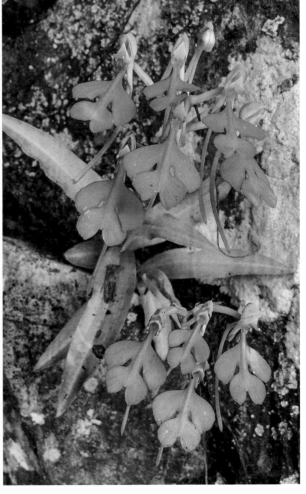

## 见血清

【基原】为兰科见血青*Liparis nervosa* (Thunb. ex A. Murray) Lindl. 的全草。

【别名】羊耳蒜、立地好、毛慈姑、岩芋。

【形态特征】地生兰。植株具圆柱形的、多节的肉质茎。叶（2）3~5片，草质或膜质，卵形至卵状椭圆形，长5~16 cm，宽3~8 cm，边缘全缘，基部收狭并下延成鞘状柄。花葶发自茎顶端，长10~25 cm；总状花序具数朵至10多朵花；花紫色；花瓣丝状；唇瓣长圆状倒卵形，长约6 mm。花期2~7月，果期10月。

【分布】生于林中湿地、阴处或山谷水旁。产于广西、广东、云南、湖南南部、贵州、浙江南部、江西、福建、台湾、四川南部和西藏东南部。

【性能主治】全草味苦、涩，性凉。具有凉血止血、清热解毒的功效。主治胃热吐血，肺热咯血，肠风下血，崩漏，手术出血，创伤出血，疮疡肿毒，虫蛇咬伤，跌打损伤。

【采收加工】夏、秋季采收，鲜用或切段晒干。

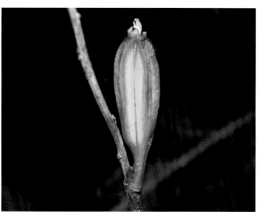

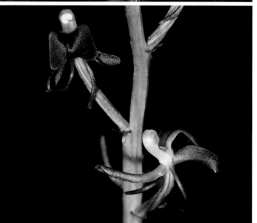

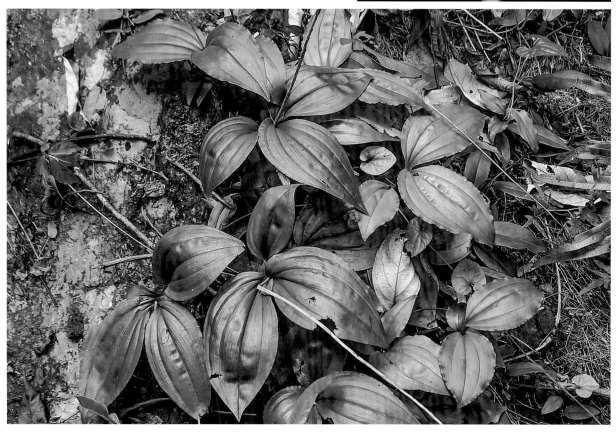

# 石仙桃

【基原】为兰科石仙桃*Pholidota chinensis* Lindl. 的全草。

【别名】石穿盘、石上莲、石橄榄。

【形态特征】附生兰。假鳞茎狭卵状长圆形，大小变化甚大。叶2片，生于假鳞茎顶端，长圆形或椭圆形；叶柄长1~5 cm。花葶生于幼嫩假鳞茎顶端，长12~38 cm；总状花序下弯，具数朵至20多朵花；花白色或带浅黄色。蒴果倒卵状椭圆形，有6条棱，3条棱上具翅。花期4~5月，果期9月至翌年1月。

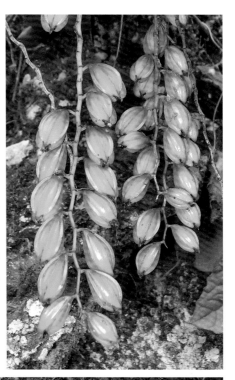

【分布】附生于阔叶林树上、崖壁上或沟边石上。产于广西、广东、海南、浙江、福建、贵州、云南、西藏等地。

【性能主治】全草味甘、微苦，性凉。具有养阴润肺、清热解毒、利湿、消瘀的功效。主治肺热咳嗽，咳血，吐血，眩晕，头痛，梦遗，咽喉肿痛，风湿疼痛，湿热浮肿，痢疾，白带异常，疳积，瘰疬，跌打损伤。

【采收加工】秋季采收，鲜用，或以开水烫过晒干。

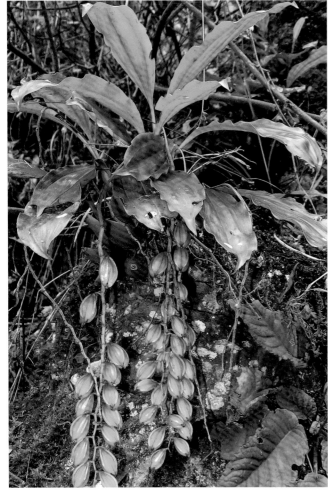

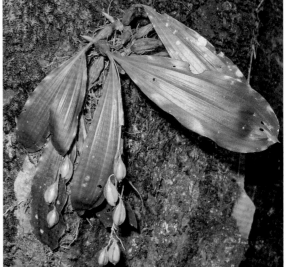

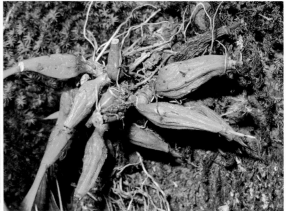

# 淡竹叶

【基原】为禾本科淡竹叶 *Lophatherum gracile* Brongn. 的秆、叶。

【别名】山鸡米、山冬、金竹叶。

【形态特征】多年生草本。植株具木质缩短的根状茎，不定根中部可膨大为纺锤形小块根。秆高0.4~1 m，具5~6节。叶片披针形，有明显小横脉，有时被柔毛或疣基小刺毛，基部狭缩呈柄状；叶鞘平滑或外侧边缘具纤毛。圆锥花序长12~25 cm；小穗线状披针形，具极短的柄。颖果长椭圆形。花果期5~11月。

【分布】生于山坡、林地或林缘、道路旁荫蔽处。产于广西、广东、云南、四川、江西、福建、台湾、湖南、江苏等地。

【性能主治】秆、叶味甘、淡，性寒。具有清热泻火、除烦止渴、利尿通淋的功效。主治热病烦渴，小便短赤涩痛，口舌生疮。

【采收加工】夏季未抽花穗前采收，晒干。

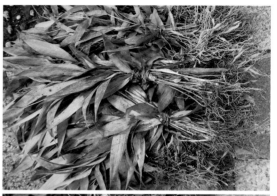

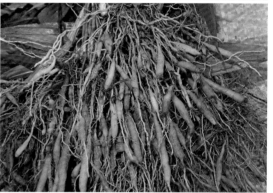

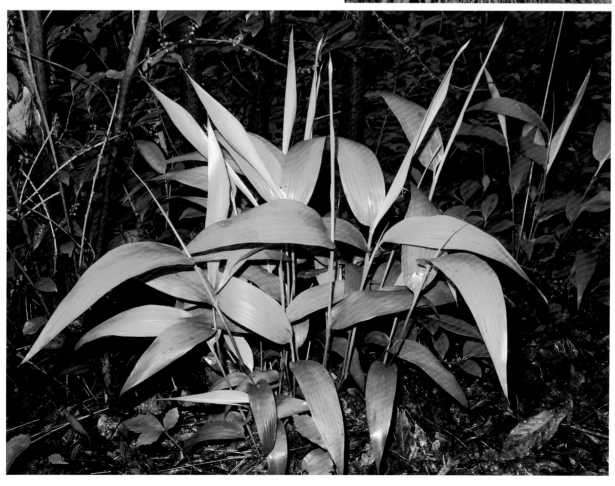

总名录

# 附表1　永福县药用植物名录

## 真菌门 Eumycota
### 霜霉科 Peronosporaceae
禾生指梗菌
*Sclerospora graminicola* (Sacc.) Schroet.
功效来源：《广西中药资源名录》

### 肉座菌科 Hypocreaceae
藤仓赤霉
*Gibberella fujikuroi* (Saw.) Wollenw.
功效来源：《广西中药资源名录》

### 黑粉菌科 Ustilaginaceae
菰黑粉菌
*Ustilago esculenta* P. Henn.
功效来源：《广西中药资源名录》

### 木耳科 Auriculariaceae
毛木耳
*Auricularia polytricha* (Mont.) Sacc.
功效来源：《广西中药资源名录》

### 裂褶菌科 Schizophyllaceae
裂褶菌
*Schizophyllum commune* Fr.
功效来源：《广西中药资源名录》

### 猴头菌科 Hericiaceae
猴头菌
*Hericium erinaceus* (Bull. ex Fr.) Pers.
功效来源：《广西中药资源名录》

### 多孔菌科 Polyporaceae
云芝
*Polystictus versicolor* (L.) Fr.
功效来源：《广西中药资源名录》

茯苓
*Poria cocos* (Schw.) Wolf
功效来源：《广西中药资源名录》

血朱栓菌
*Trametes cinnabarina* (Jacq.) Fr. var. *sanguinea* (L. ex Fr.) Pilat
功效来源：《广西中药资源名录》

### 口磨科 Tricholomataceae
香菇
*Lentinus edodes* (Berk.) Sing.
功效来源：《广西中药资源名录》

雪丸
*Omphalia lapidescens* Schroet.
功效来源：《广西中药资源名录》

侧耳
*Pleurotus ostreatus* (Jacq. ex Fr.) Quel.
功效来源：《广西中药资源名录》

### 光柄菇科 Pluteaceae
草菇
*Volvariella volvacea* (Bull ex Fr.) Sing.
功效来源：《广西中药资源名录》

### 伞菌科 Agaricaceae
双孢蘑菇
*Agaricus brunnescens* Peck
功效来源：《广西中药资源名录》

## 苔藓植物门 Bryophyta
### 葫芦藓科 Funariaceae
葫芦藓
*Funaria hygrometrica* Hedw.
功效来源：《广西中药资源名录》

### 真藓科 Bryaceae
真藓
*Bryum argenteum* Hedw.
功效来源：《广西中药资源名录》

### 提灯藓科 Mniaceae
尖叶提灯藓
*Mnium cuspidatum* Hedw.
功效来源：《广西中药资源名录》

### 卷柏藓科 Racopilaceae
毛尖卷柏藓
*Racopilum aristatun* Mitt.
功效来源：《广西中药资源名录》

### 灰藓科 Hypnaceae
大灰藓
*Hypnum plumaeforme* Wils.
功效来源：《广西中药资源名录》

## 金发藓科 Polytrichaceae
东亚小金发藓
*Pogonatum inflexum* (Lindb.) Lec.
功效来源：《广西中药资源名录》

## 蛇苔科 Conocephalaceae
蛇苔
*Conocephalum conicum* (Linn.) Dum.
功效来源：《广西中药资源名录》

## 地钱科 Marchantiaceae
地钱
*Marchantia polymorpha* Linn.
功效来源：《广西中药资源名录》

# 蕨类植物门 Pteridophyta

## F.02. 石杉科 Huperziaceae
石杉属 *Huperzia* Bernh.
蛇足石杉 千层塔
*Huperzia serrata* (Thunb. ex Murray) Trev.
凭证标本：韦发南 (IBK)
功效：全草，散瘀消肿、解毒、止痛。
功效来源：《全国中草药汇编》

马尾杉属 *Phlegmariurus* (Herter) Holub
龙骨马尾杉 大伸筋草
*Phlegmariurus carinatus* (Desv.) Ching
功效：全草，祛风除湿、舒筋活络、消肿止痛。
功效来源：《中华本草》
注：《广西植物名录》有记载。

## F.03. 石松科 Lycopodiaceae
垂穗石松属 *Palhinhaea* Franco et Vasc. ex Vasc. et Franco
垂穗石松 伸筋草
*Palhinhaea cernua* (L.) Vasc. et Franco
凭证标本：永福县普查队 450326140806018LY (IBK、GXMG、CMMI)
功效：全草，祛风散寒、除湿消肿、舒筋活血、止咳、解毒。
功效来源：《中国药典》（2020年版）

## F.04. 卷柏科 Selaginellaceae
卷柏属 *Selaginella* P. Beauv.
异穗卷柏
*Selaginella heterostachys* Baker
凭证标本：永福县普查队 450326130304011LY (IBK、GXMG、CMMI)
功效：全草，清热解毒、凉血止血。

功效来源：《中华本草》

兖州卷柏
*Selaginella involvens* (Sw.) Spring
凭证标本：李光信 175805 (IBK)
功效：全草，清热利湿、止咳、止血、解毒。
功效来源：《中药大辞典》

江南卷柏
*Selaginella moellendorffii* Hieron.
凭证标本：永福县普查队 450326131014022LY (IBK、GXMG、CMMI)
功效：全草，清热利尿、活血消肿。
功效来源：《中药大辞典》

伏地卷柏 小地柏
*Selaginella nipponica* Franch.
凭证标本：永福县普查队 450326130325116LY (IBK、GXMG、CMMI)
功效：全草，清热润肺。
功效来源：《全国中草药汇编》

垫状卷柏 卷柏
*Selaginella pulvinata* (Hook. et Grev.) Maxim.
功效：全草，活血通经。
功效来源：《中国药典》（2020年版）
注：《广西植物名录》有记载。

卷柏
*Selaginella tamariscina* (Beauv.) Spring
凭证标本：永福县普查队 450326130804058LY (IBK、GXMG、CMMI)
功效：全草，活血通经。
功效来源：《中国药典》（2020年版）

翠云草
*Selaginella uncinata* (Desv.) Spring
凭证标本：永福县普查队 450326140814040LY (IBK、GXMG、CMMI)
功效：全草，清热利湿、解毒、止血。
功效来源：《广西壮族自治区壮药质量标准 第一卷》（2008年版）

## F.06. 木贼科 Equisetaceae
木贼属 *Equisetum* L.
节节草 笔筒草
*Equisetum ramosissimum* (Desf.)
凭证标本：永福县普查队 450326130803075LY (IBK、GXMG、CMMI)
功效：全草，祛风清热、除湿利尿。
功效来源：《中药大辞典》

笔管草 笔筒草

*Equisetum ramosissimum* (Desf.) Boerner subsp. *debile* (Roxb. ex Vauch.) Hauke

凭证标本：永福县普查队 450326130326018LY (IBK、GXMG、CMMI)

功效：地上部分，疏风散热、明目退翳、止血。

功效来源：《广西壮族自治区壮药质量标准　第二卷》（2011年版）

## F.08. 阴地蕨科 Botrychiaceae

阴地蕨属 *Botrychium* Sw.

薄叶阴地蕨 西南小阴地蕨

*Botrychium daucifolium* Wall. ex Hook. et Grev.

凭证标本：韦发南 Ly (IBK)

功效：全草或根状茎，清肺止咳、解毒消肿。

功效来源：《中华本草》

## F.09. 瓶尔小草科 Ophioglossaceae

瓶尔小草属 *Ophioglossum* L.

瓶尔小草

*Ophioglossum vulgatum* Linn.

功效：全草，清热解毒、消肿止痛。

功效来源：《全国中草药汇编》

注：《广西中药资源名录》有记载。

## F.11. 观音座莲科 Angiopteridaceae

观音座莲属 *Angiopteris* Hoffm.

福建观音座莲 马蹄蕨

*Angiopteris fokiensis* Hieron.

凭证标本：永福县普查队 450326121127034LY (IBK、GXMG、CMMI)

功效：根状茎，清热凉血、祛瘀止血、镇痛安神。

功效来源：《广西壮族自治区壮药质量标准　第三卷》（2018年版）

## F.13. 紫萁科 Osmundaceae

紫萁属 *Osmunda* L.

紫萁 紫萁贯众

*Osmunda japonica* Thunb.

功效：根状茎及叶柄残基，清热解毒、止血、杀虫。

功效来源：《中国药典》（2020年版）

注：《广西植物名录》有记载。

华南紫萁

*Osmunda vachellii* Hook.

凭证标本：韦发南 Ly (IBK)

功效：根状茎及叶柄的髓部，祛湿舒筋、清热解毒、驱虫。

功效来源：《中华本草》

## F.15. 里白科 Gleicheniaceae

芒萁属 *Dicranopteris* Bernh.

芒萁

*Dicranopteris pedata* (Houtt.) Nakaike

凭证标本：永福县普查队 450326130305073LY (IBK、GXMG、CMMI)

功效：叶柄或根状茎，化瘀止血、清热利尿、解毒消肿。

功效来源：《中华本草》

## F.17. 海金沙科 Lygodiaceae

海金沙属 *Lygodium* Sw.

曲轴海金沙 金沙藤

*Lygodium flexuosum* (L.) Sw.

凭证标本：永福县普查队 450326131025017LY (IBK、GXMG、CMMI)

功效：地上部分，清热解毒、利尿通淋。

功效来源：《广西壮族自治区壮药质量标准　第三卷》（2018年版）

海金沙

*Lygodium japonicum* (Thunb.) Sw.

凭证标本：永福县普查队 450326121127025LY (IBK、GXMG、CMMI)

功效：干燥成熟孢子，清利湿热、通淋止痛。地上部分，清热解毒、利尿通淋。

功效来源：《中国药典》（2020年版）

小叶海金沙 金沙藤

*Lygodium microphyllum* (Cav.) R. Br.

凭证标本：永福县普查队 450326131025051LY (IBK、GXMG、CMMI)

功效：地上部分，清热解毒、利尿通淋。

功效来源：《广西壮族自治区壮药质量标准　第三卷》（2018年版）

## F.19. 蚌壳蕨科 Dicksoniaceae

金毛狗属 *Cibotium* Kaulf.

金毛狗 狗脊

*Cibotium barometz* (L.) J. Sm.

凭证标本：永福县普查队 450326121127033LY (IBK、GXMG、CMMI)

功效：根状茎，祛风湿、补肝肾、强腰膝。

功效来源：《中国药典》（2020年版）

## F.20. 桫椤科 Cyatheaceae

桫椤属 *Alsophila* R. Br.

桫椤 龙骨风

*Alsophila spinulosa* (Wall. ex Hook.) R. M. Tryon

凭证标本：永福县普查队 450326130613031LY (IBK、

GXMG、CMMI)

功效：茎干，清肺胃热、祛风除湿。

功效来源：《中华本草》

## F.22. 碗蕨科 Dennstaedtiaceae

**碗蕨属** *Dennstaedtia* Bernh.

**碗蕨**

*Dennstaedtia scabra* (Wall.) Moore

凭证标本：永福县普查队 450326131025031LY (IBK、GXMG、CMMI)

功效：全草，祛风、清热解表。

功效来源：《中华本草》

## F.23. 鳞始蕨科 Lindsaeaceae

**乌蕨属** *Odontosoria* Maxon

**乌蕨** 金花草

*Odontosoria chinensis* (L.) J.Sm.

凭证标本：永福县普查队 450326130327023LY (IBK、GXMG、CMMI)

功效：全草，清热解毒、利湿。

功效来源：《全国中草药汇编》

## F.26. 蕨科 Pteridiaceae

**蕨属** *Pteridium* Scopoli

**蕨**

*Pteridium aquilinum* (Linn.) Kuhn var. *latiusculum* (Desv.) Underw. ex Heller

功效：根状茎或全草，清热利湿、消肿、安神。

功效来源：《全国中草药汇编》

注：《广西植物名录》有记载。

## F.27. 凤尾蕨科 Pteridaceae

**凤尾蕨属** *Pteris* L.

**条纹凤尾蕨**

*Pteris cadieri* Christ

凭证标本：永福县普查队 450326130324015LY (IBK、GXMG、CMMI)

功效：全草，清热解毒。

功效来源：《药用植物辞典》

**岩凤尾蕨**

*Pteris deltodon* Bak.

凭证标本：永福县普查队 450326131013035LY (IBK、GXMG、CMMI)

功效：全草，清热利湿、敛肺止咳、定惊、解毒。

功效来源：《中华本草》

**疏羽半边旗** 大半边旗

*Pteris dissitifolia* Bak.

凭证标本：永福县普查队 450326141127008LY (IBK、

GXMG、CMMI)

功效：全草，凉血止痢、敛肺止咳、解毒。

功效来源：《中华本草》

**全缘凤尾蕨**

*Pteris insignis* Mett. ex Kuhn

凭证标本：永福县普查队 450326130304056LY (IBK、GXMG、CMMI)

功效：全草，清热利湿、活血消肿。

功效来源：《中华本草》

**井栏凤尾蕨** 凤尾草

*Pteris multifida* Poir.

凭证标本：永福县普查队 450326130325008LY (IBK、GXMG、CMMI)

功效：全草，清热利湿、凉血止血、解毒止痢。

功效来源：《全国中草药汇编》

**半边旗**

*Pteris semipinnata* L.

凭证标本：永福县普查队 450326130613021LY (IBK、GXMG、CMMI)

功效：全草，清热解毒、消肿止痛。

功效来源：《广西壮族自治区壮药质量标准 第二卷》（2011年版）

**蜈蚣草**

*Pteris vittata* Linn.

功效：全草或根状茎，祛风活血、解毒杀虫。

功效来源：《全国中草药汇编》

注：《广西植物名录》有记载。

## F.30. 中国蕨科 Sinopteridaceae

**碎米蕨属** *Cheilosoria* Trev.

**毛轴碎米蕨** 川层草

*Cheilosoria chusana* (Hook.) Ching et K.H.Shing

凭证标本：永福县普查队 450326130613037LY (IBK、GXMG、CMMI)

功效：全草，清热利湿、解毒。

功效来源：《中华本草》

**隐囊蕨属** *Notholaena* R. Br.

**中华隐囊蕨**

*Notholaena chinensis* Bak.

凭证标本：永福县普查队 450326130326023LY (IBK、GXMG、CMMI)

功效：全草，用于痢疾。

功效来源：《药用植物辞典》

**金粉蕨属** *Onychium* Kaulf.

**野雉尾金粉蕨** 小野鸡尾

*Onychium japonicum* (Thunb.) Kunze

凭证标本：永福县普查队 450326140414009LY（IBK、GXMG、CMMI）

功效：全草，清热解毒、利湿、止血。

功效来源：《广西壮族自治区壮药质量标准 第三卷》（2018年版）

## F.31. 铁线蕨科 Adiantaceae

**铁线蕨属** *Adiantum* L.

**铁线蕨 猪鬃草**

*Adiantum capillus-veneris* (L.) Hook.

凭证标本：永福县普查队 450326130305046LY（IBK、GXMG、CMMI）

功效：全草，清热解毒、利尿消肿。

功效来源：《全国中草药汇编》

**扇叶铁线蕨 乌脚枪**

*Adiantum flabellulatum* L.

凭证标本：永福县普查队 450326131025028LY（IBK、GXMG、CMMI）

功效：全草，清热利湿、解毒、祛瘀消肿。

功效来源：《广西中药材标准 第一册》（1990年版）

**白垩铁线蕨**

*Adiantum gravesii* Hance

凭证标本：永福县普查队 450326140611017LY（IBK、GXMG、CMMI）

功效：全草，利尿通淋、清热解毒。

功效来源：《中华本草》

## F.32. 水蕨科 Parkeriaceae

**水蕨属** *Ceratopteris* Brongn.

**水蕨**

*Ceratopteris thalictroides* (Linn.) Brongn.

功效：全草，散瘀拔毒、镇咳、化痰、止痢、止血。

功效来源：《全国中草药汇编》

注：《广西植物名录》有记载。

## F.33. 裸子蕨科 Hemionitidaceae

**凤丫蕨属** *Coniogramme* Fée

**凤丫蕨 凤丫草**

*Coniogramme japonica* (Thunb.) Diels

凭证标本：秦俊用 186191（IBK）

功效：根状茎或全草，祛风除湿、活血止痛、清热解毒。

功效来源：《全国中草药汇编》

## F.34. 车前蕨科 Antrophyaceae

**车前蕨属** *Antrophyum* Kaulf.

**长柄车前蕨**

*Antrophyum obovatum* Baker

凭证标本：林德强 000882（GXMI）

功效：全草，清热解毒、活血通络。

功效来源：《中华本草》

## F.35. 书带蕨科 Vittariaceae

**书带蕨属** *Haplopteris* Presl

**书带蕨**

*Haplopteris flexuosa* (Fée) E. H. Crane

凭证标本：永福县普查队 450326140807045LY（IBK、GXMG、CMMI）

功效：全草，疏风清热、舒筋止痛、健脾消疳、止血。

功效来源：《中华本草》

## F.36. 蹄盖蕨科 Athyriaceae

**假蹄盖蕨属** *Athyriopsis* Ching

**假蹄盖蕨 小叶凤凰尾巴草**

*Athyriopsis japonica* (Thunb.) Ching

凭证标本：韦发南 Ly（IBK）

功效：根状茎或全草，清热解毒。

功效来源：《中药大辞典》

**双盖蕨属** *Diplazium* Sw.

**单叶双盖蕨**

*Diplazium subsinuatum* (Wall. ex Hook. et Grev.) Tagawa

凭证标本：永福县普查队 450326140809008LY（IBK、GXMG、CMMI）

功效：全草，清热、利尿。

功效来源：《广西中药材标准 第一册》（1990年版）

## F.38. 金星蕨科 Thelypteridaceae

**凸轴蕨属** *Metathelypteris* (H. Ito) Ching

**疏羽凸轴蕨**

*Metathelypteris laxa* (Franch. et Sav.) Ching

凭证标本：韦发南 Ly（IBK）

功效：根状茎，清热解毒、止血消肿、杀虫。

功效来源：《药用植物辞典》

**新月蕨属** *Pronephrium* Presl

**红色新月蕨**

*Pronephrium lakhimpurense* (Rosenst.) Holtt.

凭证标本：永福县普查队 450326130304027LY（IBK、GXMG、CMMI）

功效：根状茎，清热解毒、祛瘀止血。

功效来源：《中华本草》

**三羽新月蕨 蛇退步**

*Pronephrium triphyllum* (Sw.) Holtt.

功效：全草，清热解毒、散瘀消肿、化痰止咳。

功效来源：《中药大辞典》

注：《广西植物名录》有记载。

## F.39. 铁角蕨科 Aspleniaceae
### 铁角蕨属 *Asplenium* L.
#### 线裂铁角蕨
*Asplenium coenobiale* Hance

凭证标本：永福县普查队 450326140611059LY (IBK)

功效：全草，用于风湿痹痛、小儿麻痹、月经不调。

功效来源：《广西中药资源名录》

#### 厚叶铁角蕨 旋鸡尾
*Asplenium griffithianum* Hook.

凭证标本：永福县普查队 450326130324042LY (IBK、GXMG、CMMI)

功效：根状茎，清热、解毒、利湿。

功效来源：《中华本草》

#### 倒挂铁角蕨 倒挂草
*Asplenium normale* D.Don

凭证标本：永福县普查队 450326121127002LY (IBK、GXMG、CMMI)

功效：全草，清热解毒、止血。

功效来源：《中华本草》

#### 北京铁角蕨 铁杆地柏枝
*Asplenium pekinense* Hance

凭证标本：永福县普查队 450326121208014LY (IBK)

功效：全草，化痰止咳、清热解毒、止血。

功效来源：《中华本草》

#### 长叶铁角蕨 倒生根
*Asplenium prolongatum* Hook.

凭证标本：永福县普查队 450326130304015LY (IBK、GXMG、CMMI)

功效：全草，活血化瘀、祛风湿、通关节。

功效来源：《广西壮族自治区瑶药材质量标准 第一卷》（2014年版）

#### 假大羽铁角蕨 大羽铁角蕨
*Asplenium pseudolaserpitiifolium* Ching

凭证标本：永福县普查队 450326130325098LY (IBK)

功效：全草或根状茎，祛风除湿。

功效来源：《中华本草》

#### 都匀铁角蕨
*Asplenium toramanum* Makino

凭证标本：永福县普查队 450326140611057LY (IBK)

功效：全草，外用治跌打损伤。

功效来源：《广西中药资源名录》

#### 半边铁角蕨
*Asplenium unilaterale* Lam.

凭证标本：永福县普查队 450326130926046LY (IBK、GXMG、CMMI)

功效：全草，止血、解毒。

功效来源：《药用植物辞典》

#### 狭翅铁角蕨
*Asplenium wrightii* A. A. Eaton ex Hook.

凭证标本：永福县普查队 450326131024022LY (IBK、GXMG、CMMI)

功效：根状茎，外用治伤口不愈。

功效来源：《广西中药资源名录》

### 巢蕨属 *Neottopteris* J. Sm.
#### 狭翅巢蕨 斩妖剑
*Neottopteris antrophyoides* (Christ) Ching

凭证标本：永福县普查队 450326130305027LY (IBK、GXMG、CMMI)

功效：全草，利尿通淋、解毒消肿。

功效来源：《中华本草》

## F.42. 乌毛蕨科 Blechnaceae
### 乌毛蕨属 *Blechnum* L.
#### 乌毛蕨 贯众
*Blechnum orientale* L.

凭证标本：永福县普查队 450326131025042LY (IBK、GXMG、CMMI)

功效：根状茎，清热解毒、凉血止血、杀虫。

功效来源：《广西中药材标准 第一册》（1990年版）

### 狗脊属 *Woodwardia* Smith
#### 狗脊
*Woodwardia japonica* (L. f.) Sm.

凭证标本：永福县普查队 450326130613015LY (IBK、GXMG、CMMI)

功效：根状茎，用于虫积腹痛、流行性感冒、风湿痹痛、蛇咬伤。

功效来源：《广西中药资源名录》

## F.45. 鳞毛蕨科 Dryopteridaceae
### 复叶耳蕨属 *Arachniodes* Blume
#### 斜方复叶耳蕨
*Arachniodes rhomboidea* (Wall. ex Mett.) Ching

凭证标本：永福县普查队 450326130325073LY (IBK、GXMG、CMMI)

功效：根状茎，祛风散寒。

功效来源：《药用植物辞典》

### 贯众属 *Cyrtomium* Presl

**镰羽贯众**

*Cyrtomium balansae* (Christ) C. Chr.

凭证标本：永福县普查队 450326130304020LY（IBK、GXMG、CMMI）

功效：根状茎，清热解毒、驱虫。

功效来源：《中华本草》

**贯众** 小贯众

*Cyrtomium fortunei* J. Sm.

凭证标本：永福县普查队 450326131023034LY（IBK、GXMG、CMMI）

功效：根状茎及叶柄残基，清热平肝、解毒杀虫、止血。

功效来源：《全国中草药汇编》

**大叶贯众** 化药

*Cyrtomium macrophyllum* (Makino) Tagawa

凭证标本：永福县普查队 450326140414052LY（IBK、GXMG、CMMI）

功效：根状茎，清热解毒、活血止血、驱虫。

功效来源：《中华本草》

**阔羽贯众** 冷蕨子草

*Cyrtomium yamamotoi* Tagawa

凭证标本：永福县普查队 450326130614006LY（IBK、GXMG、CMMI）

功效：根状茎，清热解毒、凉血、杀虫。

功效来源：《中华本草》

### 鳞毛蕨属 *Dryopteris* Adans.

**阔鳞鳞毛蕨** 润鳞鳞毛蕨

*Dryopteris championii* (Benth.) C. Chr.

凭证标本：永福县普查队 450326140414015LY（IBK、GXMG、CMMI）

功效：根状茎，敛疮、解毒。

功效来源：《全国中草药汇编》

## F.50. 肾蕨科 Nephrolepidaceae

### 肾蕨属 *Nephrolepis* Schott

**肾蕨**

*Nephrolepis cordifolia* (L.) C. Presl

凭证标本：永福县普查队 450326130304063LY（IBK、GXMG、CMMI）

功效：根状茎、叶或全草，清热利湿、通淋止咳、消肿解毒。

功效来源：《广西壮族自治区壮药质量标准 第二卷》（2011年版）

## F.52. 骨碎补科 Davalliaceae

### 阴石蕨属 *Humata* Cav.

**阴石蕨** 红毛蛇

*Humata repens* (L. f.) Diels

功效：根状茎，活血散瘀、清热利湿。

功效来源：《全国中草药汇编》

注：《广西植物名录》有记载。

**圆盖阴石蕨** 白毛蛇

*Humata tyermanni* Moore

凭证标本：永福县普查队 450326130304005LY（IBK、GXMG、CMMI）

功效：根状茎，祛风除湿、止血、利尿。

功效来源：《全国中草药汇编》

## F.54. 双扇蕨科 Dipteridaceae

### 双扇蕨属 *Dipteris* Reinw.

**中华双扇蕨** 半边藕

*Dipteris chinensis* Christ

凭证标本：李治基 111（IBK）

功效：根状茎，清热利湿。

功效来源：《中华本草》

## F.56. 水龙骨科 Polypodiaceae

### 线蕨属 *Colysis* C. Presl

**线蕨** 羊七莲

*Colysis elliptica* (Thunb.) Ching

凭证标本：永福县普查队 450326121127020LY（IBK、GXMG、CMMI）

功效：全草，活血散瘀、清热利尿。

功效来源：《中华本草》

**断线蕨**

*Colysis hemionitidea* (Wall. ex Mett.) C. Presl

凭证标本：永福县普查队 450326130613038LY（IBK、GXMG、CMMI）

功效：叶，解毒、清热利尿。

功效来源：《中华本草》

**矩圆线蕨**

*Colysis henryi* (Baker) Ching

凭证标本：永福县普查队 450326130304055LY（IBK、GXMG、CMMI）

功效：全草，凉血止血、利湿解毒。

功效来源：《中华本草》

**绿叶线蕨** 狭绿叶线蕨

*Colysis leveillei* (Christ) Ching

凭证标本：朝阳组 0001485（GXMI）

功效：全草，活血通络、清热利湿。

功效来源：《中华本草》

**伏石蕨属** *Lemmaphyllum* C. Presl
伏石蕨
*Lemmaphyllum microphyllum* C. Presl
凭证标本：永福县普查队 450326141121036LY (IBK、GXMG、CMMI)
功效：全草，清热解毒、凉血止血、润肺止咳。
功效来源：《药用植物辞典》

**骨牌蕨属** *Lepidogrammitis* Ching
披针骨牌蕨
*Lepidogrammitis diversa* (Rosenst.) Ching
凭证标本：永福县普查队 450326141123014LY (IBK、GXMG、CMMI)
功效：全草，清热利湿、止痛止血。
功效来源：《药用植物辞典》

抱石莲 鱼鳖金星
*Lepidogrammitis drymoglossoides* (Baker) Ching
凭证标本：永福县普查队 450326150421011LY (IBK、GXMG、CMMI)
功效：全草，清热解毒、祛风化痰、凉血祛瘀。
功效来源：《全国中草药汇编》

骨牌蕨 上树咳
*Lepidogrammitis rostrata* (Bedd.) Ching
凭证标本：永福县普查队 450326130304051LY (IBK、GXMG、CMMI)
功效：全草，清热利尿、止咳、解毒消肿。
功效来源：《中华本草》

**瓦韦属** *Lepisorus* (J. Sm.) Ching
庐山瓦韦
*Lepisorus lewisii* (Baker) Ching
凭证标本：覃灏富 524957 (NAS)
功效：全草，清热利湿、消肿止痛。
功效来源：《中华本草》

阔叶瓦韦
*Lepisorus tosaensis* (Makino) H. Ito
凭证标本：永福县普查队 450326121127001LY (IBK、GXMG、CMMI)
功效：全草，利尿通淋。
功效来源：《药用植物辞典》

**星蕨属** *Microsorum* Link
江南星蕨 大叶骨牌草
*Microsorum fortunei* (T. Moore) Ching
凭证标本：永福县普查队 450326130305020LY (IBK、GXMG、CMMI)
功效：全草，清热利湿、凉血解毒。
功效来源：《中华本草》

有翅星蕨
*Microsorum pteropus* (Blume) Copel.
凭证标本：永福县普查队 450326140806086LY (IBK、GXMG、CMMI)
功效：全草，清热利尿。
功效来源：《药用植物辞典》

**盾蕨属** *Neolepisorus* Ching
盾蕨 大金刀
*Neolepisorus ovatus* (Bedd.) Ching
凭证标本：永福县普查队 450326130326010LY (IBK、GXMG、CMMI)
功效：全草或叶，清热利湿、凉血止血。
功效来源：《全国中草药汇编》

**假瘤蕨属** *Phymatopteris* Pic. Serm.
喙叶假瘤蕨
*Phymatopteris rhynchophylla* (Hook.) Pic. Serm.
凭证标本：永福县普查队 450326141123006LY (IBK、GXMG、CMMI)
功效：全草，清热利尿。
功效来源：《药用植物辞典》

**水龙骨属** *Polypodiodes* Ching
友水龙骨
*Polypodiodes amoena* (Wall. ex Mett.) Ching
凭证标本：永福县普查队 450326140806077LY (IBK、GXMG、CMMI)
功效：根状茎，清热解毒、祛风除湿。
功效来源：《全国中草药汇编》

日本水龙骨 水龙骨
*Polypodiodes niponica* (Mett.) Ching
凭证标本：永福县普查队 450326141128044LY (IBK、GXMG、CMMI)
功效：全草，祛湿清热、祛风通络、平肝明目。
功效来源：《云南中药资源名录》

**石韦属** *Pyrrosia* Mirbel
石蕨
*Pyrrosia angustissima* (Giesenh. ex Diels) Tagawa et K. Iwats.
凭证标本：永福县普查队 450326130325023LY (IBK、GXMG、CMMI)
功效：全草，清热利湿、凉血止血。
功效来源：《全国中草药汇编》

相近石韦
*Pyrrosia assimilis* (Baker) Ching
凭证标本：永福县普查队 450326130614024LY (IBK、GXMG、CMMI)

功效：全草或根、地上部分，镇静、镇痛、利尿、止血、止咳、调经。

功效来源：《药用植物辞典》

### 光石韦
*Pyrrosia calvata* (Baker) Ching

凭证标本：永福县普查队 450326130305047LY（IBK、GXMG、CMMI）

功效：全草，清热、利尿、止咳、止血。

功效来源：《中华本草》

### 石韦
*Pyrrosia lingua* (Thunb.) Farwell

凭证标本：永福县普查队 450326130802027LY（IBK、GXMG、CMMI）

功效：叶，利尿通淋、清肺止咳、凉血止血。

功效来源：《中国药典》（2020年版）

## F.57. 槲蕨科 Drynariaceae
### 槲蕨属 *Drynaria* (Bory) J. Sm.
**槲蕨 骨碎补**

*Drynaria roosii* Nakaike

凭证标本：永福县普查队 450326121208003LY（IBK、GXMG、CMMI）

功效：根状茎，疗伤止痛、补肾强骨、消风祛斑。

功效来源：《中国药典》（2020年版）

## F.61. 蘋科 Marsileaceae
### 蘋属 *Marsilea* L.
**蘋**

*Marsilea quadrifolia* Linn.

功效：全草，清热解毒、消肿利湿、止血、安神。

功效来源：《新华本草纲要》

注：《广西植物名录》有记载。

## F.62. 槐叶蘋科 Salviniaceae
### 槐叶蘋属 *Salvinia* Adans.
**槐叶蘋 槐叶蘋**

*Salvinia natans* (Linn.) All.

功效：全草，用于虚劳发热，外用治湿疹、丹毒、疔疮。

功效来源：《广西中药资源名录》

注：《广西植物名录》有记载。

## F.63. 满江红科 Azollaceae
### 满江红属 *Azolla* Lam.
**满江红 满江红根**

*Azolla pinnata* subsp. *asiatica* R. M. K. Saunders et K. Fowler

功效：根，润肺止咳。

功效来源：《中华本草》

注：《广西植物名录》有记载。

# 种子植物门 Spermatophyta
## G.01. 苏铁科 Cycadaceae
### 苏铁属 *Cycas* L.
**篦齿苏铁**

*Cycas pectinata* Griff.

功效：叶、花或种子，用于咳嗽、跌打损伤。

功效来源：《广西中药资源名录》

注：民间常见栽培物种。

### 苏铁
*Cycas revoluta* Thunb.

功效：叶、根或大孢子叶及种子，叶收敛止血、解毒止痛。

功效来源：《全国中草药汇编》

注：民间常见栽培物种。

### 华南苏铁
*Cycas rumphii* Miq.

功效：根，清热解毒、抗菌消炎。

功效来源：《药用植物辞典》

注：民间常见栽培物种。

## G.02. 银杏科 Ginkgoaceae
### 银杏属 *Ginkgo* L.
**银杏**

*Ginkgo biloba* Linn.

功效：叶及种子，活血化瘀、通络止痛、敛肺平喘、化浊降脂。

功效来源：《中国药典》（2020年版）

注：民间常见栽培物种。

## G.04. 松科 Pinaceae
### 油杉属 *Keteleeria* Carr.
**黄枝油杉**

*Keteleeria davidiana* (Bertrand) Beissn. var. *calcarea* (C. Y. Cheng et L. K. Fu) Silba

功效：枝叶的精油，平喘。

功效来源：文献

注：《广西植物名录》有记载。

### 铁坚油杉
*Keteleeria davidiana* (Bertrand) Beissn. var. *davidiana*

凭证标本：秦俊用 108834（IBK）

功效：种子，驱虫、消积、抗癌。根部精油及种子油，用于治疗皮肤病。

功效来源：《药用植物辞典》

**松属** *Pinus* L.

**华南五针松**

*Pinus kwangtungensis* Chun ex Tsiang

凭证标本：永福县普查队 450326141123003LY (IBK、GXMG、CMMI)

功效：根或茎的分枝节，用于风湿骨痛、关节不利。

功效来源：《广西中药资源名录》

**马尾松** 油松节

*Pinus massoniana* Lamb.

凭证标本：永福县普查队 450326130309001LY (IBK、GXMG、CMMI)

功效：茎的分枝节、瘤状节，祛风除湿、通络止痛。花粉，收敛止血、燥湿敛疮。

功效来源：《中国药典》（2020年版）

## G.05. 杉科 Taxodiaceae

**柳杉属** *Cryptomeria* DC.

**柳杉**

*Cryptomeria japonica* var. *sinensis* Miq.

功效：树皮，烧灰用于金疮出血、烧烫伤。木材，用于心腹胀痛、霍乱。

功效来源：《药用植物辞典》

注：民间常见栽培物种。

**杉木属** *Cunninghamia* R. Br.

**杉木** 杉木叶

*Cunninghamia lanceolata* (Lamb.) Hook.

功效：叶或带叶嫩枝，祛风止痛、散瘀止血。

功效来源：《广西中药材标准 第一册》（1990年版）

注：《广西植物名录》有记载。

**水杉属** *Metasequoia* Hu et W. C. Cheng

**水杉**

*Metasequoia glyptostroboides* Hu et W. C. Cheng

功效：叶或球果，清热解毒、消炎止痛。

功效来源：《药用植物辞典》

注：民间常见栽培物种。

## G.06. 柏科 Cupressaceae

**柏木属** *Cupressus* L.

**柏木** 柏树

*Cupressus funebris* Endl.

功效：种子，祛风清热、安神、止血。叶，止血生肌。树脂，解热、燥湿、镇痛。

功效来源：《全国中草药汇编》

注：民间常见栽培物种。

**侧柏属** *Platycladus* Spach

**侧柏**

*Platycladus orientalis* (Linn.) Franco

功效：枝梢和叶或成熟种仁，凉血止血、化痰止咳、生发乌发。

功效来源：《中国药典》（2020年版）

注：民间常见栽培物种。

**千头柏** 侧柏

*Platycladus orientalis* 'Sieboldii'

功效：枝梢和叶或成熟种仁，凉血止血、化痰止咳、生发乌发。

功效来源：《中国药典》（2020年版）

注：民间常见栽培物种。

**圆柏属** *Sabina* Mill.

**圆柏**

*Sabina chincnsis* L.

功效：枝、叶或树皮，祛风散寒、活血消肿、解毒利尿。

功效来源：《全国中草药汇编》

注：民间常见栽培物种。

## G.07. 罗汉松科 Podocarpaceae

**竹柏属** *Nageia* Gaertn.

**竹柏**

*Nageia nagi* (Thunb.) O. Kuntze

功效：叶，止血、接骨、消肿。树皮或根，祛风除湿。

功效来源：《药用植物辞典》

注：《广西中药资源名录》有记载。

## G.08. 三尖杉科 Cephalotaxaceae

**三尖杉属** *Cephalotaxus* Sieb. et Zucc.

**三尖杉**

*Cephalotaxus fortunei* Hook.

功效：种子或枝、叶，驱虫、消积。

功效来源：《全国中草药汇编》

注：《广西植物名录》有记载。

## G.09. 红豆杉科 Taxaceae

**红豆杉属** *Taxus* L.

**南方红豆杉**

*Taxus wallichiana* Zucc. var. *mairei* (Lemée et H. Lév.) L. K. Fu et Nan Li

凭证标本：永福县普查队 450326141127041LY (IBK、GXMG、CMMI)

功效：叶，用于扁桃体炎。种子，驱虫。

功效来源：《广西中药资源名录》

## G.10. 买麻藤科 Gnetaceae

**买麻藤属** *Gnetum* L.

买麻藤

*Gnetum montanum* Markgr.

凭证标本：永福县普查队 450326131025001LY (IBK、GXMG、CMMI)

功效：藤茎，祛风活血、消肿止痛、化痰止咳。

功效来源：《广西中药材标准 第一册》（1990年版）

小叶买麻藤 买麻藤

*Gnetum parvifolium* (Warb.) W.C.Cheng

凭证标本：永福县普查队 450326130716030LY (IBK、GXMG、CMMI)

功效：藤茎，祛风活血、消肿止痛、化痰止咳。

功效来源：《广西中药材标准 第一册》（1990年版）

# 被子植物亚门 Angiospermae

## 1. 木兰科 Magnoliaceae

厚朴属 *Houpoëa* N. H. Xia et C. Y. Wu

厚朴

*Houpoëa officinalis* (Rehder et E. H. Wilson) N. H. Xia et C. Y. Wu

凭证标本：秦俊用 119611 (IBK)

功效：茎皮、枝皮、根皮及花蕾，燥湿消痰、下气除满。

功效来源：《中国药典》（2020年版）

木兰属 *Magnolia* Linn.

醉香含笑

*Magnolia macclurei* Dandy

凭证标本：永福县专业队 6080015 (IBK)

功效：树皮或叶，用于腹泻。

功效来源：《广西中药资源名录》

木莲属 *Manglietia* Blume

桂南木莲

*Manglietia conifera* Dandy

凭证标本：永福县普查队 450326140613033LY (IBK、GXMG、CMMI)

功效：树皮，消积、下气。

功效来源：《药用植物辞典》

含笑属 *Michelia* L.

金叶含笑

*Michelia foveolata* Merr. ex Dandy

凭证标本：覃灏富 273409 (IBSC)

功效：树皮，解毒、散热。

功效来源：《药用植物辞典》

深山含笑

*Michelia maudiae* Dunn

凭证标本：覃灏富 65252 (IBK)

功效：花，散风寒、通鼻窍、行气止痛。根，清热解毒、行气化浊、止咳、凉血、消炎。

功效来源：《药用植物辞典》

观光木

*Michelia odorum* Chun

凭证标本：永福县普查队 450326130803038LY (IBK、GXMG、CMMI)

功效：树皮，用于胃脘痛、咳嗽、支气管哮喘。

功效来源：《广西中药资源名录》

## 2a. 八角科 Illiciaceae

八角属 *Illicium* L.

八角 八角茴香

*Illicium verum* Hook. f.

凭证标本：永福县普查队 450326130805013LY (IBK、GXMG、CMMI)

功效：果实，温阳散寒、理气止痛。

功效来源：《中国药典》（2020年版）

## 3. 五味子科 Schisandraceae

南五味子属 *Kadsura* Juss.

黑老虎 大钻

*Kadsura coccinea* (Lem.) A. C. Smith

凭证标本：新龙组 6080070 (IBK)

功效：根，行气活血、祛风止痛。

功效来源：《广西壮族自治区壮药质量标准 第二卷》（2011年版）

异形南五味子 海风藤

*Kadsura heteroclita* (Roxb.) Craib

凭证标本：朱国兴 220142 (IBSC)

功效：藤茎，祛风散寒、行气止痛、舒筋活络。

功效来源：《广西壮族自治区壮药质量标准 第一卷》（2008年版）

南五味子

*Kadsura longipedunculata* Finet et Gagnep.

凭证标本：永福县普查队 450326130803089LY (IBK、GXMG、CMMI)

功效：根皮及根、茎，活血理气、祛风活络、消肿止痛。

功效来源：《全国中草药汇编》

## 8. 番荔枝科 Annonaceae

鹰爪花属 *Artabotrys* R. Br.

香港鹰爪花

*Artabotrys hongkongensis* Hance

凭证标本：永福县普查队 450326140613035LY (IBK)

功效：全株，用于风湿骨痛。花序梗，用于狂犬咬伤。

功效来源：《药用植物辞典》

### 依兰属 Cananga (DC.) Hook. f. et Thoms.
**依兰**
*Cananga odorata* (Lamk.) Hook. f. et Thoms.
功效：花，用于头痛。
功效来源：《广西中药资源名录》
注：民间常见栽培物种。

### 瓜馥木属 Fissistigma Griff.
**瓜馥木** 钻山风
*Fissistigma oldhamii* (Hemsl.) Merr.
凭证标本：永福县普查队 450326130304002LY (IBK、GXMG、CMMI)
功效：根和藤茎，祛风镇痛、活血化瘀。
功效来源：《广西壮族自治区瑶药材质量标准 第一卷》（2014年版）

**香港瓜馥木**
*Fissistigma uonicum* (Dunn) Merr.
凭证标本：秦俊用、黄甫 175362 (IBK)
功效：茎，祛风活络、消肿止痛。
功效来源：《药用植物辞典》

### 野独活属 Miliusa Lesch. ex A. DC.
**野独活**
*Miliusa chunii* W. T. Wang
凭证标本：永福县普查队 450326121127041LY (IBK、GXMG、CMMI)
功效：根、茎，用于心胃气痛、疝痛、肾虚腰痛、风湿痹痛、痛经。
功效来源：《广西中药资源名录》

## 11. 樟科 Lauraceae
### 樟属 Cinnamomum Schaeff.
**毛桂** 山桂皮
*Cinnamomum appelianum* Schewe
凭证标本：覃灏富 274361 (IBSC)
功效：树皮，温中理气、发汗解肌。
功效来源：《中华本草》

**华南桂** 野桂皮
*Cinnamomum austrosinense* H. T. Chang
功效：树皮，散寒、温中、止痛。
功效来源：《中华本草》
注：《广西中药资源名录》有记载。

**阴香** 阴香皮
*Cinnamomum burmannii* (Nees et T. Nees) Bl.
凭证标本：永福县普查队 450326130324050LY (IBK、GXMG、CMMI)
功效：树皮，温中止痛、祛风散寒、解毒消肿、止血。
功效来源：《广西壮族自治区壮药质量标准 第二卷》（2011年版）

**樟** 土沉香
*Cinnamomum camphora* (L.) J. Presl
凭证标本：永福县普查队 450326130327013LY (IBK、GXMG、CMMI)
功效：根，温中止痛、祛风除湿。果实，祛风散寒、温胃和中、理气止痛。
功效来源：《广西壮族自治区壮药质量标准 第一卷》（2008年版）

**沉水樟**
*Cinnamomum micranthum* (Hayata) Hayata
凭证标本：永福县普查队 450326130802018LY (IBK、GXMG、CMMI)
功效：挥发油，含有松油醇、癸醛、十五烷醛。
功效来源：《药用植物辞典》

**黄樟**
*Cinnamomum parthenoxylon* (Jack) Meissn.
凭证标本：覃灏富 65264 (IBK)
功效：根、叶，祛风利湿、行气止痛。
功效来源：《全国中草药汇编》

**少花桂**
*Cinnamomum pauciflorum* Nees
凭证标本：黄有庆、黄子云、欧阳吉华 6080123 (IBK)
功效：树皮，开胃、健脾、散热。
功效来源：《药用植物辞典》

**香桂** 香桂皮
*Cinnamomum subavenium* Miq.
凭证标本：永福县普查队 450326140613017LY (IBK、GXMG)
功效：茎皮、根皮或根，温中散寒、理气止痛、活血通脉。
功效来源：《中华本草》

**川桂** 柴桂
*Cinnamomum wilsonii* Gamble
凭证标本：余少林 274163 (IBSC)
功效：树皮，散风寒、止呕吐、除湿痹、通经脉。
功效来源：《全国中草药汇编》

### 山胡椒属 Lindera Thunb.
**香叶树**
*Lindera communis* Hemsl.
凭证标本：永福县普查队 450326130327022LY (IBK、

GXMG、CMMI）

功效：枝叶或茎皮，解毒消肿、散瘀止痛。

功效来源：《中华本草》

### 山胡椒

*Lindera glauca* (Sieb. et Zucc.) Bl.

凭证标本：永福县普查队 450326130802028LY (IBK、GXMG、CMMI)

功效：果实，温中散寒、行气止痛、平喘。根，祛风通络、理气活血、利湿消肿、化咳止痰。

功效来源：《中华本草》

### 黑壳楠

*Lindera megaphylla* Hemsl.

凭证标本：秦俊用、黄甫 175591 (IBK)

功效：根、枝或茎皮，祛风除湿、消肿止痛。

功效来源：《全国中草药汇编》

## 木姜子属 *Litsea* Lam.

### 毛豹皮樟 豹皮樟

*Litsea coreana* H. Lév. var. *lanuginosa* (Migo) Yen C. Yang et P. H. Huang

功效：根或茎皮，温中止痛、理气行水。

功效来源：《中华本草》

注：《广西植物名录》有记载。

### 山鸡椒 荜澄茄

*Litsea cubeba* (Lour.) Pers.

凭证标本：永福县普查队 450326140809027LY (IBK、GXMG、CMMI)

功效：果实，温中散寒、行气止痛。

功效来源：《中国药典》（2020年版）

### 黄丹木姜子

*Litsea elongata* (Wall. ex Ness) Hook. f. var. *elongata*

凭证标本：李光信 276636 (IBSC)

功效：根，祛风除湿。

功效来源：《药用植物辞典》

### 毛叶木姜子

*Litsea mollis* Hemsl.

凭证标本：韦发南 (IBK)

功效：根，祛风消肿。

功效来源：《广西药用植物名录》

## 润楠属 *Machilus* Nees

### 宜昌润楠

*Machilus ichangensis* Rehd. et Wils.

凭证标本：永福县普查队 450326130613018LY (IBK、GXMG、CMMI)

功效：茎、叶或茎皮、根皮，舒筋络、活血、消肿止痛、止呕吐。

功效来源：《药用植物辞典》

### 建润楠

*Machilus oreophila* Hance

凭证标本：永福县普查队 450326130327007LY (IBK、GXMG、CMMI)

功效：树皮，有的地区混作"厚朴"药用。

功效来源：《药用植物辞典》

### 粗壮润楠

*Machilus robusta* W. W. Sm.

凭证标本：陈照宙 273550 (IBSC)

功效：树皮，含木脂素类成分；抗炎。

功效来源：文献

### 红楠

*Machilus thunbergii* Sieb. et Zucc.

凭证标本：韦发南 Ly (IBK)

功效：根皮、茎皮，舒筋活血、消肿止痛、止呕止泻。

功效来源：《药用植物辞典》

### 绒毛润楠

*Machilus velutina* Champ. ex Benth.

凭证标本：永福县普查队 450326131025045LY (IBK、GXMG、CMMI)

功效：根、叶，化痰止咳、消肿止痛、收敛止血。

功效来源：《药用植物辞典》

## 新木姜子属 *Neolitsea* (Benth.) Merr.

### 锈叶新木姜子 大叶樟

*Neolitsea cambodiana* Lec.

功效：叶，清热解毒、祛湿止痒。

功效来源：《中华本草》

注：《广西植物名录》有记载。

### 鸭公树 鸭公树子

*Neolitsea chuii* Merr.

凭证标本：陈照宙 234868 (IBSC)

功效：种子，行气止痛、利尿消肿。

功效来源：《中华本草》

### 大叶新木姜子 土玉桂

*Neolitsea levinei* Merr.

凭证标本：陈照宙 273552 (IBSC)

功效：树皮，祛风除湿。

功效来源：《中华本草》

## 鳄梨属 *Persea* Mill.

### 鳄梨 樟梨

*Persea americana* Mill.

功效：果实，生津止渴。

功效来源：《中华本草》

注：民间常见栽培物种。

**楠属** *Phoebe* Nees

**石山楠**

*Phoebe calcarea* S. Lee et F. N. Wei

功效：枝叶，用于风湿痹痛。

功效来源：《广西中药资源名录》

注：《广西植物名录》有记载。

**紫楠** 紫楠叶

*Phoebe sheareri* (Hemsl.) Gamble

凭证标本：永福县普查队 450326140924007LY (IBK、GXMG、CMMI)

功效：叶，顺气、暖胃、祛湿、散瘀。

功效来源：《中华本草》

**檫木属** *Sassafras* J. Presl

**檫木** 檫树

*Sassafras tzumu* (Hemsl.) Hemsl.

凭证标本：永福县普查队 450326130716028LY (IBK、GXMG、CMMI)

功效：根、树皮、叶，祛风逐湿、活血散瘀。

功效来源：《全国中草药汇编》

## 13a. 青藤科 Illigeraceae

**青藤属** *Illigera* Blume

**红花青藤**

*Illigera rhodantha* Hance

凭证标本：永福县普查队 450326131012031LY (IBK、GXMG、CMMI)

功效：根或藤茎，祛风止痛、散瘀消肿。

功效来源：《广西壮族自治区壮药质量标准 第一卷》（2008年版）

## 15. 毛茛科 Ranunculaceae

**银莲花属** *Anemone* L.

**打破碗花花**

*Anemone hupehensis* Lem.

凭证标本：韦发南 (IBK)

功效：全草或根，清热利湿、解毒杀虫、消肿散瘀。

功效来源：《中华本草》

**铁线莲属** *Clematis* L.

**女萎**

*Clematis apiifolia* DC.

凭证标本：永福县普查队 450326130613027LY (IBK、GXMG、CMMI)

功效：藤茎，消食止痢、利尿消肿、通经下乳。

功效来源：《中华本草》

**钝齿铁线莲** 棉花藤

*Clematis apiifolia* DC. var. *argentilucida* (H. Lév. et Vaniot) W. T. Wang

凭证标本：永福县普查队 450326130614070LY (IBK、GXMG、CMMI)

功效：藤茎，消食止痢、利尿消肿、通经下乳。

功效来源：《广西中药材标准 第一册》（1990年版）

**小木通** 川木通

*Clematis armandii* Franch.

凭证标本：永福县普查队 450326130614032LY (IBK、GXMG、CMMI)

功效：藤茎，清热利尿、通淋、清心除烦、通经下乳。

功效来源：《中国药典》（2020年版）

**威灵仙**

*Clematis chinensis* Osbeck

凭证标本：永福县普查队 450326130926018LY (IBK、GXMG、CMMI)

功效：根及根状茎，祛风除湿、通经络。

功效来源：《中国药典》（2020年版）

**锈毛铁线莲** 绣毛铁线莲

*Clematis leschenaultiana* DC.

凭证标本：永福县普查队 450326121127005LY (IBK、GXMG、CMMI)

功效：全株，用于风湿痹痛、骨鲠痛，外用治骨折、蛇咬伤、疮疖。

功效来源：《广西中药资源名录》

**毛柱铁线莲** 威灵仙

*Clematis meyeniana* Walp.

凭证标本：永福县普查队 450326130305033LY (IBK、GXMG、CMMI)

功效：根及根状茎，祛风湿、通经络。

功效来源：《中国药典》（2020年版）

**裂叶铁线莲**

*Clematis parviloba* Gardn. et Champ.

凭证标本：永福县普查队 450326131013061LY (IBK、GXMG、CMMI)

功效：藤茎、根，利尿消肿、通经下乳。茎叶，行气活血。

功效来源：《药用植物辞典》

**扬子铁线莲**

*Clematis puberula* var. *ganpiniana* (H. Lév. et Vaniot) W. T. Wang

凭证标本：永福县普查队 450326121128009LY（IBK、GXMG、CMMI）

功效：藤茎，清热利尿、舒筋活络、止痛。

功效来源：《药用植物辞典》

**柱果铁线莲**

*Clematis uncinata* Champ. ex Benth.

凭证标本：永福县普查队 450326130614064LY（IBK、GXMG、CMMI）

功效：根及叶，祛风除湿、舒筋活络、镇痛。

功效来源：《全国中草药汇编》

**翠雀属** *Delphinium* L.

**还亮草**

*Delphinium anthriscifolium* Hance

凭证标本：永福县普查队 450326130324062LY（IBK、GXMG、CMMI）

功效：全草，祛风除湿、通络止痛、化食、解毒。

功效来源：《中华本草》

**毛茛属** *Ranunculus* L.

**禺毛茛 自扣草**

*Ranunculus cantoniensis* DC.

凭证标本：永福县普查队 450326130613002LY（IBK、GXMG、CMMI）

功效：全草，解毒退黄、截疟、定喘、镇痛。

功效来源：《中华本草》

**毛茛**

*Ranunculus japonicus* Thunb.

凭证标本：永福县普查队 450326130326019LY（IBK、GXMG、CMMI）

功效：全草，利湿、消肿、止痛、退翳、截疟、杀虫。

功效来源：《全国中草药汇编》

**扬子毛茛 鸭脚板草**

*Ranunculus sieboldii* Miq.

凭证标本：永福县普查队 450326130305037LY（IBK、GXMG、CMMI）

功效：全草，除痰截疟、解毒消肿。

功效来源：《中华本草》

**猫爪草**

*Ranunculus ternatus* Thunb.

凭证标本：永福县普查队 450326130325020LY（IBK、GXMG、CMMI）

功效：块根，化痰散结、解毒消肿。

功效来源：《中国药典》（2020年版）

**天葵属** *Semiaquilegia* Makino

**天葵 天葵子**

*Semiaquilegia adoxoides* (DC.) Makino

凭证标本：永福县普查队 450326130309026LY（IBK、GXMG、CMMI）

功效：块根，清热解毒、消肿散结。

功效来源：《中国药典》（2020年版）

**唐松草属** *Thalictrum* L.

**盾叶唐松草**

*Thalictrum ichangense* Lecoy. ex Oliv.

凭证标本：永福县普查队 450326130325064LY（IBK、GXMG、CMMI）

功效：全草或根，清热解毒、除湿、通经、活血。

功效来源：《全国中草药汇编》

## 17. 金鱼藻科 Ceratophyllaceae

**金鱼藻属** *Ceratophyllum* L.

**金鱼藻**

*Ceratophyllum demersum* L.

凭证标本：永福县普查队 450326131023043LY（IBK、GXMG）

功效：全草，止血。

功效来源：《全国中草药汇编》

## 18. 睡莲科 Nymphaeaceae

**莲属** *Nelumbo* Adans.

**莲 藕节**

*Nelumbo nucifera* Gaertn.

功效：根状茎，收敛止血、化瘀。

功效来源：《中国药典》（2020年版）

注：民间常见栽培物种。

**萍蓬草属** *Nuphar* Smith.

**萍蓬草**

*Nuphar pumila* (Timm) DC.

凭证标本：永福县普查队 450326130804022LY（IBK、GXMG、CMMI）

功效：种子，健脾胃、活血调经。

功效来源：《中华本草》

**睡莲属** *Nymphaea* L.

**睡莲**

*Nymphaea tetragona* Georgi

功效：花，消暑、解酒、定惊。

功效来源：《中华本草》

注：民间常见栽培物种。

## 19. 小檗科 Berberidaceae

**十大功劳属** *Mahonia* Nutt.

**阔叶十大功劳 十大功劳**

*Mahonia bealei* (Fort.) Carr.

凭证标本：施骞 (IBK)

功效：根、茎、叶，清热解毒。

功效来源：《全国中草药汇编》

**短序十大功劳**

*Mahonia breviracema* Y. S. Wang et P. G. Xiao

凭证标本：永福县普查队 450326121208011LY (IBK、GXMG、CMMI)

功效：根、茎，用于肺结核潮热、骨蒸、腰膝酸痛、头晕耳鸣、痢疾、湿热腹泻、黄疸、妇科炎症、久咳、目赤肿痛。

功效来源：《广西中药资源名录》

**南天竹属** *Nandina* Thunb.

**南天竹**

*Nandina domestica* Thunb.

凭证标本：永福县普查队 450326130614033LY (IBK、GXMG、CMMI)

功效：果实、叶、茎枝，敛肺镇咳。

功效来源：《中华本草》

# 21. 木通科 Lardizabalaceae

**木通属** *Akebia* Decne.

**三叶木通** 八月炸

*Akebia trifoliata* (Thunb.) Koidz.

凭证标本：永福县普查队 450326130803073LY (IBK、GXMG、CMMI)

功效：果实或根，疏肝、补肾、止痛。

功效来源：《全国中草药汇编》

**野木瓜属** *Stauntonia* DC.

**西南野木瓜** 六月瓜

*Stauntonia cavalerieana* Gagnep.

功效：根、藤茎、果，调气补虚、止痛、止痢。

功效来源：《全国中草药汇编》

注：《广西植物名录》有记载。

**野木瓜** 野木瓜果

*Stauntonia chinensis* DC.

功效：果实，敛肠益胃。

功效来源：《中华本草》

注：《广西植物名录》有记载。

**尾叶那藤** 牛藤

*Stauntonia obovatifoliola* Hayata subsp. *urophylla* (Hand.-Mazz.) H. N. Qin

凭证标本：永福县普查队 450326141121013LY (IBK、GXMG、CMMI)

功效：茎、根，祛风散瘀、止痛、利尿消肿。

功效来源：《广西壮族自治区壮药质量标准 第二卷》（2011年版）

# 22. 大血藤科 Sargentodoxaceae

**大血藤属** *Sargentodoxa* Rehd. et Wils.

**大血藤**

*Sargentodoxa cuneata* (Oliv.) Rehd. et E. H. Wils.

凭证标本：永福县普查队 450326130716019LY (IBK)

功效：藤茎，清热解毒、活血、祛风止痛。

功效来源：《中国药典》（2020年版）

# 23. 防己科 Menispermaceae

**木防己属** *Cocculus* DC.

**樟叶木防己** 衡州乌药

*Cocculus laurifolius* DC.

凭证标本：新龙组 43620 (IBK)

功效：根，顺气宽胸、祛风止痛。

功效来源：《中华本草》

**木防己** 小青藤

*Cocculus orbiculatus* (L.) DC. var. *orbiculatus*

凭证标本：李光信 276670 (IBSC)

功效：茎，祛风除湿、调气止痛、利尿消肿。

功效来源：《中华本草》

**轮环藤属** *Cyclea* Arn. ex Wight

**毛叶轮环藤**

*Cyclea barbata* Miers

凭证标本：黄定中 3992 (IBK)

功效：根，散热解毒、散瘀止痛。

功效来源：《全国中草药汇编》

**粉叶轮环藤** 百解藤

*Cyclea hypoglauca* (Schauer) Diels

凭证标本：永福县普查队 450326130613041LY (IBK、GXMG、CMMI)

功效：根、藤茎，清热解毒、祛风止痛、利尿通淋。

功效来源：《广西壮族自治区壮药质量标准 第一卷》（2008年版）

**细圆藤属** *Pericampylus* Miers

**细圆藤** 黑风散

*Pericampylus glaucus* (Lam.) Merr.

凭证标本：永福县普查队 450326130325093LY (IBK、GXMG、CMMI)

功效：藤茎或叶，清热解毒、息风止痉、扶除风湿。

功效来源：《中华本草》

**千金藤属** *Stephania* Lour.

**金线吊乌龟** 白药子

*Stephania cepharantha* Hayata

凭证标本：永福县普查队 450326130325005LY (IBK、GXMG、CMMI)

功效：块根，清热解毒、祛风止痛、凉血止血。

功效来源：《中华本草》

### 血散薯

*Stephania dielsiana* Y. C. Wu

凭证标本：永福县普查队 450326130804014LY（IBK、GXMG、CMMI）

功效：块根，清热解毒、散瘀止痛。

功效来源：《中华本草》

### 粪箕笃

*Stephania longa* Lour.

功效：茎、叶，清热解毒、利湿消肿、祛风活络。

功效来源：《广西壮族自治区壮药质量标准 第二卷》（2011年版）

注：《广西植物名录》有记载。

## 青牛胆属 *Tinospora* Miers

### 青牛胆 金果榄

*Tinospora sagittata* (Oliv.) Gagnep.

凭证标本：永福县普查队 450326121127027LY（IBK、GXMG、CMMI）

功效：块根，清热解毒、利咽、止痛。

功效来源：《中国药典》（2020年版）

# 24. 马兜铃科 Aristolochiaceae

## 马兜铃属 *Aristolochia* L.

### 管花马兜铃 鼻血雷

*Aristolochia tubiflora* Dunn

凭证标本：林德强 005177（GXMI）

功效：根、全草，清热解毒、行气止痛。

功效来源：《中华本草》

## 细辛属 *Asarum* L.

### 尾花细辛

*Asarum caudigerum* Hance

凭证标本：永福县普查队 450326130304004LY（IBK、GXMG、CMMI）

功效：全草，温经散寒、消肿止痛、化痰止咳。

功效来源：《中华本草》

### 地花细辛 大块瓦

*Asarum geophilum* Hemsl.

凭证标本：永福县普查队 450326130309032LY（IBK、GXMG、CMMI）

功效：根、根状茎或全草，疏风散寒、宣肺止咳、消肿止痛。

功效来源：《中华本草》

### 金耳环

*Asarum insigne* Diels

功效：全草，温经散寒、祛痰止咳、散瘀消肿、行气止痛。

功效来源：《中华本草》

注：《广西中药资源名录》有记载。

### 五岭细辛 倒插花

*Asarum wulingense* C. F. Liang

凭证标本：永福县普查队 450326130801002LY（IBK、GXMG、CMMI）

功效：根、根状茎或全草，温经散寒、止咳化痰、消肿止痛。

功效来源：《中华本草》

# 28. 胡椒科 Piperaceae

## 草胡椒属 *Peperomia* Ruiz et Pavón

### 石蝉草

*Peperomia blanda* (Jacq.) Kunth

凭证标本：永福县普查队 450326140611052LY（IBK、GXMG、CMMI）

功效：全草，清热解毒、化瘀散结、利尿消肿。

功效来源：《中华本草》

### 硬毛草胡椒

*Peperomia cavaleriei* C. DC.

凭证标本：永福县普查队 450326150421009LY（IBK、GXMG、CMMI）

功效：全草，用于皮肤湿疹。

功效来源：《药用植物辞典》

### 草胡椒

*Peperomia pellucida* (Linn.) Kunth

功效：全草，散瘀止痛、清热解毒。

功效来源：《中华本草》

注：《广西植物名录》有记载。

## 胡椒属 *Piper* L.

### 华南胡椒

*Piper austrosinense* Y. C. Tseng

凭证标本：永福县普查队 450326130613067LY（IBK、GXMG、CMMI）

功效：全草，消肿、止痛。

功效来源：《中华本草》

### 蒌叶

*Piper betle* Linn.

功效：全株或茎、叶，祛风散寒、行气化痰、消肿止痒。

功效来源：《中华本草》

注：民间常见栽培物种。

### 山蒟

*Piper hancei* Maxim.

凭证标本：永福县普查队 450326141121006LY（IBK、GXMG、CMMI）

功效：茎、叶或根，祛风湿、强腰膝、止喘咳。

功效来源：《广西中药材标准 第一册》（1990年版）

**荜拔** 荜茇

*Piper longum* Linn.

功效：果穗，温中散寒、下气止痛。

功效来源：《中国药典》（2020年版）

注：民间常见栽培物种。

**假蒟**

*Piper sarmentosum* Roxb.

功效：地上部分，温中散寒、祛风利湿、消肿止痛。

功效来源：《广西壮族自治区壮药质量标准 第二卷》（2011年版）

注：《广西植物名录》有记载。

**石南藤** 南藤

*Piper wallichii* (Miq.) Hand.-Mazz.

凭证标本：永福县普查队 450326130801011LY（IBK、GXMG、CMMI）

功效：茎、叶或全株，祛风湿、强腰膝、补肾壮阳、止咳平喘、活血止痛。

功效来源：《广西中药材标准 第一册》（1990年版）

## 29. 三白草科 Saururaceae
### 蕺菜属 *Houttuynia* Thunb.
**蕺菜** 鱼腥草

*Houttuynia cordata* Thunb.

凭证标本：永福县普查队 450326130613011LY（IBK、GXMG、CMMI）

功效：全草或地上部分，清热解毒、消痈排脓、利尿通淋。

功效来源：《中国药典》（2020年版）

### 三白草属 *Saururus* L.
**三白草**

*Saururus chinensis* (Lour.) Baill.

凭证标本：永福县普查队 450326130324056LY（IBK、GXMG、CMMI）

功效：地上部分，利尿消肿、清热解毒。

功效来源：《中国药典》（2020年版）

## 30. 金粟兰科 Chloranthaceae
### 金粟兰属 *Chloranthus* Sw.
**及已**

*Chloranthus serratus* (Thunb.) Roem. et Schult.

凭证标本：永福县普查队 450326140611020LY（IBK、GXMG、CMMI）

功效：根，活血散瘀、祛风止痛、解毒杀虫。

功效来源：《中华本草》

**金粟兰** 节节茶

*Chloranthus spicatus* (Thunb.) Makino

凭证标本：韦发南 Ly0074 (IBK)

功效：全草，祛风散寒、通经活络、止血。

功效来源：《中华本草》

### 草珊瑚属 *Sarcandra* Gardn.
**草珊瑚** 肿节风

*Sarcandra glabra* (Thunb.) Nakai

凭证标本：永福县普查队 450326121208042LY（IBK、GXMG、CMMI）

功效：全草，清热凉血、活血消斑、祛风通络。

功效来源：《中国药典》（2020年版）

## 32. 罂粟科 Papaveraceae
### 血水草属 *Eomecon* Hance
**血水草** 血水草根

*Eomecon chionantha* Hance

凭证标本：永福县普查队 450326130324034LY（IBK、GXMG、CMMI）

功效：根及根状茎，清热解毒、散瘀止痛。

功效来源：《中华本草》

### 博落回属 *Macleaya* R. Br.
**博落回**

*Macleaya cordata* (Willd.) R. Br.

凭证标本：余少林 105563 (IBK)

功效：根或全草，散瘀、祛风、解毒、止痛、杀虫。

功效来源：《中华本草》

## 33. 紫堇科 Fumariaceae
### 紫堇属 *Corydalis* DC.
**北越紫堇**

*Corydalis balansae* Prain

凭证标本：永福县普查队 450326130304066LY（IBK、GXMG、CMMI）

功效：全草，清热解毒、消肿拔毒。

功效来源：《药用植物辞典》

**珠芽地锦苗** 护心胆

*Corydalis sheareri* Hand.-Mazz. f. *bulbillifera* Hand.-Mazz.

凭证标本：永福县普查队 450326130304050LY（IBK、GXMG、CMMI）

功效：全草或块茎，活血止痛、清热解毒。

功效来源：《中华本草》

## 36. 白花菜科 Capparidaceae

### 黄花草属 *Arivela* Raf.

**黄花草**

*Arivela viscosa* (L.) Raf.

凭证标本：永福县普查队 450326130803074LY（IBK、GXMG、CMMI）

功效：全草，散瘀消肿、去腐生肌。

功效来源：《药用植物辞典》

### 山柑属 *Capparis* L.

**小绿刺** 尾叶山柑

*Capparis urophylla* F. Chun

凭证标本：永福县普查队 450326121127024LY（IBK、GXMG、CMMI）

功效：叶，解毒消肿。

功效来源：《全国中草药汇编》

### 鱼木属 *Crateva* L.

**台湾鱼木**

*Crateva formosensis* (M. Jacobs) B. S. Sun

功效：叶，用于肠炎、痢疾、感冒。根及茎，用于痢疾、胃病、风湿、月内风。

功效来源：《药用植物辞典》

注：《广西植物名录》有记载。

## 39. 十字花科 Brassicaceae

### 芸苔属 *Brassica* L.

**白花甘蓝**

*Brassica oleracea* L. var. *albiflora* Kuntze

功效：叶，清热、止痛。

功效来源：《全国中草药汇编》

注：民间常见栽培物种。

**擘蓝**

*Brassica oleracea* L. var. *gongylodes* L.

功效：球茎，蜜渍嚼服用于胃及十二指肠溃疡、消化不良、食欲不振。

功效来源：《广西中药资源名录》

注：民间常见栽培物种。

**芸薹**

*Brassica rapa* L. var. *oleifera* DC.

功效：种子，行血散瘀、消肿散结。茎、叶，散血消肿。

功效来源：《药用植物辞典》

注：民间常见栽培物种。

**白菜**

*Brassica rapa* var. *glabra* Regel

功效：叶，消食下气、利肠胃、利尿。

功效来源：《药用植物辞典》

注：民间常见栽培物种。

### 荠属 *Capsella* Medik.

**荠**

*Capsella bursa-pastoris* (Linn.) Medic.

凭证标本：永福县普查队 450326130325044LY（IBK、GXMG、CMMI）

功效：全草，凉肝止血、平肝明目、清热利湿。花序，凉血止血、清热利湿。种子，祛风明目。

功效来源：《中华本草》

### 碎米荠属 *Cardamine* L.

**碎米荠** 白带草

*Cardamine hirsuta* Linn.

凭证标本：永福县普查队 450326130304010LY（IBK、GXMG、CMMI）

功效：全草，清热利湿、安神、止血。

功效来源：《中华本草》

**弹裂碎米荠**

*Cardamine impatiens* L.

凭证标本：永福县普查队 450326130326013LY（IBK、GXMG、CMMI）

功效：全草，活血调经、清热解毒、利尿通淋。

功效来源：《中华本草》

### 菘蓝属 *Isatis* Linn.

**菘蓝** 板蓝根

*Isatis indigotica* Fortune

功效：根，清热解毒、凉血利咽。叶，清热解毒、凉血消斑。

功效来源：《中国药典》（2020年版）

注：民间常见栽培物种。

### 萝卜属 *Raphanus* L.

**萝卜** 莱菔子

*Raphanus sativus* L.

功效：种子，消食除胀、降气化痰。全草，消食止渴、祛热解毒。

功效来源：《中国药典》（2020年版）

注：民间常见栽培物种。

**长羽裂萝卜** 长裂羽萝卜

*Raphanus sativus* Linn. var. *longipinnatus* L. H. Bailey

功效：根或叶，外用治冻疮。种子，用于消化不良。

功效来源：《广西中药资源名录》

注：民间常见栽培物种。

### 蔊菜属 *Rorippa* Scop.

**无瓣蔊菜** 蔊菜

*Rorippa dubia* (Pers.) H. Hara

凭证标本：永福县普查队 450326130326025LY (IBK、GXMG、CMMI)

功效：全草，祛痰止咳、解表散寒、活血解毒、利湿退黄。

功效来源：《中华本草》

## 40. 堇菜科 Violaceae

### 堇菜属 *Viola* L.

**七星莲** 地白草
*Viola diffusa* Ging.
凭证标本：永福县普查队 450326130613032LY (IBK、GXMG、CMMI)
功效：全草，清热解毒、散瘀消肿。
功效来源：《中华本草》

**光叶堇菜**
*Viola hossei* W. Becker
凭证标本：覃灏富 65231 (IBK)
功效：全草，清热解毒、散结、凉血、消肿。
功效来源：《药用植物辞典》

**长萼堇菜**
*Viola inconspicua* Blume
凭证标本：永福防治院 006129 (GXMI)
功效：全草，清热解毒、散瘀消肿。
功效来源：《药用植物辞典》

**紫花地丁**
*Viola philippica* Cav.
凭证标本：永福县普查队 450326130304042LY (IBK、GXMG、CMMI)
功效：全草，清热解毒、凉血消肿。
功效来源：《中国药典》（2020年版）

**三角叶堇菜**
*Viola triangulifolia* W. Becker
凭证标本：永福县普查队 450326130324019LY (IBK、GXMG、CMMI)
功效：全草，清热解毒、利湿。
功效来源：《药用植物辞典》

## 42. 远志科 Polygalaceae

### 远志属 *Polygala* Linn.

**鸡仔树** 黄花倒水莲
*Polygala aureocauda* Dunn
凭证标本：东岸组 6-111 (IBK)
功效：根，补益气血、健脾利湿、活血调经。
功效来源：《全国中草药汇编》

**华南远志** 大金不换
*Polygala chinensis* L.

凭证标本：永福县普查队 450326131025022LY (IBK、GXMG、CMMI)
功效：全草，祛痰、消积、散瘀、解毒。
功效来源：《广西壮族自治区壮药质量标准 第二卷》（2011年版）

**黄花倒水莲**
*Polygala fallax* Hemsl.
凭证标本：永福县普查队 450326130803088LY (IBK、GXMG、CMMI)
功效：根，补益、强壮、祛湿、散瘀。
功效来源：《广西壮族自治区瑶药材质量标准 第一卷》（2014年版）

**瓜子金**
*Polygala japonica* Houtt.
凭证标本：李光信 190567 (IBK)
功效：全草，镇咳、化痰、活血、止血、安神、解毒。
功效来源：《广西壮族自治区瑶药材质量标准 第一卷》（2014年版）

**曲江远志** 一包花
*Polygala koi* Merr.
凭证标本：永福县普查队 450326141123019LY (IBK、GXMG、CMMI)
功效：全草，化痰止咳、活血调经。
功效来源：《中华本草》

**长毛籽远志** 木本远志
*Polygala wattersii* Hance
凭证标本：永福县普查队 450326130304019LY (IBK、GXMG、CMMI)
功效：根、叶，解毒、散瘀。
功效来源：《中华本草》

### 齿果草属 *Salomonia* Lour.

**齿果草** 吹云草
*Salomonia cantoniensis* Lour.
凭证标本：永福县普查队 450326131014050LY (IBK、GXMG、CMMI)
功效：全草，解毒消肿、散瘀止痛。
功效来源：《中华本草》

## 45. 景天科 Crassulaceae

### 落地生根属 *Bryophyllum* Salisb.

**棒叶落地生根** 洋吊钟
*Bryophyllum delagoense* (Eckl. et Zeyh.) Druce
功效：全草，清热解毒、收敛生肌。
功效来源：《桂本草 第二卷》（上）
注：民间常见栽培物种。

落地生根
*Bryophyllum pinnatum* (Linn. f.) Oken
功效：根或全草，解毒消肿、活血止痛、拔毒。
功效来源：《中华本草》
注：《广西植物名录》有记载。

伽蓝菜属 *Kalanchoe* Adans.
伽蓝菜
*Kalanchoe ceratophylla* Haw.
功效：全草，清热解毒、消肿、散瘀止痛。
功效来源：《药用植物辞典》
注：民间常见栽培物种。

景天属 *Sedum* L.
大叶火焰草 龙鳞草
*Sedum drymarioides* Hance
凭证标本：永福县普查队 450326130325068LY (IBK、GXMG、CMMI)
功效：全草，清热解毒、消肿止痛。
功效来源：《全国中草药汇编》

凹叶景天 马牙半支
*Sedum emarginatum* Migo
凭证标本：永福县普查队 450326140414031LY (IBK、GXMG、CMMI)
功效：全草，清热解毒、凉血止血、利湿。
功效来源：《中华本草》

## 47. 虎耳草科 Saxifragaceae
梅花草属 *Parnassia* L.
龙胜梅花草
*Parnassia longshengensis* Ku
凭证标本：永福县普查队 450326140611009LY (IBK、GXMG)
功效：全草，主治淋浊、白带异常。
功效来源：《广西中药资源名录》

虎耳草属 *Saxifraga* L.
虎耳草
*Saxifraga stolonifera* Curtris
凭证标本：永福县普查队 450326130325114LY (IBK、GXMG、CMMI)
功效：全草，疏风、清热、凉血解毒。
功效来源：《中华本草》

## 52. 沟繁缕科 Elatinaceae
田繁缕属 *Bergia* L.
倍蕊田繁缕
*Bergia serrata* Blanco
功效：全草，用于虫蛇咬伤。

功效来源：《广西中药资源名录》
注：《广西植物名录》有记载。

## 53. 石竹科 Caryophyllaceae
卷耳属 *Cerastium* L.
球序卷耳 婆婆指甲菜
*Cerastium glomeratum* Thuill.
凭证标本：永福县普查队 450326130305034LY (IBK、GXMG、CMMI)
功效：全草，清热利湿、凉血解毒。
功效来源：《中华本草》

荷莲豆草属 *Drymaria* Willd. ex Schult.
荷莲豆草 荷莲豆菜
*Drymaria cordata* (L.) Willd. ex Schult.
凭证标本：永福县普查队 450326131015024LY (IBK、CMMI)
功效：全草，清热利湿、解毒活血。
功效来源：《广西壮族自治区壮药质量标准 第二卷》（2011年版）

鹅肠菜属 *Myosoton* Moench
鹅肠菜 鹅肠草
*Myosoton aquaticum* (Linn.) Moench
凭证标本：永福县普查队 450326130305040LY (IBK、GXMG、CMMI)
功效：全草，清热解毒、散瘀消肿。
功效来源：《中华本草》

漆姑草属 *Sagina* L.
漆姑草
*Sagina japonica* (Sw.) Ohwi
凭证标本：永福县普查队 450326130324022LY (IBK、GXMG、CMMI)
功效：全草，凉血解毒、杀虫止痒。
功效来源：《中华本草》

繁缕属 *Stellaria* L.
雀舌草 天蓬草
*Stellaria alsine* Grimm
凭证标本：永福县普查队 450326130304036LY (IBK、GXMG、CMMI)
功效：全草，祛风散寒、续筋接骨、活血止痛、解毒。
功效来源：《全国中草药汇编》

繁缕
*Stellaria media* (L.) Vill.
功效：全草，清热解毒、化瘀止痛、催乳。
功效来源：《全国中草药汇编》
注：《广西植物名录》有记载。

巫山繁缕

*Stellaria wushanensis* F.N.Williams

凭证标本：永福县普查队 450326130324028LY（IBK、GXMG、CMMI）

功效：全草，用于小儿疳积。

功效来源：《药用植物辞典》

## 54. 粟米草科 Molluginaceae

### 粟米草属 *Mollugo* L.

粟米草

*Mollugo stricta* Linn.

凭证标本：永福县普查队 450326131012016LY（IBK、GXMG、CMMI）

功效：全草，清热化湿、解毒消肿。

功效来源：《中华本草》

## 56. 马齿苋科 Portulacaceae

### 马齿苋属 *Portulaca* L.

大花马齿苋 午时花

*Portulaca grandiflora* Hook.

功效：全草，散瘀止痛、解毒消肿。

功效来源：《全国中草药汇编》

注：民间常见栽培物种。

马齿苋

*Portulaca oleracea* Linn.

凭证标本：永福县普查队 450326140808009LY（IBK、GXMG、CMMI）

功效：全草，清热解毒、凉血止痢、除湿通淋。

功效来源：《广西壮族自治区壮药质量标准　第二卷》（2011年版）

### 土人参属 *Talinum* Adans.

土人参

*Talinum paniculatum* (Jacq.) Gaertn.

凭证标本：永福县普查队 450326140808007LY（IBK、GXMG、CMMI）

功效：根，补气润肺、止咳、调经。

功效来源：《中华本草》

## 57. 蓼科 Polygonaceae

### 荞麦属 *Fagopyrum* Mill.

金荞麦

*Fagopyrum dibotrys* (D. Don) H.Hara

功效：根状茎，清热解毒、排脓祛瘀。

功效来源：《中国药典》（2020年版）

注：《广西植物名录》有记载。

荞麦

*Fagopyrum esculentum* Moench

功效：茎、叶，降压、止血。种子，健胃、收敛。

功效来源：《全国中草药汇编》

注：民间常见栽培物种。

### 何首乌属 *Fallopia* Adans.

何首乌

*Fallopia multiflora* (Thunb.) Haraldson

凭证标本：永福县普查队 450326130926019LY（IBK、GXMG、CMMI）

功效：块根，解毒、消痈、截疟、润肠通便。

功效来源：《中国药典》（2020年版）

### 蓼属 *Polygonum* L.

头花蓼 石莽草

*Polygonum capitatum* Buch.-Ham. ex D. Don

凭证标本：永福县普查队 450326130304059LY（IBK、GXMG、CMMI）

功效：全草，清热利湿、活血止痛。

功效来源：《中华本草》

火炭母

*Polygonum chinense* L.

凭证标本：永福县普查队 450326130305006LY（IBK、GXMG、CMMI）

功效：全草，清热解毒、利湿止痒、明目退翳。

功效来源：《广西壮族自治区壮药质量标准　第一卷》（2008年版）

蓼子草

*Polygonum criopolitanum* Hance

凭证标本：永福县普查队 450326121208017LY（IBK、GXMG、CMMI）

功效：全草，祛风解表、清热解毒。

功效来源：《中华本草》

二歧蓼

*Polygonum dichotomum* Blume

凭证标本：永福县普查队 450326140807001LY（IBK、GXMG、CMMI）

功效：收载于《彩色生草药图谱》第一辑。

功效来源：《药用植物辞典》

水蓼 辣蓼

*Polygonum hydropiper* Linn.

功效：全草，除湿、化滞。

功效来源：《广西壮族自治区壮药质量标准　第二卷》（2011年版）

注：《广西植物名录》有记载。

愉悦蓼

*Polygonum jucundum* Meisn.

凭证标本：永福县普查队 450326130926014LY (IBK、GXMG、CMMI)

功效：全草，外用治风湿肿痛及跌打、扭挫伤肿痛。

功效来源：《广西中药资源名录》

**酸模叶蓼** 大马蓼

*Polygonum lapathifolium* L.

凭证标本：永福县普查队 450326121207004LY (IBK、GXMG、CMMI)

功效：全草，清热解毒、利湿止痒。

功效来源：《全国中草药汇编》

**红蓼** 水红花子

*Polygonum orientale* Linn.

功效：果实，散血消癥、消积止痛、利尿消肿。

功效来源：《中国药典》（2020年版）

注：《广西植物名录》有记载。

**杠板归** 扛板归

*Polygonum perfoliatum* Linn.

凭证标本：永福县普查队 450326131024013LY (IBK、GXMG、CMMI)

功效：全草，清热解毒、利湿消肿、散瘀止血。

功效来源：《广西壮族自治区壮药质量标准 第一卷》（2008年版）

**习见蓼** 小萹蓄

*Polygonum plebeium* R. Br.

功效：全草，清热解毒、通淋利尿、化湿杀虫。

功效来源：《中华本草》

注：《广西植物名录》有记载。

**丛枝蓼**

*Polygonum posumbu* Buch.-Ham. ex D. Don

凭证标本：永福县普查队 450326140807029LY (IBK、GXMG、CMMI)

功效：全草，用于腹痛泄泻、痢疾。

功效来源：《中药大辞典》

**虎杖属** *Reynoutria* Houtt.

**虎杖**

*Reynoutria japonica* Houtt.

凭证标本：永福县普查队 450326130613050LY (IBK、GXMG、CMMI)

功效：根状茎及根，消痰、软坚散结、利尿消肿。

功效来源：《中国药典》（2020年版）

**酸模属** *Rumex* L.

**羊蹄**

*Rumex japonicus* Houtt.

凭证标本：永福县普查队 450326150709020LY (IBK、GXMG、CMMI)

功效：根或全草，清热解毒、止血、通便、杀虫。

功效来源：《全国中草药汇编》

**刺酸模** 假菠菜

*Rumex maritimus* Linn.

凭证标本：永福县普查队 450326130304059LY (IBK)

功效：全草，清热凉血、解毒杀虫。

功效来源：《全国中草药汇编》

## 59. 商陆科 Phytolaccaceae

**商陆属** *Phytolacca* L.

**商陆**

*Phytolacca acinosa* Roxb.

凭证标本：永福县普查队 450326140414016LY (IBK、GXMG、CMMI)

功效：根，逐水消肿、利尿通便。

功效来源：《中国药典》（2020年版）

**垂序商陆** 商陆

*Phytolacca americana* Linn.

凭证标本：永福县普查队 450326130613016LY (IBK、GXMG、CMMI)

功效：根，逐水消肿、利尿通便。

功效来源：《中国药典》（2020年版）

**日本商陆**

*Phytolacca japonica* Makino

凭证标本：永福县普查队 450326140613038LY (IBK)

功效：根，用作利尿剂，治一般水肿，亦用作堕胎药。外用治痈肿疮毒。

功效来源：《药用植物辞典》

## 61. 藜科 Chenopodiaceae

**甜菜属** *Beta* L.

**厚皮菜** 莙荙子

*Beta vulgaris* Linn. var. *cicla* Linn.

功效：果实，清热解毒、凉血止血。

功效来源：《中华本草》

注：民间常见栽培物种。

**藜属** *Chenopodium* L.

**藜**

*Chenopodium album* Linn.

功效：全草、果实或种子，清热祛湿、解毒消肿、杀虫止痒。

功效来源：《中华本草》

注：《广西植物名录》有记载。

**刺藜属** *Dysphania* Pax

**土荆芥**

*Dysphania ambrosioides* (L.) Mosyakin et Clemants

凭证标本：永福县普查队 450326131023026LY (IBK、GXMG、CMMI)

功效：带果穗全草，祛风除湿、杀虫止痒、活血消肿。

功效来源：《广西壮族自治区壮药质量标准 第三卷》（2018年版）

### 菠菜属 Spinacia L.

**菠菜**

Spinacia oleracea Linn.

功效：全草，滋阴平肝、止咳润肠。

功效来源：《全国中草药汇编》

注：民间常见栽培物种。

## 63. 苋科 Amaranthaceae

### 牛膝属 Achyranthes L.

**土牛膝** 倒扣草

Achyranthes aspera Linn. var. aspera

凭证标本：付任忠 97098 (IBK)

功效：全草，解表清热、利湿。

功效来源：《广西壮族自治区壮药质量标准 第一卷》（2008年版）

**牛膝**

Achyranthes bidentata Bl.

功效：根，逐瘀通经、补肝肾、强筋骨、引血下行。

功效来源：《中国药典》（2020年版）

注：《广西植物名录》有记载。

**柳叶牛膝** 土牛膝

Achyranthes longifolia (Makino) Makino

凭证标本：永福县普查队 450326130613043LY (IBK、GXMG、CMMI)

功效：根及根状茎，活血化瘀、泻火解毒、利尿通淋。

功效来源：《中华本草》

### 莲子草属 Alternanthera Forssk.

**锦绣苋**

Alternanthera bettzickiana (Regel) Nichols.

功效：全草，清热解毒、凉血止血、消积逐瘀。

功效来源：《药用植物辞典》

注：民间常见栽培物种。

**喜旱莲子草** 空心苋

Alternanthera philoxeroides (Mart.) Griseb.

凭证标本：永福县普查队 450326130614011LY (IBK、GXMG、CMMI)

功效：全草，清热利尿、凉血解毒。

功效来源：《广西壮族自治区壮药质量标准 第三卷》（2018年版）

**莲子草** 节节花

Alternanthera sessilis (L.) R. Br. ex DC.

凭证标本：永福县普查队 450326131013009LY (IBK、GXMG、CMMI)

功效：全草，凉血散瘀、清热解毒、除湿通淋。

功效来源：《中华本草》

### 苋属 Amaranthus L.

**尾穗苋** 老枪谷

Amaranthus caudatus Linn.

功效：根，滋补强壮。

功效来源：《全国中草药汇编》

注：《广西植物名录》有记载。

**刺苋**

Amaranthus spinosus Linn.

凭证标本：永福县普查队 450326121128002LY (IBK、GXMG、CMMI)

功效：全草，清热利湿、解毒消肿、凉血止血。

功效来源：《广西壮族自治区壮药质量标准 第三卷》（2018年版）

**苋**

Amaranthus tricolor Linn.

功效：茎、叶，清肝明目、利尿通便。

功效来源：《中华本草》

注：《广西植物名录》有记载。

**皱果苋** 野苋菜

Amaranthus viridis Linn.

功效：全草，清热利湿。

功效来源：《全国中草药汇编》

注：《广西植物名录》有记载。

### 青葙属 Celosia L.

**青葙** 青葙子

Celosia argentea Linn.

凭证标本：永福县普查队 450326131014009LY (IBK、GXMG、CMMI)

功效：种子，清虚热、除骨蒸、解暑热、截疟、退黄。

功效来源：《中国药典》（2020年版）

**鸡冠花**

Celosia cristata Linn.

功效：花序，收敛止血、止带、止痢。

功效来源：《中国药典》（2020年版）

注：《广西植物名录》有记载。

### 千日红属 Gomphrena L.

**千日红**

*Gomphrena globosa* Linn.

功效：花序，止咳平喘、平肝明目。

功效来源：《全国中草药汇编》

注：《广西植物名录》有记载。

## 64. 落葵科 Basellaceae

落葵薯属 *Anredera* Juss.

落葵薯 藤三七

*Anredera cordifolia* (Tenore) Steenis

凭证标本：永福县普查队 450326131013016LY (IBK、GXMG、CMMI)

功效：珠芽，补肾强腰、散瘀消肿。

功效来源：《中华本草》

## 65. 亚麻科 Linaceae

亚麻属 *Linum* L.

亚麻 亚麻子

*Linum usitatissimum* Linn.

功效：种子，润肠通便、养血祛风。

功效来源：《全国中草药汇编》

注：民间常见栽培物种。

青篱柴属 *Tirpitzia* Hallier f.

青篱柴

*Tirpitzia sinensis* (Hemsl.) Hallier

凭证标本：永福县普查队 450326130614052LY (IBK、GXMG、CMMI)

功效：根，用于风湿骨痛、跌打扭伤。叶，用于白带异常，外用治骨折、跌打肿痛。

功效来源：《广西中药资源名录》

## 67. 牻牛儿苗科 Geraniaceae

老鹳草属 *Geranium* L.

野老鹳草 老鹳草

*Geranium carolinianum* Linn.

凭证标本：永福县普查队 450326150421005LY (IBK、GXMG、CMMI)

功效：地上部分，祛风湿、通经络、止泻痢。

功效来源：《中国药典》（2020年版）

天竺葵属 *Pelargonium* L'Her.

天竺葵 石蜡红

*Pelargonium hortorum* L. H. Bailey

功效：花，清热消炎。

功效来源：《全国中草药汇编》

注：民间常见栽培物种。

## 69. 酢浆草科 Oxalidaceae

酢浆草属 *Oxalis* L.

酢浆草

*Oxalis corniculata* Linn.

凭证标本：永福县普查队 450326130304044LY (IBK、GXMG、CMMI)

功效：全草，清热利湿、消肿解毒。

功效来源：《广西壮族自治区壮药质量标准 第二卷》（2011年版）

红花酢浆草 铜锤草

*Oxalis corymbosa* DC.

功效：全草，散瘀消肿、清热利湿、解毒。

功效来源：《中华本草》

注：《广西植物名录》有记载。

## 70. 金莲花科 Tropaeolaceae

旱金莲属 *Tropaeolum* L.

旱金莲 旱莲花

*Tropaeolum majus* Linn.

功效：全草，清热解毒、凉血止血。

功效来源：《中华本草》

注：民间常见栽培物种。

## 71. 凤仙花科 Balsaminaceae

凤仙花属 *Impatiens* L.

凤仙花

*Impatiens balsamina* Linn.

凭证标本：新龙组 (GXMI)

功效：花，祛风除湿、活血止痛、解毒杀虫。

功效来源：《中华本草》

丰满凤仙花

*Impatiens obesa* Hook. f.

凭证标本：永福县普查队 450326130803082LY (IBK、GXMG、CMMI)

功效：根，用于风湿痹痛。

功效来源：《广西中药资源名录》

黄金凤

*Impatiens siculifer* Hook. f.

凭证标本：永福县普查队 450326121208038LY (IBK、GXMG、CMMI)

功效：根、全草、种子，祛瘀消肿、清热解毒、祛风、活血止痛。

功效来源：《药用植物辞典》

## 72. 千屈菜科 Lythraceae

水苋菜属 *Ammannia* L.

水苋菜

*Ammannia baccifera* L.

凭证标本：永福县普查队 450326131023042LY (IBK、GXMG、CMMI)

功效：全草，散瘀止血、除湿解毒。

功效来源：《中华本草》

### 紫薇属 *Lagerstroemia* L.
紫薇
*Lagerstroemia indica* Linn.
凭证标本：永福县普查队 450326130803050LY（IBK、GXMG、CMMI）
功效：根、树皮，活血、止血、解毒、消肿。
功效来源：《全国中草药汇编》

南紫薇
*Lagerstroemia subcostata* Koehne
凭证标本：朱国兴 220201（IBSC）
功效：花、根，败毒消瘀。
功效来源：《药用植物辞典》

### 节节菜属 *Rotala* L.
节节菜 水马齿苋
*Rotala indica* (Willd.) Koehne
功效：全草，清热解毒、止泻。
功效来源：《中华本草》
注：《广西植物名录》有记载。

圆叶节节菜 水苋菜
*Rotala rotundifolia* (Buch.-Ham. ex Roxb.) Koehne
功效：全草，清热利湿、解毒。
功效来源：《全国中草药汇编》
注：《广西植物名录》有记载。

## 75. 安石榴科 Punicaceae
### 石榴属 *Punica* L.
石榴 石榴皮
*Punica granatum* Linn.
功效：果皮，涩肠止泻、止血、驱虫。
功效来源：《中国药典》（2020年版）
注：民间常见栽培物种。

## 77. 柳叶菜科 Onagraceae
### 露珠草属 *Circaea* L.
南方露珠草
*Circaea mollis* Sieb. et Zucc.
凭证标本：永福县普查队 450326130926012LY（IBK、GXMG、CMMI）
功效：全草或根，祛风除湿、活血消肿、清热解毒。
功效来源：《中华本草》

### 丁香蓼属 *Ludwigia* L.
水龙 过塘蛇
*Ludwigia adscendens* (L.) Hara
功效：全草，清热解毒、利尿消肿。
功效来源：《广西中药材标准 第一册》（1990年版）
注：《广西植物名录》有记载。

草龙
*Ludwigia hyssopifolia* (G. Don) Exell
凭证标本：永福县普查队 450326130926041LY（IBK、GXMG、CMMI）
功效：全草，发表清热、解毒利尿、凉血止血。
功效来源：《广西壮族自治区壮药质量标准 第三卷》（2018年版）

毛草龙
*Ludwigia octovalvis* (Jacq.) P. H. Raven
凭证标本：永福县普查队 450326130926040LY（IBK、GXMG、CMMI）
功效：全草，清热利湿、解毒消肿。
功效来源：《中华本草》

### 月见草属 *Oenothera* Linn.
月见草
*Oenothera stricta* Ledeb. ex Link
功效：根，清热解毒、解表散寒、祛风除湿、止痛。
功效来源：《药用植物辞典》
注：民间常见栽培物种。

## 78. 小二仙草科 Haloragaceae
### 小二仙草属 *Gonocarpus* Thunb.
小二仙草
*Gonocarpus micranthus* Thunb.
凭证标本：永福县普查队 450326131014045LY（IBK、GXMG、CMMI）
功效：全草，止咳平喘、清热利湿、调经活血。
功效来源：《中华本草》

### 狐尾藻属 *Myriophyllum* L.
穗状狐尾藻
*Myriophyllum spicatum* L.
凭证标本：永福县普查队 450326130324068LY（IBK、GXMG、CMMI）
功效：全草，用于痢疾，外用治烧烫伤。
功效来源：《广西中药资源名录》

## 79. 水马齿科 Callitrichaceae
### 水马齿属 *Callitriche* L.
沼生水马齿
*Callitriche palustris* L.
凭证标本：永福县普查队 450326130309013LY（IBK）
功效：全草，清热解毒、利尿消肿。
功效来源：《中华本草》

## 81. 瑞香科 Thymelaeaceae
### 瑞香属 *Daphne* L.
**白瑞香** 软皮树

*Daphne papyracea* Wall. ex Steud.

凭证标本：永福县普查队 450326141128040LY (IBK、GXMG、CMMI)

功效：根皮、茎皮或全株，祛风止痛、活血调经。

功效来源：《中华本草》

### 荛花属 *Wikstroemia* Endl.
**了哥王**

*Wikstroemia indica* (Linn.) C. A. Mey.

凭证标本：永福县普查队 450326131014057LY (IBK、GXMG、CMMI)

功效：茎、叶，清热解毒、化痰散结、消肿止痛。

功效来源：《广西壮族自治区壮药质量标准 第一卷》（2008年版）

## 83. 紫茉莉科 Nyctaginaceae
### 叶子花属 *Bougainvillea* Comm. ex Juss.
**光叶子花** 紫三角

*Bougainvillea glabra* Choisy

功效：花，调和气血。

功效来源：《全国中草药汇编》

注：民间常见栽培物种。

### 紫茉莉属 *Mirabilis* L.
**紫茉莉**

*Mirabilis jalapa* Linn.

凭证标本：永福县普查队 450326140814056LY (IBK、GXMG、CMMI)

功效：叶，清热解毒、祛风渗湿、活血。果实，清热化斑、利湿解毒。

功效来源：《中华本草》

## 84. 山龙眼科 Proteaceae
### 山龙眼属 *Helicia* Lour.
**小果山龙眼**

*Helicia cochinchinensis* Lour.

凭证标本：李治基 90448 (IBK)

功效：根、叶，行气活血、祛瘀止痛。

功效来源：《药用植物辞典》

**网脉山龙眼**

*Helicia reticulata* W. T. Wang

凭证标本：永福县普查队 450326130613049LY (IBK、GXMG、CMMI)

功效：枝、叶，止血。

功效来源：《中华本草》

## 88. 海桐花科 Pittosporaceae
### 海桐花属 *Pittosporum* Banks ex Sol.
**短萼海桐**

*Pittosporum brevicalyx* (Oliv.) Gagnep.

凭证标本：永福县普查队 450326130614004LY (IBK、GXMG、CMMI)

功效：全株或茎皮、叶、果实，祛风、消肿解毒、镇咳祛痰、平喘、消炎止痛。根皮，活血调经、祛瘀生新。

功效来源：《药用植物辞典》

**光叶海桐**

*Pittosporum glabratum* Lindl. var. *glabratum*

凭证标本：李治基 90372 (IBK)

功效：叶，消肿解毒、止血。根或根皮，祛风除湿、活血通络、止咳涩精。种子，清热利咽、止泻。

功效来源：《中华本草》

**狭叶海桐** 金刚口摆

*Pittosporum glabratum* Lindl. var. *neriifolium* Rehder et E. H. Wilson

凭证标本：永福县普查队 450326141128036LY (IBK、GXMG、CMMI)

功效：果实或全株，清热利湿。

功效来源：《中华本草》

**海金子** 海桐树

*Pittosporum illicioides* Makino

凭证标本：永福县普查队 450326140806047LY (IBK、GXMG、CMMI)

功效：根，祛风活络、散瘀止痛。种子，涩肠固精。

功效来源：《全国中草药汇编》

**广西海桐**

*Pittosporum kwangsiense* H. T. Chang et S. Z. Yan

功效：树皮、叶，用于小儿惊风、黄疸型肝炎、风湿痹痛。

功效来源：《广西中药资源名录》

注：《广西植物名录》有记载。

**卵果海桐**

*Pittosporum lenticellatum* Chun ex H. Peng et Y. F. Deng

功效：叶，止血。

功效来源：《药用植物辞典》

注：《广西植物名录》有记载。

**薄萼海桐**

*Pittosporum leptosepalum* Gowda

凭证标本：永福县普查队 450326140611032LY (IBK、GXMG、CMMI)

功效：根皮，祛风湿。叶，止血。

功效来源：《药用植物辞典》

少花海桐 海金子
*Pittosporum pauciflorum* Hook. et Arn.
凭证标本：永福县普查队 450326121127031LY (IBK、GXMG、CMMI)
功效：茎枝，祛风活络、散寒止痛、镇静。
功效来源：《广西壮族自治区瑶药材质量标准 第一卷》（2014年版）

缝线海桐
*Pittosporum perryanum* Gowda
凭证标本：沙文兰、高成芝 008437 (GXMI)
功效：果实及种子，利湿退黄。
功效来源：《药用植物辞典》

海桐 海桐花
*Pittosporum tobira* (Thunb.) W. T. Aiton
功效：枝、叶，杀虫，外用煎水洗疥疮。
功效来源：《全国中草药汇编》
注：民间常见栽培物种。

## 93. 大风子科 Flacourtiaceae
### 山桂花属 *Bennettiodendron* Merr.
山桂花
*Bennettiodendron leprosipes* (Clos) Merr.
凭证标本：永福县普查队 450326121208029LY (IBK、GXMG、CMMI)
功效：树皮、叶，清热解毒、消炎、止血生肌。
功效来源：《药用植物辞典》

### 山羊角树属 *Carrierea* Franch.
山羊角树 红木子
*Carrierea calycina* Franch.
凭证标本：永福县普查队 450326140613009LY (IBK、GXMG、CMMI)
功效：种子，除风、补脑。
功效来源：《中药大辞典》

### 柞木属 *Xylosma* G. Forst.
柞木
*Xylosma congesta* (Lour.) Merr.
凭证标本：刘志刚 667378 (IBSC)
功效：叶、根皮、茎皮，清热利湿、散瘀止血、消肿止痛。
功效来源：《全国中草药汇编》

南岭柞木
*Xylosma controversa* Clos
凭证标本：永福县普查队 450326130614046LY (IBK、GXMG、CMMI)
功效：根、叶，清热凉血、散瘀消肿。
功效来源：《药用植物辞典》

## 101. 西番莲科 Passifloraceae
### 西番莲属 *Passiflora* L.
广东西番莲
*Passiflora kwangtungensis* Merr.
凭证标本：永福县普查队 450326130805017LY (IBK)
功效：根，用于痈疮肿毒、跌打肿痛。地上部分，用于咳嗽、小便不利。
功效来源：《广西中药资源名录》

## 103. 葫芦科 Cucurbitaceae
### 盒子草属 *Actinostemma* Griff.
盒子草
*Actinostemma tenerum* Griff.
凭证标本：永福县普查队 450326131023041LY (IBK、GXMG、CMMI)
功效：全草或种子，利尿消肿、清热解毒。
功效来源：《中华本草》

### 冬瓜属 *Benincasa* Savi
冬瓜 冬瓜皮
*Benincasa hispida* (Thunb.) Cogn.
功效：果皮，利尿消肿。
功效来源：《中国药典》（2020年版）
注：民间常见栽培物种。

### 西瓜属 *Citrullus* Schrad.
西瓜 西瓜霜
*Citrullus lanatus* (Thunb.) Matsumura et Nakai
功效：果实与皮硝，清热泻火、消肿止痛。
功效来源：《中国药典》（2020年版）
注：民间常见栽培物种。

### 黄瓜属 *Cucumis* L.
菜瓜
*Cucumis melo* Linn. var. *conomon* (Thnub.) Makino
功效：果实，除烦热、生津液、利小便。果实腌制品，健胃和中、生津止渴。
功效来源：《中华本草》
注：民间常见栽培物种。

甜瓜 甜瓜子
*Cucumis melo* Linn. var. *melo*
功效：种子，清肺、润肠、化瘀、排脓、疗伤止痛。
功效来源：《中国药典》（2020年版）
注：民间常见栽培物种。

黄瓜
*Cucumis sativus* Linn.
功效：果，清热利尿。藤茎，消炎、祛痰、镇痉。
功效来源：《全国中草药汇编》
注：民间常见栽培物种。

## 南瓜属 *Cucurbita* L.

**南瓜** 南瓜干
*Cucurbita moschata* (Duch. ex Lam.) Duch. ex Poir.
功效：果实，补中益气、消炎止痛、解毒杀虫。
功效来源：《广西中药材标准 第一册》（1990年版）
注：民间常见栽培物种。

**西葫芦** 桃南瓜
*Cucurbita pepo* Linn.
功效：果实，平喘、止嗽。
功效来源：《全国中草药汇编》
注：民间常见栽培物种。

## 绞股蓝属 *Gynostemma* Blume

**绞股蓝**
*Gynostemma pentaphyllum* (Thunb.) Makino
凭证标本：永福县普查队 450326121127030LY （IBK、GXMG、CMMI）
功效：全草，清热解毒、止咳祛痰、益气养阴、延缓衰老。
功效来源：《广西壮族自治区壮药质量标准 第三卷》（2018年版）

## 葫芦属 *Lagenaria* Ser.

**瓠瓜** 瓢瓜
*Lagenaria siceraria* (Molina) Standl. var. *depressa* (Ser.) Hara
功效：果皮，利湿消肿。
功效来源：《全国中草药汇编》
注：民间常见栽培物种。

## 丝瓜属 *Luffa* Mill.

**广东丝瓜** 丝瓜络
*Luffa acutangula* (Linn.) Roxb.
功效：果实的维管束，通络、活血、祛风。
功效来源：《广西中药材标准 第一册》（1990年版）
注：民间常见栽培物种。

**丝瓜** 丝瓜络
*Luffa cylindrica* Roem.
功效：果实的维管束，祛风、通络、活血、下乳。
功效来源：《中国药典》（2020年版）
注：民间常见栽培物种。

## 苦瓜属 *Momordica* L.

**苦瓜** 苦瓜干
*Momordica charantia* Linn.
功效：果实，清暑涤热、明目、解毒。
功效来源：《广西壮族自治区壮药质量标准 第二卷》（2011年版）
注：民间常见栽培物种。

## 佛手瓜属 *Sechium* P. Browne

**佛手瓜**
*Sechium edule* (Jacq.) Swartz
功效：叶，清热消肿。
功效来源：《药用植物辞典》
注：民间常见栽培物种。

## 罗汉果属 *Siraitia* Merr.

**罗汉果**
*Siraitia grosvenorii* (Swingle) C. Jeffrey ex A. M. Lu et Z. Y. Zhang
凭证标本：永福县普查队 450326130802015LY （IBK、GXMG、CMMI）
功效：果实，清热润肺、利咽开音、滑肠通便。
功效来源：《中国药典》（2020年版）

## 赤瓟儿属 *Thladiantha* Bunge

**球果赤瓟**
*Thladiantha globicarpa* A. M. Lu et Z. Y. Zhang
凭证标本：永福县普查队 450326121208039LY （IBK、GXMG、CMMI）
功效：全草，用于深部脓肿、各种化脓性感染、骨髓炎。
功效来源：《广西中药资源名录》

## 栝楼属 *Trichosanthes* L.

**王瓜**
*Trichosanthes cucumeroides* (Ser.) Maxim.
凭证标本：永福县普查队 450326130803013LY （IBK、GXMG、CMMI）
功效：果实，清热、化瘀、通乳。种子，清热利湿、凉血止血。
功效来源：《中华本草》

**糙点栝楼**
*Trichosanthes dunniana* H. Lévl.
凭证标本：永福县普查队 450326130803061LY （IBK、GXMG、CMMI）
功效：种子，润肺、祛痰、滑肠。
功效来源：《药用植物辞典》

**芋叶栝楼**
*Trichosanthes homophylla* Hayata
凭证标本：永福县普查队 450326130804044LY （IBK、GXMG、CMMI）
功效：产于台湾。药用植物。
功效来源：《药用植物辞典》

长萼栝楼

*Trichosanthes laceribractea* Hayata

凭证标本：陈照宙 60819 (IBK)

功效：果实，润肺、化痰、散结、滑肠。种子，润肺、化痰、滑肠。

功效来源：《药用植物辞典》

趾叶栝楼 石蟾蜍

*Trichosanthes pedata* Merr. et Chun

凭证标本：永福县普查队 450326121127004LY (IBK、GXMG、CMMI)

功效：全草，清热解毒。

功效来源：《中华本草》

中华栝楼

*Trichosanthes rosthornii* Harms var. *rosthornii*

凭证标本：陈照宙 275492 (IBSC)

功效：根、果实及种子，清热泻火，生津止渴，消肿排脓。

功效来源：《中国药典》（2020年版）

马㼎儿属 *Zehneria* Endl.

马㼎儿 马交儿

*Zehneria indica* (Lour.) Keraudren

凭证标本：秦俊用 108860 (IBK)

功效：根或叶，清热解毒、消肿散结。

功效来源：《全国中草药汇编》

钮子瓜

*Zehneria maysorensis* (Wight et Arn.) Arn.

凭证标本：永福县普查队 450326141127044LY (IBK、GXMG、CMMI)

功效：全草或根，清热解毒、通淋。

功效来源：《中华本草》

## 104. 秋海棠科 Begoniaceae

秋海棠属 *Begonia* L.

紫背天葵 红天葵

*Begonia fimbristipula* Hance

功效：块茎或全草，清热凉血、散瘀消肿、止咳化痰。

功效来源：《广西中药材标准 第一册》（1990年版）

注：《广西植物名录》有记载。

粗喙秋海棠 肉半边莲

*Begonia longifolia* Blume

凭证标本：永福县普查队 450326130803005LY (IBK、GXMG、CMMI)

功效：全草或根状茎，清热解毒、消肿止痛。

功效来源：《广西壮族自治区壮药质量标准 第二卷》（2011年版）

竹节秋海棠 竹节海棠

*Begonia maculata* Raddi

功效：全草，散瘀、利尿、解毒。

功效来源：《中华本草》

注：民间常见栽培物种。

红孩儿

*Begonia palmata* D. Don var. *bowringiana* (Champ. ex Benth.) Golding et Kareg.

凭证标本：永福县普查队 450326130613052LY (IBK、GXMG、CMMI)

功效：根状茎，清热解毒、凉血润肺。

功效来源：《药用植物辞典》

裂叶秋海棠 红孩儿

*Begonia palmata* D. Don

凭证标本：永福县普查队 450326130305010LY (IBK、GXMG、CMMI)

功效：全草，清热解毒、化瘀消肿。

功效来源：《广西壮族自治区壮药质量标准 第二卷》（2011年版）

掌裂叶秋海棠 水八角

*Begonia pedatifida* H. Lév.

凭证标本：永福县普查队 450326130803093LY (IBK)

功效：根状茎，祛风活血、利尿、解毒。

功效来源：《中药大辞典》

四季海棠

*Begonia semperflorens* Link et Otto

功效：花、叶，清热解毒。

功效来源：《中华本草》

注：民间常见栽培物种。

## 107. 仙人掌科 Cactaceae

戒尺掌属 *Brasiliopuntia*

叶团扇 猪耳掌

*Brasiliopuntia brasiliensis* (Willd.) Haw.

功效：茎，软坚散结。

功效来源：《中华本草》

注：民间常见栽培物种。

红尾令箭属 *Disocactus* Lindl.

鼠尾掌

*Disocactus flagelliformis* (L.) Barthlott

功效：国外药用植物。收载于《英汉医学词汇》274页。

功效来源：《药用植物辞典》

注：民间常见栽培物种。

昙花属 *Epiphyllum* Haw.

昙花

*Epiphyllum oxypetalum* (DC.) Haw.

功效：花，清肺止咳、凉血止血、养心安神。茎，清热解毒。

功效来源：《中华本草》

注：《广西植物名录》有记载。

量天尺属 *Hylocereus* (A. Berger) Britton et Rose

量天尺

*Hylocereus undatus* (Haw.) Britt. et Rose

功效：茎，舒筋活络、解毒消肿。

功效来源：《中华本草》

注：《广西植物名录》有记载。

乳突球属 *Mammillaria* Haw.

八卦掌

*Mammillaria sphaerica* A. Dietr. ex Engelm.

功效：全株，清热止咳。

功效来源：《中华本草》

注：民间常见栽培物种。

仙人掌属 *Opuntia* Mill.

仙人掌

*Opuntia dillenii* (Ker-Gawl.) Haw.

功效：地上部分，行气活血、清热解毒。

功效来源：《广西壮族自治区壮药质量标准　第二卷》（2011年版）

注：民间常见栽培物种。

仙人指属 *Schlumbergera* Lem.

蟹爪　蟹爪兰

*Schlumbergera truncata* (Haw.) Moran

功效：地上部分，解毒消肿。

功效来源：《中华本草》

注：民间常见栽培物种。

# 108. 山茶科 Theaceae

杨桐属 *Adinandra* Jack

杨桐

*Adinandra millettii* (Hook. et Arn.) Benth. et Hook. f. ex Hance

凭证标本：余少林 274165 (IBSC)

功效：根、嫩叶，凉血止血、消肿解毒。

功效来源：《药用植物辞典》

山茶属 *Camellia* L.

长尾毛蕊茶

*Camellia caudata* Wall.

凭证标本：覃灏富 700340 (IBK)

功效：茎、叶、花，活血止血、祛腐生新。

功效来源：《药用植物辞典》

心叶毛蕊茶

*Camellia cordifolia* (F. P. Metc.) Nakai

凭证标本：永福县普查队 450326141121031LY (IBK、GXMG、CMMI)

功效：根、花，收敛、凉血、止血。

功效来源：《药用植物辞典》

连蕊茶　尖连蕊茶根

*Camellia cuspidata* (Kochs) Wright var. *cuspidata*

凭证标本：覃灏富 294328 (IBSC)

功效：根，健脾消食、补虚。

功效来源：《中华本草》

山茶　山茶花

*Camellia japonica* Linn.

功效：根、花，收敛凉血、止血。

功效来源：《全国中草药汇编》

注：民间常见栽培物种。

油茶

*Camellia oleifera* Abel

凭证标本：永福县普查队 450326130613005LY (IBK、GXMG、CMMI)

功效：根或茶子饼，清热解毒、活血散瘀、止痛。

功效来源：《全国中草药汇编》

茶　茶叶

*Camellia sinensis* (Linn.) O. Kuntze

凭证标本：永福县普查队 450326131024033LY (IBK、GXMG、CMMI)

功效：嫩叶或嫩芽，清头目、除烦渴、消食化痰、利尿止泻。

功效来源：《广西壮族自治区壮药质量标准　第三卷》（2018年版）

柃木属 *Eurya* Thunb.

翅柃

*Eurya alata* Kobuski

凭证标本：永福县普查队 450326131014040LY (IBK、GXMG、CMMI)

功效：根皮，理气活血、消瘀止痛。枝叶，清热消肿。

功效来源：《药用植物辞典》

短柱柃

*Eurya brevistyla* Kobuski

凭证标本：韦发南 Ly0084 (IBK)

功效：叶，用于烧烫伤。

功效来源：《药用植物辞典》

岗柃

*Eurya groffii* Merr.

凭证标本：永福县普查队 450326131025006LY (IBK、GXMG、CMMI)

功效：叶，豁痰镇咳、消肿止痛。

功效来源：《全国中草药汇编》

微毛柃

*Eurya hebeclados* Ling

凭证标本：朱国兵 220148 (IBSC)

功效：根、茎、果实、枝叶，截疟、祛风、消肿、止血、解毒。

功效来源：《药用植物辞典》

凹脉柃 苦白蜡

*Eurya impressinervis* Kobuski

凭证标本：秦俊用 108856 (IBK)

功效：叶和果实，祛风、消肿、止血。

功效来源：《中华本草》

细枝柃

*Eurya loquaiana* Dunn

凭证标本：永福县普查队 450326141127028LY (IBK、GXMG、CMMI)

功效：茎、叶，祛风通络、活血止痛。

功效来源：《中华本草》

细齿叶柃

*Eurya nitida* Korth.

凭证标本：永福县普查队 450326131025037LY (IBK、GXMG、CMMI)

功效：全株，祛风除湿、解毒敛疮、止血。

功效来源：《中华本草》

**大头茶属** *Polyspora* Sweet ex G. Don

大头茶

*Polyspora axillaris* (Roxb. ex Ker-Gawl.) Sweet

凭证标本：陈照宙 234859 (IBSC)

功效：芽、叶、花，清热解毒。茎皮、根、果实，清热止痒、活络止痛、温中止泻。

功效来源：《药用植物辞典》

**木荷属** *Schima* Reinw. ex Blume

木荷 木荷叶

*Schima superba* Gardn. et Champ.

凭证标本：永福县普查队 450326130731006LY (IBK、GXMG、CMMI)

功效：叶，解毒疗疮。

功效来源：《中华本草》

红木荷 毛木树皮

*Schima wallichii* (DC.) Korth.

凭证标本：秦俊用、黄甫 182953 (IBK)

功效：树皮，涩肠止泻、驱虫、截疟、收敛止血。

功效来源：《中华本草》

**厚皮香属** *Ternstroemia* Mutis ex L. f.

厚皮香

*Ternstroemia gymnanthera* (Wight et Arn.) Bedd. var. *gymnanthera*

凭证标本：覃灏富 294620 (IBSC)

功效：叶、花、果实，清热解毒、消痈肿。

功效来源：《药用植物辞典》

尖萼厚皮香

*Ternstroemia luteoflora* L. K. Ling

凭证标本：刘志刚 294607 (IBSC)

功效：根、叶，清热解毒、舒筋活络、消肿止痛、止泻。

功效来源：《药用植物辞典》

# 112. 猕猴桃科 Actinidiaceae

**猕猴桃属** *Actinidia* Lindl.

异色猕猴桃

*Actinidia callosa* Lindl. var. *discolor* C. F. Liang

功效：根皮，清热、消肿。

功效来源：《药用植物辞典》

注：《广西中药资源名录》有记载。

京梨猕猴桃 水梨藤

*Actinidia callosa* Lindl. var. *henryi* Maxim.

功效：根皮，清热消肿、利湿止痛。

功效来源：《中华本草》

注：《广西植物名录》有记载。

毛花猕猴桃 毛冬瓜

*Actinidia eriantha* Benth.

功效：根、根皮及叶，抗癌、解毒消肿、清热利湿。

功效来源：《全国中草药汇编》

注：《广西中药资源名录》有记载。

条叶猕猴桃

*Actinidia fortunatii* Fin. et Gagn.

凭证标本：永福县普查队 450326131015033LY (IBK、GXMG、CMMI)

功效：根，用于跌打损伤。

功效来源：《药用植物辞典》

黄毛猕猴桃

*Actinidia fulvicoma* Hance

凭证标本：永福县普查队 450326130801003LY (IBK、GXMG、CMMI)

功效：根、叶、果实，清热止渴、除烦下气、和中利尿。

功效来源：《药用植物辞典》

蒙自猕猴桃

*Actinidia henryi* Dunn

功效：茎，用于口腔炎。

功效来源：《广西中药资源名录》

注：《广西植物名录》有记载。

阔叶猕猴桃　多花猕猴桃

*Actinidia latifolia* (Gardn. et Champ.) Merr.

凭证标本：黄广宾、廖政幸 HGIB 70241 (IBK)

功效：茎、叶，清热解毒、消肿止痛、除湿。

功效来源：《中华本草》

美丽猕猴桃

*Actinidia melliana* Hand.-Mazz.

凭证标本：永福县普查队 450326130803003LY (IBK、GXMG、CMMI)

功效：根，止血、消炎、祛风除湿、解毒接骨。

功效来源：《药用植物辞典》

## 118. 桃金娘科 Myrtaceae

### 子楝树属 *Decaspermum* J. R. Forst. et G. Forst.

子楝树　子楝树叶

*Decaspermum gracilentum* (Hance) Merr. et Perry

凭证标本：永福县普查队 450326130325069LY (IBK、GXMG、CMMI)

功效：叶，理气化湿、解毒杀虫。

功效来源：《中华本草》

### 桃金娘属 *Rhodomyrtus* (DC.) Rchb.

桃金娘

*Rhodomyrtus tomentosa* (Ait.) Hassk.

凭证标本：永福县普查队 450326131025013LY (IBK、GXMG、CMMI)

功效：果实，补血滋养、涩肠固精。根，理气止痛、利湿止泻、化瘀止血、益肾养血。

功效来源：《广西壮族自治区壮药质量标准　第一卷》（2008年版）

### 蒲桃属 *Syzygium* R. Br. ex Gaertn.

赤楠

*Syzygium buxifolium* Hook. et Arn.

凭证标本：永福县普查队 450326130715027LY (IBK、GXMG、CMMI)

功效：根或根皮，健脾利湿、平喘、散瘀消肿。叶，清热解毒。

功效来源：《中华本草》

## 120. 野牡丹科 Melastomataceae

### 柏拉木属 *Blastus* Lour.

长瓣金花树

*Blastus apricus* (Hand.-Mazz.) H. L. Li var. *longiflorus* (Hand.-Mazz.) C. Chen.

功效：全株，外用治疮疖。

功效来源：《广西中药资源名录》

注：《广西植物名录》有记载。

匙萼柏拉木

*Blastus cavaleriei* H. Lév. et Vaniot

凭证标本：陈照宙 60799 (IBK)

功效：叶，用于白带异常。

功效来源：《广西中药资源名录》

柏拉木　山崩砂

*Blastus cochinchinensis* Lour.

凭证标本：永福县普查队 450326130304046LY (IBK、GXMG、CMMI)

功效：根，收敛止血、消肿解毒。

功效来源：《全国中草药汇编》

### 野海棠属 *Bredia* Blume

叶底红

*Bredia fordii* (Hance) Diels

凭证标本：永福县普查队 450326130803095LY (IBK、GXMG、CMMI)

功效：全株，养血调经。

功效来源：《中华本草》

### 野牡丹属 *Melastoma* L.

多花野牡丹　破碗掌脚树

*Melastoma affine* D. Don

凭证标本：韦发南 Ly (IBK)

功效：全株，清热利湿、化瘀止血、解毒。

功效来源：《中华本草》

地菍

*Melastoma dodecandrum* Lour.

凭证标本：永福县普查队 450326130325033LY (IBK、GXMG、CMMI)

功效：全株，清热解毒、活血止血。

功效来源：《广西壮族自治区壮药质量标准　第三卷》（2018年版）

野牡丹

*Melastoma candidum* D. Don.

凭证标本：永福县普查队 450326130613006LY (IBK、GXMG、CMMI)

功效：根、茎，收敛止血、消食、清热解毒。

功效来源：《广西壮族自治区瑶药材质量标准　第一卷》（2014年版）

### 金锦香属 *Osbeckia* L.

朝天罐

*Osbeckia opipare* C. Y. Wu et C. Chen

凭证标本：永福县普查队 450326130803046LY（IBK、GXMG、CMMI）

功效：根、枝叶，止血、解毒。

功效来源：《广西壮族自治区壮药质量标准 第三卷》（2018年版）

### 锦香草属 *Phyllagathis* Blume

**锦香草**

*Phyllagathis cavaleriei* (H. Lév. et Vaniot) Guillaum. var. *cavaleriei*

凭证标本：永福县普查队 450326130613056LY（IBK、GXMG、CMMI）

功效：全草，清热凉血、利湿。

功效来源：《中华本草》

**短毛熊巴掌**

*Phyllagathis cavaleriei* (H. Lév. et Vaniot) Guillaumin var. *tankahkeei* (Merr.) C. Y. Wu ex C. Chen

功效：全株，清热解毒、利湿消肿、清凉、滋补。

功效来源：《药用植物辞典》

注：《广西植物名录》有记载。

## 121. 使君子科 Combretaceae

### 风车子属 *Combretum* Loefl.

**风车子** 华风车子

*Combretum alfredii* Hance

凭证标本：永福县普查队 450326130731019LY（IBK、GXMG、CMMI）

功效：根，清热、利胆。叶，驱虫。

功效来源：《全国中草药汇编》

### 使君子属 *Quisqualis* L.

**使君子**

*Quisqualis indica* Linn.

功效：果实，杀虫消积。

功效来源：《中国药典》（2020年版）

注：《广西植物名录》有记载。

## 123. 金丝桃科 Hypericaceae

### 金丝桃属 *Hypericum* L.

**挺茎遍地金** 遍地金

*Hypericum elodeoides* Choisy

凭证标本：永福县普查队 450326150709014LY（IBK、GXMG、CMMI）

功效：全草，清热解毒、通经活血。

功效来源：《全国中草药汇编》

**地耳草** 田基黄

*Hypericum japonicum* Thunb.

凭证标本：永福县普查队 450326130803057LY（IBK、GXMG、CMMI）

功效：全草，清热利湿、散瘀消肿。

功效来源：《广西壮族自治区壮药质量标准 第二卷》（2011年版）

**金丝桃**

*Hypericum monogynum* Linn.

凭证标本：永福县普查队 450326130614058LY（IBK、GXMG、CMMI）

功效：全株，清热解毒、散瘀止痛。果实，润肺止咳。

功效来源：《中华本草》

**元宝草**

*Hypericum sampsonii* Hance

凭证标本：永福县普查队 450326140808030LY（IBK）

功效：全草，凉血止血、清热解毒、活血调经、祛风通络。

功效来源：《中华本草》

## 126. 藤黄科 Guttiferae

### 藤黄属 *Garcinia* L.

**木竹子**

*Garcinia multiflora* Champ. ex Benth.

凭证标本：永福县普查队 450326130802012LY（IBK、GXMG、CMMI）

功效：树皮、果实，清热解毒、收敛生肌。

功效来源：《中华本草》

## 128. 椴树科 Tiliaceae

### 黄麻属 *Corchorus* L.

**甜麻** 野黄麻

*Corchorus aestuans* Linn.

凭证标本：永福县普查队 450326131013026LY（IBK、GXMG、CMMI）

功效：全草，清热利湿、消肿拔毒。

功效来源：《全国中草药汇编》

**黄麻**

*Corchorus capsularis* Linn.

凭证标本：永福县普查队 450326131013002LY（IBK、GXMG、CMMI）

功效：根，利尿、止泻止痢。叶，理气止血、排脓生肌。

功效来源：《药用植物辞典》

### 扁担杆属 *Grewia* L.

**扁担杆**

*Grewia biloba* G. Don

凭证标本：永福县普查队 450326130715007LY（IBK、GXMG、CMMI）

功效：根或全株，健脾益气、固精止带、祛风除湿。

功效来源：《全国中草药汇编》

### 刺蒴麻属 Triumfetta L.

**长勾刺蒴麻** 金纳香

*Triumfetta pilosa* Roth

凭证标本：永福县普查队 450326131012023LY (IBK、GXMG、CMMI)

功效：根、叶，活血行气、散瘀消肿。

功效来源：《中华本草》

## 128a. 杜英科 Elaeocarpaceae

### 杜英属 Elaeocarpus L.

**中华杜英** 高山望

*Elaeocarpus chinensis* (Gardn. et Champ.) Hook. f. ex Benth.

凭证标本：陈照宙 349028 (KUN)

功效：根，散瘀、消肿。

功效来源：《中华本草》

**褐毛杜英**

*Elaeocarpus duclouxii* Gagnep. var. *duclouxii*

凭证标本：秦俊用、黄甫 199595 (IBK)

功效：果实，理肺止咳、清热通淋、养胃消食。

功效来源：《药用植物辞典》

**山杜英**

*Elaeocarpus sylvestris* (Lour.) Poir.

凭证标本：覃灏富 65257 (IBK)

功效：根皮，散瘀、消肿。

功效来源：《药用植物辞典》

### 猴欢喜属 Sloanea L.

**薄果猴欢喜**

*Sloanea leptocarpa* Diels

凭证标本：李光信 183987 (IBK)

功效：根，消肿止痛、祛风除湿。

功效来源：《药用植物辞典》

**猴欢喜**

*Sloanea sinensis* (Hance) Hemsl.

凭证标本：刘志刚 67284 (IBK)

功效：根，健脾和胃、祛风、益肾、壮腰。

功效来源：《药用植物辞典》

## 130. 梧桐科 Sterculiaceae

### 梧桐属 Firmiana Marsili

**梧桐**

*Firmiana simplex* (L.) W. Wight

功效：树皮、花、种子，祛风除湿、调经止血、解毒疗疮。

功效来源：《中华本草》

注：《广西植物名录》有记载。

### 马松子属 Melochia L.

**马松子** 木达地黄

*Melochia corchorifolia* L.

凭证标本：永福县普查队 450326130926034LY (IBK、GXMG、CMMI)

功效：茎、叶，清热利湿。

功效来源：《全国中草药汇编》

### 午时花属 Pentapetes Linn.

**午时花**

*Pentapetes phoenicea* Linn.

功效：全草，消结散肿。

功效来源：《药用植物辞典》

注：民间常见栽培物种。

### 苹婆属 Sterculia L.

**粉苹婆**

*Sterculia euosma* W. W. Smith

凭证标本：永福县普查队 450326130325107LY (IBK、GXMG、CMMI)

功效：树皮，止咳平喘。

功效来源：《药用植物辞典》

**假苹婆** 红郎伞

*Sterculia lanceolata* Cav.

凭证标本：永福县普查队 450326130325081LY (IBK、GXMG、CMMI)

功效：叶，散瘀止痛。

功效来源：《全国中草药汇编》

## 132. 锦葵科 Malvaceae

### 苘麻属 Abutilon Mill.

**金铃花**

*Abutilon pictum* (Gillies ex Hooker) Walp.

凭证标本：永福县普查队 450326121208041LY (IBK、GXMG、CMMI)

功效：花，清热解毒、活血。叶，活血。

功效来源：《药用植物辞典》

### 蜀葵属 Alcea L.

**蜀葵**

*Alcea rosea* L.

功效：种子，利尿通淋。花，利尿、解毒散结。根，清热利湿、解毒排脓。

功效来源：《中华本草》

注：民间常见栽培物种。

棉属 *Gossypium* L.

**陆地棉** 棉花根

*Gossypium hirsutum* Linn.

凭证标本：永福县普查队 450326130803062LY (IBK、GXMG、CMMI)

功效：根，补气、止咳、平喘。种子，温肾、通乳、活血止血。

功效来源：《全国中草药汇编》

木槿属 *Hibiscus* L.

**木芙蓉** 芙蓉木

*Hibiscus mutabilis* Linn.

凭证标本：永福县普查队 450326121207005LY (IBK、GXMG、CMMI)

功效：根、叶、花，清热解毒、消肿排脓、凉血止血。

功效来源：《广西壮族自治区壮药质量标准 第一卷》（2008年版）

**木槿** 木槿花

*Hibiscus syriacus* Linn.

凭证标本：李光信 184297 (IBK)

功效：花，清湿热、凉血。

功效来源：《广西壮族自治区壮药质量标准 第一卷》（2008年版）

锦葵属 *Malva* L.

**冬葵**

*Malva crispa* Linn.

功效：根，清热利尿、解毒。嫩苗或叶，清热、利湿、滑肠、通乳。种子，利尿通淋、滑肠通便、下乳。

功效来源：《中华本草》

注：民间常见栽培物种。

**野葵** 冬葵根

*Malva verticillata* Linn. var. *verticillata*

功效：根，清热利尿、解毒。种子，利尿通淋、滑肠通便、下乳。

功效来源：《中华本草》

注：《广西植物名录》有记载。

赛葵属 *Malvastrum* A. Gray

**赛葵**

*Malvastrum coromandelianum* (Linn.) Garcke

凭证标本：永福县普查队 450326131013039LY (IBK、GXMG、CMMI)

功效：全草，清热利湿、解毒消肿。

功效来源：《中华本草》

黄花稔属 *Sida* L.

**桤叶黄花稔** 黄花稔

*Sida alnifolia* Linn.

凭证标本：永福县普查队 450326140814027LY (IBK、GXMG、CMMI)

功效：全株，清热利湿、排脓止痛。

功效来源：《全国中草药汇编》

**白背黄花稔** 黄花稔

*Sida rhombifolia* Linn.

凭证标本：永福县普查队 450326121208010LY (IBK、GXMG、CMMI)

功效：全株，清热利湿、排脓止痛。

功效来源：《全国中草药汇编》

梵天花属 *Urena* L.

**地桃花**

*Urena lobata* Linn.

凭证标本：韦凤英 (IBK)

功效：根或全草，祛风利湿、消热解毒、活血消种。

功效来源：《广西壮族自治区壮药质量标准 第一卷》（2008年版）

# 136. 大戟科 Euphorbiaceae

铁苋菜属 *Acalypha* L.

**铁苋菜** 铁苋

*Acalypha australis* Linn.

凭证标本：永福县普查队 450326131024035LY (IBK、GXMG、CMMI)

功效：地上部分，清热解毒、利湿、收敛止血。

功效来源：《广西壮族自治区壮药质量标准 第二卷》（2011年版）

山麻杆属 *Alchornea* Sw.

**红背山麻杆** 红背娘

*Alchornea trewioides* (Benth.) Müll. Arg.

凭证标本：永福县普查队 450326130309017LY (IBK、GXMG、CMMI)

功效：叶和根，清热利湿、凉血解毒、杀虫止痒。

功效来源：《广西壮族自治区壮药质量标准 第三卷》（2018年版）

**绿背山麻杆**

*Alchornea trewioides* (Benth.) Müll. Arg. var. *sinica* H. S. Kiu

功效：根，用于肾炎水肿。枝叶，用于外伤出血、疮疡肿毒。

功效来源：《广西中药资源名录》

注：《广西植物名录》有记载。

五月茶属 *Antidesma* L.

**黄毛五月茶**

*Antidesma fordii* Hemsl.

凭证标本：永福县普查队 450326130804012LY (IBK、GXMG、CMMI)

功效：根，用于风湿腰痛。

功效来源：《广西中药资源名录》

**日本五月茶**

*Antidesma japonicum* Sieb. et Zucc.

凭证标本：永福县普查队 450326130801005LY (IBK)

功效：全株，祛风湿、止泻、生津。

功效来源：《药用植物辞典》

**黑面神属** *Breynia* J. R. Forst. et G. Forst.

**钝叶黑面神** 小柿子

*Breynia retusa* (Dennst.) Alston

凭证标本：余少林 275397 (IBSC)

功效：根，清热利湿、凉血解毒。叶，燥湿止痒、收敛止血。

功效来源：《中华本草》

**土蜜树属** *Bridelia* Willd.

**大叶土蜜树**

*Bridelia retusa* (L.) A. Juss.

凭证标本：永福县普查队 450326130614019LY (IBK、GXMG、CMMI)

功效：全株，清热利尿、活血调经。

功效来源：《药用植物辞典》

**棒柄花属** *Cleidion* Blume

**棒柄花** 大树三台

*Cleidion brevipetiolatum* Pax et Hoffm.

凭证标本：永福县普查队 450326130324073LY (IBK、GXMG、CMMI)

功效：树皮，消炎解表、利湿解毒、通便。

功效来源：《广西壮族自治区壮药质量标准 第一卷》（2008年版）

**巴豆属** *Croton* L.

**毛果巴豆** 小叶双眼龙

*Croton lachynocarpus* Benth.

凭证标本：永福县普查队 450326140806014LY (IBK、GXMG、CMMI)

功效：根、叶，散寒除湿、祛风活血。

功效来源：《中华本草》

**巴豆**

*Croton tiglium* Linn.

凭证标本：李舒养 109987 (IBK)

功效：种子，泻下祛积、逐水消肿。根，温中散寒、祛风活络。叶，外用治冻疮，并可杀孑孓、蝇蛆。

功效来源：《中国药典》（2020年版）

**小巴豆**

*Croton xiaopadou* (Y. T. Chang et S. Z. Huang) H. S. Kiu

凭证标本：永福县普查队 450326130715018LY (IBK、GXMG、CMMI)

功效：全株，祛风散寒、破瘀活血。

功效来源：文献

**大戟属** *Euphorbia* L.

**猩猩草**

*Euphorbia cyathophora* Murray

功效：全草，调经、止血、止咳、接骨、消肿。

功效来源：《药用植物辞典》

注：《广西植物名录》有记载。

**乳浆大戟** 猫眼草

*Euphorbia esula* Linn.

凭证标本：永福县普查队 450326140611013LY (IBK、GXMG、CMMI)

功效：全草，利尿消肿、拔毒止痒。

功效来源：《全国中草药汇编》

**飞扬草**

*Euphorbia hirta* L.

凭证标本：永福县普查队 450326130803083LY (IBK、GXMG、CMMI)

功效：全草，清热解毒、止痒利湿、通乳。

功效来源：《中国药典》（2020年版）

**通奶草**

*Euphorbia hypericifolia* Linn.

凭证标本：永福县普查队 450326131013046LY (IBK、GXMG、CMMI)

功效：全草，清热解毒、利尿健脾、通乳。

功效来源：《药用植物辞典》

**斑地锦** 地锦草

*Euphorbia maculata* L.

凭证标本：韦春强 GL45 (IBK)

功效：全草，清热解毒、利湿退黄、活血止血。

功效来源：《中华本草》

**铁海棠**

*Euphorbia milii* Des Moul.

功效：花，止血。茎、叶，拔毒消肿。

功效来源：《全国中草药汇编》

注：民间常见栽培物种。

**金刚纂**

*Euphorbia neriifolia* Linn.

功效：茎，消肿、通便、杀虫。叶，清热化滞、解毒行瘀。花蕊，解毒消肿。

功效来源：《药用植物辞典》

注：民间常见栽培物种。

**大戟** 京大戟

*Euphorbia pekinensis* Rupr.

凭证标本：永福县普查队 450326130324049LY (IBK、GXMG、CMMI)

功效：根，泻水逐饮、消肿散结。

功效来源：《中国药典》（2020年版）

**匍匐大戟** 铺地草

*Euphorbia prostrata* Aiton

凭证标本：永福县普查队 450326131023024LY (IBK、GXMG、CMMI)

功效：全草，清热利湿、凉血解毒、催乳。

功效来源：《中华本草》

**一品红** 猩猩木

*Euphorbia pulcherrima* Willd. ex Klotzsch.

功效：全株，调经止血、接骨消肿。

功效来源：《全国中草药汇编》

注：民间常见栽培物种。

**千根草** 小飞扬草

*Euphorbia thymifolia* L.

凭证标本：永福县普查队 450326130715012LY (IBK、GXMG、CMMI)

功效：全草，清热利湿、收敛止痒。

功效来源：《全国中草药汇编》

**白饭树属** *Flueggea* Willd.

白饭树

*Flueggea virosa* (Roxb. ex Willd.) Voigt

凭证标本：永福县普查队 450326130614017LY (IBK、GXMG、CMMI)

功效：全株，清热解毒、消肿止痛、止痒止血。

功效来源：《广西壮族自治区壮药质量标准 第三卷》（2018年版）

**算盘子属** *Glochidion* J. R. Forst. et G. Forst.

毛果算盘子

*Glochidion eriocarpum* Champ. ex Benth.

凭证标本：永福县普查队 450326130324002LY (IBK、GXMG、CMMI)

功效：根和叶，清热利湿、解毒止痒。

功效来源：《广西壮族自治区壮药质量标准 第一卷》（2008年版）

算盘子

*Glochidion puberum* (Linn.) Hutch.

凭证标本：永福县普查队 450326130731001LY (IBK)

功效：全株，清热利湿、解毒消肿。

功效来源：《广西壮族自治区壮药质量标准 第三卷》（2018年版）

**雀舌木属** *Leptopus* Decne.

雀儿舌头

*Leptopus chinensis* (Bunge) Pojark.

凭证标本：余少林 105556 (IBK)

功效：嫩苗或叶，止痛、杀虫。

功效来源：《药用植物辞典》

**血桐属** *Macaranga* Thouars

草鞋木

*Macaranga henryi* (Pax et K. Hoffm.) Rehd.

功效：根，外治风湿痹痛。

功效来源：《广西中药资源名录》

注：《广西植物名录》有记载。

**野桐属** *Mallotus* Lour.

白背叶

*Mallotus apelta* (Lour.) Müll. Arg.

凭证标本：永福县普查队 450326130803045LY (IBK、GXMG、CMMI)

功效：根，柔肝活血、健脾化湿、收敛固脱。叶，消炎止血。

功效来源：《广西壮族自治区壮药质量标准 第一卷》（2008年版）

毛桐

*Mallotus barbatus* (Wall.) Müll. Arg.

凭证标本：永福县普查队 450326130613035LY (IBK、GXMG、CMMI)

功效：根，清热、利湿。叶，清热解毒、燥湿止痒、凉血止血。

功效来源：《广西壮族自治区壮药质量标准 第三卷》（2018年版）

白楸

*Mallotus paniculatus* (Lam.) Müll. Arg.

凭证标本：永福县普查队 450326131015014LY (IBK、GXMG、CMMI)

功效：全株，固脱、止痢、消炎。

功效来源：《药用植物辞典》

粗糠柴

*Mallotus philippensis* (Lam.) Müll. Arg.

凭证标本：永福县普查队 450326140808018LY (IBK、GXMG、CMMI)

功效：果实表面的粉状茸毛，驱虫。根，清热利湿。

功效来源：《广西壮族自治区壮药质量标准 第一卷》（2008年版）

石岩枫 杠香藤

*Mallotus repandus* (Willd.) Müll. Arg.

凭证标本：永福县普查队 450326130614010LY (IBK、GXMG、CMMI)

功效：根、茎、叶，祛风除湿、活血通络、解毒消肿、驱虫止痒。

功效来源：《中华本草》

### 木薯属 *Manihot* Mill.

木薯

*Manihot esculenta* Crantz

功效：叶、根，解毒消肿。

功效来源：《中华本草》

注：民间常见栽培物种。

### 珠子木属 *Phyllanthodendron* Hemsl.

枝翅珠子木

*Phyllanthodendron dunnianum* Levl.

凭证标本：永福县普查队 450326131013041LY (IBK、GXMG、CMMI)

功效：根，止血、止痢。

功效来源：《药用植物辞典》

### 叶下珠属 *Phyllanthus* L.

叶下珠

*Phyllanthus urinaria* Linn.

凭证标本：永福县普查队 450326130715034LY (IBK、GXMG、CMMI)

功效：全草，清热利尿、消积、明目。

功效来源：《广西壮族自治区壮药质量标准　第二卷》（2011年版）

黄珠子草

*Phyllanthus virgatus* G. Forst.

凭证标本：永福县普查队 450326131014049LY (IBK、GXMG、CMMI)

功效：全草，健脾消积、利尿通淋、清热解毒。

功效来源：《中华本草》

### 蓖麻属 *Ricinus* L.

蓖麻 蓖麻子

*Ricinus communis* Linn.

功效：干燥成熟种子，消肿拔毒、泻下通滞。

功效来源：《中国药典》（2020年版）

注：《广西植物名录》有记载。

### 乌桕属 *Sapium* Jacq.

济新乌桕

*Sapium chihsinianum* S. Lee

功效：根、树皮，用于水肿、大便燥结、小便急胀。叶、果实，用于湿疹、皮肤瘙痒、虫蛇咬伤。

功效来源：《广西中药资源名录》

注：《广西植物名录》有记载。

山乌桕

*Sapium discolor* (Champ. ex Benth.) Müll. Arg.

凭证标本：余少林 105547 (IBK)

功效：根皮、树皮及叶，泻下逐水、消肿散瘀。

功效来源：《全国中草药汇编》

乌桕 乌桕子

*Sapium sebiferum* (Linn.) Roxb.

凭证标本：永福县普查队 450326130614013LY (IBK、GXMG、CMMI)

功效：种子，拔毒消肿、杀虫止痒。

功效来源：《广西壮族自治区壮药质量标准　第二卷》（2011年版）

### 地构叶属 *Speranskia* Baill.

广东地构叶 蛋不老

*Speranskia cantonensis* (Hance) Pax et K. Hoffm.

凭证标本：永福县普查队 450326130309016LY (IBK、GXMG、CMMI)

功效：全草，祛风湿、通经络、破瘀止痛。

功效来源：《中华本草》

### 油桐属 *Vernicia* Lour.

油桐

*Vernicia fordii* (Hemsl.) Airy Shaw

凭证标本：永福县普查队 450326130325036LY (IBK、GXMG、CMMI)

功效：根，下气消积、利尿化痰、驱虫。叶，清热消肿、解毒杀虫。花，清热解毒、生肌。果实，行气消食、清热解毒。种子所榨出的油，涌吐痰涎、清热解毒、收湿杀虫、润肤生肌。

功效来源：《中华本草》

木油桐

*Vernicia montana* Lour.

凭证标本：永福县普查队 450326140808001LY (IBK、GXMG、CMMI)

功效：根、叶、果实，杀虫止痒、拔毒生肌。

功效来源：《药用植物辞典》

## 136a. 虎皮楠科 Daphniphyllaceae

### 虎皮楠属 *Daphniphyllum* Blume

牛耳枫

*Daphniphyllum calycinum* Benth.

凭证标本：永福县普查队 450326130715026LY (IBK、GXMG、CMMI)

功效：根，清热解毒、活血化瘀。枝叶，祛风止痛、解毒消肿。果实，止泻。

功效来源：《广西壮族自治区壮药质量标准　第一卷》（2008年版）

**虎皮楠**
*Daphniphyllum oldhamii* (Hemsl.) K. Rosenthal
凭证标本：永福县普查队 450326131024004LY (IBK、GXMG、CMMI)
功效：根、叶，清热解毒、活血散瘀。
功效来源：《中华本草》

## 139a. 鼠刺科 Escalloniaceae
**鼠刺属** *Itea* L.
**鼠刺**
*Itea chinensis* Hook. et Arn.
凭证标本：永福县普查队 450326130327001LY (IBK、GXMG、CMMI)
功效：根、叶，活血、消肿、止痛。花，滋补强壮。
功效来源：《药用植物辞典》

## 142. 绣球花科 Hydrangeaceae
**常山属** *Dichroa* Lour.
**常山**
*Dichroa febrifuga* Lour.
凭证标本：永福县普查队 450326121208033LY (IBK、GXMG、CMMI)
功效：根，涌吐痰涎、截疟。
功效来源：《中国药典》（2020年版）

**绣球属** *Hydrangea* L.
**中国绣球**
*Hydrangea chinensis* Maxim.
凭证标本：李光信 201994 (IBK)
功效：根，利尿、抗疟、祛瘀止痛、活血生新。
功效来源：《药用植物辞典》

**临桂绣球**
*Hydrangea linkweiensis* Chun
凭证标本：永福县普查队 450326130804048LY (IBK、GXMG、CMMI)
功效：根、叶，祛风、解热、止痛、止咳、接骨、截疟。
功效来源：《药用植物辞典》

**圆锥绣球** 土常山
*Hydrangea paniculata* Sieb.
凭证标本：秦俊用 108843 (IBK)
功效：根，截疟退热、消积和中。
功效来源：《全国中草药汇编》

**冠盖藤属** *Pileostegia* Hook. f. et Thomson
**星毛冠盖藤** 青棉花藤

*Pileostegia tomentella* Hand.-Mazz.
凭证标本：永福县普查队 450326130803024LY (IBK、GXMG、CMMI)
功效：根、藤茎、叶，祛风除湿、散瘀止痛、接骨。
功效来源：《全国中草药汇编》

## 143. 蔷薇科 Rosaceae
**龙芽草属** *Agrimonia* L.
**龙芽草** 仙鹤草
*Agrimonia pilosa* Ledeb.
功效：地上部分，收敛止血、杀虫。
功效来源：《广西壮族自治区壮药质量标准　第二卷》（2011年版）
注：《广西植物名录》有记载。

**桃属** *Amygdalus* L.
**桃** 桃花
*Amygdalus persica* Linn.
功效：花，泻下通便、利尿消肿。
功效来源：《全国中草药汇编》
注：民间常见栽培物种。

**杏属** *Armeniaca* Scop.
**梅** 梅花
*Armeniaca mume* Sieb.
功效：花蕾，疏肝和中、化痰散结。
功效来源：《中国药典》（2020年版）
注：民间常见栽培物种。

**樱属** *Cerasus* Mill.
**钟花樱桃**
*Cerasus campanulata* (Maxim.) A. N. Vassiljeva
凭证标本：覃灏富 65237 (IBK)
功效：种仁，用于咳嗽、发热等。
功效来源：文献

**木瓜属** *Chaenomeles* Lindl.
**毛叶木瓜** 楂子
*Chaenomeles cathayensis* (Hemsl.) Schneid.
功效：果实，和胃化湿、舒筋活络。
功效来源：《中华本草》
注：民间常见栽培物种。

**蛇莓属** *Duchesnea* Sm.
**蛇莓**
*Duchesnea indica* (Andr.) Focke
凭证标本：永福县普查队 450326130304041LY (IBK、GXMG、CMMI)
功效：全草，清热解毒、散瘀消肿、凉血止血。根，清热泻火、解毒消肿。
功效来源：《中华本草》

枇杷属 *Eriobotrya* Lindl.

**大花枇杷**
*Eriobotrya cavaleriei* (H. Lév.) Rehder
凭证标本：陈照宙 652755 (KUN)
功效：花、叶、根皮，清肺、止咳、平喘、消肿止痛。
功效来源：《药用植物辞典》

**枇杷 枇杷叶**
*Eriobotrya japonica* (Thunb.) Lindl.
功效：叶，清肺止咳、降逆止呕。
功效来源：《中国药典》（2020年版）
注：民间常见栽培物种。

桂樱属 *Laurocerasus* Duham.

**腺叶桂樱**
*Laurocerasus phaeosticta* (Hance) C. K. Schneid.
凭证标本：永福县普查队 450326141123015LY (IBK、GXMG、CMMI)
功效：全株、种子，活血祛瘀、镇咳利尿、润燥滑肠。
功效来源：《药用植物辞典》

**刺叶桂樱**
*Laurocerasus spinulosa* (Sieb. et Zucc.) C. K. Schneid.
凭证标本：覃灏富 226057 (IBSC)
功效：果实、种子，祛风除湿、消肿止血。
功效来源：《药用植物辞典》

**钝齿尖叶桂樱**
*Laurocerasus undulata* (D. Don) Roem. f. *microbotrys* (Koehne) T. T. Yü et L.T. Lu
凭证标本：刘志刚 67333 (IBK)
功效：根，用于关节肿痛、水肿。
功效来源：《广西中药资源名录》

**尖叶桂樱**
*Laurocerasus undulata* (D. Don) Roem. f. *undulata*
凭证标本：刘志刚 67333 (IBK)
功效：根，用于关节肿痛、水肿。
功效来源：《广西中药资源名录》

**大叶桂樱**
*Laurocerasus zippeliana* (Miq.) T. T. Yü et L.T. Lu
凭证标本：永福县普查队 450326130327002LY (IBK、GXMG、CMMI)
功效：根、叶，跌打损伤。叶，镇咳祛痰、祛风解毒。
功效来源：《药用植物辞典》

石楠属 *Photinia* Lindl.

**中华石楠**
*Photinia beauverdiana* C. K. Schneid.
凭证标本：陈照宙 60795 (IBK)
功效：果，补肾强筋。根、叶，行气活血、祛风止痛。
功效来源：《中华本草》

**光叶石楠**
*Photinia glabra* (Thunb.) Maxim.
凭证标本：永福县普查队 450326131014015LY (IBK、GXMG、CMMI)
功效：果实，杀虫、止血、涩肠、生津、解酒。叶，清热利尿、消肿止痛。
功效来源：《中华本草》

**小叶石楠**
*Photinia parvifolia* (E. Pritz.) C. K. Schneid.
凭证标本：永福县普查队 450326140809036LY (IBK、GXMG、CMMI)
功效：根，清热解毒、活血止痛。
功效来源：《中华本草》

**桃叶石楠**
*Photinia prunifolia* (Hook. et Arn.) Lindl.
凭证标本：永福县普查队 450326121127012LY (IBK、GXMG、CMMI)
功效：叶，祛风、通络、益肾。
功效来源：《药用植物辞典》

**庐山石楠**
*Photinia villosa* (Thunb.) DC. var. *sinica* Rehder et E. H. Wilson
凭证标本：永福县普查队 450326130614029LY (IBK、GXMG、CMMI)
功效：叶，祛风通络、益肾。
功效来源：《药用植物辞典》

委陵菜属 *Potentilla* L.

**蛇含委陵菜 蛇含**
*Potentilla kleiniana* Wight et Arn.
凭证标本：永福县普查队 450326130324021LY (IBK、GXMG、CMMI)
功效：全草，清热定惊、截疟、止咳化痰、解毒活血。
功效来源：《中华本草》

李属 *Prunus* L.

**李**
*Prunus salicina* Lindl.
功效：根，清热解毒、利湿、止痛。种仁，活血祛瘀、滑肠、利尿。
功效来源：《全国中草药汇编》
注：民间常见栽培物种。

臀果木属 *Pygeum* Gaertn.

臀果木

*Pygeum topengii* Merr.

凭证标本：覃灏富 278381 (IBSC)

功效：果实，抗病毒、抗肿瘤、镇痛、抗炎、抑菌。

功效来源：文献

火棘属 *Pyracantha* Roem.

全缘火棘

*Pyracantha atalantioides* (Hance) Stapf

凭证标本：永福县普查队 450326121128014LY (IBK、GXMG、CMMI)

功效：叶，清热解毒、止血。果实，健脾消积、收敛止痢、止痛。

功效来源：《中华本草》

梨属 *Pyrus* L.

豆梨

*Pyrus calleryana* Decne.

凭证标本：永福县普查队 450326130327020LY (IBK、GXMG、CMMI)

功效：根皮，清热解毒、敛疮。果实，健脾消食、涩肠止痢。

功效来源：《中华本草》

楔叶豆梨 豆梨

*Pyrus calleryana* Decne. var. *koehnei* (C. K. Schneid.) T. T. Yü

功效：根、果实，止泻止痢。

功效来源：《药用植物辞典》

注：《广西植物名录》有记载。

沙梨

*Pyrus pyrifolia* (Burm. f.) Nakai

凭证标本：李振魁、秦玉庭 605 (IBK)

功效：果实，生津、润燥、清热、化痰。

功效来源：《广西壮族自治区壮药质量标准 第三卷》（2018年版）

石斑木属 *Rhaphiolepis* Lindl.

石斑木

*Rhaphiolepis indica* (L.) Lindl.

功效：根、叶，活血祛风、止痛、消肿解毒。

功效来源：《药用植物辞典》

注：《广西植物名录》有记载。

蔷薇属 *Rosa* L.

月季花

*Rosa chinensis* Jacq.

功效：花，活血调经、疏肝解郁。

功效来源：《中国药典》（2020年版）

注：民间常见栽培物种。

小果蔷薇 金樱根

*Rosa cymosa* Tratt.

凭证标本：永福县普查队 450326130715022LY (IBK、GXMG、CMMI)

功效：根及根状茎，清热解毒、利湿消肿、收敛止血、活血散瘀、固涩益肾。

功效来源：《广西壮族自治区瑶药材质量标准》第一卷（2014年版）

软条七蔷薇

*Rosa henryi* Bouleng.

凭证标本：余少林 105522 (IBK)

功效：根，祛风除湿、活血调经、化痰、止血。

功效来源：《药用植物辞典》

金樱子

*Rosa laevigata* Michx.

凭证标本：永福县普查队 450326121128020LY (IBK、GXMG、CMMI)

功效：果实，固精缩尿、固崩止带、涩肠止泻。

功效来源：《中国药典》（2020年版）

单瓣缫丝花 刺梨子

*Rosa roxburghii* Tratt. f. *normalis* Rehd. et Wils.

功效：根，消食健脾、收敛止泻。果，解暑、消食。

功效来源：《全国中草药汇编》

注：《广西植物名录》有记载。

玫瑰

*Rosa rugosa* Thunb.

功效：花蕾，行气解郁、和血、止痛。

功效来源：《中国药典》（2020年版）

注：民间常见栽培物种。

悬钩子属 *Rubus* L.

粗叶悬钩子

*Rubus alceifolius* Poir.

凭证标本：永福县普查队 450326131025024LY (IBK、GXMG、CMMI)

功效：根、叶，清热利湿、止血、散瘀。

功效来源：《中华本草》

小柱悬钩子

*Rubus columellaris* Tutcher

凭证标本：永福县普查队 450326130613055LY (IBK、GXMG、CMMI)

功效：根，外用治跌打损伤。

功效来源：《药用植物辞典》

山莓
*Rubus corchorifolius* L. f.
凭证标本：永福县普查队 450326130304030LY (IBK、GXMG、CMMI)
功效：根，活血、止血、祛风利湿。叶，消肿解毒。
功效来源：《全国中草药汇编》

高粱泡 高粱泡叶
*Rubus lambertianus* Ser.
凭证标本：永福县普查队 450326121208002LY (IBK、GXMG、CMMI)
功效：叶，清热凉血、解毒疗疮。
功效来源：《中华本草》

茅莓
*Rubus parvifolius* L.
凭证标本：永福县普查队 450326130327029LY (IBK、GXMG、CMMI)
功效：地上部分，清热解毒、散瘀止血、杀虫疗疮。根，清热解毒、祛风利湿、活血凉血。
功效来源：《广西壮族自治区壮药质量标准 第一卷》（2008年版）

锈毛莓
*Rubus reflexus* Ker-Gawl. var. *reflexus*
凭证标本：朱国兴 22239 (IBK)
功效：根，用于风湿疼痛。
功效来源：《广西中药资源名录》

深裂悬钩子 七爪风
*Rubus reflexus* Ker-Gawl.var. *lanceolobus* Metc.
凭证标本：永福县普查队 450326130327018LY (IBK、GXMG、CMMI)
功效：根，祛风除湿、活血通络。
功效来源：《全国中草药汇编》

空心泡 倒触伞
*Rubus rosifolius* Sm.
凭证标本：永福县普查队 450326130304014LY (IBK、GXMG、CMMI)
功效：根、嫩枝叶，清热解毒、止咳、收敛止血、接骨。
功效来源：《中华本草》

红腺悬钩子 牛奶莓
*Rubus sumatranus* Miq.
凭证标本：永福县普查队 450326130324001LY (IBK、GXMG、CMMI)
功效：根，清热解毒、开胃、利尿。
功效来源：《中华本草》

木莓
*Rubus swinhoei* Hance
凭证标本：永福县普查队 450326130305058LY (IBK、GXMG、CMMI)
功效：根、叶，凉血止血、活血调经、收敛解毒、消食积、止泻痢。
功效来源：《药用植物辞典》

灰白毛莓
*Rubus tephrodes* Hance
凭证标本：永福县普查队 450326130614015LY (IBK、GXMG、CMMI)
功效：果实、种子，补肝肾、缩尿、补气益精。叶，止血解毒。
功效来源：《药用植物辞典》

## 地榆属 *Sanguisorba* L.
地榆
*Sanguisorba officinalis* L.
凭证标本：傅任忠 (IBK)
功效：根，凉血止血、解毒敛疮。
功效来源：《中国药典》（2020年版）

## 花楸属 *Sorbus* L.
石灰花楸
*Sorbus folgneri* (C.K.Schneid.) Rehd.
凭证标本：秦俊用 108849 (IBK)
功效：果实、茎，祛风除湿、舒筋活络。
功效来源：《药用植物辞典》

## 绣线菊属 *Spiraea* L.
麻叶绣线菊
*Spiraea cantoniensis* Lour.
凭证标本：黄广宾、廖政幸 HGIB 70239 (IBK)
功效：枝叶，外用治疮疥。
功效来源：《广西中药资源名录》

# 146. 含羞草科 Mimosaceae
## 猴耳环属 *Abarema* Pittier
围涎树 尿桶弓
*Abarema clypearia* (Jack) Kosterm.
功效：枝叶，祛风消肿、凉血解毒、收敛生肌。
功效来源：《中华本草》
注：《广西植物名录》有记载。

亮叶猴耳环
*Abarema lucida* (Benth.) Kosterm.
凭证标本：永福县普查队 450326130613068LY (IBK、GXMG、CMMI)
功效：枝、叶，消肿、祛风湿、凉血、消炎生肌。
功效来源：《药用植物辞典》

**金合欢属** *Acacia* Mill.

**儿茶**

*Acacia catechu* (Linn. f.) Willd.

功效：去皮枝、杆，活血止痛、止血生肌、收湿敛疮、清肺化痰。

功效来源：《中国药典》（2020年版）

注：民间常见栽培物种。

**合欢属** *Albizia* Durazz.

**楹树**

*Albizia chinensis* (Osbeck) Merr.

凭证标本：永福县普查队 450326131013053LY (IBK、GXMG、CMMI)

功效：树皮，固涩止泻、收敛生肌。

功效来源：《药用植物辞典》

**天香藤**

*Albizia corniculata* (Lour.) Druce

凭证标本：永福县普查队 450326131013066LY (IBK、GXMG、CMMI)

功效：根、树皮，用于风湿骨痛、小便不利。

功效来源：《广西中药资源名录》

**南洋楹**

*Albizia falcataria* (Linn.) Fosberg

功效：树皮，外用治跌打肿痛、外伤出血。

功效来源：《广西中药资源名录》

注：民间常见栽培物种。

**含羞草属** *Mimosa* L.

**含羞草**

*Mimosa pudica* Linn.

功效：全草，凉血解毒、清热利湿、镇静安神。

功效来源：《中华本草》

注：《广西植物名录》有记载。

# 147. 苏木科 Caesalpiniaceae

**羊蹄甲属** *Bauhinia* L.

**龙须藤** 九龙藤

*Bauhinia championii* (Benth.) Benth.

凭证标本：永福县普查队 450326121128017LY (IBK、GXMG、CMMI)

功效：根、茎，祛风除湿、行气活血。叶，利尿、化瘀、理气止痛。种子，行气止痛、活血化瘀。

功效来源：《广西壮族自治区壮药质量标准 第一卷》（2008年版）

**云实属** *Caesalpinia* L.

**云实** 云实根

*Caesalpinia decapetala* (Roth) Alston

凭证标本：陈昭宙 275486 (IBSC)

功效：根、茎，解表散寒、祛风除湿。

功效来源：《广西中药材标准 第一册》（1990年版）

**喙荚云实** 南蛇簕

*Caesalpinia minax* Hance

凭证标本：永福县普查队 450326130803087LY (IBK、GXMG、CMMI)

功效：茎，清热利湿、散瘀止痛。果实，泻火解毒、祛湿。

功效来源：《广西壮族自治区壮药质量标准 第二卷》（2011年版）

**决明属** *Chamaecrista* Moench

**含羞草决明**

*Chamaecrista mimosoides* (L.) Greene

凭证标本：永福县普查队 450326131025011LY (IBK、GXMG、CMMI)

功效：全草，清热解毒、散瘀化积、利尿通便。种子，利尿、健胃。

功效来源：《药用植物辞典》

**短叶决明**

*Chamaecrista Leschenaultiana* (DC.) O.Deg.

功效：种子，清热利湿、散瘀化积。根，清热解毒、平肝、安神、消肿排脓。全草，泻下。

功效来源：《药用植物辞典》

注：《广西植物名录》有记载。

**老虎刺属** *Pterolobium* R. Br. ex Wight et Arn.

**老虎刺**

*Pterolobium punctatum* Hemsl.

凭证标本：永福县普查队 450326130715006LY (IBK、GXMG、CMMI)

功效：根，消炎、解热、止痛。

功效来源：《全国中草药汇编》

**山扁豆属** *Senna* Mill.

**望江南** 望江南子

*Senna occidentalis* (L.) Link

功效：种子，清肝明目、健胃、通便、解毒。

功效来源：《广西中药材标准 第一册》（1990年版）

注：《广西植物名录》有记载。

**决明** 决明子

*Senna tora* (L.) Roxb.

凭证标本：永福县普查队 450326130715024LY (IBK、GXMG、CMMI)

功效：种子，清热明目、润肠通便。

功效来源：《中国药典》（2020年版）

酸豆属 *Tamarindus* Linn.

酸豆 罗望子
*Tamarindus indica* Linn.
功效：果实，清热解暑、消食化积。
功效来源：《全国中草药汇编》
注：民间常见栽培物种。

## 148. 蝶形花科 Papilionaceae

落花生属 *Arachis* L.

落花生 花生衣
*Arachis hypogaea* L.
功效：种皮，止血、散瘀、消肿。
功效来源：《全国中草药汇编》
注：民间常见栽培物种。

黄芪属 *Astragalus* L.

紫云英 红花菜
*Astragalus sinicus* Linn.
凭证标本：永福县普查队 450326130305048LY (IBK、GXMG、CMMI)
功效：全草，清热解毒、祛风明目、凉血止血。
功效来源：《中华本草》

木豆属 *Cajanus* Adans.

木豆
*Cajanus cajan* (Linn.) Millsp.
功效：根，利湿消肿、散瘀止痛。
功效来源：《全国中草药汇编》
注：民间常见栽培物种。

昆明鸡血藤属 *Callerya* Endl.

灰毛崖豆藤
*Callerya dielsiana* (Harms) P. K. Loc ex Z. Wei et Pedley
凭证标本：覃灏富 277022 (IBSC)
功效：茎，用于风湿痹痛、跌打后遗关节不利。
功效来源：《广西中药资源名录》

异果崖豆藤
*Callerya dielsiana* Harms var. *heterocarpa* (Chun ex T. C. Chen) X. Y. Zhu
凭证标本：永福县普查队 450326130715020LY (IBK、GXMG、CMMI)
功效：根、茎藤，补血行血、活血祛瘀。
功效来源：《药用植物辞典》

宽序崖豆藤
*Callerya eurybotrya* (Drake) Schot
凭证标本：永福县普查队 450326130804038LY (IBK、GXMG、CMMI)
功效：全株、藤茎，祛风湿、解毒。
功效来源：《药用植物辞典》

亮叶崖豆藤
*Callerya nitida* (Benth.) R. Geesink
凭证标本：永福县普查队 450326131013078LY (IBK、GXMG、CMMI)
功效：根、藤茎，活血补血、通经活络、解热解毒、止痢。
功效来源：《药用植物辞典》

网脉崖豆藤 鸡血藤
*Callerya reticulata* (Benth.) Schot
功效：藤茎，补血、活血、通络。
功效来源：《中国药典》（2020年版）
注：《广西植物名录》有记载。

刀豆属 *Canavalia* Adans.

直生刀豆
*Canavalia ensiformis* (L.) DC.
功效：种子，温中、下气、止呃、补肾。果实，益肾、温中、除湿。
功效来源：《药用植物辞典》
注：民间常见栽培物种。

蝙蝠草属 *Christia* Moench

铺地蝙蝠草 半边钱
*Christia obcordata* (Poir.) Bakh. f. ex Meeuwen
功效：全草，利尿通淋、散瘀止血、清热解毒。
功效来源：《中华本草》
注：《广西植物名录》有记载。

蝙蝠草 双飞蝴蝶
*Christia vespertilionis* (L. f.) Bakh. f.
凭证标本：永福县普查队 450326130926049LY (IBK、GXMG、CMMI)
功效：全草，活血祛风、解毒消肿。
功效来源：《中华本草》

舞草属 *Codariocalyx* Hassk.

小叶三点金
*Codariocalyx microphyllus* (Thunb.) H. Ohashi
凭证标本：永福县普查队 450326131014034LY (IBK、GXMG、CMMI)
功效：根，清热利湿、止血、通络。
功效来源：《药用植物辞典》

猪屎豆属 *Crotalaria* L.

响铃豆
*Crotalaria albida* Heyne ex Roth
凭证标本：永福县普查队 450326131025054LY (IBK、GXMG、CMMI)
功效：全草或根，清热解毒、止咳平喘。
功效来源：《全国中草药汇编》

太阳麻

*Crotalaria juncea* Linn.

功效：根、种子，清热解毒、消肿止痛、利尿通淋、麻醉。

功效来源：《药用植物辞典》

注：民间常见栽培物种。

线叶猪屎豆 条叶猪屎豆

*Crotalaria linifolia* L. f.

凭证标本：永福县普查队 450326130803055LY (IBK、GXMG、CMMI)

功效：根，清热解毒、理气消积。

功效来源：《全国中草药汇编》

三尖叶猪屎豆

*Crotalaria micans* Link

功效：全草，祛风除湿、消肿止痛、抗肿瘤。

功效来源：《药用植物辞典》

注：民间常见栽培物种。

**黄檀属** *Dalbergia* L. f.

南岭黄檀

*Dalbergia balansae* Prain

凭证标本：覃灏富 274367 (IBSC)

功效：木材，行气止痛、解毒消肿。

功效来源：《中华本草》

藤黄檀 藤檀

*Dalbergia hancei* Benth.

功效：茎和根，理气止痛。

功效来源：《广西壮族自治区壮药质量标准 第二卷》（2011年版）

注：《广西植物名录》有记载。

藤黄檀

*Dalbergia hancei* Benth.

凭证标本：永福县普查队 450326130805009LY (IBK、GXMG、CMMI)

功效：根，理气止痛、舒筋活络、强壮筋骨。

功效来源：《广西壮族自治区壮药质量标准 第二卷》（2011年版）

**假木豆属** *Dendrolobium* (Wight et Arn.) Benth.

假木豆

*Dendrolobium triangulare* (Retz.) Schindl.

凭证标本：永福县普查队 450326130804026LY (IBK、GXMG、CMMI)

功效：根、叶，清热凉血、舒筋活络、健脾利湿。

功效来源：《中华本草》

**鱼藤属** *Derris* Lour.

毛鱼藤

*Derris elliptica* (Wall.) Benth.

功效：根及根状茎，杀虫止痒。

功效来源：《药用植物辞典》

注：民间常见栽培物种。

中南鱼藤 毒鱼藤

*Derris fordii* Oliv.

功效：茎、叶，解毒杀虫。

功效来源：《中华本草》

注：《广西植物名录》有记载。

**山蚂蝗属** *Desmodium* Desv.

假地豆 山花生

*Desmodium heterocarpon* (Linn.) DC.

凭证标本：永福县普查队 450326130926051LY (IBK、GXMG)

功效：全草，清热解毒、消肿止痛。

功效来源：《全国中草药汇编》

大叶拿身草

*Desmodium laxiflorum* DC.

凭证标本：永福县普查队 450326130926016LY (IBK、GXMG、CMMI)

功效：全草，活血、平肝、清热、利湿、解毒。

功效来源：《中华本草》

饿蚂蝗

*Desmodium multiflorum* DC.

凭证标本：永福县普查队 450326130804034LY (IBK、GXMG、CMMI)

功效：全株，活血止痛、解毒消肿。

功效来源：《中华本草》

长波叶山蚂蝗

*Desmodium sequax* Wall.

凭证标本：永福县普查队 450326131015032LY (IBK、GXMG、CMMI)

功效：根，润肺止咳、平喘、补虚、驱虫。果实，止血。全草，健脾补气。

功效来源：《药用植物辞典》

**鸡头薯属** *Eriosema* (DC.) D. Don

鸡头薯 猪仔笠

*Eriosema chinense* Vogel

凭证标本：李光信 500002 (IBK)

功效：块根，清肺化痰、生津止渴、消肿。

功效来源：《中华本草》

**千斤拔属** *Flemingia* Roxb. ex W. T. Aiton

大叶千斤拔 千斤拔

*Flemingia macrophylla* (Willd.) Kuntze ex Prain

功效：根，祛风湿、强腰膝。

功效来源：《广西中药材标准 第一册》（1990年版）

注：《广西植物名录》有记载。

### 千斤拔

*Flemingia prostrata* Roxb. f. ex Roxb.

功效：根，祛风湿、强腰膝。

功效来源：《广西壮族自治区壮药质量标准 第一卷》（2008年版）

注：《广西植物名录》有记载。

### 球穗千斤拔

*Flemingia strobilifera* (L.) R. Br.

凭证标本：高成芝、方鼎 017268 (GXMI)

功效：叶，止血、生肌收口、驱虫。

功效来源：《药用植物辞典》

## 大豆属 *Glycine* Willd.
### 野大豆

*Glycine soja* Sieb. et Zucc.

凭证标本：永福县普查队 450326131013008LY (IBK、GXMG、CMMI)

功效：种子，益肾、止汗。

功效来源：《全国中草药汇编》

## 长柄山蚂蝗属 *Hylodesmum* H. Ohashi et R. R. Mill

### 宽卵叶长柄山蚂蝗

*Hylodesmum podocarpum* (DC.) H. Ohashi et R. R. Mill subsp. *fallax* (Schindl.) H. Ohashi et R. R. Mill

功效：全草、根、叶，发表散寒、止血、破瘀消肿、健脾化湿。

功效来源：《药用植物辞典》

注：《广西植物名录》有记载。

## 木蓝属 *Indigofera* L.
### 宜昌木蓝

*Indigofera decora* Lindl. var. *ichangensis* (Craib) Y. Y. Fang et C. Z. Zheng

凭证标本：永福县普查队 450326131014044LY (IBK、GXMG、CMMI)

功效：根、根状茎，清热解毒、消肿、止痛。

功效来源：《药用植物辞典》

## 鸡眼草属 *Kummerowia* Schindl.
### 长萼鸡眼草 鸡眼草

*Kummerowia stipulacea* (Maxim.) Makino

凭证标本：永福县普查队 450326140814002LY (IBK、GXMG、CMMI)

功效：全草，清热解毒、活血、利湿、止泻。

功效来源：《全国中草药汇编》

### 鸡眼草

*Kummerowia striata* (Thunb.) Schindl.

凭证标本：永福县普查队 450326131014043LY (IBK、GXMG、CMMI)

功效：全草，清热解毒、健脾利湿、活血止血。

功效来源：《中华本草》

## 扁豆属 *Lablab* Adans.
### 扁豆 白扁豆

*Lablab purpureus* (Linn.) Sweet

功效：种子，健脾化湿、和中消暑。

功效来源：《中国药典》（2020年版）

注：民间常见栽培物种。

## 胡枝子属 *Lespedeza* Michx.
### 胡枝子

*Lespedeza bicolor* Turcz.

凭证标本：永福县普查队 450326141122004LY (IBK、GXMG、CMMI)

功效：根，解表。

功效来源：《全国中草药汇编》

### 截叶铁扫帚 铁扫帚

*Lespedeza cuneata* (Dum.Cours.) G. Don

凭证标本：永福县普查队 450326131013073LY (IBK、GXMG、CMMI)

功效：全株或根，清热利湿、消食除积、祛痰止咳。

功效来源：《广西壮族自治区壮药质量标准 第一卷》（2008年版）

### 美丽胡枝子 马扫帚

*Lespedeza formosa* (Vogel) Koehne

凭证标本：永福县普查队 450326131014037LY (IBK、GXMG、CMMI)

功效：根或全株，清热凉血、消肿止痛。

功效来源：《全国中草药汇编》

## 鸡血藤属 *Millettia* Wight et Arn.
### 厚果崖豆藤 苦檀子

*Millettia pachycarpa* Benth.

凭证标本：永福县普查队 450326130325030LY (IBK、GXMG、CMMI)

功效：根、叶及种子，散瘀消肿。

功效来源：《全国中草药汇编》

### 印度崖豆

*Millettia pulchra* (Benth.) Kurz var. *pulchra*

凭证标本：刘志刚 281092 (IBSC)

功效：藤茎、根，活血止血、散瘀、止痛、消肿、宁神。

功效来源：《药用植物辞典》

**油麻藤属** *Mucuna* Adans.

白花油麻藤

*Mucuna birdwoodiana* Tutch.

凭证标本：永福县普查队 450326131013077LY (IBK、GXMG、CMMI)

功效：藤茎，补血、通经络、强筋骨。

功效来源：《全国中草药汇编》

褶皮黧豆

*Mucuna lamellata* Wilmot-Dear

凭证标本：永福县普查队 450326130731020LY (IBK、GXMG、CMMI)

功效：根，清热、活血散瘀、消肿止痛。

功效来源：《药用植物辞典》

大果油麻藤 老鸦花藤

*Mucuna macrocarpa* Wall.

凭证标本：永福县普查队 450326130324077LY (IBK、GXMG、CMMI)

功效：茎，强筋壮骨、调经补血。

功效来源：《全国中草药汇编》

**大井属** *Ohwia* H. Ohashi

小槐花

*Ohwia caudata* (Thunb.) H.Ohashi

凭证标本：永福县普查队 450326130804039LY (IBK、GXMG、CMMI)

功效：根或全株，清热解毒、祛风利湿。

功效来源：《广西壮族自治区壮药质量标准 第一卷》（2008年版）

**红豆树属** *Ormosia* Jacks.

苍叶红豆

*Ormosia semicastrata* Hance f. *pallida* F. C. How

凭证标本：永福县普查队 450326140613031LY (IBK、GXMG)

功效：种子，用于跌打损伤。

功效来源：《广西中药资源名录》

木荚红豆

*Ormosia xylocarpa* Chun ex Merr. et L. Chen

凭证标本：秦俊用、黄甫 132998 (IBK)

功效：种子，理气、通经。根，清热解毒、镇虚气痛。

功效来源：《药用植物辞典》

**排钱树属** *Phyllodium* Desv.

毛排钱树

*Phyllodium elegans* (Lour.) Desv.

功效：全草，清热利湿、散瘀消肿、活血。

功效来源：《药用植物辞典》

注：《广西植物名录》有记载。

排钱树

*Phyllodium pulchellum* (Linn.) Desv.

凭证标本：秦振雄 97155 (IBK)

功效：根、地上部分，清热利尿。

功效来源：《广西壮族自治区壮药质量标准 第一卷》（2008年版）

**豌豆属** *Pisum* L.

豌豆

*Pisum sativum* Linn.

功效：种子，和中下气、强壮、利小便、解疮毒。花、叶，清热除湿、清凉解暑、消肿散结。

功效来源：《药用植物辞典》

注：民间常见栽培物种。

**鹿藿属** *Rhynchosia* Lour.

鹿藿

*Rhynchosia volubilis* Lour.

凭证标本：永福县普查队 450326130309014LY (IBK、GXMG、CMMI)

功效：根，活血止痛、解毒、消积。茎、叶，祛风除湿、活血、解毒。

功效来源：《中华本草》

**田菁属** *Sesbania* Scop.

田菁

*Sesbania cannabina* (Retz.) Poir.

功效：叶、种子，消炎、止痛。

功效来源：《全国中草药汇编》

注：民间常见栽培物种。

**笔花豆属** *Stylosanthes* Sw.

西域旌节花 小通草

*Stylosanthes himalaicus* Hook.f. et Thomson

凭证标本：韦发南 Ly (IBK)

功效：干燥茎髓，清热、利尿、下乳。

功效来源：《中国药典》（2020年版）

**葫芦茶属** *Tadehagi* H. Ohashi

蔓茎葫芦茶

*Tadehagi pseudotriquetrum* (DC.) H. Ohashi

凭证标本：永福县普查队 450326131025025LY (IBK、GXMG、CMMI)

功效：根或全株，清热解毒、消积利湿、祛痰止咳、止呕、杀虫。

功效来源：《药用植物辞典》

葫芦茶

*Tadehagi triquetrum* (Linn.) Ohashi

功效：根、枝叶，清热止咳、拔毒散结。

功效来源：《广西壮族自治区壮药质量标准 第一卷》（2008年版）

注：《广西植物名录》有记载。

### 车轴草属 *Trifolium* Linn.

**红车轴草**

*Trifolium pratense* Linn.

功效：花序或带花枝叶，止咳、止喘、镇痉。

功效来源：《全国中草药汇编》

注：民间常见栽培物种。

**白车轴草**

*Trifolium repens* Linn.

功效：全草，清热、凉血、宁心。

功效来源：《全国中草药汇编》

注：民间常见栽培物种。

### 狸尾豆属 *Uraria* Desv.

**狸尾豆 狸尾草**

*Uraria lagopodioides* (Linn.) Desv. ex DC.

功效：全草，清热解毒、散结消肿。

功效来源：《全国中草药汇编》

注：《广西植物名录》有记载。

### 山野豌豆属 *Vicia* L.

**蚕豆**

*Vicia faba* Linn.

功效：花，凉血止血、止带、降压。种子，健脾利湿。

功效来源：《全国中草药汇编》

注：民间常见栽培物种。

**救荒野豌豆 野豌豆**

*Vicia sativa* L.

凭证标本：永福县普查队 450326130326007LY (IBK、GXMG、CMMI)

功效：全草，补肾调经、祛痰止咳。

功效来源：《全国中草药汇编》

### 豇豆属 *Vigna* Savi

**赤豆 赤小豆**

*Vigna angularis* (Willd.) Ohwi et H. Ohashi

功效：种子，利尿消肿、解毒排脓。

功效来源：《中国药典》（2020年版）

注：民间常见栽培物种。

**贼小豆**

*Vigna minima* (Roxb.) Ohwi et H. Ohashi

凭证标本：永福县普查队 450326140806038LY (IBK、GXMG、CMMI)

功效：种子，清热、利尿、消肿、行气、止痛。

功效来源：《药用植物辞典》

**绿豆**

*Vigna radiata* (Linn.) R. Wilczek

功效：种皮，清暑止渴、利尿解毒、退目翳。种子，清热解毒、利尿消暑。

功效来源：《中华本草》

注：民间常见栽培物种。

**豇豆**

*Vigna unguiculata* (Linn.) Walp.

功效：种子、全株，健脾利湿、清热解毒、止血。

功效来源：《全国中草药汇编》

注：民间常见栽培物种。

**长豇豆 豇豆**

*Vigna unguiculata* (Linn.) Walp. subsp. *sesquipedalis* (Linn.) Verde.

功效：种子、全株，健脾利湿、清热解毒、止血。

功效来源：《全国中草药汇编》

注：民间常见栽培物种。

### 紫藤属 *Wisteria* Nutt.

**紫藤**

*Wisteria sinensis* (Sims) Sweet

功效：茎皮、花及种子，止痛、杀虫。

功效来源：《全国中草药汇编》

注：民间常见栽培物种。

## 150. 旌节花科 Stachyuraceae

### 旌节花属 *Stachyurus* Sieb. et Zucc.

**中国旌节花 小通草**

*Stachyurus chinensis* Franch.

功效：茎髓，清热、利尿、下乳。

功效来源：《中国药典》（2020年版）

注：《广西植物名录》有记载。

## 151. 金缕梅科 Hamamelidaceae

### 蕈树属 *Altingia* Noronha

**蕈树 半边风**

*Altingia chinensis* (Champ.) Oliv. ex Hance

功效：根，祛风湿、通经络。

功效来源：《中华本草》

注：《广西植物名录》有记载。

### 蜡瓣花属 *Corylopsis* Sieb. et Zucc.

**瑞木**

*Corylopsis multiflora* Hance

凭证标本：永福县普查队 450326140807019LY (IBK、GXMG、CMMI)

功效：根皮、叶，用于恶性发热、呕逆、恶心呕吐、心悸不安、烦乱昏迷、白喉、内伤出血。

功效来源：《药用植物辞典》

### 蚊母树属 *Distylium* Sieb. et Zucc.

**杨梅叶蚊母树**

*Distylium myricoides* Hemsl.

凭证标本：永福县普查队 450326140611062LY（IBK、GXMG、CMMI）

功效：根，通络、消肿。

功效来源：《药用植物辞典》

### 马蹄荷属 *Exbucklandia* R. W. Br.

**马蹄荷**

*Exbucklandia populnea* (R. Br. ex Griff.) R. W. Br.

凭证标本：刘志刚 281102（IBSC）

功效：茎枝，祛风活络、止痛。

功效来源：《中华本草》

**大果马蹄荷**

*Exbucklandia tonkinensis* (Lecomte) H. T. Chang

凭证标本：秦俊用 108839（IBK）

功效：树皮、根，祛风湿、活血舒筋、止痛。

功效来源：《药用植物辞典》

### 金缕梅属 *Hamamelis* L.

**金缕梅**

*Hamamelis mollis* Oliv.

功效：根，益气。

功效来源：《中华本草》

注：《广西植物名录》有记载。

### 枫香树属 *Liquidambar* L.

**枫香树** 枫香脂

*Liquidambar formosana* Hance

凭证标本：余少林 105506（IBK）

功效：树脂，活血止痛、解毒生肌、凉血止血。

功效来源：《中国药典》（2020年版）

### 檵木属 *Loropetalum* R. Br. ex Rchb.

**檵木** 檵花

*Loropetalum chinense* (R. Br.) Oliv.

凭证标本：永福县普查队 450326130309025LY（IBK、GXMG、CMMI）

功效：花，清热、止血。

功效来源：《中药大辞典》

### 半枫荷属 *Semiliquidambar* H. T. Chang

**半枫荷** 金缕半枫荷叶

*Semiliquidambar cathayensis* H. T. Chang

凭证标本：秦俊用 119612（IBK）

功效：叶，祛风止痛、通络止痛。

功效来源：《中华本草》

## 156. 杨柳科 Salicaceae

### 杨属 *Populus* L.

**响叶杨**

*Populus adenopoda* Maxim.

功效：根、叶、茎，散瘀活血、止痛。

功效来源：《全国中草药汇编》

注：民间常见栽培物种。

### 柳属 *Salix* L.

**垂柳** 柳枝

*Salix babylonica* Linn.

功效：枝条，祛风、利湿、止痛、消肿。

功效来源：《广西中药材标准 第一册》（1990年版）

注：民间常见栽培物种。

## 159. 杨梅科 Myricaceae

### 杨梅属 *Myrica* L.

**杨梅**

*Myrica rubra* (Lour.) Sieb. et Zucc.

功效：果，生津解烦、和中消食、解酒、止血。

功效来源：《中华本草》

注：《广西植物名录》有记载。

## 161. 桦木科 Betulaceae

### 桦木属 *Betula* L.

**亮叶桦**

*Betula luminifera* H. Winkl.

功效：叶，清热利尿。

功效来源：《全国中草药汇编》

注：《广西植物名录》有记载。

## 162. 榛木科 Corylaceae

### 鹅耳枥属 *Carpinus* L.

**雷公鹅耳枥**

*Carpinus viminea* Lindl.

凭证标本：覃灏富 65242（IBK）

功效：收载于《浙江天目山药用植物志》194页。

功效来源：《药用植物辞典》

## 163. 壳斗科 Fagaceae

### 栗属 *Castanea* Mill.

**栗**

*Castanea mollissiraa* Bl.

凭证标本：吴子琪 617（IBK）

功效：果实，滋阴补肾。花序，止泻。

功效来源：《全国中草药汇编》

**锥属 *Castanopsis* (D. Don) Spach**

锥 锥栗

*Castanopsis chinensis* (Spreng.) Hance

凭证标本：李光信 191186 (IBK)

功效：壳斗、叶、种子，健胃补肾、除湿热。

功效来源：《全国中草药汇编》

甜槠

*Castanopsis eyrei* (Champ. ex Benth.) Tutcher

凭证标本：刘志刚 276743 (IBSC)

功效：根皮，止泻。种仁，健胃燥湿、催眠。

功效来源：《药用植物辞典》

罗浮栲

*Castanopsis fabri* Hance

凭证标本：曹小燕 CY0171 (IBK)

功效：种仁，滋养强壮、健胃、消食。

功效来源：《药用植物辞典》

栲

*Castanopsis fargesii* Franch.

凭证标本：永福县普查队 450326131024005LY (IBK、GXMG、CMMI)

功效：总苞，清热、消炎、消肿止痛、止泻。

功效来源：《药用植物辞典》

黧蒴锥

*Castanopsis fissa* (Champ. cx Benth.) Rehd. et E. H. Wilson

凭证标本：刘志刚 276742 (IBSC)

功效：叶，外用治跌打损伤、疮疖。果实，用于咽喉肿痛。

功效来源：《药用植物辞典》

红锥

*Castanopsis hystrix* Hook. f. et Thomson ex A. DC.

凭证标本：永福县普查队 450326131014019LY (IBK、GXMG、CMMI)

功效：种仁，用于痢疾。

功效来源：《药用植物辞典》

苦槠

*Castanopsis sclerophylla* (Lindl.) Schottky

凭证标本：覃灏富 65261 (IBK)

功效：种仁，燥湿止泻、解毒、生津止渴。树皮及叶，止血、敛疮。

功效来源：《药用植物辞典》

钩锥 钩栗

*Castanopsis tibetana* Hance

凭证标本：曹小燕 CY0169 (IBK)

功效：果实，厚肠、止痢。

功效来源：《中华本草》

**青冈属 *Cyclobalanopsis* Oersted**

青冈 槠子

*Cyclobalanopsis glauca* (Thunb.) Oersted

凭证标本：永福县普查队 450326130614060LY (IBK、GXMG、CMMI)

功效：种仁，涩肠止泻、生津止渴。

功效来源：《中华本草》

小叶青冈

*Cyclobalanopsis myrsinifolia* (Blume) Oersted

凭证标本：刘志刚 67338 (IBK)

功效：种仁，止泻痢、消食、健行。树皮、叶，止血、敛疮。

功效来源：《药用植物辞典》

**柯属 *Lithocarpus* Blume**

柯 柯树皮

*Lithocarpus glaber* (Thunb.) Nakai

凭证标本：覃灏富 525126 (NAS)

功效：树皮，行气、利尿。

功效来源：《中华本草》

木姜叶柯

*Lithocarpus litseifolius* (Hance) Chun var. *litseifolius*

凭证标本：191255 (IBK)

功效：茎，祛风除湿、止痛。根，补肾助阳。叶，清热解毒、利湿。

功效来源：《药用植物辞典》

**栎属 *Quercus* L.**

乌冈栎

*Quercus phillyreoides* A. Gray

凭证标本：永福县普查队 450326130614057LY (IBK、GXMG、CMMI)

功效：果实的虫瘿，健脾消积、理气、清火、明目。

功效来源：《药用植物辞典》

# 165. 榆科 Ulmaceae

**糙叶树属 *Aphananthe* Planch.**

糙叶树

*Aphananthe aspera* (Thunb.) Planch. var. *aspera*

凭证标本：陈照宙 602773 (KUN)

功效：根皮、茎皮，舒筋活络、止痛。

功效来源：《药用植物辞典》

**朴属 *Celtis* L.**

紫弹树

*Celtis biondii* Pamp.

凭证标本：永福县普查队 450326130614018LY (IBK、

GXMG、CMMI)

功效：全株，清热解毒、祛痰、利小便。

功效来源：《全国中草药汇编》

### 青檀属 *Pteroceltis* Maxim.
#### 青檀
*Pteroceltis tatarinowii* Maxim.

凭证标本：永福县普查队 450326130325029LY (IBK、GXMG)

功效：茎、叶，祛风、止血、止痛。

功效来源：《药用植物辞典》

### 山黄麻属 *Trema* Lour.
#### 光叶山黄麻
*Trema cannabina* Lour.

凭证标本：永福县普查队 450326140814010LY (IBK、GXMG、CMMI)

功效：根皮、全株，利尿、解毒、活血祛瘀。

功效来源：《中华本草》

#### 银毛叶山黄麻
*Trema nitida* C. J. Chen

凭证标本：永福县普查队 450326130324047LY (IBK、GXMG、CMMI)

功效：叶，外用治外伤出血。

功效来源：《广西中药资源名录》

#### 山黄麻
*Trema orientalis* (Linn.) Bl.

功效：根、叶，散瘀、消肿、止血。

功效来源：《全国中草药汇编》

注：《广西植物名录》有记载。

## 167. 桑科 Moraceae
### 构属 *Broussonetia* L'Her. ex Vent.
#### 藤构 谷皮藤
*Broussonetia kaempferi* Sieb. var. *australis* T. Suzuki

凭证标本：永福县普查队 450326130325083LY (IBK、GXMG、CMMI)

功效：全株，清热养阴、平肝、益肾。

功效来源：《中华本草》

#### 小构树 谷皮树
*Broussonetia kazinoki* Siebold et Zucc.

凭证标本：永福县普查队 450326130327025LY (IBK、GXMG、CMMI)

功效：根、根皮，散瘀止痛。叶、树皮汁，解毒、杀虫。

功效来源：《全国中草药汇编》

#### 构树 楮实子
*Broussonetia papyrifera* (Linn.) L'Hér. ex Vent.

凭证标本：永福县普查队 450326130325110LY (IBK、GXMG、CMMI)

功效：果实，明目、补肾、强筋骨、利尿。

功效来源：《中国药典》（2020年版）

### 榕属 *Ficus* L.
#### 石榕树
*Ficus abelii* Miq.

凭证标本：永福县普查队 450326121207003LY (IBK、GXMG、CMMI)

功效：全株，清热解毒、止血、消肿止痛、祛腐生肌。

功效来源：《药用植物辞典》

#### 无花果
*Ficus carica* Linn.

功效：榕果，润肺止咳、清热润肠。

功效来源：《全国中草药汇编》

注：民间常见栽培物种。

#### 歪叶榕
*Ficus cyrtophylla* Wall. ex Miq.

凭证标本：永福县普查队 450326130324012LY (IBK、GXMG、CMMI)

功效：叶，用于支气管炎。

功效来源：《广西中药资源名录》

#### 矮小天仙果 天仙果
*Ficus erecta* Thunb.

凭证标本：永福县普查队 450326140611021LY (IBK、GXMG、CMMI)

功效：榕果，润肠通便、解毒消肿。全株，补中健脾、祛风湿、活血通络。

功效来源：《中华本草》

#### 黄毛榕
*Ficus esquiroliana* Lévl.

凭证标本：永福县普查队 450326130325096LY (IBK、GXMG)

功效：根皮，益气健脾、活血祛风。

功效来源：《中华本草》

#### 台湾榕 奶汁树
*Ficus formosana* Maxim.

凭证标本：永福县普查队 450326130304032LY (IBK、GXMG、CMMI)

功效：根、叶，活血补血、催乳、祛风利湿、清热解毒。

功效来源：《中华本草》

**窄叶台湾榕** 奶汁树

*Ficus formosana* Maxim. f. *shimadai* Hayata

凭证标本：陈照宙 273554 (IBSC)

功效：根、叶，活血补血、催乳、祛风利湿、清热解毒。

功效来源：《中华本草》

**尖叶榕**

*Ficus henryi* Warb. ex Diels

凭证标本：永福县普查队 450326130805015LY (IBK、GXMG、CMMI)

功效：榕果，催乳、解毒消肿、利湿。

功效来源：《药用植物辞典》

**异叶榕** 奶浆果

*Ficus heteromorpha* Hemsl.

凭证标本：李治基 14 (IBK)

功效：榕果，下乳、补血。

功效来源：《全国中草药汇编》

**粗叶榕** 五指毛桃

*Ficus hirta* Vahl

凭证标本：永福县普查队 450326121208022LY (IBK、GXMG、CMMI)

功效：根，健脾补肺、行气利湿、舒筋活络。

功效来源：《广西壮族自治区壮药质量标准 第二卷》（2011年版）

**琴叶榕** 五爪龙

*Ficus pandurata* Hance

凭证标本：永福县普查队 450326130802019LY (IBK、GXMG、CMMI)

功效：全株，祛风除湿、解毒消肿、活血通经。

功效来源：《广西壮族自治区壮药质量标准 第三卷》（2018年版）

**薜荔** 木馒头

*Ficus pumila* Linn.

凭证标本：永福县普查队 450326121208026LY (IBK、GXMG、CMMI)

功效：榕果，补肾固精、活血、催乳。

功效来源：《广西壮族自治区壮药质量标准 第一卷》（2008年版）

**舶梨榕** 梨果榕

*Ficus pyriformis* Hook. et Arn.

凭证标本：永福县普查队 450326130804066LY (IBK、GXMG、CMMI)

功效：茎，清热利尿、止痛。

功效来源：《中华本草》

**船梨榕** 梨果榕

*Ficus pyriformis* Hook. et Arn. var. *pyriformis*

凭证标本：余少林 274159 (IBSC)

功效：茎，清热利尿、止痛。

功效来源：《中华本草》

**珍珠榕** 珍珠莲

*Ficus sarmentosa* Buch.-Ham. ex Sm. var. *henryi* (King ex Oliv.) Corner

凭证标本：永福县普查队 450326130305075LY (IBK、GXMG、CMMI)

功效：藤茎、根，祛风除湿、消肿解毒、杀虫。

功效来源：《全国中草药汇编》

**长柄匍茎榕**

*Ficus sarmentosa* Buch.-Ham. ex Sm. var. *luducca* Corner

凭证标本：永福县普查队 450326130325034LY (IBK、GXMG、CMMI)

功效：榕果，用于内痔、便血。

功效来源：《药用植物辞典》

**竹叶榕**

*Ficus stenophylla* Hemsl.

凭证标本：永福县普查队 450326140808031LY (IBK)

功效：全株，祛痰止咳、行气活血、祛风除湿。

功效来源：《全国中草药汇编》

**斜叶榕**

*Ficus tinctoria* G. Forst. subsp. *gibbosa* (Bl.) Corner

凭证标本：永福县普查队 450326121208005LY (IBK、GXMG、CMMI)

功效：树皮，清热利湿、解毒。

功效来源：《药用植物辞典》

**楔叶榕**

*Ficus trivia* Corner

凭证标本：永福县普查队 450326130715004LY (IBK、GXMG、CMMI)

功效：根，用于咳嗽、脾虚泄泻、月经不调、白带异常、风湿性腰腿痛。

功效来源：《广西中药资源名录》

**岩木瓜**

*Ficus tsiangii* Merr. ex Corner

凭证标本：永福县普查队 450326130926028LY (IBK、GXMG、CMMI)

功效：树皮，清热利湿、解暑。

功效来源：《药用植物辞典》

**变叶榕**

*Ficus variolosa* Lindl. ex Benth.

凭证标本：永福县普查队 450326130716033LY（IBK、GXMG、CMMI）

功效：根，祛风除湿、活血止痛。

功效来源：《中华本草》

**黄葛树** 雀榕叶

*Ficus virens* Aiton

凭证标本：永福县普查队 450326130325115LY（IBK、GXMG、CMMI）

功效：叶，清热解毒、除湿止痒。根，清热解毒。

功效来源：《中华本草》

**橙桑属** *Maclura* Nutt.

**构棘** 穿破石

*Maclura cochinchinensis* (Lour.) Corner

凭证标本：永福县普查队 450326131014059LY（IBK、GXMG、CMMI）

功效：根，祛风通络、清热除湿、解毒消肿。

功效来源：《广西壮族自治区壮药质量标准　第三卷》（2018年版）

**毛柘藤**

*Maclura pubescens* (Trécul) Z. K. Zhou et M. G. Gilbert

凭证标本：永福县普查队 450326131012037LY（IBK、GXMG、CMMI）

功效：根，用于肺结核、黄疸型肝炎、肝脾肿大、胃痛、闭经、尿路结石、风湿性腰腿痛。

功效来源：《广西中药资源名录》

**柘树** 穿破石

*Maclura tricuspidata* Carrière

凭证标本：永福县普查队 450326130325106LY（IBK、GXMG、CMMI）

功效：根，祛风通络、清热除湿、解毒消肿。

功效来源：《广西壮族自治区壮药质量标准　第三卷》（2018年版）

**桑属** *Morus* L.

**桑** 桑椹

*Morus alba* L.

凭证标本：永福县普查队 450326130304067LY（IBK、GXMG、CMMI）

功效：果实，补血滋阴、生津润燥。

功效来源：《中国药典》（2020年版）

**鸡桑** 鸡桑叶

*Morus australis* Poir.

功效：叶，清热解表、宣肺止咳。根或根皮，清肺、凉血、利湿。

功效来源：《中华本草》

注：《广西植物名录》有记载。

**蒙桑**

*Morus mongolica* (Bureau) C. K. Schneid.

凭证标本：永福县普查队 450326140414088LY（IBK、GXMG、CMMI）

功效：叶，清肺止咳、凉血明目。根皮，利尿消肿、止咳平喘。果实，益肠胃、补肝肾、养血祛风。

功效来源：《药用植物辞典》

## 169. 荨麻科 Urticaceae

**苎麻属** *Boehmeria* Jacq.

**苎麻** 苎麻根

*Boehmeria nivea* (Linn.) Gaudich.

凭证标本：永福县普查队 450326131014003LY（IBK、GXMG、CMMI）

功效：根，凉血止血、利尿、解毒。

功效来源：《广西壮族自治区壮药质量标准　第一卷》（2008年版）

**青叶苎麻** 青叶苎麻根

*Boehmeria nivea* (Linn.) Gaudich. var. *tenacissima* (Gaudich.) Miq.

凭证标本：永福县普查队 450326130613070LY（IBK、GXMG、CMMI）

功效：根，止泻。

功效来源：《中华本草》

**水麻属** *Debregeasia* Gaudich.

**鳞片水麻**

*Debregeasia squamata* King ex Hook. f.

凭证标本：永福县普查队 450326130613014LY（IBK、GXMG）

功效：全株，止血、活血。

功效来源：《中华本草》

**楼梯草属** *Elatostema* J. R. Forst. et G. Forst.

**锐齿楼梯草** 毛叶楼梯草

*Elatostema cyrtandrifolium* (Zoll. et Mor.) Miq.

凭证标本：永福县普查队 450326140611045LY（IBK、GXMG、CMMI）

功效：全草，祛风除湿、解毒杀虫。

功效来源：《中华本草》

**狭叶楼梯草** 豆瓣七

*Elatostema lineolatum* Wight

凭证标本：永福县普查队 450326130304053LY（IBK、GXMG、CMMI）

功效：全草，活血通络、消肿止痛、清热解毒。

功效来源：《中华本草》

**长圆楼梯草**

*Elatostema oblongifolium* Fu ex W. T. Wang

凭证标本：永福县普查队 450326131013031LY（IBK、GXMG、CMMI）

功效：全草，行血、消肿止痛。

功效来源：《药用植物辞典》

**小赤车** 赤车使者

*Elatostema radicans* (Sieb. et Zucc.) Wedd.

凭证标本：韦发南 Ly (IBK)

功效：全草，祛风除湿、活血行瘀、解毒止痛。

功效来源：《中华本草》

### 糯米团属 *Gonostegia* Turcz.

**糯米团** 糯米藤

*Gonostegia hirta* (Bl.) Miq.

凭证标本：永福县普查队 450326130613020LY（IBK、GXMG、CMMI）

功效：全草，清热解毒、止血、健脾。

功效来源：《中华本草》

### 花点草属 *Nanocnide* Blume

**毛花点草** 雪药

*Nanocnide lobata* Wedd.

凭证标本：永福县普查队 450326130305051LY（IBK、GXMG、CMMI）

功效：全草，通经活血。

功效来源：《中华本草》

### 紫麻属 *Oreocnide* Miq.

**紫麻**

*Oreocnide frutescens* (Thunb.) Miq.

凭证标本：永福县普查队 450326130304022LY（IBK、GXMG、CMMI）

功效：全株，行气、活血。

功效来源：《中华本草》

**广西紫麻** 广西花点草根

*Oreocnide kwangsiensis* Hand.-Mazz.

凭证标本：永福县普查队 450326130325025LY（IBK、GXMG、CMMI）

功效：根，接骨愈伤、解毒消肿。

功效来源：《中华本草》

**倒卵叶紫麻** 癞皮根

*Oreocnide obovata* (C. H. Wright) Merr.

凭证标本：永福县普查队 450326130305072LY（IBK、GXMG、CMMI）

功效：根或全株，发表透疹、祛风胜湿、活血散瘀。

功效来源：《中华本草》

### 赤车属 *Pellionia* Gaudich.

**赤车**

*Pellionia radicans* (Sieb. et Zucc.) Wedd.

凭证标本：永福县普查队 450326121127044LY（IBK、GXMG、CMMI）

功效：根或全草，祛瘀、消肿、解毒、止痛。

功效来源：《全国中草药汇编》

**蔓赤车**

*Pellionia scabra* Benth.

凭证标本：永福县普查队 450326141123020LY（IBK、GXMG、CMMI）

功效：全草，清热解毒、散瘀消肿、凉血止血。

功效来源：《中华本草》

### 冷水花属 *Pilea* Lindl.

**基心叶冷水花** 接骨风

*Pilea basicordata* W. T. Wang

凭证标本：永福县普查队 450326130305026LY（IBK、GXMG、CMMI）

功效：全草，清热解毒、散瘀消肿。

功效来源：《全国中草药汇编》

**石油菜**

*Pilea cavaleriei* Lévl.

凭证标本：永福县普查队 450326121128003LY（IBK、GXMG、CMMI）

功效：全草，清肺止咳、利尿消肿、解毒止痛。

功效来源：《全国中草药汇编》

**长茎冷水花** 白淋草

*Pilea longicaulis* Hand.-Mazz.

凭证标本：永福县普查队 450326121208001LY（IBK、GXMG、CMMI）

功效：全草，散瘀消肿、解毒敛疮。

功效来源：《中华本草》

**小叶冷水花** 透明草

*Pilea microphylla* (Linn.) Liebm.

凭证标本：永福县普查队 450326131012018LY（IBK、GXMG、CMMI）

功效：全草，清热解毒。

功效来源：《全国中草药汇编》

**苦水花** 水石油菜

*Pilea peploides* (Gaudich.) Hook. et Arn.

凭证标本：永福县普查队 450326140414089LY（IBK、GXMG、CMMI）

功效：全草，清热解毒、祛瘀止痛。

功效来源：《全国中草药汇编》

**玻璃草** 三角叶冷水花

*Pilea swinglei* Merr.

凭证标本：永福县普查队 450326130304023LY（IBK、

GXMG、CMMI)

功效：全草，清热解毒、祛瘀止痛。

功效来源：《中华本草》

**疣果冷水花**

*Pilea verrucosa* Hand.-Mazz.

凭证标本：永福县普查队 450326140808027LY (IBK、GXMG、CMMI)

功效：全草，清热解毒、消肿。

功效来源：《中华本草》

**雾水葛属** *Pouzolzia* Gaudich.

**红雾水葛** 大粘药

*Pouzolzia sanguinea* (Bl.) Merr.

凭证标本：永福县普查队 450326121208015LY (IBK、GXMG、CMMI)

功效：叶、根，祛风湿、舒筋络。

功效来源：《全国中草药汇编》

**雾水葛**

*Pouzolzia zeylanica* (Linn.) Benn.

凭证标本：永福县普查队 450326131023040LY (IBK、GXMG、CMMI)

功效：全草，清热利湿、解毒排脓。

功效来源：《全国中草药汇编》

**多枝雾水葛** 石珠

*Pouzolzia zeylanica* (Linn.) Benn. et R. Br. var. *microphylla* (Wedd.) W. T. Wang

凭证标本：永福县普查队 450326130926031LY (IBK、GXMG、CMMI)

功效：全草，解毒消肿、接骨。

功效来源：《中华本草》

# 170. 大麻科 Cannabinaceae

**大麻属** *Cannabis* L.

**大麻** 火麻仁

*Cannabis sativa* Linn.

功效：果实，润肠通便。

功效来源：《中国药典》（2020年版）

注：民间常见栽培物种。

**葎草属** *Humulus* L.

**葎草**

*Humulus scandens* (Lour.) Merr.

凭证标本：永福县普查队 450326131012011LY (IBK、GXMG、CMMI)

功效：全草，清热解毒、利尿消肿。

功效来源：《全国中草药汇编》

# 171. 冬青科 Aquifoliaceae

**冬青属** *Ilex* L.

**满树星**

*Ilex aculeolata* Nakai

凭证标本：永福县普查队 450326130731004LY (IBK、GXMG、CMMI)

功效：根皮或叶，清热解毒、止咳化痰。

功效来源：《中华本草》

**秤星树** 岗梅

*Ilex asprella* (Hook. et Arn.) Champ. ex Benth.

凭证标本：秦振雄 97148 (IBK)

功效：根、叶，清热解毒、生津止渴。

功效来源：《全国中草药汇编》

**榕叶冬青** 上山虎

*Ilex ficoidea* Hemsl.

凭证标本：覃灏富 65248 (IBK)

功效：根，清热解毒、活血止痛。

功效来源：《中华本草》

**台湾冬青**

*Ilex formosana* Maxim. var. *formosana*

凭证标本：刘志刚 281100 (IBSC)

功效：树皮黏液，用作补蝇胶、拌创膏、皮肤病治疗剂。

功效来源：《药用植物辞典》

**海南冬青** 山绿茶

*Ilex hainanensis* Merr.

功效：叶，清热平肝、消肿止痛、活血通脉。

功效来源：《广西壮族自治区壮药质量标准 第一卷》（2008年版）

注：《广西植物名录》有记载。

**刺叶冬青**

*Ilex hylonoma* var. *glabra* S. Y. Hu

凭证标本：永福县普查队 450326141127005LY (IBK、GXMG、CMMI)

功效：根、叶、枝，滋阴、补肾、清热、止血、活血。

功效来源：《药用植物辞典》

**广东冬青**

*Ilex kwangtungensis* Merr.

凭证标本：覃灏富 274043 (IBSC)

功效：根、叶，清热解毒、消肿止痛、消炎。

功效来源：《药用植物辞典》

**小果冬青**

*Ilex micrococca* Maxim. f. *micrococca*

凭证标本：覃灏富 274045 (IBSC)

功效：根、叶，清热解毒、消炎、消肿止痛。

功效来源：《药用植物辞典》

### 毛冬青

*Ilex pubescens* Hook. et Arn.

凭证标本：永福县普查队 450326130325097LY (IBK、GXMG、CMMI)

功效：根，清热解毒、活血通脉、消肿止痛。

功效来源：《广西壮族自治区壮药质量标准 第二卷》（2011年版）

### 紫花冬青 四季青

*Ilex purpurea* Hassk.

凭证标本：黄广宾、廖政幸 HGIB 70232 (IBK)

功效：叶，清热解毒、生肌敛疮、活血止血。

功效来源：《中华本草》

### 铁冬青 救必应

*Ilex rotunda* Thunb.

凭证标本：余少林 274153 (IBSC)

功效：树皮，清热解毒、利湿止痛。

功效来源：《中国药典》（2020年版）

### 四川冬青

*Ilex szechwanensis* Loes.

凭证标本：永福县普查队 450326130716013LY (IBK、GXMG、CMMI)

功效：果实，祛风、补虚。叶，清热解毒、活血止血。根皮，祛瘀、补益肌肤。

功效来源：《药用植物辞典》

### 三花冬青 小冬青

*Ilex triflora* Blume

凭证标本：永福县普查队 450326130803001LY (IBK、GXMG、CMMI)

功效：根，清热解毒。

功效来源：《桂本草 第二卷》（上）

## 173. 卫矛科 Celastraceae

### 南蛇藤属 *Celastrus* L.

#### 过山枫

*Celastrus aculeatus* Merr.

凭证标本：永福县普查队 450326130327014LY (IBK、GXMG、CMMI)

功效：藤茎，清热解毒、祛风除湿。

功效来源：《广西壮族自治区瑶药材质量标准 第一卷》（2014年版）

#### 独子藤 窄叶南蛇藤

*Celastrus oblanceifolius* C.H.Wang et P.C.Tsoong

凭证标本：永福县普查队 450326130804002LY (IBK、GXMG、CMMI)

功效：根、茎，祛风除湿、解毒消肿、活血行气。

功效来源：《中华本草》

### 南蛇藤

*Celastrus orbiculatus* Thunb.

凭证标本：林盛秋 80 (IBK)

功效：全株，祛风活血、消肿止痛、解毒散瘀。果实，安神镇静。

功效来源：《全国中草药汇编》

### 显柱南蛇藤 无毛南蛇藤

*Celastrus stylosus* Wall.

凭证标本：永福县普查队 450326130716009LY (IBK、GXMG、CMMI)

功效：茎，祛风消肿、解毒消炎。

功效来源：《全国中草药汇编》

### 卫矛属 *Euonymus* L.

#### 卫矛

*Euonymus alatus* (Thunb.) Siebold

功效：根、带翅的枝及叶，行血通经、散瘀止痛。

功效来源：《全国中草药汇编》

注：《广西中药资源名录》有记载。

#### 裂果卫矛

*Euonymus dielsianus* Loes. ex Diels

凭证标本：黄广宾、廖政幸 HGIB 70233 (IBK)

功效：茎皮、根，活血化瘀、强筋健骨。

功效来源：《药用植物辞典》

#### 西南卫矛

*Euonymus hamiltomianus* Wall. ex Roxb.

凭证标本：永福县普查队 450326130804005LY (IBK、GXMG、CMMI)

功效：根、根皮、茎皮、枝叶，祛风湿、强筋骨、活血解毒。

功效来源：《中华本草》

#### 冬青卫矛 扶芳藤

*Euonymus japonicus* Linn.

功效：地上部分，益气血、补肝肾、舒筋活络。

功效来源：《广西中药材标准 第一册》（1990年版）

注：民间常见栽培物种。

#### 疏花卫矛 山杜仲

*Euonymus laxiflorus* Champ. ex Benth.

凭证标本：永福县普查队 450326130614025LY (IBK、GXMG、CMMI)

功效：根皮、茎皮，祛风湿、强筋骨。
功效来源：《全国中草药汇编》

**大果卫矛**
*Euonymus myrianthus* Hemsl.
凭证标本：永福县普查队 450326140414084LY (IBK、GXMG、CMMI)
功效：根、茎，益肾壮腰、化瘀利湿。
功效来源：《中华本草》

**中华卫矛**
*Euonymus nitidus* Benth.
凭证标本：秦俊用 119603 (IBK)
功效：全株，舒筋活络、强筋健骨。
功效来源：《药用植物辞典》

**长刺卫矛**
*Euonymus wilsonii* Sprague
凭证标本：永福县普查队 450326141127037LY (IBK、GXMG、CMMI)
功效：根，祛风除湿、止痛。
功效来源：《全国中草药汇编》

## 178. 翅子藤科 Hippocrateaceae
**五层龙属 *Salacia* L.**
无柄五层龙
*Salacia sessiliflora* Hand.-Mazz.
凭证标本：韦发南 (IBK)
功效：果实，用于胃痛。
功效来源：《药用植物辞典》

## 179. 茶茱萸科 Icacinaceae
**粗丝木属 *Gomphandra* Wall. ex Lindl.**
粗丝木
*Gomphandra tetrandra* (Wall.) Sleum.
凭证标本：永福县普查队 450326130325066LY (IBK、GXMG、CMMI)
功效：根，清热利湿、解毒。
功效来源：《药用植物辞典》

**定心藤属 *Mappianthus* Hand.-Mazz.**
定心藤 甜果藤
*Mappianthus iodoides* Hand.-Mazz.
凭证标本：永福县普查队 450326141121002LY (IBK、GXMG、CMMI)
功效：根、藤茎，活血调经、祛风除湿。
功效来源：《中华本草》

## 182. 铁青树科 Olacaceae
**青皮木属 *Schoepfia* Schreb.**
华南青皮木 碎骨仔树

*Schoepfia chinensis* Gardn. et Champ.
凭证标本：覃灏富 65238 (IBK)
功效：根、枝、叶，清热利湿、活血止痛。
功效来源：《中华本草》

## 185. 桑寄生科 Loranthaceae
**离瓣寄生属 *Helixanthera* Lour.**
离瓣寄生 五瓣寄生
*Helixanthera parasitica* Lour.
凭证标本：永福县普查队 450326130613007LY (IBK、GXMG、CMMI)
功效：带叶茎枝，祛风湿、止咳、止痢。
功效来源：《广西药用植物名录》

**鞘花属 *Macrosolen* (Blume) Rchb.**
双花鞘花
*Macrosolen bibracteolatus* (Hance) Danser
功效：带叶茎枝，祛风湿。
功效来源：《中华本草》
注：《广西植物名录》有记载。

鞘花 杉寄生
*Macrosolen cochinchinensis* (Lour.) Van Tiegh.
凭证标本：永福县普查队 450326130613003LY (IBK、GXMG、CMMI)
功效：茎枝、叶，祛风湿、补肝肾、活血止痛、止咳。
功效来源：《中华本草》

**梨果寄生属 *Scurrula* L.**
红花寄生
*Scurrula parasitica* Linn.
凭证标本：永福县普查队 450326131023020LY (IBK、GXMG、CMMI)
功效：枝叶，祛风湿、强筋骨、活血解毒。
功效来源：《中华本草》

**钝果寄生属 *Taxillus* Tiegh.**
木兰寄生
*Taxillus limprichtii* (Gruning) H. S. Kiu
功效：茎枝，补肝肾、祛风湿、安胎。
功效来源：《中华本草》
注：《广西植物名录》有记载。

**大苞寄生属 *Tolypanthus* (Blume) Blume**
大苞寄生
*Tolypanthus maclurei* (Merr.) Danser
凭证标本：永福县普查队 450326140613051LY (IBK、CMMI)
功效：带叶茎枝，补肝肾、强筋骨、祛风除湿。
功效来源：《中华本草》

**槲寄生属** *Viscum* L.

**扁枝槲寄生** 枫香寄生
*Viscum articulatum* Burm. f.
凭证标本：永福县普查队 450326130804067LY (IBK、GXMG、CMMI)
功效：全株，祛风利湿、舒筋活络、止血。
功效来源：《中华本草》

**槲寄生**
*Viscum coloratum* (Kom.) Nakai
凭证标本：永福县普查队 450326140613027LY (IBK、GXMG、CMMI)
功效：带叶茎枝，祛风湿、补肝肾、强筋骨、安胎元。
功效来源：《中国药典》（2020年版）

**棱枝槲寄生** 柿寄生
*Viscum diospyrosicolum* Hayata
凭证标本：永福县普查队 450326141123029LY (IBK、GXMG、CMMI)
功效：带叶茎枝，祛风湿、强筋骨、止咳、降血压。
功效来源：《中华本草》

**枫香槲寄生** 枫香寄生
*Viscum liquidambaricola* Hayata
凭证标本：永福县普查队 450326131023021LY (IBK、GXMG、CMMI)
功效：带叶茎枝，祛风除湿、舒筋活血。
功效来源：《中华本草》

## 186. 檀香科 Santalaceae
**百蕊草属** *Thesium* L.

**百蕊草**
*Thesium chinense* Turcz.
凭证标本：新龙组 022170 (GXMI)
功效：全草，清热解毒、解暑。
功效来源：《全国中草药汇编》

## 190. 鼠李科 Rhamnaceae
**勾儿茶属** *Berchemia* Neck. ex DC.

**多花勾儿茶** 黄鳝藤
*Berchemia floribunda* (Wall.) Brongn.
凭证标本：永福县普查队 450326130324051LY (IBK、GXMG、CMMI)
功效：全株，清热、凉血、利尿、解毒。
功效来源：《药用植物辞典》

**多叶勾儿茶** 鸭公藤
*Berchemia polyphylla* Wall. ex Laws.
凭证标本：永福县普查队 450326131013069LY (IBK、GXMG、CMMI)

功效：全株，清热利湿、解毒散结。
功效来源：《中华本草》

**枳椇属** *Hovenia* Thunb.

**枳椇** 枳椇子
*Hovenia acerba* Lindl.
功效：带果序轴的果实，止渴除烦、解酒毒、利尿通便。
功效来源：《广西壮族自治区壮药质量标准 第二卷》（2011年版）
注：《广西植物名录》有记载。

**马甲子属** *Paliurus* Mill.

**马甲子** 铁篱笆
*Paliurus ramosissimus* (Lour.) Poir.
凭证标本：永福县普查队 450326130803066LY (IBK、GXMG、CMMI)
功效：刺、花及叶，清热解毒。
功效来源：《中华本草》

**猫乳属** *Rhamnella* Miq.

**苞叶木** 十两叶
*Rhamnella rubrinervis* (H. Lév.) Rehder
凭证标本：永福县普查队 450326130804068LY (IBK、GXMG、CMMI)
功效：全株，利胆退黄、祛风止痛。
功效来源：《中华本草》

**鼠李属** *Rhamnus* L.

**山绿柴**
*Rhamnus brachypoda* C. Y. Wu ex Y. L. Chen
凭证标本：永福县普查队 450326130324064LY (IBK、GXMG、CMMI)
功效：根，用于牙痛、喉痛、胃痛、腹痛泄泻。
功效来源：《广西中药资源名录》

**长叶冻绿** 黎辣根
*Rhamnus crenata* Sieb. et Zucc.
凭证标本：永福县普查队 450326131014056LY (IBK、GXMG、CMMI)
功效：根或根皮，清热解毒、杀虫利湿。
功效来源：《中华本草》

**黄鼠李**
*Rhamnus fulvo-tincta* Metcalf
凭证标本：永福县普查队 450326130715016LY (IBK、GXMG、CMMI)
功效：全株、根，解毒、祛风湿、清肝明目。
功效来源：《药用植物辞典》

**钩齿鼠李**

*Rhamnus lamprophylla* C. K. Schneid.

凭证标本：永福县普查队 450326131014014LY (IBK、GXMG、CMMI)

功效：根，用于肺热咳嗽。果实，用于腹胀便秘。

功效来源：《药用植物辞典》

**尼泊尔鼠李**

*Rhamnus napalensis* (Wall.) Laws.

凭证标本：永福县普查队 450326130614067LY (IBK、GXMG、CMMI)

功效：叶、根、果实，祛风除湿、利尿消肿。

功效来源：《药用植物辞典》

**冻绿**

*Rhamnus utilis* Decne.

凭证标本：永福县普查队 450326130324070LY (IBK、GXMG、CMMI)

功效：叶，止痛、消食。果实，清热解毒、止咳祛痰。

功效来源：《中华本草》

**雀梅藤属** *Sageretia* Brongn.

**皱叶雀梅藤**

*Sageretia rugosa* Hance

凭证标本：永福县普查队 450326131023003LY (IBK、GXMG、CMMI)

功效：根，舒筋活络。

功效来源：《药用植物辞典》

**枣属** *Ziziphus* Mill.

**印度枣**

*Ziziphus incurva* Roxb.

凭证标本：永福县普查队 450326121127043LY (IBK、GXMG、CMMI)

功效：根，外用治跌打损伤。

功效来源：《广西中药资源名录》

**枣 大枣**

*Ziziphus jujuba* Mill.

凭证标本：永福县普查队 450326130614002LY (IBK、GXMG、CMMI)

功效：果实，补中益气、养血安神。

功效来源：《中国药典》（2020年版）

## 191. 胡颓子科 Elaeagnaceae

**胡颓子属** *Elaeagnus* L.

**盐匏藤**

*Elaeagnus cuprea* Rehder

凭证标本：韦发南 Ly (IBK)

功效：根，温下焦、祛寒湿。

功效来源：《全国中草药汇编》

**蔓胡颓子**

*Elaeagnus glabra* Thunb.

凭证标本：永福县普查队 450326121128004LY (IBK、GXMG、CMMI)

功效：果实，收敛止泻、健脾消食、止咳平喘、止血。

功效来源：《中华本草》

**胡颓子**

*Elaeagnus pungens* Thunb.

凭证标本：永福县普查队 450326140611014LY (IBK、GXMG、CMMI)

功效：根，祛风利湿、行瘀止血。叶，止咳平喘。果，消食止痢。

功效来源：《全国中草药汇编》

## 193. 葡萄科 Vitaceae

**蛇葡萄属** *Ampelopsis* Michx.

**广东蛇葡萄 甜茶藤**

*Ampelopsis cantoniensis* (Hook. et Arn.) K. Koch

凭证标本：永福县普查队 450326131025050LY (IBK、GXMG、CMMI)

功效：茎、叶、根，清热解毒、利湿消肿。

功效来源：《中华本草》

**羽叶蛇葡萄**

*Ampelopsis chaffanjonii* (H. Lév.) Rehder

凭证标本：永福县普查队 450326130926036LY (IBK、GXMG、CMMI)

功效：藤茎，祛风除湿。

功效来源：《药用植物辞典》

**三裂蛇葡萄 金刚散**

*Ampelopsis delavayana* Planch. ex Franch.

功效：根、茎藤，清热利湿、活血通络、止血生肌、解毒消肿。

功效来源：《中华本草》

注：《广西中药资源名录》有记载。

**蛇葡萄 蝙蝠葛**

*Ampelopsis glandulosa* (Wall.) Momiy.

凭证标本：永福县普查队 450326130715039LY (IBK、GXMG、CMMI)

功效：根或根状茎，利尿、消炎、止血。叶，清热解毒、消肿止痛。

功效来源：《广西壮族自治区壮药质量标准 第三卷》（2018年版）

**显齿蛇葡萄 甜茶藤**

*Ampelopsis grossedentata* (Hand.-Mazz.) W. T. Wang

凭证标本：永福县普查队 450326130716035LY（IBK、GXMG、CMMI）

功效：茎、叶、根，清热解毒、利湿消肿。

功效来源：《中华本草》

### 乌蔹莓属 *Cayratia* Juss.

乌蔹莓

*Cayratia japonica* (Thunb.) Gagnep.

凭证标本：永福县普查队 450326140806057LY（IBK、GXMG、CMMI）

功效：全草，解毒消肿、清热利湿。

功效来源：《中华本草》

### 白粉藤属 *Cissus* L.

苦郎藤 风叶藤

*Cissus assamica* (M. A. Lawson) Craib

凭证标本：永福县普查队 4503261306613051LY（IBK、GXMG、CMMI）

功效：根，拔脓消肿、散瘀止痛。

功效来源：《全国中草药汇编》

### 地锦属 *Parthenocissus* Planch.

地锦 爬山虎

*Parthenocissus tricuspidata* (Sieb. et Zucc.) Planch.

凭证标本：永福县普查队 450326131025018LY（IBK、GXMG、CMMI）

功效：根、茎，祛风通络、活血解毒。

功效来源：《全国中草药汇编》

### 崖爬藤属 *Tetrastigma* (Miq.) Planch.

红枝崖爬藤

*Tetrastigma erubescens* Planch.

凭证标本：永福县普查队 450326130305062LY（IBK、GXMG、CMMI）

功效：藤茎，清热利尿、散瘀活血、祛风湿。

功效来源：《药用植物辞典》

三叶崖爬藤 三叶青

*Tetrastigma hemsleyanum* Diels et Gilg

凭证标本：永福县普查队 450326130613059LY（IBK、GXMG、CMMI）

功效：块根或全草，清热解毒、祛风化痰、活血止痛。

功效来源：《广西壮族自治区壮药质量标准 第三卷》（2018年版）

### 葡萄属 *Vitis* L.

毛葡萄

*Vitis heyneana* Roem. et Schult

凭证标本：永福县普查队 450326131024009LY（IBK、GXMG、CMMI）

功效：根皮，调经活血、补虚止带、清热解毒、生肌、利湿。全株，止血、祛风湿、安胎、解热。叶，清热利湿、消肿解毒。

功效来源：《药用植物辞典》

华东葡萄

*Vitis pseudoreticulata* W. T. Wang

凭证标本：朱国兴 22252（IBK）

功效：果实，补气血、利小便。

功效来源：文献

止血藤 毛葡萄

*Vitis quinquangularis* Rehder

凭证标本：韦发南 Ly（IBK）

功效：根皮，调经活血、舒筋活络。叶，止血。

功效来源：《全国中草药汇编》

葡萄

*Vitis vinifera* Linn.

功效：果，解表透疹、利尿、安胎。根、藤，祛风湿、利尿。

功效来源：《全国中草药汇编》

注：民间常见栽培物种。

## 194. 芸香科 Rutaceae

### 柑橘属 *Citrus* L.

酸橙 枳壳

*Citrus aurantium* Linn.

功效：果皮，理气宽中、行滞消胀。

功效来源：《中国药典》（2020年版）

注：民间常见栽培物种。

宜昌橙

*Citrus ichangensis* Swingle

功效：果实，化痰止咳、生津健胃、止血消炎、祛瘀止痛。根，行气、止痛、止咳平喘。

功效来源：《药用植物辞典》

注：《广西植物名录》有记载。

柚 橘红

*Citrus maxima* (Burm.) Osbeck

凭证标本：永福县普查队 450326130325088LY（IBK、GXMG、CMMI）

功效：未成熟或近成熟的外层果皮，理气宽中、燥湿化痰。叶，行气止痛、解毒消肿。花蕾或开放的花，行气、化痰、镇痛。

功效来源：《广西壮族自治区壮药质量标准 第二卷》（2011年版）

香橼

*Citrus medica* Linn. var. *medica*

凭证标本：葛家骐、覃方思（GXMI）

功效：果实，疏肝理气、宽中、化痰。

功效来源：《中国药典》（2020年版）

### 佛手

*Citrus medica* Linn. var. *sarcodactylis* Swingle

凭证标本：永福县普查队 450326130326015LY（IBK、GXMG、CMMI）

功效：果实，疏肝理气、和胃止痛、燥湿化痰。

功效来源：《中国药典》（2020年版）

### 柑橘 青皮

*Citrus reticulata* Blanco

功效：幼果或未成熟果实的果皮，疏肝行气、消积化滞。

功效来源：《中国药典》（2020年版）

注：民间常见栽培物种。

### 甜橙 枳实

*Citrus sinensis* (Linn.) Osbeck

功效：幼果，行气消积、化痰散痞。

功效来源：《中国药典》（2020年版）

注：民间常见栽培物种。

## 黄皮属 *Clausena* Burm. f.

### 齿叶黄皮 野黄皮

*Clausena duniana* Lévl.

凭证标本：永福县普查队 450326130614003LY（IBK、GXMG、CMMI）

功效：叶、根，疏风解表、除湿消肿、行气散瘀。

功效来源：《中华本草》

### 黄皮

*Clausena lansium* (Lour.) Skeels

凭证标本：吴子琪 618（IBK）

功效：叶，疏风解表、除痰行气。种子，理气、消滞、散结、止痛。

功效来源：《广西壮族自治区壮药质量标准 第一卷》（2008年版）

## 金橘属 *Fortunella* Swingle

### 山橘

*Fortunella hindsii* (Champ. ex Benth.) Swingle

功效：根，醒脾行气。果实，宽中、化痰、下气。

功效来源：《全国中草药汇编》

注：《广西植物名录》有记载。

## 蜜茱萸属 *Melicope* J. R. Forst. et G. Forst.

### 蜜茱萸 三叉苦

*Melicope pteleifolia* (Champ. ex Benth.) Hartley

凭证标本：永福县普查队 450326140809005LY（IBK、GXMG、CMMI）

功效：茎，清热解毒、祛风除湿、消肿止痛。

功效来源：《广西壮族自治区壮药质量标准 第一卷》（2008年版）

## 小芸木属 *Micromelum* Blume

### 小芸木

*Micromelum integerrimum* (Buch.-Ham.ex Colebr.) M.Roem.

凭证标本：永福县普查队 450326130304021LY（IBK、GXMG、CMMI）

功效：根、树皮或叶，疏风解表、温中行气、散瘀消肿。

功效来源：《中华本草》

## 九里香属 *Murraya* J. König ex L.

### 九里香

*Murraya exotica* Linn.

功效：叶、带叶嫩枝，行气止痛、活血散瘀。

功效来源：《中国药典》（2020年版）

注：《广西植物名录》有记载。

### 千里香 九里香

*Murraya paniculata* (L.) Jack

凭证标本：永福县普查队 450326121208045LY（IBK、GXMG、CMMI）

功效：叶及带叶嫩枝，行气止痛、活血散瘀。

功效来源：《中国药典》（2020年版）

## 枳属 *Poncirus* Raf.

### 枳 枸橘

*Poncirus trifoliata* (Linn.) Raf.

功效：果，健胃消食、理气止痛。叶，行气消食、止呕。

功效来源：《全国中草药汇编》

注：《广西植物名录》有记载。

## 裸芸香属 *Psilopeganum* Hemsl.

### 裸芸香 虱子草

*Psilopeganum sinense* Hemsl.

功效：全草，解表、止呕定喘。根，用于腰痛。

功效来源：《全国中草药汇编》

注：民间常见栽培物种。

## 茵芋属 *Skimmia* Thunb.

### 茵芋

*Skimmia reevesiana* (Fortune) Fortune

凭证标本：永福县普查队 450326141123012LY（IBK、GXMG、CMMI）

功效：茎、叶，祛风除湿。

功效来源：《中华本草》

## 吴茱萸属 *Tetradium* Lour.

### 华南吴萸

*Tetradium austrosinense* (Hand.-Mazz.) Hartley

凭证标本：永福县普查队 450326121127007LY (IBK、GXMG、CMMI)

功效：果实，温中散寒、行气止痛。

功效来源：《药用植物辞典》

### 吴茱萸

*Tetradium ruticarpum* (A. Juss.) Hartley

凭证标本：刘志刚 281068 (IBSC)

功效：果实，散寒止痛、降逆止呕、助阳止泻。

功效来源：《广西壮族自治区壮药质量标准 第三卷》（2018年版）

## 飞龙掌血属 *Toddalia* Juss.

### 飞龙掌血

*Toddalia asiatica* (L.) Lam.

凭证标本：永福县普查队 450326121127014LY (IBK、GXMG、CMMI)

功效：根，祛风止痛、散瘀止血。

功效来源：《广西壮族自治区壮药质量标准 第二卷》（2011年版）

## 花椒属 *Zanthoxylum* L.

### 竹叶花椒 竹叶椒

*Zanthoxylum armatum* DC.

凭证标本：永福县普查队 450326130309015LY (IBK、CMMI)

功效：根、叶、果实、树皮及种子，温中理气、活血止痛、祛风除湿。

功效来源：《广西中药材标准 第一册》（1990年版）

### 毛竹叶花椒

*Zanthoxylum armatum* DC. var. *ferrugineum* (Rehd. et E. H. Wilson) C. C. Huang

功效：全株，用于感冒、食积腹胀、风湿痹痛，外用治跌打损伤、骨折、目赤肿痛。

功效来源：《广西中药资源名录》

注：《广西植物名录》有记载。

### 岭南花椒 搜山虎

*Zanthoxylum austrosinense* C. C. Huang

凭证标本：永福县普查队 450326130715008LY (IBK、GXMG、CMMI)

功效：根，祛风解表、行气活血、消肿止痛。

功效来源：《中华本草》

### 花椒

*Zanthoxylum bungeanum* Maxim.

功效：果皮，温中散寒、除湿止痛、杀虫、解鱼腥毒。

功效来源：《药用植物辞典》

注：《广西植物名录》有记载。

### 刺壳花椒 单面针

*Zanthoxylum echinocarpum* Hemsl.

功效：根、根皮或茎、叶，消食助运、行气止痛。

功效来源：《中华本草》

注：《广西植物名录》有记载。

### 异叶花椒 羊山刺

*Zanthoxylum ovalifolium* Wight var. *ovalifolium*

功效：枝叶，散寒燥湿。

功效来源：《中华本草》

注：《广西植物名录》有记载。

### 花椒簕

*Zanthoxylum scandens* Bl.

凭证标本：永福县普查队 450326130716002LY (IBK、GXMG、CMMI)

功效：根、果实，活血化瘀、镇痛、清热解毒、祛风行气。

功效来源：《药用植物辞典》

# 197. 楝科 Meliaceae

## 麻楝属 *Chukrasia* A. Juss.

### 麻楝

*Chukrasia tabularis* A. Juss.

功效：树皮，退热、祛风止痒。根，清热润肺、止咳。

功效来源：《药用植物辞典》

注：《广西植物名录》有记载。

## 浆果楝属 *Cipadessa* Blume

### 灰毛浆果楝 野茶辣

*Cipadessa baccifera* (Roth) Miq.

凭证标本：永福县普查队 450326130325012LY (IBK、GXMG、CMMI)

功效：根、叶，祛风化湿、行气止痛。

功效来源：《中华本草》

## 鹧鸪花属 *Heynea* Roxb. ex Sims

### 鹧鸪花

*Heynea trijuga* Roxb.

凭证标本：永福县普查队 450326130613023LY (IBK、GXMG、CMMI)

功效：根，清热解毒、祛风湿、利咽喉。

功效来源：《药用植物辞典》

楝属 *Melia* L.

**楝 苦楝**

*Melia azedarach* Linn.

凭证标本：永福县普查队 450326130613024LY (IBK、GXMG、CMMI)

功效：果实、叶、茎皮及根皮，行气止痛、杀虫。

功效来源：《中华本草》

香椿属 *Toona* (Endl.) M. Roem.

**红椿**

*Toona ciliata* M. Roem.

功效：根皮，祛风利湿、止血止痛、涩肠、杀虫。

功效来源：《药用植物辞典》

注：《广西植物名录》有记载。

**香椿**

*Toona sinensis* (A. Juss.) Roem.

功效：果实、花、茎皮或根皮、树干流出的汁液，祛风、散寒、止痛。

功效来源：《中华本草》

注：《广西植物名录》有记载。

## 198. 无患子科 Sapindaceae

黄梨木属 *Boniodendron* Gagnep.

**黄梨木**

*Boniodendron minius* (Hemsl.) T. C. Chen

功效：花、果实，外用治目赤、眼皮溃烂。

功效来源：《广西中药资源名录》

注：《广西植物名录》有记载。

倒地铃属 *Cardiospermum* L.

**倒地铃 三角泡**

*Cardiospermum halicacabum* Linn.

功效：全草，清热利湿、凉血解毒。

功效来源：《广西壮族自治区壮药质量标准 第二卷》（2011年版）

注：《广西植物名录》有记载。

车桑子属 *Dodonaea* Mill.

**车桑子**

*Dodonaea viscosa* Jacquem.

功效：根，消肿解毒。叶，清热解毒、祛瘀消肿、消炎镇咳、祛风湿。

功效来源：《药用植物辞典》

注：《广西植物名录》有记载。

伞花木属 *Eurycorymbus* Hand.-Mazz.

**伞花木**

*Eurycorymbus cavaleriei* (Lévl.) Rehd. et Hand.-Mazz.

功效：茎，抗氧化。

功效来源：文献

注：《广西植物名录》有记载。

掌叶木属 *Handeliodendron* Rehd.

**掌叶木**

*Handeliodendron bodinieri* (Lévl.) Rehd.

凭证标本：永福县普查队 450326130325032LY (IBK、GXMG、CMMI)

功效：树皮，用于腹泻、热病。

功效来源：《药用植物辞典》

栾树属 *Koelreuteria* Laxm.

**复羽叶栾树**

*Koelreuteria bipinnata* Franch.

功效：根，消肿止痛、活血、驱虫。花，清肝明目、清热止咳。

功效来源：《药用植物辞典》

注：《广西植物名录》有记载。

无患子属 *Sapindus* L.

**无患子**

*Sapindus saponaria* L.

凭证标本：永福县普查队 450326130804045LY (IBK、GXMG、CMMI)

功效：种子，清热、祛痰、消积、杀虫。

功效来源：《广西壮族自治区壮药质量标准 第一卷》（2008年版）

## 200. 槭树科 Aceraceae

槭属 *Acer* L.

**青榨槭**

*Acer davidii* Franch.

凭证标本：秦俊用 108859 (IBK)

功效：根或根皮、茎皮，消炎、止痛、止血、祛风除湿、活血化瘀。枝叶，清热解毒、行气止痛。

功效来源：《药用植物辞典》

**罗浮槭 蝴蝶果**

*Acer fabri* Hance

凭证标本：刘志刚 67281 (IBK)

功效：果实，清热、利咽。

功效来源：《广西中药材标准 第一册》（1990年版）

**飞蛾槭**

*Acer oblongum* Wall. ex DC.

凭证标本：李舒养 110014 (IBK)

功效：根皮，祛风除湿。果实，清热利咽。

功效来源：《药用植物辞典》

**五裂槭**

*Acer oliverianum* Pax

凭证标本：陈照宙 60811 (IBK)

功效：枝、叶，清热解毒、理气止痛。

功效来源：《药用植物辞典》

**中华槭**

*Acer sinense* Pax

凭证标本：永福县普查队 450326130309020LY (IBK、GXMG、CMMI)

功效：根或根皮，接骨、利关节、止疼痛。

功效来源：《药用植物辞典》

## 201. 清风藤科 Sabiaceae

**泡花树属** *Meliosma* Blume

**香皮树**

*Meliosma fordii* Hemsl. var. *fordii*

凭证标本：刘志刚 276735 (IBSC)

功效：树皮、叶，滑肠通便。

功效来源：《药用植物辞典》

**清风藤属** *Sabia* Colebr.

**灰背清风藤** 广藤根

*Sabia discolor* Dunn

凭证标本：永福县普查队 450326130327021LY (IBK、GXMG、CMMI)

功效：藤茎，祛风除湿、活血止痛。

功效来源：《广西壮族自治区瑶药材质量标准 第一卷》（2014年版）

**清风藤**

*Sabia japonica* Maxim.

凭证标本：永福县普查队 450326130309024LY (IBK、GXMG、CMMI)

功效：茎、叶、根，祛风利湿、活血解毒。

功效来源：《中华本草》

**柠檬清风藤**

*Sabia limoniacea* Wall. ex Hook. f. et Thomson

凭证标本：永福县普查队 450326130324006LY (IBK、GXMG、CMMI)

功效：根、茎，广西民间常用产后要药，用于产后瘀血不尽、风湿痹痛。

功效来源：《药用植物辞典》

**尖叶清风藤**

*Sabia swinhoei* Hemsl. ex Forb. et Hemsl.

凭证标本：永福县普查队 450326130304026LY (IBK、GXMG、CMMI)

功效：根、茎、叶，祛风止痛。

功效来源：《药用植物辞典》

## 204. 省沽油科 Staphyleaceae

**野鸦椿属** *Euscaphis* Sieb. et Zucc.

**野鸦椿**

*Euscaphis japonica* (Thunb.) Dippel

凭证标本：朱国兴 22250 (IBK)

功效：根、果实、花，清热解表、利湿。

功效来源：《中华本草》

**山香圆属** *Turpinia* Vent.

**锐尖山香圆** 山香圆叶

*Turpinia arguta* Seem.

凭证标本：永福县普查队 450326130324024LY (IBK、GXMG、CMMI)

功效：叶，清热解毒、消肿止痛。

功效来源：《中国药典》（2020年版）

**绒毛锐尖山香圆**

*Turpinia arguta* Seem. var. *pubescens* T. Z. Hsu

功效：全株，用于产后或病后虚弱。叶，外用治骨折。

功效来源：《广西中药资源名录》

注：《广西植物名录》有记载。

## 205. 漆树科 Anacardiaceae

**南酸枣属** *Choerospondias* B.L.Burtt et A. W. Hill

**南酸枣** 广枣

*Choerospondias axillaris* (Roxb.) B.L.Burtt et A.W.Hill

凭证标本：永福县普查队 450326130327026LY (IBK、GXMG、CMMI)

功效：果实，行气活血、养心安神。

功效来源：《中国药典》（2020年版）

**杧果属** *Mangifera* L.

**杧果** 杧果核

Mangifera indica Linn.

功效：叶，行气疏滞、祛痧积。果核，清热消滞。

功效来源：《广西壮族自治区壮药质量标准 第一卷》（2008年版）

注：民间常见栽培物种。

**黄连木属** *Pistacia* L.

**黄连木** 黄楝树

*Pistacia chinensis* Bunge

凭证标本：永福县普查队 450326130614059LY (IBK、GXMG、CMMI)

功效：叶芽、叶、根、树皮，清热解毒、生津。

功效来源：《中华本草》

**盐肤木属** *Rhus* L.

**盐肤木** 五倍子

*Rhus chinensis* Mill.

凭证标本：永福县普查队 450326130324045LY (IBK、GXMG、CMMI)

功效：虫瘿，敛肺降火、涩肠止泻、敛汗止血、收湿敛疮。

功效来源：《中国药典》（2020年版）

**滨盐肤木** 盐酸树

*Rhus chinensis* Mill. var. *roxburghii* (DC.) Rehd.

功效：根、叶，解毒消肿、散瘀止痛。

功效来源：《中华本草》

注：《广西植物名录》有记载。

### 漆属 *Toxicodendron* Mill.

**野漆** 野漆树

*Toxicodendron succedaneum* (Linn.) O. Kuntze

凭证标本：永福县普查队 450326140613020LY (IBK、GXMG、CMMI)

功效：叶，散瘀止血、解毒。

功效来源：《中华本草》

**山漆树** 木蜡树根

*Toxicodendron sylvestre* (Sieb. et Zucc.) O. Kuntze

凭证标本：永福县普查队 450326130324009LY (IBK、GXMG、CMMI)

功效：根，祛瘀、止痛、止血。

功效来源：《中华本草》

## 207. 胡桃科 Juglandaceae

### 喙核桃属 *Annamocarya* A. Chev.

**喙核桃**

*Annamocarya sinensis* (Dode) Leroy

凭证标本：永福县普查队 450326140807052LY (IBK)

功效：枝、叶，杀虫、止痒。果实，滋润。

功效来源：《药用植物辞典》

### 青钱柳属 *Cyclocarya* Iljinsk.

**青钱柳** 青钱柳叶

*Cyclocarya paliurus* (Batal.) Iljinsk.

凭证标本：秦俊用 108833 (IBK)

功效：叶，祛风止痒。

功效来源：《中华本草》

### 黄杞属 *Engelhardtia* Lesch. ex Bl.

**黄杞** 罗汉茶

*Engelhardtia roxburghiana* Wall.

凭证标本：陈照宙 583257 (KUN)

功效：叶，清热解毒、生津解渴、解暑利湿。

功效来源：《广西壮族自治区壮药质量标准 第二卷》（2011年版）

### 化香树属 *Platycarya* Sieb. et Zucc.

**圆果化香树** 化香树叶

*Platycarya longipes* Y. C. Wu

功效：叶，解毒疗疮、杀虫止痒。

功效来源：《中华本草》

注：《广西植物名录》有记载。

### 枫杨属 *Pterocarya* Kunth

**枫杨**

*Pterocarya stenoptera* C. DC.

凭证标本：永福县普查队 450326130325011LY (IBK、GXMG、CMMI)

功效：树皮，解毒、杀虫止痒、祛风止痛。

功效来源：《药用植物辞典》

## 209. 山茱萸科 Cornaceae

### 桃叶珊瑚属 *Aucuba* Thunb.

**桃叶珊瑚** 天脚板

*Aucuba chinensis* Benth.

凭证标本：永福县普查队 450326141123011LY (IBK、GXMG、CMMI)

功效：叶，清热解毒、消肿止痛。

功效来源：《中华本草》

### 山茱萸属 *Cornus* L.

**灯台树**

*Cornus controversa* Hemsl.

凭证标本：李光信 276663 (IBSC)

功效：茎皮、根皮或叶，清热、消肿止痛。

功效来源：《中华本草》

**香港四照花**

*Cornus hongkongensis* Hemsl. subsp. *hongkongensis*

凭证标本：刘志刚 281078 (IBSC)

功效：叶、花，收敛止血。

功效来源：《中华本草》

## 210. 八角枫科 Alangiaceae

### 八角枫属 *Alangium* Lam.

**八角枫**

*Alangium chinense* (Lour.) Harms

凭证标本：永福县普查队 450326130614012LY (IBK、GXMG、CMMI)

功效：根、叶、花，祛风除湿、舒筋活络、散瘀止痛。

功效来源：《广西壮族自治区壮药质量标准 第一卷》（2008年版）

**小花八角枫** 五代同堂

*Alangium faberi* Oliv.

凭证标本：黄广宾、廖政幸 HGIB 70234 (IBK)

功效：根，理气活血、祛风除湿。

功效来源：《中华本草》

**阔叶八角枫** 五代同堂根

*Alangium faberi* Oliv. var. *platyphyllum* Chun et How

凭证标本：永福县普查队 450326130613040LY (IBK、GXMG、CMMI)

功效：根，理气活血、祛风除湿。

功效来源：《中华本草》

**毛八角枫**

*Alangium kurzii* Craib

凭证标本：永福县普查队 450326130614040LY (IBK、GXMG、CMMI)

功效：根、叶，舒筋活血、行瘀止痛。花，清热解毒。种子，拔毒消炎。

功效来源：《药用植物辞典》

**云山八角枫**

*Alangium kurzii* Craib var. *handelii* (Schnarf) Fang

凭证标本：李光信 276633 (IBSC)

功效：根、茎、枝，具有松弛肌肉和镇痛作用。

功效来源：《药用植物辞典》

## 211. 珙桐科 Nyssaceae
**喜树属** *Camptotheca* Decne.
喜树

*Camptotheca acuminata* Decne.

凭证标本：永福县普查队 450326130803068LY (IBK、GXMG、CMMI)

功效：果实、根，清热解毒、散结消症。

功效来源：《中华本草》

**蓝果树属** *Nyssa* Gronov. ex L.
蓝果树

*Nyssa sinensis* Oliver

凭证标本：李光信 505638 (IBSC)

功效：根，抗癌。

功效来源：《药用植物辞典》

## 212. 五加科 Araliaceae
**楤木属** *Aralia* L.
头序楤木

*Aralia dasyphylla* Miq.

凭证标本：永福县普查队 450326131025027LY (IBK、GXMG、CMMI)

功效：根皮、茎皮，祛风除湿、利尿消肿、活血止痛、杀虫。

功效来源：《药用植物辞典》

**台湾毛楤木** 鸟不企

*Aralia decaisneana* Hance

凭证标本：永福县普查队 450326141121032LY (IBK、GXMG、CMMI)

功效：根，祛风除湿、活血通经、解毒消肿。

功效来源：《广西壮族自治区壮药质量标准 第二卷》（2011年版）

**长刺楤木** 刺叶楤木

*Aralia spinifolia* Merr.

凭证标本：永福县普查队 450326131025053LY (IBK、GXMG、CMMI)

功效：根，祛风除湿、活血止血。

功效来源：《中华本草》

**罗伞属** *Brassaiopsis* Decne. et Planch.
罗伞 鸭脚罗伞

*Brassaiopsis glomerulata* (Bl.) Regel

凭证标本：永福县普查队 450326140809003LY (IBK、GXMG、CMMI)

功效：根、树皮或叶，祛风除湿、散瘀止痛。

功效来源：《中华本草》

**马蹄参属** *Diplopanax* Hand.-Mazz.
马蹄参

*Diplopanax stachyanthus* Hand.-Mazz.

凭证标本：永福县普查队 450326141123009LY (IBK、GXMG、CMMI)

功效：树皮，具有类似人参的强壮作用。

功效来源：《药用植物辞典》

**刺五加属** *Eleutherococcus* Maxim.
细柱五加 五加皮

*Eleutherococcus nodiflorus* (Dunn) S. Y. Hu

凭证标本：永福县普查队 450326130327012LY (IBK、GXMG、CMMI)

功效：根皮，祛风湿、补肝肾、强筋骨。

功效来源：《中国药典》（2020年版）

**白簕** 白勒

*Eleutherococcus trifoliatus* (Linnaeus) S. Y. Hu

凭证标本：永福县普查队 450326121208043LY (IBK、GXMG、CMMI)

功效：根、茎，清热解毒、祛风利湿、舒筋活血。

功效来源：《广西壮族自治区壮药质量标准 第一卷》（2008年版）

**幌伞枫属** *Heteropanax* Seem.
短梗幌伞枫

*Heteropanax brevipedicellatus* H. L. Li

凭证标本：刘志刚 276710 (IBSC)

功效：根、树皮，外用治跌打损伤、烧烫伤、痈疮肿痛。

功效来源：《广西中药资源名录》

### 刺楸属 *Kalopanax* Miq.
**刺楸** 川桐皮
*Kalopanax septemlobus* (Thunb.) Koidz.
功效：树皮，祛风利湿、活血止痛。
功效来源：《中药大辞典》
注：《广西植物名录》有记载。

### 鹅掌柴属 *Schefflera* J. R. Forst. et G. Forst.
**鹅掌柴** 鸭脚木
*Schefflera heptaphylla* (L.) Frodin
凭证标本：永福县普查队 450326131015022LY (IBK、GXMG、CMMI)
功效：根皮或根、叶，清热解毒、消肿散瘀。
功效来源：《广西壮族自治区壮药质量标准 第二卷》（2011年版）

**球序鹅掌柴**
*Schefflera pauciflora* R. Vig.
功效：根或树皮，祛风活络、散瘀止痛、消症利尿。
功效来源：《中华本草》
注：《广西中药资源名录》有记载。

## 213. 伞形科 Apiaceae
### 莳萝属 *Anethum* L.
**莳萝** 莳萝苗
*Anethum graveolens* L.
功效：嫩茎叶或全草，行气利膈、降逆止呕、化痰止咳。
功效来源：《中华本草》
注：民间常见栽培物种。

### 当归属 *Angelica* L.
**杭白芷** 白芷
*Angelica dahurica* (Fisch. ex Hoffm.) Benth. et Hook. f. ex Franch. et Sav. 'Hangbaizlii'
功效：根，解表散寒、祛风止痛、宣通鼻窍、燥湿止带、消肿排脓。
功效来源：《中国药典》（2020年版）
注：民间常见栽培物种。

**紫花前胡** 前胡
*Angelica decursiva* (Miq.) Franch. et Sav.
功效：根，降气化痰、散风清热。
功效来源：《中国药典》（2020年版）
注：《广西植物名录》有记载。

### 芹属 *Apium* L.
**旱芹**
*Apium graveolens* Linn.
功效：全草，平肝、清热、祛风、利尿、止血、解毒。
功效来源：《桂本草 第一卷》（上）
注：民间常见栽培物种。

### 积雪草属 *Centella* L.
**积雪草**
*Centella asiatica* (Linn.) Urban
功效：干燥全草，清热利湿、解毒消肿。
功效来源：《中国药典》（2020年版）
注：《广西植物名录》有记载。

### 芫荽属 *Coriandrum* L.
**芫荽** 胡荽
*Coriandrum sativum* Linn.
功效：根或全草，发表透疹、消食开胃、止痛解毒。
功效来源：《中华本草》
注：民间常见栽培物种。

### 鸭儿芹属 *Cryptotaenia* DC.
**鸭儿芹**
*Cryptotaenia japonica* Hassk.
凭证标本：永福县普查队 450326121208023LY (IBK、GXMG、CMMI)
功效：茎、叶，祛风止咳、活血祛瘀。
功效来源：《中华本草》

### 茴香属 *Foeniculum* Mill.
**茴香** 小茴香
*Foeniculum vulgare* Mill.
功效：果实，散寒止痛、理气和胃。
功效来源：《中国药典》（2020年版）
注：民间常见栽培物种。

### 天胡荽属 *Hydrocotyle* L.
**红马蹄草**
*Hydrocotyle nepalensis* Hook.
凭证标本：永福县普查队 450326121208034LY (IBK、GXMG、CMMI)
功效：全草，清肺止咳、止血活血。
功效来源：《中华本草》

**破铜钱** 天胡荽
*Hydrocotyle sibthorpioides* Lam. var. *batrachium* (Hance) Hand.-Mazz. ex Shan
功效：全草，清热利湿、解毒消肿。
功效来源：《广西中药材标准 第一册》（1990年版）

注：《广西植物名录》有记载。

**天胡荽**
*Hydrocotyle sibthorpioides* Lam. var. *sibthorpioides*
功效：全草，清热利尿、解毒消肿、祛痰止咳。
功效来源：《广西壮族自治区壮药质量标准 第一卷》（2008年版）
注：《广西植物名录》有记载。

**肾叶天胡荽** 毛叶天胡荽
*Hydrocotyle wilfordii* Maxim.
凭证标本：永福县普查队 450326130803072LY（IBK、GXMG、CMMI）
功效：全草，清热解毒、利湿。
功效来源：《中华本草》

**水芹属** *Oenanthe* L.
**卵叶水芹** 水芹
*Oenanthe javanica* (Blume) DC. subsp. *rosthornii* (Diels) F. T. Pu
凭证标本：永福县普查队 450326130803035LY（IBK）
功效：根或全草，清热利湿、止血、降血压。
功效来源：《全国中草药汇编》

**茴芹属** *Pimpinella* L.
**异叶茴芹** 鹅脚板
*Pimpinella diversifolia* DC.
功效：全草或根，祛风活血、解毒消肿。
功效来源：《中华本草》
注：《广西植物名录》有记载。

**变豆菜属** *Sanicula* L.
**变豆菜**
*Sanicula chinensis* Bunge
凭证标本：永福县普查队 450326140806023LY（IBK、GXMG、CMMI）
功效：全草，解毒、止血。
功效来源：《中华本草》

**薄片变豆菜** 大肺筋草
*Sanicula lamelligera* Hance
凭证标本：韦发南（IBK）
功效：全草，祛风发表、化痰止咳、活血调经。
功效来源：《中华本草》

**野鹅脚板**
*Sanicula orthacantha* S. Moore
凭证标本：永福县普查队 450326130309030LY（IBK、GXMG、CMMI）
功效：全草，清热、解毒。
功效来源：《全国中草药汇编》

**窃衣属** *Torilis* Adans.
**小窃衣** 窃衣
*Torilis japonica* (Houtt.) DC.
凭证标本：永福县普查队 450326140414017LY（IBK、GXMG、CMMI）
功效：果实或全草，杀虫止泻、收湿止痒。
功效来源：《中华本草》

## 214. 桤叶树科 Clethraceae
**山柳属** *Clethra* L.
**贵州桤叶树**
*Clethra kaipoensis* H. Lév.
功效：根、叶，祛风镇痛。
功效来源：《药用植物辞典》
注：《广西植物名录》有记载。

## 215. 杜鹃花科 Ericaceae
**白珠树属** *Gaultheria* Kalm ex L.
**滇白珠** 白珠树
*Gaultheria leucocarpa* Blume var. *yunnanensis* (Franch.) T. Z. Hsu et R. C. Fang
凭证标本：秦俊用 8190（IBK）
功效：全株，祛风除湿、舒筋活络、活血止痛。
功效来源：《中华本草》

**珍珠花属** *Lyonia* Nutt.
**狭叶珍珠花**
*Lyonia ovalifolia* (Wall.) Drude var. *lanceolata* (Wall.) Hand.-Mazz.
凭证标本：永福县普查队 450326140809022LY（IBK、GXMG）
功效：全株，用于感冒、痢疾、痧症夹色、骨鲠喉。叶，外用治骨折。
功效来源：《广西中药资源名录》

**珍珠花** 南烛
*Lyonia ovalifolia* (Wall.) Drude var. *ovalifolia*
凭证标本：余少林 210195（IBSC）
功效：茎、叶、果实，活血、祛瘀、止痛。
功效来源：《全国中草药汇编》

**杜鹃花属** *Rhododendron* L.
**腺萼马银花**
*Rhododendron bachii* H. Lév.
凭证标本：陈照宙 275477（IBSC）
功效：叶，清热利湿、止咳化痰。
功效来源：《药用植物辞典》

**岭南杜鹃**
*Rhododendron mariae* Hance

凭证标本：永福县普查队 450326130325090LY (IBK、GXMG、CMMI)

功效：叶，镇咳、祛痰、平喘。

功效来源：《全国中草药汇编》

**毛棉杜鹃** 丝线吊芙蓉

*Rhododendron moulmainense* Hook. f.

凭证标本：秦俊用 184427 (IBK)

功效：根皮、茎皮，利尿、活血。

功效来源：《中华本草》

**马银花**

*Rhododendron ovatum* (Lindl.) Planch. ex Maxim.

凭证标本：覃灏富 65286 (IBK)

功效：根，清热利湿。

功效来源：《全国中草药汇编》

**杜鹃** 杜鹃花根

*Rhododendron simsii* Planch.

功效：根及根状茎，祛风湿、活血去瘀、止血。

功效来源：《广西中药材标准 第一册》（1990年版）

注：《广西植物名录》有记载。

## 216. 乌饭树科 Vacciniaceae

**越橘属** *Vaccinium* L.

**南烛** 南烛根

*Vaccinium bracteatum* Thunb.

凭证标本：永福县普查队 450326140809035LY (IBK、GXMG、CMMI)

功效：根，散瘀、止痛。

功效来源：《中华本草》

**短尾越橘**

*Vaccinium carlesii* Dunn

凭证标本：秦俊用 119634 (IBK)

功效：全株，清热解毒、固精驻颜、强筋益气、明目乌发、止血、止泻。

功效来源：《药用植物辞典》

**江南越橘**

*Vaccinium mandarinorum* Diels

凭证标本：永福县普查队 450326141128032LY (IBK、GXMG、CMMI)

功效：叶、果实，用于白带异常；外用治枪弹、铁砂入肉。

功效来源：《广西中药资源名录》

## 221. 柿科 Ebenaceae

**柿属** *Diospyros* L.

**柿** 柿叶

*Diospyros kaki* Thunb.

凭证标本：刘志刚 276719 (IBSC)

功效：叶，止咳定喘、生津止渴、活血止血。

功效来源：《广西壮族自治区壮药质量标准 第二卷》（2011年版）

**野柿**

*Diospyros kaki* Thunb. var. *silvestris* Makino

凭证标本：李光信 00016 (IBK)

功效：果实，润肺止咳、生津、润肠。

功效来源：《药用植物辞典》

**君迁子**

*Diospyros lotus* L.

凭证标本：永福县普查队 450326130801017LY (IBK、GXMG、CMMI)

功效：果实，止渴、除痰。

功效来源：《全国中草药汇编》

**罗浮柿**

*Diospyros morrisiana* Hance

凭证标本：永福县普查队 450326130325086LY (IBK、GXMG、CMMI)

功效：叶、茎皮，解毒消炎、收敛止泻。

功效来源：《中华本草》

**油柿**

*Diospyros oleifera* Cheng

凭证标本：永福县普查队 450326130325078LY (IBK、GXMG、CMMI)

功效：果实，清热、润肺。

功效来源：《药用植物辞典》

**石山柿**

*Diospyros saxatilis* S. Lee

凭证标本：永福县普查队 450326130325076LY (IBK、GXMG、CMMI)

功效：全株，用于口腔炎、泄泻、淋浊、白带异常。

功效来源：《广西中药资源名录》

## 223. 紫金牛科 Myrsinaceae

**紫金牛属** *Ardisia* Swartz

**九管血** 血党

*Ardisia brevicaulis* Diels

凭证标本：覃德海、赖茂祥 027498 (GXMI)

功效：全株，祛风湿、活血调经、消肿止痛。

功效来源：《广西壮族自治区壮药质量标准 第二卷》（2011年版）

**小紫金牛**

*Ardisia chinensis* Benth.

凭证标本：李光信 278798 (IBSC)

功效：全株，活血止血、散瘀止痛、清热利湿。

功效来源：《中华本草》

### 朱砂根

*Ardisia crenata* Sims

凭证标本：永福县普查队 450326121127006LY (IBK、GXMG、CMMI)

功效：根，行血祛风、解毒消肿。

功效来源：《中国药典》（2020年版）

### 硃砂根 朱砂根

*Ardisia crenata* Sims

凭证标本：韦发南 Ly0075 (IBK)

功效：根，行血祛风、解毒消肿。

功效来源：《中国药典》（2020年版）

### 百两金

*Ardisia crispa* (Thunb.) A. DC.

凭证标本：永福县普查队 450326141123027LY (IBK、GXMG)

功效：根及根状茎，清热利咽、舒筋活血。

功效来源：《中华本草》

### 月月红

*Ardisia faberi* Hemsl.

凭证标本：永福县普查队 450326130327031LY (IBK、GXMG、CMMI)

功效：全株，清热解毒、祛痰利湿、活血止血。

功效来源：《药用植物辞典》

### 走马胎

*Ardisia gigantifolia* Stapf

功效：根及根状茎，祛风湿、壮筋骨、活血祛瘀。

功效来源：《广西壮族自治区壮药质量标准　第一卷》（2008年版）

注：《广西植物名录》有记载。

### 郎伞树 凉伞盖珍珠

*Ardisia hanceana* Mez

凭证标本：永福县普查队 450326130305063LY (IBK、GXMG、CMMI)

功效：根，活血止痛。

功效来源：《中华本草》

### 紫金牛 矮地茶

*Ardisia japonica* (Thunb.) Bl.

凭证标本：覃灏富 65281 (IBK)

功效：全株，止咳化痰、活血。

功效来源：《中药大辞典》

### 心叶紫金牛 红云草

*Ardisia maclurei* Merr.

凭证标本：永福县普查队 450326131015008LY (IBK、GXMG、CMMI)

功效：全株，活血止血、调经通络。

功效来源：《广西壮族自治区瑶药材质量标准　第一卷》（2014年版）

### 虎舌红 红毛走马胎

*Ardisia mamillata* Hance

凭证标本：永福县普查队 450326130613057LY (IBK、GXMG、CMMI)

功效：全株，散瘀止血、清热利湿、祛腐生肌。

功效来源：《中华本草》

### 矮短紫金牛 花脉紫金牛

*Ardisia pedalis* E. Walker

凭证标本：永福县普查队 450326121208009LY (IBK、GXMG、CMMI)

功效：根，用于贫血、月经不调、产后血虚头痛。

功效来源：《广西中药资源名录》

### 莲座紫金牛 铺地罗伞

*Ardisia primulaefolia* Gardn. et Champ.

凭证标本：韦发南 Ly0075 (IBK)

功效：全株，祛风通络、散瘀止血、解毒消痈。

功效来源：《中华本草》

### 九节龙 小青

*Ardisia pusilla* A. DC.

凭证标本：永福县普查队 450326130305004LY (IBK、GXMG、CMMI)

功效：全株或叶，清热利湿、活血消肿。

功效来源：《中华本草》

### 罗伞树 大罗伞树

*Ardisia quinquegona* Bl.

凭证标本：秦俊用 8120 (IBK)

功效：地上部分，止咳化痰、祛风解毒、活血止痛。

功效来源：《广西壮族自治区壮药质量标准　第三卷》（2018年版）

### 海南罗伞树 大罗伞树

*Ardisia quinquegona* Blume

凭证标本：永福县普查队 450326130325087LY (IBK、GXMG、CMMI)

功效：地上部分，止咳化痰、祛风解毒、活血止痛。

功效来源：《广西壮族自治区壮药质量标准　第三卷》（2018年版）

**酸藤子属** *Embelia* Burm. f.

**酸藤子**

*Embelia laeta* (Linn.) Mez

凭证标本：永福县普查队 450326131013062LY（IBK、GXMG、CMMI）

功效：根，清热解毒、散瘀止血。

功效来源：《广西壮族自治区瑶药材质量标准 第一卷》（2014年版）

**当归藤**

*Embelia parviflora* Wall.

凭证标本：永福县普查队 450326121127042LY（IBK、GXMG、CMMI）

功效：根及老茎，补血、活血、强壮腰膝。

功效来源：《广西壮族自治区壮药质量标准 第一卷》（2008年版）

**白花酸藤子** 咸酸蓊

*Embelia ribes* Burm. f.

凭证标本：永福县普查队 450326141121017LY（IBK、GXMG、CMMI）

功效：根或叶，活血调经、清热利湿、消肿解毒。

功效来源：《中华本草》

**瘤皮孔酸藤子** 假刺藤

*Embelia scandens* (Lour.) Mez

凭证标本：永福县普查队 450326140809019LY（IBK、GXMG、CMMI）

功效：根或叶，舒筋活络、敛肺止咳。

功效来源：《中华本草》

**杜茎山属** *Maesa* Forssk.

**杜茎山**

*Maesa japonica* (Thunb.) Moritzi ex Zoll.

凭证标本：永福县普查队 450326130304045LY（IBK、GXMG、CMMI）

功效：根、茎、叶，祛风邪、解疫毒、消肿胀。

功效来源：《中华本草》

**鲫鱼胆**

*Maesa perlarius* (Lour.) Merr.

凭证标本：永福县普查队 450326130305013LY（IBK、GXMG、CMMI）

功效：全株，接骨消肿、生肌祛腐。

功效来源：《全国中草药汇编》

**铁仔属** *Myrsine* L.

**密花树**

*Myrsine seguinii* H. Lév.

凭证标本：永福县普查队 450326130325075LY（IBK、GXMG、CMMI）

功效：根皮、叶，清热解毒、凉血、祛湿。

功效来源：《药用植物辞典》

# 224. 安息香科 Styracaceae

**赤杨叶属** *Alniphyllum* Matsum.

**赤杨叶** 豆渣树

*Alniphyllum fortunei* (Hemsl.) Makino

凭证标本：李光信 276631（IBSC）

功效：根、叶，祛风除湿、利尿消肿。

功效来源：《中华本草》

**陀螺果属** *Melliodendron* Hand.-Mazz.

**陀螺果**

*Melliodendron xylocarpum* Hand.-Mazz.

凭证标本：永福县普查队 450326130304062LY（IBK、GXMG、CMMI）

功效：根、叶，清热、杀虫。枝叶，滑肠。

功效来源：《药用植物辞典》

**安息香属** *Styrax* L.

**赛山梅**

*Styrax confusus* Hemsl.

凭证标本：李光信 184740（IBK）

功效：果实，清热解毒、消痈散结。全株，止泻、止痒。

功效来源：《药用植物辞典》

**垂珠花** 白克马叶

*Styrax dasyanthus* Perk.

凭证标本：永福县普查队 450326140808019LY（IBK、GXMG、CMMI）

功效：叶，润肺、生津、止咳。

功效来源：《中华本草》

**白花龙**

*Styrax faberi* Perk.

凭证标本：永福县普查队 450326130325084LY（IBK、GXMG、CMMI）

功效：全株，止泻、止痒。叶，止血、生肌、消肿。

功效来源：《药用植物辞典》

**芬芳安息香**

*Styrax odoratissimus* Champ. ex Benth.

功效：叶，清热解毒、祛风除湿、理气止痛、润肺止咳。

功效来源：《药用植物辞典》

注：《广西植物名录》有记载。

**栓叶安息香** 红皮

*Styrax suberifolius* Hook. et Arn.

功效：叶、根，祛风湿、理气止痛。

功效来源：《中华本草》

注：《广西中药资源名录》有记载。

**越南安息香** 安息香

*Styrax tonkinensis* (Pierre) Craib ex Hartw.

凭证标本：覃灏富 65267 (IBK)

功效：树脂，开窍醒神、行气活血、止痛。

功效来源：《中国药典》（2020年版）

## 225. 山矾科 Symplocaceae

山矾属 *Symplocos* Jacq.

**越南山矾**

*Symplocos cochinchinensis* (Lour.) S. Moore

凭证标本：永福县普查队 450326130613062LY (IBK、GXMG、CMMI)

功效：根，用于咳嗽、腹痛、泄泻。

功效来源：《广西中药资源名录》

**黄牛奶树**

*Symplocos cochinchinensis* (Lour.) S. Moore var. *laurina* (Retz.) Noot.

功效：根、树皮，散热、清热。

功效来源：《药用植物辞典》

注：《广西植物名录》有记载。

**光叶山矾** 刀灰树

*Symplocos lancifolia* Sieb. et Zucc.

凭证标本：陈照宙 276121 (IBSC)

功效：全株，和肝健脾、止血生肌。

功效来源：《全国中草药汇编》

**光亮山矾** 四川山巩

*Symplocos lucida* (Thunb.) Siebold et Zucc.

凭证标本：永福县普查队 450326140613032LY (IBK、GXMG、CMMI)

功效：根、茎、叶，行水、定喘、清热解毒。

功效来源：《中华本草》

**白檀**

*Symplocos paniculata* (Thunb.) Miq.

凭证标本：永福县普查队 450326130325041LY (IBK、GXMG、CMMI)

功效：根、叶、花或种子，清热解毒、调气散结、祛风止痒。

功效来源：《中华本草》

**山矾**

*Symplocos sumuntia* Buch.-Ham. ex D. Don

凭证标本：韦发南 Ly0077 (IBK)

功效：花，化痰解郁、生津止渴。根，清热利湿、凉血止血、祛风止痛。叶，清热解毒、收敛止血。

功效来源：《中华本草》

**微毛山矾**

*Symplocos wikstroemiifolia* Hayata

凭证标本：126142 (IBK)

功效：根、叶，解表祛湿、解毒、除烦止血。

功效来源：《药用植物辞典》

## 228. 马钱科 Loganiaceae

醉鱼草属 *Buddleja* L.

**巴东醉鱼草**

*Buddleja albiflora* Hemsl.

凭证标本：永福县普查队 450326130305056LY (IBK、GXMG、CMMI)

功效：全草，祛瘀、杀虫。花蕾，止咳化痰。

功效来源：《药用植物辞典》

**白背枫** 白鱼尾

*Buddleja asiatica* Lour.

功效：全株，祛风利湿、行气活血。

功效来源：《中华本草》

注：《广西植物名录》有记载。

**醉鱼草**

*Buddleja lindleyana* Fortune

凭证标本：永福县普查队 450326121127021LY (IBK、GXMG、CMMI)

功效：茎、叶，祛风湿、壮筋骨、活血祛瘀。

功效来源：《中华本草》

**密蒙花**

*Buddleja officinalis* Maxim.

凭证标本：永福县普查队 450326130305031LY (IBK、GXMG、CMMI)

功效：花蕾或花序，清热养肝、明目退翳。

功效来源：《中国药典》（2020年版）

钩吻属 *Gelsemium* Juss.

**钩吻** 断肠草

*Gelsemium elegans* (Gardn. et Champ.) Benth.

功效：根和茎，祛风、攻毒、止痛。

功效来源：《广西壮族自治区壮药质量标准 第一卷》（2008年版）

注：《广西植物名录》有记载。

## 229. 木犀科 Oleaceae

梣属 *Fraxinus* L.

**苦枥木**

*Fraxinus insularis* Hemsl.

凭证标本：永福县普查队 450326140414058LY (IBK、GXMG)

功效：枝叶，外用治风湿痹痛。

功效来源：《广西中药资源名录》

**素馨属** *Jasminum* L.

**白萼素馨**

*Jasminum albicalyx* Kobuski

功效：根，驱虫。叶或全株，生肌。

功效来源：《药用植物辞典》

注：《广西中药资源名录》有记载。

**扭肚藤**

*Jasminum elongatum* (Bergius) Willd.

凭证标本：永福县普查队 450326121127022LY (IBK、GXMG、CMMI)

功效：茎、叶，清热利湿、解毒、消滞。

功效来源：《中华本草》

**清香藤** 破骨风

*Jasminum lanceolaria* Roxb.

凭证标本：永福县普查队 450326130614037LY (IBK、GXMG、CMMI)

功效：全株，活血破瘀、理气止痛。

功效来源：《广西壮族自治区瑶药材质量标准 第一卷》（2014年版）

**小萼素馨**

Jasminum microcalyx Hance

凭证标本：永福县普查队 450326140613047LY (IBK)

功效：茎、叶、花，清热利湿、拔脓生肌。

功效来源：文献

**茉莉花**

*Jasminum sambac* (Linn.) Ait.

功效：花蕾及初开的花，理气止痛、辟秽开郁。

功效来源：《广西壮族自治区壮药质量标准 第二卷》（2011年版）

注：《广西植物名录》有记载。

**亮叶素馨** 亮叶茉莉

*Jasminum seguinii* Lévl.

凭证标本：永福县普查队 450326130614005LY (IBK、GXMG、CMMI)

功效：根、叶，散瘀、止痛、止血。

功效来源：《中华本草》

**华素馨** 华清香藤

*Jasminum sinense* Hemsl.

凭证标本：李光信 184939 (IBK)

功效：全株，清热解毒。

功效来源：《中华本草》

**女贞属** *Ligustrum* L.

**女贞** 女贞子

*Ligustrum lucidum* W. T. Aiton

凭证标本：永福县普查队 450326130804042LY (IBK、GXMG、CMMI)

功效：果实，滋补肝肾、明目乌发。

功效来源：《中国药典》（2020年版）

**粗壮女贞** 四川苦丁茶

*Ligustrum robustum* subsp. *chinense* P. S. Green

凭证标本：永福县普查队 450326131012036LY (IBK、GXMG、CMMI)

功效：叶，散风热、清头目、除烦渴。

功效来源：《中华本草》

**光萼小蜡** 毛女贞

*Ligustrum sinense* Lour var. *myrianthum* (Diels) Hofk.

凭证标本：永福县普查队 450326130304031LY (IBK、GXMG、CMMI)

功效：枝、叶，泻火解毒。

功效来源：《中华本草》

**小蜡** 小蜡树

*Ligustrum sinense* Lour.

凭证标本：永福县普查队 450326130324053LY (IBK、GXMG、CMMI)

功效：树皮及枝叶，清热利湿、解毒消肿。

功效来源：《广西壮族自治区壮药质量标准 第二卷》（2011年版）

**木犀榄属** *Olea* L.

**木犀榄** 毛女贞

*Olea europaea* Linn.

功效：种子油，外用治烧烫伤。

功效来源：《广西中药资源名录》

注：民间常见栽培物种。

**木犀属** *Osmanthus* Lour.

**桂花**

*Osmanthus fragrans* (Thunb.) Lour.

凭证标本：李光信 184988 (IBK)

功效：花，散寒破结、化痰止咳。果实，暖胃、平肝、散寒。根，祛风湿、散寒。

功效来源：《全国中草药汇编》

**木犀** 桂花

*Osmanthus fragrans* Lour.

凭证标本：永福县普查队 450326130325094LY (IBK、GXMG、CMMI)

功效：花，散寒破结、化痰止咳。果实，暖胃、平肝、散寒。根，祛风湿、散寒。

功效来源：《全国中草药汇编》

# 230. 夹竹桃科 Apocynaceae

## 黄蝉属 *Allemanda* Linn.

### 黄蝉

*Allemanda neriifolia* Hook.

功效：全株，用于杀虫、灭孑孓。

功效来源：《药用植物辞典》

注：民间常见栽培物种。

## 链珠藤属 *Alyxia Banks* ex R. Br.

### 筋藤

*Alyxia levinei* Merr.

凭证标本：永福县普查队 450326130801009LY (IBK、GXMG、CMMI)

功效：全株，祛风除湿、活血止痛。

功效来源：《中华本草》

### 狭叶链珠藤

*Alyxia schlechteri* H. Lév.

凭证标本：永福县普查队 450326140611058LY (IBK、GXMG、CMMI)

功效：全草或根、茎、叶，清热解毒、消肿止痛、祛风利湿、活血通络。

功效来源：《药用植物辞典》

## 长春花属 *Catharanthus* G. Don

### 长春花

*Catharanthus roseus* (Linn.) G. Don

功效：全草，抗癌、降血压。

功效来源：《全国中草药汇编》

注：民间常见栽培物种。

### 白长春花 长春花

*Catharanthus roseus* (Linn.) G. Don 'Albus'

功效：全草，抗癌、降血压。

功效来源：《全国中草药汇编》

注：民间常见栽培物种。

## 夹竹桃属 *Nerium* L.

### 白花夹竹桃 夹竹桃

*Nerium indicum* Mill. 'Paihua'

功效：叶，强心利尿、祛痰定喘、祛瘀止痛。

功效来源：《桂本草 第一卷》（上）

注：民间常见栽培物种。

### 夹竹桃

*Nerium oleander* Linn.

功效：叶，强心利尿、祛痰杀虫。

功效来源：《全国中草药汇编》

注：民间常见栽培物种。

### 欧洲夹竹桃 夹竹桃

*Nerium oleander* Linn.

凭证标本：永福县普查队 450326130715030LY (IBK、GXMG、CMMI)

功效：叶，强心利尿、祛痰杀虫。

功效来源：《全国中草药汇编》

## 鸡蛋花属 *Plumeria* L.

### 鸡蛋花

*Plumeria rubra* Linn. 'Acutifolia'

功效：干燥花，清热、解暑、利湿、止咳。

功效来源：《广西中药材标准第一册》（1990年版）

注：民间常见栽培物种。

## 帘子藤属 *Pottsia* Hook. et Arn.

### 帘子藤 花拐藤根

*Pottsia laxiflora* (Bl.) O. Ktze.

凭证标本：秦俊用 119620 (IBK)

功效：根，祛风除湿、活血通络。

功效来源：《中华本草》

## 萝芙木属 *Rauvolfia* L.

### 萝芙木

*Rauvolfia verticillata* (Lour.) Baill.

凭证标本：永福县普查队 450326130715017LY (IBK、GXMG、CMMI)

功效：根，清热、降血压、宁神。

功效来源：《广西壮族自治区壮药质量标准 第一卷》（2008年版）

## 羊角拗属 *Strophanthus* DC.

### 羊角拗 羊角扭

*Strophanthus divaricatus* (Lour.) Hook. et Arn.

凭证标本：永福县普查队 450326131025020LY (IBK、GXMG、CMMI)

功效：全株，祛风湿、通经络、杀虫。

功效来源：《广西壮族自治区瑶药材质量标准 第一卷》（2014年版）

## 络石属 *Trachelospermum* Lem.

### 络石 络石藤

*Trachelospermum jasminoides* (Lindl.) Lem.

凭证标本：永福县普查队 450326130325015LY (IBK、GXMG、CMMI)

功效：带叶藤茎，凉血消肿、祛风通络。

功效来源：《中国药典》（2020年版）

## 水壶藤属 *Urceola* Roxb.

### 毛杜仲藤 杜仲藤

*Urceola huaitingii* (Chun et Tsiang) D. J. Middleton

功效：老茎及根，祛风活络、壮腰膝、强筋骨、消肿。
　　功效来源：《中华本草》
　　注：《广西植物名录》有记载。

**杜仲藤** 红杜仲
*Urceola micrantha* (Wall. ex G. Don) D. J. Middleton
　　凭证标本：永福县普查队 450326140807014LY (IBK、GXMG、CMMI)
　　功效：树皮，祛风活络、壮腰膝、强筋骨、消肿。
　　功效来源：《广西壮族自治区壮药质量标准　第二卷》（2011年版）

**酸叶胶藤** 红背酸藤
*Urceola rosea* (Hook. et Arn.) D. J. Middleton
　　凭证标本：永福县普查队 450326130804050LY (IBK、GXMG、CMMI)
　　功效：根、叶，清热解毒、利尿消肿。
　　功效来源：《中华本草》

## 231. 萝藦科 Asclepiadaceae
**白叶藤属** *Cryptolepis* R. Br.
白叶藤
*Cryptolepis sinensis* (Lour.) Merr.
　　凭证标本：永福县普查队 450326130803043LY (IBK、GXMG、CMMI)
　　功效：全株，清热解毒、散瘀止痛、止血。
　　功效来源：《全国中草药汇编》

**鹅绒藤属** *Cynanchum* L.
白薇
*Cynanchum atratum* Bunge
　　凭证标本：40800 (IBK)
　　功效：根及根状茎，清热凉血、利尿通淋、解毒疗疮。
　　功效来源：《中国药典》（2020年版）

刺瓜
*Cynanchum corymbosum* Wight
　　凭证标本：永福县普查队 450326121127047LY (IBK、GXMG、CMMI)
　　功效：全草，益气、催乳、解毒。
　　功效来源：《全国中草药汇编》

**醉魂藤属** *Heterostemma* Wight et Arn.
台湾醉魂藤
*Heterostemma brownii* Hayata
　　凭证标本：永福县普查队 450326130804009LY (IBK、GXMG、CMMI)
　　功效：地上部分，用于治疗肿瘤。
　　功效来源：《药用植物辞典》

**球兰属** *Hoya* R. Br.
荷秋藤
*Hoya griffithii* Hook. f.
　　功效：茎、叶，活血散瘀、祛风除湿。
　　功效来源：《中华本草》
　　注：《广西植物名录》有记载。

**牛奶菜属** *Marsdenia* R. Br.
蓝叶藤
*Marsdenia tinctoria* R. Br.
　　凭证标本：永福县普查队 450326130325022LY (IBK、GXMG、CMMI)
　　功效：果实，祛风除湿、化瘀散结。
　　功效来源：《中华本草》

**鲫鱼藤属** *Secamone* R. Br.
鲫鱼藤
*Secamone elliptica* R. Br.
　　凭证标本：永福县普查队 450326140611056LY (IBK、GXMG、CMMI)
　　功效：根，用于风湿痹痛、跌打损伤、疮疡肿毒。
　　功效来源：《广西药用植物名录》

**娃儿藤属** *Tylophora* R. Br.
多花娃儿藤 双飞蝴蝶
*Tylophora floribunda* Miq.
　　凭证标本：永福县普查队 450326140808026LY (IBK、GXMG、CMMI)
　　功效：根，祛风化痰、通经散瘀。
　　功效来源：《全国中草药汇编》

娃儿藤
*Tylophora ovata* (Lindl.) Hook. ex Steud.
　　凭证标本：永福县普查队 450326141127001LY (IBK、GXMG、CMMI)
　　功效：根，祛风化痰、解毒散瘀。
　　功效来源：《中药大辞典》

## 232. 茜草科 Rubiaceae
**水团花属** *Adina* Salisb.
水团花
*Adina pilulifera* (Lam.) Franch. ex Drake
　　凭证标本：永福县普查队 450326130801012LY (IBK、GXMG、CMMI)
　　功效：根、枝叶、花、果实，清热利湿、解毒消肿。
　　功效来源：《中华本草》

细叶水团花 水杨梅
*Adina rubella* Hance
　　凭证标本：永福县普查队 450326130715013LY (IBK、GXMG、CMMI)

功效：根、茎皮、叶、花及果实，清热解毒、散瘀止痛。

功效来源：《全国中草药汇编》

### 茜树属 *Aidia* Lour.

香楠

*Aidia canthioides* (Champ. ex Benth.) Masam.

凭证标本：永福县普查队 450326131013032LY (IBK、GXMG、CMMI)

功效：根，用于胃痛、风湿骨痛、跌打损伤。

功效来源：《广西中药资源名录》

茜树

*Aidia cochinchinensis* Lour.

凭证标本：永福县普查队 450326141127004LY (IBK、GXMG、CMMI)

功效：根，清热利湿、润肺止咳。全株，清热解毒、利湿消肿、润肺止咳。

功效来源：《药用植物辞典》

### 丰花草属 *Borreria* G. Mey.

阔叶丰花草

*Borreria latifolia* (Aubl.) K. Schum.

凭证标本：永福县普查队 450326130716005LY (IBK、GXMG、CMMI)

功效：全草，用于疟疾发热。

功效来源：《药用植物辞典》

### 流苏子属 *Coptosapelta* Korth.

流苏子 流苏子根

*Coptosapelta diffusa* (Champ. ex Benth.) van Steenis

功效：根，祛风除湿、止痒。

功效来源：《中华本草》

注：《广西植物名录》有记载。

### 虎刺属 *Damnacanthus* Gaertn. f.

短刺虎刺 岩石羊

*Damnacanthus giganteus* (Makino) Nakai

凭证标本：永福县普查队 450326141127038LY (IBK、GXMG、CMMI)

功效：根，养血、止血、除湿、舒筋。

功效来源：《中华本草》

### 狗骨柴属 *Diplospora* DC.

毛狗骨柴

*Diplospora fruticosa* Hemsl.

凭证标本：刘志刚 543232 (IBSC)

功效：根，益气养血、收敛止血。

功效来源：《药用植物辞典》

### 拉拉藤属 *Galium* L.

四叶葎 四叶草

*Galium bungei* Steud.

凭证标本：永福县普查队 450326130309033LY (IBK、GXMG、CMMI)

功效：全草，清热解毒、利尿、止血、消食。

功效来源：《全国中草药汇编》

猪殃殃 八仙草

*Galium spurium* L.

凭证标本：永福县普查队 450326130309035LY (IBK、GXMG、CMMI)

功效：全草，清热解毒、利尿消肿。

功效来源：《全国中草药汇编》

### 栀子属 *Gardenia* J. Ellis

栀子

*Gardenia jasminoides* J.Ellis

凭证标本：永福县普查队 450326121208006LY (IBK、GXMG、CMMI)

功效：果实，泻火除烦、清热利湿、凉血解毒、消肿止痛。

功效来源：《中国药典》（2020年版）

### 耳草属 *Hedyotis* L.

纤花耳草

*Hedyotis angustifolia* Cham. et Schltdl.

凭证标本：永福县普查队 450326131014053LY (IBK、GXMG、CMMI)

功效：全草，清热解毒、消肿止痛。

功效来源：《全国中草药汇编》

剑叶耳草

*Hedyotis caudatifolia* Merr. et Metcalf

凭证标本：永福县普查队 450326140806053LY (IBK、GXMG、CMMI)

功效：全草，润肺止咳、消积、止血。

功效来源：《全国中草药汇编》

金毛耳草

*Hedyotis chrysotricha* (Palib.) Merr.

凭证标本：永福县普查队 450326130613012LY (IBK、GXMG、CMMI)

功效：全草，清热利湿、消肿解毒、舒筋活血。

功效来源：《药用植物辞典》

拟金草

*Hedyotis consanguinea* Hance

凭证标本：永福县普查队 450326130731005LY (IBK)

功效：全草，疏风退热、润肺止咳、消积、止血、止泻，外用治跌打肿痛、外伤出血。

功效来源：《药用植物辞典》

**伞房花耳草** 水线草
*Hedyotis corymbosa* (Linn.) Lam.
功效：全草，清热解毒、利尿消肿、活血止痛。
功效来源：《中药大辞典》
注：《广西植物名录》有记载。

**牛白藤**
*Hedyotis hedyotidea* (DC.) Merr.
凭证标本：永福县普查队 450326121127015LY (IBK、GXMG、CMMI)
功效：根、茎，消肿止血、祛风活络。叶，清热祛风。
功效来源：《广西壮族自治区壮药质量标准 第一卷》（2008年版）

**长节耳草**
*Hedyotis uncinella* Hook. et Arn.
凭证标本：永福县普查队 450326140809024LY (IBK、GXMG、CMMI)
功效：根、全草，消食、祛风散寒、除湿。
功效来源：《药用植物辞典》

**龙船花属** *Ixora* L.
**白花龙船花**
*Ixora henryi* Lévl.
凭证标本：永福县普查队 450326121127017LY (IBK、GXMG、CMMI)
功效：全株，清热消肿、止痛、接骨。
功效来源：《广西药用植物名录》

**粗叶木属** *Lasianthus* Jack
**日本粗叶木**
*Lasianthus japonicus* Miq.
凭证标本：永福县普查队 450326130804055LY (IBK、GXMG、CMMI)
功效：全株，抗炎、抗菌。
功效来源：文献

**巴戟天属** *Morinda* L.
**巴戟天**
*Morinda officinalis* How
凭证标本：永福县普查队 450326141123004LY (IBK、GXMG、CMMI)
功效：根，补肾阳、强筋骨、祛风湿。
功效来源：《中国药典》（2020年版）

**印度羊角藤** 羊角藤
*Morinda umbellata* L.
凭证标本：韦发南 Ly0080 (IBK)
功效：根或全株，祛风除湿、止痛止血。
功效来源：《全国中草药汇编》

**羊角藤**
*Morinda umbellata* subsp. *obovata* Y. Z. Ruan
凭证标本：永福县普查队 450326130716012LY (IBK、GXMG、CMMI)
功效：根或全株，祛风除湿、止痛止血。
功效来源：《全国中草药汇编》

**玉叶金花属** *Mussaenda* L.
**楠藤**
*Mussaenda erosa* Champ.
凭证标本：永福县普查队 450326140611003LY (IBK、GXMG、CMMI)
功效：茎、叶，清热解毒。
功效来源：《中华本草》

**贵州玉叶金花** 大叶白纸扇
*Mussaenda esquirolii* Lévl.
凭证标本：陈照宙 276119 (IBSC)
功效：茎、叶、根，清热解毒、解暑利湿。
功效来源：《中华本草》

**玉叶金花**
*Mussaenda pubescens* W. T. Aiton
凭证标本：永福县普查队 450326121208024LY (IBK、GXMG、CMMI)
功效：茎和根，清热解毒、凉血解暑。
功效来源：《广西壮族自治区壮药质量标准 第一卷》（2008年版）

**密脉木属** *Myrioneuron* R. Br. ex Hook.
**密脉木**
*Myrioneuron faberi* Hemsl.
凭证标本：永福县普查队 450326121127049LY (IBK、GXMG、CMMI)
功效：全株，用于跌打损伤。
功效来源：《药用植物辞典》

**蛇根草属** *Ophiorrhiza* L.
**广州蛇根草** 朱砂草
*Ophiorrhiza cantoniensis* Hance
凭证标本：永福县普查队 450326130325021LY (IBK、GXMG、CMMI)
功效：根状茎，清热止咳、镇静安神、消肿止痛。
功效来源：《中华本草》

**日本蛇根草** 蛇根草
*Ophiorrhiza japonica* Bl.
凭证标本：永福县普查队 450326141127029LY (IBK、GXMG、CMMI)
功效：全草，止渴祛痰、活血调经。
功效来源：《全国中草药汇编》

**鸡矢藤属 Paederia L.**

耳叶鸡矢藤
*Paederia cavaleriei* H. Lév.
凭证标本：永福县普查队 450326130715025LY (IBK、GXMG、CMMI)
功效：根、全草，祛风利湿、消食化积、止咳、止痛。
功效来源：《药用植物辞典》

白毛鸡矢藤
*Paederia pertomentosa* Merr. ex H. L. Li
凭证标本：永福县普查队 450326140613008LY (IBK、GXMG、CMMI)
功效：根、叶，平肝息风、健脾消食、壮肾固涩、祛风利湿。
功效来源：《药用植物辞典》

鸡矢藤
*Paederia scandens* (Lour.) Merr.
凭证标本：永福县普查队 450326131013054LY (IBK、GXMG、CMMI)
功效：根或全草，祛风利湿、消食化积、止咳、止痛。
功效来源：《广西壮族自治区壮药质量标准 第一卷》（2008年版）

狭叶鸡矢藤 狭序鸡矢藤
*Paederia stenobotrya* Merr.
凭证标本：永福县普查队 450326131024014LY (IBK、GXMG、CMMI)
功效：地上部分，同猪耳炖汤治耳鸣、耳聋。
功效来源：《广西中药资源名录》

**大沙叶属 Pavetta L.**

香港大沙叶 大沙叶
*Pavetta hongkongensis* Bremek.
凭证标本：永福县普查队 450326121127019LY (IBK、GXMG、CMMI)
功效：全株或根、叶，清热解暑、活血祛瘀。
功效来源：《全国中草药汇编》

**九节属 Psychotria L.**

驳骨九节 花叶九节木
*Psychotria prainii* Lévl.
凭证标本：永福县普查队 450326130804064LY (IBK、GXMG、CMMI)
功效：全株，清热解毒、祛风止痛、散瘀止血。
功效来源：《中华本草》

牙买印 花叶九节木
*Psychotria siamica* (Craib) Hutch.

凭证标本：黄广宾、廖政幸 HGIB 70235 (IBK)
功效：全株，清热解毒、祛风止痛、散瘀止血。
功效来源：《中华本草》

假九节
*Psychotria tutcheri* Dunn
凭证标本：永福县普查队 450326130802005LY (IBK、GXMG、CMMI)
功效：全株，消肿、止痛、祛风。
功效来源：《广西药用植物名录》

**茜草属 Rubia L.**

金剑草
*Rubia alata* Roxb.
凭证标本：永福县普查队 450326131023010LY (IBK、GXMG、CMMI)
功效：根及根状茎，用于月经不调、风湿痹痛。
功效来源：《广西中药资源名录》

茜草
*Rubia cordifolia* L.
凭证标本：永福县普查队 450326131012026LY (IBK、GXMG、CMMI)
功效：根和根状茎，凉血、祛瘀、止血、通经。
功效来源：《中国药典》（2020年版）

多花茜草
*Rubia wallichiana* Decne.
凭证标本：永福县普查队 450326121208008LY (IBK、GXMG、CMMI)
功效：根状茎及根，清热凉血，用于血病、扩散伤热、肺肾热邪、大小肠热。
功效来源：《药用植物辞典》

**白马骨属 Serissa Comm. ex Juss.**

白马骨
*Serissa serissoides* (DC.) Druce
凭证标本：永福县普查队 450326140807023LY (IBK、GXMG、CMMI)
功效：全株，祛风利湿、清热解毒。
功效来源：《中华本草》

**鸡仔木属 Sinoadina Ridsdale**

鸡仔木 水冬瓜
*Sinoadina racemosa* (Sieb. et Zucc.) Ridsdale
凭证标本：覃灏富 277019 (IBSC)
功效：全株，清热解毒、活血散瘀。
功效来源：《中华本草》

**乌口树属 Tarenna Gaertn.**

白皮乌口树

*Tarenna depauperata* Hutchins.

凭证标本：永福县普查队 450326140611043LY (IBK、GXMG、CMMI)

功效：叶，用于痈疮溃疡。

功效来源：《广西药用植物名录》

### 白花苦灯笼 麻糖风

*Tarenna mollissima* (Hook. et Arn.) Robinson

凭证标本：永福县普查队 450326140806030LY (IBK、GXMG、CMMI)

功效：根、叶，清热解毒、消肿止痛。

功效来源：《全国中草药汇编》

## 钩藤属 *Uncaria* Schreb.

### 毛钩藤 钩藤

*Uncaria hirsuta* Havil.

凭证标本：永福县普查队 450326130324003LY (IBK、GXMG、CMMI)

功效：带钩茎枝，清热平肝、息风定惊。

功效来源：《中国药典》（2020年版）

### 钩藤

*Uncaria rhynchophylla* (Miq.) Miq. ex Havil.

凭证标本：永福县普查队 450326130716036LY (IBK、GXMG、CMMI)

功效：带钩茎枝，清热平肝、息风定惊。

功效来源：《中国药典》（2020年版）

## 水锦树属 *Wendlandia* Bartl. ex DC.

### 水锦树

*Wendlandia uvariifolia* Hance

功效：根、叶，祛风除湿、散瘀消肿、止血生肌。

功效来源：《全国中草药汇编》

注：《广西植物名录》有记载。

# 233. 忍冬科 Caprifoliaceae

## 忍冬属 *Lonicera* L.

### 净花菰腺忍冬 山银花

*Lonicera hypoglaucal* Miq. subsp. *nudiflora* P. C. Hsu et H. J. Wang

功效：干燥花蕾或带初开的花，清热解毒、疏散风热。

功效来源：《中国药典》（2020年版）

注：《广西植物名录》有记载。

### 菰腺忍冬 山银花

*Lonicera hypoglauca* Miq.

凭证标本：永福县普查队 450326130324004LY (IBK、GXMG、CMMI)

功效：花蕾或带初开的花，清热解毒、疏散风热。

功效来源：《中国药典》（2020年版）

### 异毛忍冬

*Lonicera macrantha* (D. Don) Spreng. var. *heterotricha* P. C. Hsu et H. J. Wang

功效：花蕾，清热解毒、消炎。

功效来源：《药用植物辞典》

注：《广西中药资源名录》有记载。

### 短柄忍冬

*Lonicera pampaninii* Lévl.

凭证标本：黄广宾、廖政幸 HGIB 70230 (IBK)

功效：花蕾，清热解毒、舒筋通络、凉血止血、止痢、截疟。

功效来源：《药用植物辞典》

### 皱叶忍冬

*Lonicera rhytidophylla* Hand.-Mazz.

凭证标本：永福县普查队 450326140414010LY (IBK、GXMG、CMMI)

功效：花蕾，清热解毒、凉血、止痢。

功效来源：《药用植物辞典》

## 接骨木属 *Sambucus* L.

### 接骨草 陆英

*Sambucus chinensis* Lindl.

凭证标本：永福县普查队 450326130715003LY (IBK、GXMG、CMMI)

功效：茎、叶，祛风、利湿、舒筋、活血。

功效来源：《广西壮族自治区壮药质量标准 第一卷》（2008年版）

## 荚蒾属 *Viburnum* L.

### 南方荚蒾 满山红

*Viburnum fordiae* Hance

凭证标本：永福县普查队 450326130324017LY (IBK、GXMG、CMMI)

功效：根，祛风清热、散瘀活血。

功效来源：《广西壮族自治区壮药质量标准 第二卷》（2011年版）

### 淡黄荚蒾 罗盖叶

*Viburnum lutescens* Bl.

凭证标本：余少林 105554 (IBK)

功效：叶，活血、除湿。

功效来源：《中华本草》

### 珊瑚树 早禾树

*Viburnum odoratissimum* Ker-Gawl.

凭证标本：永福县普查队 450326130324039LY (IBK、GXMG、CMMI)

功效：叶、树皮及根，祛风除湿、通经活络。

功效来源：《中华本草》

台东荚蒾 对叶油麻根

*Viburnum taitoense* Hayata

凭证标本：永福县普查队 450326130305029LY (IBK、GXMG、CMMI)

功效：茎、叶，散瘀止痛、通便。

功效来源：《中华本草》

三脉叶荚蒾

*Viburnum triplinerve* Hand.-Mazz.

凭证标本：永福县普查队 450326130614031LY (IBK、GXMG、CMMI)

功效：全株，止血、消肿止痛、接骨续筋。

功效来源：《药用植物辞典》

## 235. 败酱科 Valerianaceae

### 败酱属 *Patrinia* Juss.

少蕊败酱

*Patrinia monandra* C. B. Clarke

功效：全草，清热解毒、消肿消炎、宁心安神、利湿祛瘀、排脓、止血止痛。

功效来源：《药用植物辞典》

注：《广西植物名录》有记载。

斑花败酱

*Patrinia punctiflora* P. S. Hsu et H. J. Wang

凭证标本：永福县普查队 450326140806059LY (IBK、GXMG、CMMI)

功效：全草，清热解毒、利湿排脓、活血化瘀、镇静安神。

功效来源：《药用植物辞典》

败酱

*Patrinia scabiosaefolia* Link.

凭证标本：永福县普查队 450326130926055LY (IBK、GXMG、CMMI)

功效：全草，清热解毒、活血排脓。

功效来源：《中华本草》

白花败酱 败酱草

*Patrinia villosa* (Thunb.) Juss.

凭证标本：永福县普查队 450326131015029LY (IBK、GXMG、CMMI)

功效：根状茎、根或全草，清热解毒、消痈排脓、活血行瘀。

功效来源：《全国中草药汇编》

## 238. 菊科 Asteraceae

### 下田菊属 *Adenostemma* J. R. Forst. et G. Forst.

下田菊宽叶变种

*Adenostemma lavenia* (Linn.) O. Kuntze var. *latifolium* (D. Don) Hand.-Mazz.

凭证标本：李光信 73 (IBK)

功效：全株，祛风除湿、解毒。

功效来源：《药用植物辞典》

### 藿香蓟属 *Ageratum* L.

藿香蓟 胜红蓟

*Ageratum conyzoides* Linn.

功效：全草，清热解毒、利咽消肿。

功效来源：《广西壮族自治区壮药质量标准　第三卷》（2018年版）

注：民间常见栽培物种。

### 兔儿风属 *Ainsliaea* DC.

杏香兔儿风 金边兔耳

*Ainsliaea fragrans* Champ.ex Benth.

凭证标本：永福县普查队 450326130716023LY (IBK)

功效：全草，清热补虚、凉血止血、利湿解毒。

功效来源：《中华本草》

莲沱兔儿风

*Ainsliaea ramosa* Hemsl.ex Benth.

凭证标本：韦发南 Ly0075 (IBK)

功效：全草，清热解毒、润肺止咳、镇静、消肿、止血。

功效来源：《药用植物辞典》

### 山黄菊属 *Anisopappus* Hook. et Arn.

山黄菊

*Anisopappus chinensis* (Linn.) Hook. et Arn.

凭证标本：永福县普查队 450326131014033LY (IBK、GXMG、CMMI)

功效：花，清热化痰。

功效来源：《广西中药材标准　第一册》（1990年版）

### 蒿属 *Artemisia* L.

黄花蒿 青蒿

*Artemisia annua* Linn.

功效：地上部分，清热、除骨蒸、解暑热、截疟、退黄。

功效来源：《中国药典》（2020年版）

注：《广西植物名录》有记载。

奇蒿 刘寄奴

*Artemisia anomala* S. Moore

凭证标本：永福县普查队 450326130715011LY (IBK、GXMG、CMMI)

功效：全草，清暑利湿、活血化瘀、通经止痛。

功效来源：《全国中草药汇编》

**密毛奇蒿**

*Artemisia anomala* S. Moore var. *tomentella* Hand.-Mazz.

功效：全草、花穗，清暑利湿、活血行瘀、通经止痛。

功效来源：《药用植物辞典》

注：《广西植物名录》有记载。

**青蒿**

*Artemisia carvifolia* Buch.-Ham. ex Roxb.

凭证标本：永福县普查队 450326140814051LY (IBK、GXMG、CMMI)

功效：全草，清热、解暑、除蒸。

功效来源：《药用植物辞典》

**白苞蒿** 刘寄奴

*Artemisia lactiflora* Wall. ex DC.

功效：全草，活血散瘀、通经止痛、利湿消肿、消积除胀。

功效来源：《广西中药材标准 第一册》（1990年版）

注：《广西植物名录》有记载。

**紫菀属 *Aster* L.**

**三脉紫菀** 山白菊

*Aster ageratoides* Turcz.

凭证标本：韦发南 Ly0075 (IBK)

功效：全草、根，清热解毒、祛痰镇咳、凉血止血。

功效来源：《中华本草》

**钻叶紫菀** 瑞连草

*Aster subulatus* Michx.

功效：全草，清热解毒。

功效来源：《全国中草药汇编》

注：《广西植物名录》有记载。

**鬼针草属 *Bidens* L.**

**鬼针草** 三叶鬼针草

*Bidens pilosa* Linn. var. *pilosa*

凭证标本：永福县普查队 450326130305036LY (IBK、GXMG、CMMI)

功效：全草，清热解毒、止泻。

功效来源：《广西壮族自治区壮药质量标准 第二卷》（2011年版）

**三叶鬼针草** 白花鬼针草

*Bidens pilosa* Linn. var. *radiata* Sch.-Bip.

功效：全草，清热解毒、利湿退黄。

功效来源：《中华本草》

注：《广西植物名录》有记载。

**狼杷草**

*Bidens tripartita* L.

凭证标本：永福县普查队 450326131012039LY (IBK、GXMG、CMMI)

功效：全草，清热解毒、利湿通经。

功效来源：《中华本草》

**艾纳香属 *Blumea* DC.**

**馥芳艾纳香** 香艾

*Blumea aromatica* DC.

凭证标本：韦发南 0075 (IBK)

功效：全草，祛风、除湿、止痒、止血。

功效来源：《中华本草》

**台北艾纳香**

*Blumea formosana* Kitam.

凭证标本：永福县普查队 450326131013056LY (IBK、GXMG、CMMI)

功效：全草，清热解毒、利尿消肿。

功效来源：《全国中草药汇编》

**东风草**

*Blumea megacephala* (Randeria) C. C. Chang et Y. Q. Tseng

凭证标本：永福县普查队 450326131012051LY (IBK、GXMG、CMMI)

功效：全草，清热明目、祛风止痒、解毒消肿。

功效来源：《中华本草》

**金盏花属 *Calendula* L.**

**小金盏花**

*Calendula arvensis* L.

功效：全草，清热、利尿、发汗、通经、止血。

功效来源：《药用植物辞典》

注：民间常见栽培物种。

**金盏花** 金盏菊根

*Calendula officinalis* Linn.

功效：根，活血散瘀、行气利尿。花，凉血、止血。

功效来源：《全国中草药汇编》

注：民间常见栽培物种。

**天名精属 *Carpesium* L.**

**天名精** 鹤虱

*Carpesium abrotanoides* L.

凭证标本：永福县普查队 450326131023039LY (IBK、GXMG、CMMI)

功效：果实，杀虫消积。

功效来源：《中国药典》（2020年版）

**石胡荽属 *Centipeda* Lour.**

**石胡荽** 鹅不食草

*Centipeda minima* (L.) A. Br. et Aschers.

凭证标本：永福县普查队 450326131023007LY (IBK、GXMG、CMMI)

功效：全草，发散风寒、通鼻窍、止咳。

功效来源：《中国药典》（2020年版）

## 菊属 *Chrysanthemum* L.

**野菊**

*Chrysanthemum indicum* L.

凭证标本：永福县普查队 450326121128006LY (IBK、GXMG、CMMI)

功效：头状花序，清热解毒、泻火平肝。

功效来源：《中国药典》（2020年版）

**菊花**

*Chrysanthemum morifolium* Ramat.

功效：花，散风清热、平肝明目、清热解毒。

功效来源：《中国药典》（2020年版）

注：民间常见栽培物种。

## 蓟属 *Cirsium* Mill.

**大蓟**

*Cirsium japonicum* (Thunb.) Fisch. ex DC.

功效：地上部分或根，凉血止血、散瘀消肿。

功效来源：《中华本草》

注：《广西植物名录》有记载。

## 藤菊属 *Cissampelopsis* (DC.) Miq.

**藤菊**

*Cissampelopsis volubilis* (Bl.) Miq.

凭证标本：永福县普查队 450326141122006LY (IBK、GXMG、CMMI)

功效：藤茎，舒筋活络、祛风除湿。

功效来源：《药用植物辞典》

## 白酒草属 *Conyza* Less.

**小蓬草 小飞蓬**

*Conyza canadensis* (Linn.) Cronq.

功效：全草，清热利湿、散瘀消肿。

功效来源：《中华本草》

注：《广西植物名录》有记载。

## 金鸡菊属 *Coreopsis* Linn.

**剑叶金鸡菊**

*Coreopsis lanceolata* Linn.

功效：全草、叶，清热解毒、化瘀消肿。

功效来源：《药用植物辞典》

注：民间常见栽培物种。

**两色金鸡菊 波斯菊**

*Coreopsis tinctoria* Nutt.

功效：全草，清热解毒、化湿。

功效来源：《全国中草药汇编》

注：民间常见栽培物种。

## 野茼蒿属 *Crassocephalum* Moench

**野茼蒿 假茼蒿**

*Crassocephalum crepidioides* (Benth.) S. Moore

功效：全草，清热解毒、健脾利湿。

功效来源：《广西壮族自治区壮药质量标准 第三卷》（2018年版）

注：《广西植物名录》有记载。

## 芙蓉菊属 *Crossostephium* Less.

**芙蓉菊 千年艾**

*Crossostephium chinense* (Linn.) Makino

功效：根、叶，祛风除湿、解毒消肿、止咳化痰。

功效来源：《全国中草药汇编》

注：民间常见栽培物种。

## 大丽花属 *Dahlia* Cav.

**大丽花**

*Dahlia pinnata* Cav.

功效：块根，清热解毒、消炎去肿、止痛。

功效来源：《药用植物辞典》

注：民间常见栽培物种。

## 鱼眼草属 *Dichrocephala* L'Her. ex DC.

**鱼眼草 蚯疽草**

*Dichrocephala auriculata* (Thunb.) Druce

凭证标本：永福县普查队 450326131014028LY (IBK、GXMG、CMMI)

功效：全草，活血调经、消肿解毒。

功效来源：《中华本草》

## 鳢肠属 *Eclipta* L.

**鳢肠 墨旱莲**

*Eclipta prostrata* (Linn.) Linn.

凭证标本：永福县普查队 450326131023029LY (IBK、GXMG、CMMI)

功效：地上部分，滋补肝肾、凉血止血。

功效来源：《中国药典》（2020年版）

## 地胆草属 *Elephantopus* L.

**地胆草 地胆根**

*Elephantopus scaber* Linn.

凭证标本：永福县普查队 450326130731016LY (IBK、GXMG、CMMI)

功效：根，清热解毒、除湿。

功效来源：《广西壮族自治区壮药质量标准 第一卷》（2008年版）

一点红属 *Emilia* (Cass.) Cass.

一点红

*Emilia sonchifolia* DC.

功效：全草，清热解毒、散瘀消肿。

功效来源：《广西壮族自治区壮药质量标准 第一卷》（2008年版）

注：《广西植物名录》有记载。

泽兰属 *Eupatorium* L.

多须公 华泽兰

*Eupatorium chinense* L.

功效：根，清热解毒、凉血利咽。

功效来源：《广西中药材标准 第一册》（1990年版）

注：《广西植物名录》有记载。

佩兰

*Eupatorium fortunei* Turcz.

凭证标本：永福县普查队 450326131025008LY (IBK、GXMG、CMMI)

功效：地上部分，芳香化湿、醒脾开胃、发表解暑。

功效来源：《中国药典》（2020年版）

白头婆 山佩兰

*Eupatorium japonicum* Thunb.

功效：全草，祛暑发表、化湿和中、理气活血、解毒。

功效来源：《中华本草》

注：《广西植物名录》有记载。

大丁草属 *Gerbera* L.

毛大丁草

*Gerbera piloselloides* (Liniu) Cass.

功效：全草，清热解毒、润肺止咳、活血化瘀。

功效来源：《广西中药材标准第一册》（1990年版）

注：《广西植物名录》有记载。

茼蒿属 *Glebionis* Cass.

南茼蒿 茼蒿

*Glebionis segetum* (Linn.) Fourr.

功效：茎、叶，和脾胃、消淡饮、安心神。

功效来源：《中华本草》

注：民间常见栽培物种。

鼠麹草属 *Gnaphalium* L.

鼠麹草 鼠曲草

*Gnaphalium affine* D. Don

凭证标本：永福县普查队 450326130304057LY (IBK、GXMG、CMMI)

功效：全草，化痰止咳、祛风除湿、解毒。

功效来源：《中华本草》

匙叶鼠麹草

*Gnaphalium pensylvanicum* Willd.

凭证标本：永福县普查队 450326130325056LY (IBK、GXMG、CMMI)

功效：全草，清热解毒、宣肺平喘。

功效来源：《药用植物辞典》

菊三七属 *Gynura* Cass.

红凤菜

*Gynura bicolor* (Willd.) DC.

凭证标本：永福县普查队 450326121127008LY (IBK、GXMG、CMMI)

功效：根，行气、活血、截疟。全草，清热解毒、凉血止血、活血消肿。

功效来源：《药用植物辞典》

向日葵属 *Helianthus* L.

向日葵

*Helianthus annuus* Linn.

功效：茎髓，清热、利尿、止咳。

功效来源：《中华本草》

注：民间常见栽培物种。

菊芋

*Helianthus tuberosus* Linn.

功效：块茎、茎、叶，清热凉血、活血消肿、利尿、接骨。

功效来源：《药用植物辞典》

注：民间常见栽培物种。

旋覆花属 *Inula* L.

羊耳菊

*Inula cappa* (Buch.-Ham.ex D.Don) DC.

凭证标本：永福县普查队 450326130304028LY (IBK、GXMG、CMMI)

功效：地上部分，祛风、利湿、行气化滞。

功效来源：《广西壮族自治区壮药质量标准 第一卷》（2008年版）

小苦荬属 *Ixeridium* (A. Gray) Tzvelev

细叶小苦荬

*Ixeridium gracile* (DC.) Shih

功效：全草，清热解毒、消炎、消肿止痛。

功效来源：《药用植物辞典》

注：《广西植物名录》有记载。

苦荬菜属 *Ixeris* (Cass.) Cass.

剪刀股

*Ixeris japonica* (Burm. f.) Nakai

功效：全草，清热解毒、消痈肿、凉血、利尿。

功效来源：《药用植物辞典》

注：《广西植物名录》有记载。

**苦荬菜 多头苦荬**
*Ixeris polycephala* Cass.
凭证标本：永福县普查队 450326131014017LY (IBK、GXMG、CMMI)
功效：全草，清热解毒、利湿消痞；外用消炎退肿。
功效来源：《全国中草药汇编》

**马兰属 *Kalimeris* (Cass.) Cass.**
马兰 路边菊
*Kalimeris indica* (L.) Sch. Bip.
功效：全草，健脾利湿、解毒止血。
功效来源：《广西壮族自治区壮药质量标准　第二卷》（2011年版）
注：《广西植物名录》有记载。

**莴苣属 *Lactuca* L.**
莴苣 莴苣子
*Lactuca sativa* Linn.
功效：种子，通乳、利小便、活血行瘀。
功效来源：《中华本草》
注：民间常见栽培物种。

**稻槎菜属 *Lapsanastrum* J.H. Pak et K. Bremer**
稻槎菜
*Lapsanastrum apogonoides* (Maxim.) J. H. Pak et K. Bremer
凭证标本：永福县普查队 450326121208018LY (IBK、GXMG、CMMI)
功效：全草，清热凉血、止血、疏风透表、消痈解毒。
功效来源：《药用植物辞典》

**黄瓜菜属 *Paraixeris* Nakai**
黄瓜菜 野苦荬菜
*Paraixeris denticulata* (Houtt.) Nakai
凭证标本：永福县普查队 450326131023002LY (IBK、GXMG、CMMI)
功效：全草或根，清热解毒、散瘀止痛、止血、止带。
功效来源：《中华本草》

**翅果菊属 *Pterocypsela* Shih**
翅果菊
*Pterocypsela indica* (Linn.) C. Shih
凭证标本：李光信 98 (IBK)
功效：全草，清热解毒、活血祛瘀、利湿排脓。
功效来源：《药用植物辞典》

**匹菊属 *Pyrethrum* Zinn.**
除虫菊

*Pyrethrum cinerariifolium* Trev.
功效：花或全草，杀虫。
功效来源：《全国中草药汇编》
注：民间常见栽培物种。

**千里光属 *Senecio* L.**
千里光
*Senecio scandens* Buch.-Ham. ex D.Don
凭证标本：永福县普查队 450326121127011LY (IBK、GXMG、CMMI)
功效：全草，清热解毒、明目退翳、杀虫止痒。
功效来源：《中华本草》

**麻花头属 *Serratula* L.**
华麻花头
*Serratula chinensis* S. Moore
功效：根，发痘疹、解毒、清热宣肺。
功效来源：《药用植物辞典》
注：《广西中药资源名录》有记载。

**豨莶属 *Siegesbeckia* L.**
豨莶 豨莶草
*Siegesbeckia orientalis* Linn.
功效：地上部分，祛风湿、通经络、清热解毒。
功效来源：《广西壮族自治区壮药质量标准　第二卷》（2011年版）
注：《广西植物名录》有记载。

**一枝黄花属 *Solidago* L.**
一枝黄花
*Solidago decurrens* Lour.
凭证标本：永福县普查队 450326141123030LY (IBK)
功效：全草或根，疏风泄热、解毒消肿。
功效来源：《广西壮族自治区壮药质量标准　第一卷》（2008年版）

**苦苣菜属 *Sonchus* L.**
花叶滇苦菜
*Sonchus asper* (Linn.) Hill
功效：全草，清热解毒、消炎止血、消肿止痛、祛瘀。
功效来源：《药用植物辞典》
注：《广西植物名录》有记载。

**长裂苦苣菜 苣荬菜**
*Sonchus brachyotus* DC.
凭证标本：永福县普查队 450326131013024LY (IBK)
功效：全草，清热解毒、凉血利湿。
功效来源：《全国中草药汇编》

苦苣菜 滇苦菜

*Sonchus oleraceus* L.

功效：全草，清热解毒、凉血止血。

功效来源：《全国中草药汇编》

注：《广西植物名录》有记载。

**金钮扣属** *Spilanthes* Jacq.

金钮扣 天文草

*Spilanthes acmella* (L.) Murray

凭证标本：40813 (IBK)

功效：全草，解毒利湿、止咳定喘、消肿止痛。

功效来源：《全国中草药汇编》

金钮扣

*Spilanthes paniculata* Wall. ex DC.

凭证标本：永福县普查队 450326140808011LY (IBK、GXMG、CMMI)

功效：全草，清热解毒、消肿止痛、祛风除湿、止咳定喘。

功效来源：《广西壮族自治区壮药质量标准 第三卷》（2018年版）

**万寿菊属** *Tagetes* Linn.

孔雀草

*Tagetes patula* Linn.

凭证标本：新隆组 (GXMI)

功效：全草，清热利湿、止咳、止痛。

功效来源：《全国中草药汇编》

**蒲公英属** *Taraxacum* F. H. Wigg.

蒲公英

*Taraxacum mongolicum* Hand.-Mazz.

功效：全草，清热解毒、消肿散结、利尿通淋。

功效来源：《中国药典》（2020年版）

注：民间常见栽培物种。

**斑鸠菊属** *Vernonia* Schreb.

广西斑鸠菊 大阳关

*Vernonia chingiana* Hand.-Mazz.

凭证标本：永福县普查队 450326130614047LY (IBK、GXMG、CMMI)

功效：根、叶，清热解毒、止痉。

功效来源：《中华本草》

夜香牛 伤寒草

*Vernonia cinerea* (L.) Less.

凭证标本：永福县普查队 450326131025047LY (IBK、GXMG、CMMI)

功效：全草或根，疏风清热、除湿、解毒。

功效来源：《广西壮族自治区壮药质量标准 第三卷》（2018年版）

**蟛蜞菊属** *Wedelia* Jacq.

麻叶蟛蜞菊 滴血根

*Wedelia urticifolia* DC.

凭证标本：永福县普查队 450326140814045LY (IBK、GXMG、CMMI)

功效：根，补肾、养血、通络。

功效来源：《中华本草》

**苍耳属** *Xanthium* L.

北美苍耳 苍耳子

*Xanthium chinense* Mill

凭证标本：永福县普查队 450326130715036LY (IBK、GXMG、CMMI)

功效：带总苞的果实，散风寒、通鼻窍、祛风湿。

功效来源：民间用药

**黄鹌菜属** *Youngia* Cass.

黄鹌菜

*Youngia japonica* (Linn.) DC.

凭证标本：永福县普查队 450326130325007LY (IBK、GXMG、CMMI)

功效：全草或根，清热解毒、利尿消肿、止痛。

功效来源：《全国中草药汇编》

**百日菊属** *Zinnia* Linn.

百日菊 百日草

*Zinnia elegans* Jacq.

功效：全草，清热利尿。

功效来源：《全国中草药汇编》

注：民间常见栽培物种。

## 239. 龙胆科 Gentianaceae

**穿心草属** *Canscora* Lam.

穿心草

*Canscora lucidissima* (Lévl. et Vant.) Hand.-Mazz.

凭证标本：永福县普查队 450326131013074LY (IBK)

功效：全草，清热解毒、理气活血。

功效来源：《中华本草》

**双蝴蝶属** *Tripterospermum* Blume

双蝴蝶 肺形草

*Tripterospermum chinense* (Migo) H. Smith

凭证标本：永福县普查队 450326121127045LY (IBK)

功效：全草，清热解毒、止咳止血。

功效来源：《全国中草药汇编》

## 240. 报春花科 Primulaceae

**珍珠菜属** *Lysimachia* L.

广西过路黄

*Lysimachia alfredii* Hance

凭证标本：永福县普查队 450326121127039LY（IBK、GXMG、CMMI）

功效：全草，清热利湿、排石通淋。

功效来源：《中华本草》

**细梗香草** 香排草

*Lysimachia capillipes* Hemsl.

凭证标本：永福县普查队 450326130804061LY（IBK、GXMG、CMMI）

功效：全草，祛风除湿、行气止痛、调经、解毒。

功效来源：《中华本草》

**石山细梗香草** 香排草

*Lysimachia capillipes* Hemsl. var. *cavaleriei* (H. Lév.) Hand.-Mazz.

凭证标本：高成芝、方鼎 038060（GXMI）

功效：全草，祛风除湿、行气止痛、调经、解毒。

功效来源：《中华本草》

**矮桃** 珍珠菜

*Lysimachia clethroides* Duby

凭证标本：新隆组 038095（GXMI）

功效：根或全草，活血调经、解毒消肿。

功效来源：《全国中草药汇编》

**临时救** 风寒草

*Lysimachia congestiflora* Hemsl.

凭证标本：永福县普查队 450326140806045LY（IBK、GXMG、CMMI）

功效：全草，祛风散寒、止咳化痰、消积解毒。

功效来源：《中华本草》

**延叶珍珠菜** 疬子草

*Lysimachia decurrens* G. Forst.

凭证标本：永福县普查队 450326130325013LY（IBK、GXMG、CMMI）

功效：全草，清热解毒、活血散结。

功效来源：《中华本草》

**星宿菜** 大田基黄

*Lysimachia fortunei* Maxim.

凭证标本：永福县普查队 450326130613013LY（IBK、GXMG、CMMI）

功效：全草或根，清热利湿、凉血活血、解毒消肿。

功效来源：《中华本草》

**落地梅** 四块瓦

*Lysimachia paridiformis* Franch. var. *paridiformis*

凭证标本：覃灏富 277018（IBSC）

功效：根，祛风除湿、活血止痛、止咳、解毒。

功效来源：《中华本草》

**狭叶落地梅** 追风伞

*Lysimachia paridiformis* Franch. var. *stenophylla* Franch.

凭证标本：永福县普查队 450326121127026LY（IBK、GXMG、CMMI）

功效：全草或根，祛风通络、活血止痛。

功效来源：《中华本草》

**巴东过路黄** 大四块瓦

*Lysimachia patungensis* Hand.-Mazz.

凭证标本：永福县普查队 450326130613046LY（IBK、GXMG、CMMI）

功效：全草，祛风除湿、活血止痛。

功效来源：《中华本草》

## 241. 白花丹科 Plumbaginaceae
**白花丹属** *Plumbago* L.
白花丹

*Plumbago zeylanica* Linn.

凭证标本：永福县普查队 450326131012053LY（IBK、GXMG、CMMI）

功效：全草，祛风、散瘀、解毒、杀虫。

功效来源：《广西壮族自治区壮药质量标准 第一卷》（2008年版）

## 242. 车前科 Plantaginaceae
**车前属** *Plantago* L.
车前 车前草

*Plantago asiatica* Linn.

凭证标本：永福县普查队 450326121208021LY（IBK、GXMG、CMMI）

功效：全草，清热利尿、通淋、祛痰、凉血、解毒。种子，清热利尿、渗湿通淋、明目、祛痰。

功效来源：《中国药典》（2020年版）

**大车前** 车前子

*Plantago major* Linn.

凭证标本：覃灏富 65232（IBK）

功效：种子，清热利尿、渗湿止泻、明目、祛痰。

功效来源：《中华本草》

## 243. 桔梗科 Campanulaceae
**金钱豹属** *Campanumoea* Blume
桂党参 土党参

*Campanumoea javanica* Bl.

凭证标本：永福县普查队 450326121127051LY（IBK、GXMG、CMMI）

功效：根，补中益气、润肺生津。

功效来源：《全国中草药汇编》

**大花金钱豹** 土党参

*Campanumoea javanica* Bl.

凭证标本：韦发南 0075 (IBK)

功效：根，健脾益气、补肺止咳、下乳。

功效来源：《全国中草药汇编》

### 党参属 *Codonopsis* Wall.

**羊乳** 山海螺

*Codonopsis lanceolata* (Sieb. et Zucc.) Benth.et Hook.f.ex

凭证标本：永福县普查队 450326130801014LY (IBK、GXMG、CMMI)

功效：根，益气养阴、解毒消肿、排脓、通乳。

功效来源：《中华本草》

### 土党参属 *Cyclocodon* Griff.

**长叶轮钟草** 红果参

*Cyclocodon lancifolius* (Roxb.) Kurz

凭证标本：永福县普查队 450326130926010LY (IBK、GXMG、CMMI)

功效：根，益气、祛瘀、止痛。

功效来源：《中华本草》

### 桔梗属 *Platycodon* A. DC.

**桔梗**

*Platycodon grandiflorus* (Jacq.) A. DC.

凭证标本：永福县普查队 450326130731010LY (IBK、GXMG、CMMI)

功效：根，宣肺、利咽、祛痰、排脓。

功效来源：《中国药典》（2020年版）

### 蓝花参属 *Wahlenbergia* Schrad. ex Roth

**蓝花参**

*Wahlenbergia marginata* (Thunb.) A. DC.

凭证标本：永福县普查队 450326140613053LY (IBK、GXMG、CMMI)

功效：根或全草，益气补虚、祛痰、截疟。

功效来源：《全国中草药汇编》

## 244. 半边莲科 Lobeliaceae

### 半边莲属 *Lobelia* L.

**铜锤玉带草**

*Lobelia angulata* Forst.

凭证标本：永福县普查队 450326130613010LY (IBK、GXMG、CMMI)

功效：全草，祛风除湿、活血、解毒。果实，祛风利湿、理气散瘀。

功效来源：《广西壮族自治区壮药质量标准 第三卷》（2018年版）

**半边莲**

*Lobelia chinensis* Lour.

功效：全草，利尿消肿、清热解毒。

功效来源：《中国药典》（2020年版）

注：《广西植物名录》有记载。

**卵叶半边莲** 肉半边莲

*Lobelia zeylanica* Linn.

凭证标本：永福县普查队 450326130803090LY (IBK、GXMG、CMMI)

功效：根状茎或全草，清热解毒、消肿止痛。

功效来源：《全国中草药汇编》

## 249. 紫草科 Boraginaceae

### 琉璃草属 *Cynoglossum* L.

**琉璃草** 铁箍散

*Cynoglossum furcatum* Wall.

凭证标本：永福县普查队 450326130325003LY (IBK、GXMG、CMMI)

功效：根皮或叶，清热解毒、散瘀止血。

功效来源：《中华本草》

**小花琉璃草** 牙痈草

*Cynoglossum lanceolatum* Forssk.

凭证标本：永福县普查队 450326130326020LY (IBK、GXMG、CMMI)

功效：全草，清热解毒、利尿消肿。

功效来源：《中华本草》

### 厚壳树属 *Ehretia* P. Browne

**长花厚壳树**

*Ehretia longiflora* Champ. ex Benth.

凭证标本：覃灏富 278383 (IBSC)

功效：根，用于产后腹痛。

功效来源：《广西药用植物名录》

### 紫草属 *Lithospermum* L.

**紫草**

*Lithospermum erythrorhizon* Sieb. et Zucc.

功效：根，凉血、活血、透疹、解毒。

功效来源：《中华本草》

注：《广西植物名录》有记载。

### 盾果草属 *Thyrocarpus* Hance

**盾果草**

*Thyrocarpus sampsonii* Hance

凭证标本：朱国兴 22264 (IBK)

功效：全草，清热解毒、消肿。

功效来源：《全国中草药汇编》

### 附地菜属 *Trigonotis* Steven

**附地菜**

*Trigonotis peduncularis* (Trev.) Benth. ex Baker et S. Moore

凭证标本：永福县普查队 450326130309034LY (IBK、

GXMG、CMMI)

功效：全草，温中健胃、消肿止痛、止血。

功效来源：《全国中草药汇编》

# 250. 茄科 Solanaceae

### 辣椒属 *Capsicum* L.

**辣椒** 辣椒叶

*Capsicum annuum* Linn. var. *annuum*

功效：叶，消肿涤络、杀虫止痒。

功效来源：《中华本草》

注：民间常见栽培物种。

**朝天椒**

*Capsicum annuum* Linn. var. *conoides* (Mill.) Irish

功效：果实，外用治冻疮、脚气、狂犬咬伤。

功效来源：《药用植物辞典》

注：民间常见栽培物种。

### 夜香树属 *Cestrum* L.

**夜香树**

*Cestrum nocturnum* Linn.

功效：叶，清热消肿。花，行气止痛、散寒。

功效来源：《药用植物辞典》

注：民间常见栽培物种。

### 曼陀罗属 *Datura* L.

**曼陀罗**

*Datura stramonium* Linn.

凭证标本：永福县普查队 450326140808008LY (IBK、GXMG、CMMI)

功效：叶，麻醉、镇痛平喘、止咳。

功效来源：《广西壮族自治区壮药质量标准　第二卷》（2011年版）

### 红丝线属 *Lycianthes* (Dunal) Hassl.

**红丝线** 毛药

*Lycianthes biflora* (Lour.) Bitter

凭证标本：永福县普查队 450326121127023LY (IBK、GXMG、CMMI)

功效：全株，清热解毒、祛痰止咳。

功效来源：《中华本草》

**单花红丝线** 佛葵

*Lycianthes lysimachioides* (Wall.) Bitter

凭证标本：永福县普查队 450326141127015LY (IBK、GXMG、CMMI)

功效：全草，杀虫、解毒。

功效来源：《全国中草药汇编》

### 枸杞属 *Lycium* L.

**枸杞** 地骨皮

*Lycium chinense* Mill.

凭证标本：永福县普查队 450326131013014LY (IBK、GXMG、CMMI)

功效：根皮，凉血除蒸、清肺降火。

功效来源：《中国药典》（2020年版）

### 番茄属 *Lycopersicon* Mill.

**番茄** 西红柿

*Lycopersicon esculentum* Mill.

功效：果实，生津止渴、健胃消食。

功效来源：《中华本草》

注：民间常见栽培物种。

### 假酸浆属 *Nicandra* Adan.

**假酸浆**

*Nicandra physalodes* (Linn.) Gaertn.

凭证标本：永福县普查队 450326130613001LY (IBK、GXMG、CMMI)

功效：全草或果实、花，清热解毒、利尿镇静。

功效来源：《中华本草》

### 烟草属 *Nicotiana* L.

**烟草**

*Nicotiana tabacum* Linn.

功效：全草，消肿解毒、杀虫。

功效来源：《全国中草药汇编》

注：民间常见栽培物种。

### 碧冬茄属 *Petunia* Juss.

**碧冬茄**

*Petunia hybrida* (Hook.) Vilm.

功效：种子，舒气、杀虫。

功效来源：《药用植物辞典》

注：民间常见栽培物种。

### 酸浆属 *Physalis* L.

**酸浆**

*Physalis alkekengi* Linn.

凭证标本：永福县普查队 450326130804013LY (IBK、GXMG、CMMI)

功效：全草，清热毒、利咽喉、利尿通便。

功效来源：《中华本草》

**苦蘵**

*Physalis angulata* Linn.

凭证标本：永福县普查队 450326121207006LY (IBK、GXMG、CMMI)

功效：全草，清热利尿、解毒消肿。

功效来源：《中华本草》

小酸浆 灯笼泡
*Physalis minima* Linn.
凭证标本：永福县普查队 450326130804029LY（IBK、GXMG、CMMI）
功效：全草，清热利湿、祛痰止咳、软坚散结。
功效来源：《全国中草药汇编》

**茄属 *Solanum* L.**
喀西茄 野颠茄
*Solanum aculeatissimum* Jacq.
凭证标本：永福县普查队 450326140814014LY（IBK、GXMG、CMMI）
功效：全草，镇咳平喘、散瘀止痛。
功效来源：《中华本草》

少花龙葵 古钮菜
*Solanum americanum* Mill.
凭证标本：永福县普查队 450326130325002LY（IBK、GXMG、CMMI）
功效：全草，清热解毒、利湿消肿。
功效来源：《中华本草》

假烟叶树 野烟叶
*Solanum erianthum* D. Don
凭证标本：永福县普查队 450326131013057LY（IBK、GXMG、CMMI）
功效：全株或叶，行气血、消肿毒、止痛。
功效来源：《广西壮族自治区壮药质量标准 第三卷》（2018年版）

白英 白毛藤
*Solanum lyratum* Thunb.
凭证标本：永福县普查队 450326130926024LY（IBK、GXMG、CMMI）
功效：全草，清热利湿、解毒消肿。
功效来源：《广西壮族自治区壮药质量标准 第二卷》（2011年版）

乳茄 五指茄
*Solanum mammosum* Linn.
功效：果实，散瘀消肿。
功效来源：《全国中草药汇编》
注：民间常见栽培种。

茄 茄叶
*Solanum melongena* Linn.
功效：叶，散血消肿。
功效来源：《中华本草》
注：民间常见栽培物种。

龙葵
*Solanum nigrum* Linn.

功效：地上部分，清热解毒、活血消肿、消炎利尿。
功效来源：《广西壮族自治区壮药质量标准 第三卷》（2018年版）
注：《广西植物名录》有记载。

珊瑚樱 玉珊瑚根
*Solanum pseudocapsicum* L.
功效：根，活血止痛。
功效来源：《中华本草》
注：民间常见栽培物种。

珊瑚豆 冬珊瑚
*Solanum pseudocapsicum* Linn. var. *diflorum* (Veil.) Bitt.
功效：根，止痛。
功效来源：《全国中草药汇编》
注：民间常见栽培物种。

马铃薯
*Solanum tuberosum* Linn.
功效：块茎，补气、健脾、消炎。
功效来源：《药用植物辞典》
注：民间常见栽培物种。

野烟叶 野茄树
*Solanum verbascifolium* Kunth
凭证标本：韦发南 Ly0075（IBK）
功效：根、叶，止痛、解毒、收敛。
功效来源：《全国中草药汇编》

**龙珠属 *Tubocapsicum* (Wettst.) Makino**
龙珠
*Tubocapsicum anomalum* C.B. Wright
凭证标本：韦发南 Ly0075（IBK）
功效：果实，清热解毒、除烦热。
功效来源：《全国中草药汇编》

# 251. 旋花科 Convolvulaceae
**菟丝子属 *Cuscuta* L.**
菟丝子
*Cuscuta chinensis* Lam.
凭证标本：永福县普查队 450326130614016LY（IBK、GXMG、CMMI）
功效：种子，补肾益精、养肝明目、固胎止泻。
功效来源：《广西壮族自治区壮药质量标准 第二卷》（2011年版）

金灯藤 菟丝
*Cuscuta japonica* Choisy
凭证标本：永福县普查队 450326121128005LY（IBK、GXMG、CMMI）
功效：全草，清热解毒、凉血止血、健脾利湿。

功效来源：《中华本草》

**马蹄金属** *Dichondra* J. R. Forst. et G. Forst.
**马蹄金** 小金钱草
*Dichondra micrantha* Urb.
功效：全草，清热利湿、解毒。
功效来源：《广西壮族自治区壮药质量标准 第一卷》（2008年版）
注：《广西植物名录》有记载。

**飞蛾藤属** *Dinetus* Buch.-Ham. ex Sweet
**飞蛾藤**
*Dinetus racemosus* (Roxb.) Buch.-Ham. ex Sweet
凭证标本：永福县普查队 450326141127018LY (IBK、GXMG、CMMI)
功效：全草，发表、消食积。
功效来源：《全国中草药汇编》

**番薯属** *Ipomoea* L.
**月光花**
*Ipomoea alba* L.
功效：种子，用于跌打肿痛、骨折。
功效来源：《全国中草药汇编》
注：民间常见栽培物种。

**蕹菜**
*Ipomoea aquatica* Forsk.
凭证标本：永福县普查队 450326310013004LY (IBK、GXMG、CMMI)
功效：全草或根，清热解毒、利尿、止血。
功效来源：《全国中草药汇编》

**番薯** 甘薯
*Ipomoea batatas* (L.) Lam.
凭证标本：永福县普查队 450326141128015LY (IBK、GXMG、CMMI)
功效：根，补中、生津、止血、排脓。
功效来源：《全国中草药汇编》

**牵牛** 牵牛子
*Ipomoea nil* (L.) Roth
凭证标本：韦春强 GL50 (IBK)
功效：种子，利尿通便、祛痰逐饮、消积杀虫。
功效来源：《中华本草》

**圆叶牵牛** 牵牛子
*Ipomoea purpurea* (L.) Roth
功效：种子，利尿通便、祛痰逐饮、消积杀虫。
功效来源：《中华本草》
注：民间常见栽培物种。

**茑萝**
*Ipomoea quamoclit* L.
功效：根，用于头痛和腹泻。
功效来源：《药用植物辞典》
注：民间常见栽培物种。

**鱼黄草属** *Merremia* Dennst. ex Endl.
**篱栏网** 篱栏子
*Merremia hederacea* (Burm. f.) Hall. f.
凭证标本：永福县普查队 450326131013013LY (IBK、GXMG、CMMI)
功效：种子或全株，清热、利咽、凉血。
功效来源：《广西壮族自治区壮药质量标准 第一卷》（2008年版）

**三翅藤属** *Tridynamia* Gagnep.
**大果三翅藤** 美飞蛾藤
*Tridynamia sinensis* (Hemsl.) Staples
凭证标本：永福县普查队 450326131013050LY (IBK、GXMG)
功效：全株，用于子宫脱垂、跌打损伤。
功效来源：《广西药用植物名录》

# 252. 玄参科 Scrophulariaceae

**毛麝香属** *Adenosma* R. Br.
**毛麝香** 黑头茶
*Adenosma glutinosum* (Linn.) Druce
功效：全草，祛风止痛、散瘀消肿、解毒止痒。
功效来源：《广西中药材标准 第二册》（1996年版）
注：《广西植物名录》有记载。

**球花毛麝香** 大头陈
*Adenosma indianum* (Lour.) Merr.
凭证标本：永福县普查队 450326131025033LY (IBK、GXMG、CMMI)
功效：全草，疏风解表、化湿消滞。
功效来源：《广西壮族自治区壮药质量标准 第一卷》（2008年版）

**金鱼草属** *Antirrhinum* Linn.
**金鱼草**
*Antirrhinum majus* Linn.
功效：全草，清热解毒、活血消肿。
功效来源：《中华本草》
注：民间常见栽培物种。

**黑草属** *Buchnera* L.
**黑草** 鬼羽箭
*Buchnera cruciata* Buch.-Ham. ex D. Don
功效：全草，清热解毒、凉血止血。

功效来源：《中华本草》

注：《广西植物名录》有记载。

### 母草属 Lindernia All.

**长蒴母草** 鸭嘴癀

Lindernia anagallis (Burm. f.) Pennell

凭证标本：永福县普查队 450326141128039LY（IBK、GXMG、CMMI）

功效：全草，清热利湿、解毒消肿。

功效来源：《全国中草药汇编》

**泥花母草** 水虾子草

Lindernia antipoda (Linn.) Alston

凭证标本：永福县普查队 450326140807016LY（IBK、GXMG、CMMI）

功效：全草，清热、解毒、消肿。

功效来源：《全国中草药汇编》

**母草**

Lindernia crustacea (Linn.) F. Muell.

功效：全草，清热利湿、活血止痛。

功效来源：《中华本草》

注：《广西植物名录》有记载。

### 通泉草属 Mazus Lour.

**通泉草**

Mazus pumilus (Burm. f.) Steenis

凭证标本：永福县普查队 450326130305014LY（IBK、GXMG、CMMI）

功效：全草，清热解毒、消炎消肿、利尿、止痛、健胃消积。

功效来源：《药用植物辞典》

### 泡桐属 Paulownia Sieb. et Zucc.

**白花泡桐** 泡桐叶

Paulownia fortunei (Seem.) Hemsl.

凭证标本：永福县普查队 450326131015004LY（IBK、GXMG、CMMI）

功效：叶，清热解毒、止血消肿。

功效来源：《中华本草》

### 阴行草属 Siphonostegia Benth.

**阴行草** 金钟茵陈

Siphonostegia chinensis Benth.

功效：全草，清热利湿、凉血止血、祛瘀止痛。

功效来源：《中华本草》

注：《广西植物名录》有记载。

### 独脚金属 Striga Lour.

**独脚金**

Striga asiatica (Linn.) Kuntze

功效：全草，清肝、健脾、消积、杀虫。

功效来源：《广西中药材标准第一册》（1990年版）

注：《广西植物名录》有记载。

### 蝴蝶草属 Torenia L.

**光叶蝴蝶草** 水韩信草

Torenia asiatica Linn.

凭证标本：永福县普查队 450326130613009LY（IBK、GXMG、CMMI）

功效：全株，清热利湿、解毒、散瘀。

功效来源：《中华本草》

**单色蝴蝶草** 蓝猪耳

Torenia concolor Lindl.

凭证标本：陈照宙 60762（IBK）

功效：全草，清热解毒、利湿、止咳、和胃止呕、化瘀。

功效来源：《全国中草药汇编》

**蓝猪耳**

Torenia fournieri Linden. ex E. Fourn.

凭证标本：永福县普查队 450326140806021LY（IBK、GXMG、CMMI）

功效：全草，用于泄泻、痢疾、肠炎。

功效来源：《药用植物辞典》

**紫萼蝴蝶草**

Torenia violacea (Azaola ex Blanco) Pennell

凭证标本：永福县普查队 450326130801018LY（IBK、GXMG、CMMI）

功效：全草，清热解毒、利湿止咳、化痰。

功效来源：《药用植物辞典》

### 婆婆纳属 Veronica L.

**直立婆婆纳**

Veronica arvensis L.

凭证标本：永福县普查队 450326130327017LY（IBK、GXMG、CMMI）

功效：全草，清热、截疟。

功效来源：《全国中草药汇编》

**多枝婆婆纳**

Veronica javanica Bl.

功效：全草，祛风散热、解毒消肿。

功效来源：《全国中草药汇编》

注：《广西植物名录》有记载。

**蚊母草** 仙桃草

Veronica peregrina Linn.

凭证标本：永福县普查队 450326130309031LY（IBK、GXMG、CMMI）

功效：带虫瘿果的全草，活血、止血、消肿、止痛。

功效来源：《全国中草药汇编》

**阿拉伯婆婆纳** 灯笼婆婆纳

*Veronica persica* Poir.

凭证标本：永福县普查队 450326130305041LY（IBK、GXMG、CMMI）

功效：全草，解热毒。

功效来源：《全国中草药汇编》

**水苦荬**

*Veronica undulata* Wall. ex Jack

凭证标本：永福县普查队 450326130324054LY（IBK、GXMG、CMMI）

功效：带虫瘿果的全草，活血止血、解毒消肿。

功效来源：《全国中草药汇编》

**腹水草属** *Veronicastrum* Heist. ex Fabr.

**四方麻**

*Veronicastrum caulopterum* (Hance) T. Yamazaki

凭证标本：永福县普查队 450326121128013LY（IBK、GXMG、CMMI）

功效：全草，清热解毒、消肿止痛。

功效来源：《全国中草药汇编》

# 256. 苦苣苔科 Gesneriaceae

**唇柱苣苔属** *Chirita* Buch.-Ham. ex D. Don

**牛耳朵** 牛耳岩白菜

*Primulina eburnea* (Hance) Y. Z. Wang

凭证标本：永福县普查队 450326140414014LY（IBK、GXMG、CMMI）

功效：根状茎或全草，清肺止咳、凉血止血、解毒消痈。

功效来源：《中华本草》

**蚂蟥七** 石蜈蚣

*Primulina fimbrisepala* (Hand.-Mazz.) Y. Z. Wang

凭证标本：永福县普查队 450326130304016LY（IBK）

功效：根状茎或全草，清热利湿、行滞消积、止血活血、解毒消肿。

功效来源：《中华本草》

**羽裂唇柱苣苔**

*Primulina pinnatifida* (Hand.-Mazz.) Y. Z. Wang

凭证标本：永福县普查队 450326141123008LY（IBK、GXMG、CMMI）

功效：全草，用于痢疾、跌打损伤。

功效来源：《广西药用植物名录》

**小花苣苔属** *Chiritopsis* W. T. Wang

**羽裂小花苣苔**

*Primulina bipinnatifida* (W. T. Wang) Y. Z. Wang et J. M. Li

凭证标本：永福县普查队 450326130926045LY（IBK、GXMG、CMMI）

功效：全草，外用治疮疡肿毒。

功效来源：《药用植物辞典》

**桂林小花苣苔**

*Primulina repanda* var. *guilinensis* (W. T. Wang) Mich. Möller & A. Weber

凭证标本：永福县普查队 450326131023018LY（IBK、GXMG、CMMI）

功效：全草，用于肺结核。

功效来源：《广西中药资源名录》

**半蒴苣苔属** *Hemiboea* C. B. Clarke

**贵州半蒴苣苔**

*Hemiboea cavaleriei* H. Lév.

凭证标本：永福县普查队 450326131025041LY（IBK、GXMG、CMMI）

功效：全草，清热解毒、利尿除湿。

功效来源：《药用植物辞典》

**华南半蒴苣苔**

*Hemiboea follicularis* C. B. Clarke

凭证标本：永福县普查队 450326121127003LY（IBK、GXMG、CMMI）

功效：全草，用于咳嗽、肺炎、骨折。

功效来源：《广西药用植物名录》

**纤细半蒴苣苔**

*Hemiboea gracilis* Franch.

凭证标本：永福县普查队 450326131015040LY（IBK、GXMG、CMMI）

功效：全草，用于疔疮肿毒、烫伤。

功效来源：《药用植物辞典》

**半蒴苣苔** 降龙草

*Hemiboea subcapitata* C. B. Clarke

凭证标本：永福县普查队 450326130304049LY（IBK、GXMG、CMMI）

功效：全草，清暑、利湿、解毒。

功效来源：《中华本草》

**吊石苣苔属** *Lysionotus* D. Don

**吊石苣苔** 石吊兰

*Lysionotus pauciflorus* Maxim.

凭证标本：永福县普查队 450326121208019LY（IBK、GXMG、CMMI）

功效：全株，祛风除湿、化痰止咳、祛瘀通经。

功效来源：《中国药典》

马铃苣苔属 *Oreocharis* Benth.

**长瓣马铃苣苔**

*Oreocharis auricula* (S. Moore) C. B. Clarke

凭证标本：永福县普查队 450326141123018LY (IBK、GXMG、CMMI)

　　功效：全草，凉血止血、清热解毒。

　　功效来源：《中华本草》

**石上莲**

*Oreocharis benthamii* C. B. Clarke var. *reticulata* Dunn

凭证标本：永福县普查队 450326150709021LY (IBK)

　　功效：叶，外用治湿疹。

　　功效来源：《广西药用植物名录》

**大叶石上莲**

*Oreocharis benthamii* Clarke

凭证标本：永福县普查队 450326130805012LY (IBK、GXMG、CMMI)

　　功效：全草，用于跌打损伤、咳嗽。

　　功效来源：《广西药用植物名录》

**湘桂马铃苣苔**

*Oreocharis xiangguiensis* W. T. Wang et K. Y. Pan

凭证标本：永福县普查队 450326130325092LY (IBK、GXMG、CMMI)

　　功效：全草，用于跌打损伤。

　　功效来源：《药用植物辞典》

蛛毛苣苔属 *Paraboea* (C. B. Clarke) Ridl.

**网脉蛛毛苣苔** 石面枇杷

*Paraboea dictyoneura* (Hance) B. L. Burtt

凭证标本：永福县普查队 450326140414004LY (IBK、GXMG、CMMI)

　　功效：全草，散瘀消肿。

　　功效来源：《中华本草》

线柱苣苔属 *Rhynchotechum* Blume

**线柱苣苔**

*Rhynchotechum ellipticum* (Wall. ex D. Dietr.) A. DC.

凭证标本：许为斌 91768 (IBK)

　　功效：全草，清肝、解毒。

　　功效来源：《药用植物辞典》

**椭圆线柱苣苔**

*Rhynchotechum ellipticum* (Wall. ex D. F. N. Dietr.) A. DC.

凭证标本：永福县普查队 450326130305011LY (IBK、GXMG、CMMI)

　　功效：全草，清肝、解毒。

　　功效来源：《药用植物辞典》

# 257. 紫葳科 Bignoniaceae

凌霄属 *Campsis* Lour.

**凌霄** 凌霄花

*Campsis grandiflora* (Thunb.) K. Schum.

凭证标本：永福县普查队 450326130716001LY (IBK、GXMG、CMMI)

　　功效：花，活血通经、凉血祛风。

　　功效来源：《中国药典》（2020年版）

梓属 *Catalpa* Scop.

**梓**

*Catalpa ovata* G. Don

　　功效：根，用于湿热黄疸、咳嗽痰多，外用治小儿热痱。具有小毒。

　　功效来源：《广西中药资源名录》

　　注：《广西植物名录》有记载。

炮仗藤属 *Pyrostegia* Presl

**炮仗花**

*Pyrostegia venusta* (Ker-Gawl.) Miers

　　功效：花，清热利咽、润肺止咳。茎叶，清热利咽。

　　功效来源：《药用植物辞典》

　　注：民间常见栽培物种。

菜豆树属 *Radermachera* Zoll. et Moritzi

**菜豆树**

*Radermachera sinica* (Hance) Hemsl.

凭证标本：永福县普查队 450326140814048LY (IBK、GXMG、CMMI)

　　功效：根、叶、果实，清暑解毒、散瘀消肿。

　　功效来源：《中华本草》

硬骨凌霄属 *Tecomaria* Spach

**硬骨凌霄**

*Tecomaria capensis* (Thunb.) Spach

　　功效：茎、叶，散瘀消肿。花，通经利尿。

　　功效来源：《全国中草药汇编》

　　注：民间常见栽培物种。

# 258. 胡麻科 Pedaliaceae

胡麻属 *Sesamum* L.

**芝麻** 黑芝麻

*Sesamum indicum* Linn.

凭证标本：永福县普查队 450326130803077LY (IBK、GXMG、CMMI)

　　功效：种子，补益肝肾、养血益精、润肠通便。

　　功效来源：《中华本草》

# 259. 爵床科 Acanthaceae

穿心莲属 *Andrographis* Wall. ex Nees

穿心莲
*Andrographis paniculata* (Burm. f.) Nees
功效：地上部分，清热解毒、凉血、消肿。
功效来源：《中国药典》（2020年版）
注：民间常见栽培物种。

**白接骨属** *Asystasiella* Lindau
白接骨
*Asystasiella neesiana* (Wall.) Lindau
凭证标本：永福县普查队 450326130926020LY (IBK、GXMG、CMMI)
功效：全草，化瘀止血、续筋接骨、利尿消肿、清热解毒。
功效来源：《中华本草》

**钟花草属** *Codonacanthus* Nees
钟花草
*Codonacanthus pauciflorus* (Nees) Nees
凭证标本：永福县普查队 450326131015037LY (IBK、GXMG、CMMI)
功效：全草，清心火、活血通络。
功效来源：《中华本草》

**狗肝菜属** *Dicliptera* Juss.
狗肝菜
*Dicliptera chinensis* (Linn.) Juss.
凭证标本：永福县普查队 450326131012044LY (IBK、GXMG、CMMI)
功效：全草，清热、凉血、利湿、解毒。
功效来源：《广西壮族自治区壮药质量标准 第一卷》（2008年版）

**喜花草属** *Eranthemum* L.
喜花草
*Eranthemum pulchellum* Andrews
功效：叶，清热解毒、散瘀消肿。
功效来源：《药用植物辞典》
注：民间常见栽培物种。

**爵床属** *Justicia* L.
鸭嘴花
*Justicia adhatoda* L.
凭证标本：永福县普查队 450326130325031LY (IBK、GXMG、CMMI)
功效：全株，祛风活血、散瘀止痛、接骨。
功效来源：《全国中草药汇编》

小驳骨
*Justicia gendarussa* L. f.
功效：地上部分，祛瘀止痛、续筋接骨。
功效来源：《广西壮族自治区壮药质量标准 第一

卷》（2008年版）
注：《广西植物名录》有记载。

爵床
*Justicia procumbens* L.
凭证标本：永福县普查队 450326130716003LY (IBK、GXMG、CMMI)
功效：全草，清热解毒、利湿消积、活血止痛。
功效来源：《中华本草》

杜根藤
*Justicia quadrifaria* (Nees) Ridl.
凭证标本：永福县普查队 450326140814044LY (IBK)
功效：全草，清热解毒。
功效来源：《药用植物辞典》

**观音草属** *Peristrophe* Nees
九头狮子草
*Peristrophe japonica* (Thunb.) Bremek.
凭证标本：永福县普查队 450326130803051LY (IBK、GXMG、CMMI)
功效：全草，发汗解表、清热解毒、镇痉。
功效来源：《全国中草药汇编》

**芦莉草属** *Ruellia* L. emend Bremek.
楠草 芦莉草叶
*Ruellia repens* L.
凭证标本：韦发南 Ly (IBK)
功效：叶，解毒、消肿止痛。
功效来源：《中华本草》

**紫云菜属** *Strobilanthes* Blume
板蓝 青黛
*Strobilanthes cusia* (Nees) Kuntze
凭证标本：永福县普查队 450326121208027LY (IBK、GXMG、CMMI)
功效：叶或茎叶经加工制得的粉末、团块或颗粒，清热解毒、凉血消斑、泻火定惊。
功效来源：《中国药典》（2020年版）

曲枝假蓝
*Strobilanthes dalzielii* (W. W. Sm.) R. Ben
凭证标本：永福县普查队 450326130305005LY (IBK、GXMG、CMMI)
功效：全草，清热解毒、利湿。
功效来源：《中华本草》

球花马蓝 温大青
*Strobilanthes dimorphotricha* Hance
凭证标本：永福县普查队 450326131024011LY (IBK、GXMG、CMMI)

功效：地上部分或根，清热解毒、凉血消斑。

功效来源：《中华本草》

### 四子马蓝

*Strobilanthes tetrasperma* (Champ. ex Benth.) Druce

凭证标本：永福县普查队 450326131012035LY (IBK、GXMG、CMMI)

功效：全草，清热解表、消肿、解毒疗疮。

功效来源：《药用植物辞典》

### 山牵牛属 *Thunbergia* Retz.

山牵牛 老鸦嘴

*Thunbergia grandiflora* Roxb.

功效：全株，舒筋活络、散瘀消肿。

功效来源：《广西壮族自治区壮药质量标准 第一卷》（2008年版）

注：《广西植物名录》有记载。

## 263. 马鞭草科 Verbenaceae

### 紫珠属 *Callicarpa* Linn.

紫珠 珍珠风子

*Callicarpa bodinieri* H. Lév. var. *bodinieri*

凭证标本：朱国兴 22257 (IBK)

功效：果实，发表散寒。

功效来源：《中华本草》

### 白棠子树 紫珠

*Callicarpa dichotoma* (Lour.) K. Koch

凭证标本：李舒养 110020 (IBK)

功效：叶，收敛止血、清热解毒。

功效来源：《中华本草》

### 杜虹花 紫珠叶

*Callicarpa formosana* Rolfe

凭证标本：永福县普查队 450326121127013LY (IBK、GXMG、CMMI)

功效：叶，凉血，收敛止血、散瘀解毒消肿。

功效来源：《中国药典》（2020年版）

### 老鸦糊 紫珠

*Callicarpa giraldii* Hesse ex Rehder

凭证标本：永福县普查队 450326140613013LY (IBK、GXMG、CMMI)

功效：叶，收敛止血、清热解毒。

功效来源：《中华本草》

### 藤紫珠

*Callicarpa integerrima* Champ. var. *chinensis* (C. P'ei) S. L. Chen

凭证标本：覃灏富 65275 (IBK)

功效：全株，用于泄泻、感冒发热、风湿痛。

功效来源：《药用植物辞典》

### 广东紫珠 金刀菜

*Callicarpa kwangtungensis* Chun

凭证标本：永福县普查队 450326121207007LY (IBK、GXMG、CMMI)

功效：茎、叶，止血止痛。

功效来源：《中华本草》

### 长叶紫珠

*Callicarpa longifolia* Lamk.

凭证标本：永福县普查队 450326121128011LY (IBK、GXMG、CMMI)

功效：根，祛风除湿。叶，止血。

功效来源：《药用植物辞典》

### 大叶紫珠

*Callicarpa macrophylla* Vahl

功效：叶或带叶嫩枝，散瘀止血、消肿止痛。

功效来源：《广西壮族自治区壮药质量标准 第三卷》（2018年版）

注：《广西植物名录》有记载。

### 红紫珠

*Callicarpa rubella* Lindl.

凭证标本：永福县普查队 450326130325117LY (IBK、GXMG、CMMI)

功效：叶及嫩枝，解毒消肿、凉血止血。

功效来源：《中华本草》

### 钝齿红紫珠

*Callicarpa rubella* Lindl. f. *crenata* C. Pei

凭证标本：永福县普查队 450326121127038LY (IBK、GXMG、CMMI)

功效：根、叶，清热、止血、消肿、止痛。根、全草，清热止血、消肿止痛。

功效来源：《药用植物辞典》

### 秃红紫珠

*Callicarpa rubella* Lindl. var. *subglabra* (C. Pei) H. T. Chang

凭证标本：永福县普查队 450326130613054LY (IBK、GXMG、CMMI)

功效：叶，外用治小儿高烧。

功效来源：《广西中药资源名录》

### 大青属 *Clerodendrum* L.

臭牡丹

*Clerodendrum bungei* Steud.

凭证标本：永福县普查队 450326130325009LY (IBK、GXMG、CMMI)

功效：茎、叶，解毒消肿、祛风湿、降血压。

功效来源：《中华本草》

### 灰毛大青　大叶白花灯笼

*Clerodendrum canescens* Wall. ex Walp.

凭证标本：永福县普查队 450326140807043LY (IBK、GXMG、CMMI)

功效：全株，清热解毒、凉血止血。

功效来源：《中华本草》

### 重瓣臭茉莉

*Clerodendrum chinense* (Osbeck) Mabb.

功效：根、叶，祛风利湿、化痰止咳、活血消肿。

功效来源：《药用植物辞典》

注：《广西植物名录》有记载。

### 臭茉莉

*Clerodendrum chinense* (Osbeck) Mabb. var. *simplex* (Moldenke) S. L. Chen

凭证标本：永福县普查队 450326140807015LY (IBK、GXMG、CMMI)

功效：根、叶，祛风湿、强筋骨、活血消肿。

功效来源：《中华本草》

### 腺茉莉

*Clerodendrum colebrookianum* Walp.

凭证标本：永福县普查队 450326130926025LY (IBK、GXMG、CMMI)

功效：根，清热解毒、凉血利尿、泻火。

功效来源：《药用植物辞典》

### 大青　路边青

*Clerodendrum cyrtophyllum* Turcz.

凭证标本：永福县普查队 450326131015042LY (IBK、GXMG、CMMI)

功效：茎、叶，清热解毒、凉血止血。

功效来源：《广西壮族自治区壮药质量标准　第二卷》（2011年版）

### 白花灯笼

*Clerodendrum fortunatum* L.

功效：根或全株，清热解毒、止咳定痛。

功效来源：《全国中草药汇编》

注：《广西植物名录》有记载。

### 海通

*Clerodendrum mandarinorum* Diels

凭证标本：永福县普查队 450326130803021LY (IBK、GXMG、CMMI)

功效：根、枝、叶，清热解毒、通经活络、祛风除痹、利尿。

功效来源：《药用植物辞典》

### 三对节

*Clerodendrum serratum* (Linn.) Moon

凭证标本：永福县普查队 450326131012017LY (IBK、GXMG、CMMI)

功效：全株或根、叶，清热解毒、截疟、接骨、祛风除湿。

功效来源：《全国中草药汇编》

### 龙吐珠

*Clerodendrum thomsonae* Balf. f.

功效：全株、叶，解毒。

功效来源：《药用植物辞典》

注：民间常见栽培物种。

## 假连翘属 *Duranta* L.

### 假连翘

*Duranta erecta* L.

功效：叶、果实，散热透邪、行血祛瘀、止痛杀虫、消肿解毒。

功效来源：《全国中草药汇编》

注：民间常见栽培物种。

## 马缨丹属 *Lantana* L.

### 马缨丹　五色梅

*Lantana camara* Linn.

凭证标本：永福县普查队 450326131013001LY (IBK、GXMG、CMMI)

功效：根，清热泻火、解毒散结。花，清凉解毒、活血止血、润肺止咳、解暑热。叶或嫩枝叶，清热解毒、祛风止痒。

功效来源：《中华本草》

## 豆腐柴属 *Premna* L.

### 豆腐柴

*Premna microphylla* Turcz.

凭证标本：永福县普查队 450326150709010LY (IBK、GXMG、CMMI)

功效：根、茎、叶，清热解毒。

功效来源：《中华本草》

## 柚木属 *Tectona* Linn. f.

### 柚木　紫柚木

*Tectona grandis* Linn. f.

功效：茎、叶，和中止呕、祛风止痒。

功效来源：《中华本草》

注：民间常见栽培物种。

## 马鞭草属 *Verbena* L.

### 马鞭草

*Verbena officinalis* Linn.

功效：地上部分，活血散瘀、解毒、利尿、退黄、截疟。

功效来源：《中国药典》（2020年版）

注：《广西植物名录》有记载。

### 牡荆属 *Vitex* L.

**黄荆 五指柑**

*Vitex negundo* L.

凭证标本：永福县普查队 450326131012030LY (IBK、GXMG、CMMI)

功效：根，解表、止咳、祛风除湿、理气止痛。茎，祛风解表、消肿止痛。叶，解表散热、化湿和中、杀虫止痒。果实，祛风解表、止咳平喘、理气消食、止痛。

功效来源：《广西壮族自治区壮药质量标准 第一卷》（2008年版）

**牡荆 五指柑**

*Vitex negundo* Linn. var. *cannabifolia* (Sieb. et Zucc.) Hand.-Mazz.

凭证标本：永福药厂 6080119 (IBK)

功效：全株，祛风解表、止咳化痰、理气止痛。

功效来源：《广西壮族自治区壮药质量标准 第一卷》（2008年版）

### 牡荆属

**山牡荆**

*Vitex quinata* (Lour.) F. N. Williams var. *quinata*

凭证标本：刘志刚 67272 (IBK)

功效：根和茎，止咳定喘、镇静退热。

功效来源：《广西壮族自治区壮药质量标准 第三卷》（2018年版）

## 264. 唇形科 Labiatae

### 藿香属 *Agastache* Clayton ex Gronov.

**藿香**

*Agastache rugosa* (Fisch. et Mey.) O. Kuntze

凭证标本：永福县普查队 450326140808017LY (IBK)

功效：地上部分，祛暑解表、化湿和中、理气开胃。

功效来源：《药用植物辞典》

### 筋骨草属 *Ajuga* L.

**金疮小草 白毛夏枯草**

*Ajuga decumbens* Thunb.

凭证标本：永福县普查队 450326140414019LY (IBK、GXMG、CMMI)

功效：全草，清热解毒、化痰止咳、凉血散瘀。

功效来源：《中华本草》

**紫背金盘 紫背金盘草**

*Ajuga nipponensis* Makino

凭证标本：永福县普查队 450326130305052LY (IBK、GXMG、CMMI)

功效：全草或根，清热解毒、凉血散瘀、消肿止痛。

功效来源：《中华本草》

### 排草香属 *Anisochilus* Wall.

**排草香**

*Anisochilus carnosus* (Linn.) Wall. ex Benth.

功效：根、根状茎，化湿避浊、利尿消肿。

功效来源：《中华本草》

注：民间常见栽培物种。

### 广防风属 *Anisomeles* R. Br.

**广防风**

*Anisomeles indica* (L.) Kuntze

功效：全草，祛风解表、理气止痛。

功效来源：《药用植物辞典》

注：《广西植物名录》有记载。

### 肾茶属 *Clerodendranthus* Kudo

**肾茶 猫须草**

*Clerodendranthus spicatus* (Thunb.) C. Y. Wu ex H. W. Li

功效：茎、叶，清热祛湿、排石利尿。

功效来源：《全国中草药汇编》

注：民间常见栽培物种。

### 风轮菜属 *Clinopodium* L.

**风轮菜 断血流**

*Clinopodium chinense* (Benth.) Kuntze

凭证标本：永福县普查队 450326140806083LY (IBK、GXMG、CMMI)

功效：地上部分，收敛止血。

功效来源：《中国药典》（2020年版）

**邻近风轮菜**

*Clinopodium confine* (Hance) Kuntze

凭证标本：永福县普查队 450326131014027LY (IBK、GXMG、CMMI)

功效：全草，清热解毒、散瘀消肿、止血。

功效来源：《药用植物辞典》

**细风轮菜**

*Clinopodium gracile* (Benth.) Matsum.

凭证标本：永福县普查队 450326121208025LY (IBK、GXMG、CMMI)

功效：全草，清热解毒、消肿止痛、凉血止痢、祛风止痒、止血。

功效来源：《药用植物辞典》

**灯笼草 断血流**

*Clinopodium polycephalum* (Vaniot) C. Y. Wu et S. J. Hsuan

凭证标本：永福县普查队 450326130731011LY (IBK、GXMG、CMMI)

功效：地上部分，收敛止血。

功效来源：《中国药典》（2020年版）

### 鞘蕊花属 *Coleus* Lour.

肉叶鞘蕊花 小洋紫苏

*Coleus carnosifolius* (Hemsl.) Dunn

凭证标本：永福县普查队 450326140611047LY（IBK、GXMG、CMMI）

功效：全草，清热解毒、消痔杀虫。

功效来源：《中华本草》

### 香薷属 *Elsholtzia* Willd.

紫花香薷

*Elsholtzia argyi* Lévl.

凭证标本：永福县普查队 450326121127009LY（IBK、GXMG、CMMI）

功效：全草，祛风、散寒解表、发汗、解暑、利尿、止咳。

功效来源：《药用植物辞典》

香薷 土香薷

*Elsholtzia ciliata* (Thunb.) Hyland.

凭证标本：永福县普查队 450326130926029LY（IBK、GXMG、CMMI）

功效：全草，发汗、解暑、利尿。

功效来源：《全国中草药汇编》

水香薷

*Elsholtzia kachinensis* Prain

凭证标本：永福县普查队 450326131013021LY（IBK、GXMG、CMMI）

功效：全草，消食健胃。

功效来源：《药用植物辞典》

### 小野芝麻属 *Galeobdolon* Adans.

小野芝麻 地绵绵

*Galeobdolon chinense* (Benth.) C. Y. Wu

凭证标本：永福县普查队 450326140414087LY（IBK、GXMG、CMMI）

功效：块根，用于外伤止血。

功效来源：《全国中草药汇编》

### 活血丹属 *Glechoma* L.

活血丹 连钱草

*Glechoma longituba* (Nakai) Kupr.

凭证标本：永福县普查队 450326130305050LY（IBK、GXMG、CMMI）

功效：地上部分，利湿通淋、清热解毒、散瘀消肿。

功效来源：《广西壮族自治区壮药质量标准　第一卷》（2008年版）

### 锥花属 *Gomphostemma* Wall. ex Benth.

中华锥花 老虎耳

*Gomphostemma chinense* Oliv.

凭证标本：永福县普查队 450326130801010LY（IBK、GXMG、CMMI）

功效：全草，祛风湿、益气血、通经络、消肿毒。

功效来源：《中华本草》

### 香茶菜属 *Isodon* (Schrad. ex Benth.) Spach

细锥香茶菜

*Isodon coetsa* (Buch.-Ham. ex D. Don) Kudo

凭证标本：永福县普查队 450326121127040LY（IBK、GXMG、CMMI）

功效：根，行血、止痛。

功效来源：《全国中草药汇编》

### 益母草属 *Leonurus* L.

益母草

*Leonurus japonicus* Houtt.

功效：地上部分，活血调经、利尿消肿、清热解毒。

功效来源：《中国药典》（2020年版）

注：《广西植物名录》有记载。

### 蜜蜂花属 *Melissa* L.

蜜蜂花

*Melissa axillaris* (Benth.) Bakh. f.

凭证标本：永福县普查队 450326130803027LY（IBK、GXMG、CMMI）

功效：全草，清热解毒、收敛止血、疏风止痒。

功效来源：《药用植物辞典》

### 薄荷属 *Mentha* L.

薄荷

*Mentha canadensis* L.

功效：地上部分，疏散风热、清利头目、利咽、透疹、疏肝行气。

功效来源：《中国药典》（2020年版）

注：《广西植物名录》有记载。

### 石荠苎属 Mosla (Benth.) Buch.-Ham. ex Maxim.

石香薷 香薷

*Mosla chinensis* Maxim.

功效：地上部分，发汗解表、和中利湿。

功效来源：《中国药典》（2020年版）

注：《广西中药资源名录》有记载。

石荠苎 土荆芥

*Mosla scabra* (Thunb.) C. Y. Wu et H. W. Li

凭证标本：永福县普查队 450326130731015LY（IBK、GXMG、CMMI）

功效：全草，疏风解表、清暑除湿、解毒止痒。

功效来源：《广西中药材标准 第一册》（1990年版）

### 罗勒属 *Ocimum* L.

**罗勒** 九层塔
*Ocimum basilicum* Linn.

功效：全草，疏风解表、化湿和中、行气活血、解毒消肿。

功效来源：《广西中药材标准 第一册》（1990年版）

注：民间常见栽培物种。

**疏柔毛罗勒**
*Ocimum basilicum* Linn. var. *pilosum* (Willd.) Benth.

功效：全草，发汗解表、祛风利湿、散瘀止痛。

功效来源：《药用植物辞典》

注：民间常见栽培物种。

**毛叶丁香罗勒**
*Ocimum gratissimum* Linn. var. *suave* (Willd.) Hook. f.

功效：全草，发汗解表、祛风利湿、散瘀止痛。

功效来源：《药用植物辞典》

注：民间常见栽培物种。

### 假糙苏属 *Paraphlomis* Prain

**假糙苏**
*Paraphlomis javanica* (Bl.) Prain

凭证标本：永福县普查队 450326140924003LY (IBK、GXMG、CMMI)

功效：全草，清肝火、发表、滋阴润燥、润肺止咳、补血调经。叶、茎，清肝火、发表。

功效来源：《药用植物辞典》

**小叶假糙苏**
*Paraphlomis javanica* (Bl.) Prain var. *coronata* (Vaniot) C. Y. Wu et H. W. Li

凭证标本：永福县普查队 450326130803094LY (IBK、GXMG、CMMI)

功效：全草或根，滋阴润燥、止咳、调经补血。

功效来源：《药用植物辞典》

### 紫苏属 *Perilla* L.

**紫苏**
*Perilla frutescens* (Linn.) Britt.

功效：果实，降气化痰、止咳平喘、润肠通便。茎，理气宽中、止痛、安胎。

功效来源：《中国药典》（2020年版）

注：《广西植物名录》有记载。

**回回苏**
*Perilla frutescens* (Linn.) Britt. var. *crispa* (Benth.) Deane ex Bailey

功效：果实（苏子），下气消痰、平喘润肺、宽肠。叶，发表散寒、理气和胃。梗，理气、舒郁、止痛、安胎。

功效来源：《药用植物辞典》

注：民间常见栽培物种。

**野生紫苏**
*Perilla frutescens* var. *purpurascens* (Hayata) H. W. Li

凭证标本：永福县普查队 450326131012024LY (IBK、GXMG、CMMI)

功效：根及近根老茎，除风散寒、祛痰降气。茎，理气宽中。

功效来源：《药用植物辞典》

### 刺蕊草属 *Pogostemon* Desf.

**广藿香**
*Pogostemon cablin* (Blanco) Benth.

功效：地上部分，芳香化浊、开胃止呕、发表解暑。

功效来源：《中国药典》（2020年版）

注：民间常见栽培物种。

**膜叶刺蕊草**
*Pogostemon esquirolii* (Lévl.) C. Y. Wu et Y. C. Huang

凭证标本：永福县普查队 450326121208036LY (IBK、GXMG、CMMI)

功效：地上部分，用于子宫脱垂。

功效来源：《广西中药资源名录》

### 夏枯草属 *Prunella* L.

**夏枯草**
*Prunella vulgaris* Linn.

凭证标本：永福县普查队 450326131014042LY (IBK、GXMG、CMMI)

功效：果穗，清肝泻火、明目、散结消肿。

功效来源：《中国药典》（2020年版）

**牛尾草** 三叶香茶菜
*Rabdosia ternifolia* (D. Don) Hara

功效：全草，清热解毒、利湿。

功效来源：《广西中药材标准 第一册》（1990年版）

注：《广西植物名录》有记载。

### 鼠尾草属 *Salvia* L.

**荔枝草**
*Salvia plebeia* R. Br.

功效：全草，清热解毒、利尿消肿。

功效来源：《中华本草》

注：《广西植物名录》有记载。

**长冠鼠尾草** 红骨参
*Salvia plectranthoides* Griff.

凭证标本：永福县普查队 450326130305012LY (IBK、GXMG、CMMI)

功效：根，活血调经。

功效来源：《全国中草药汇编》

**红根草**

*Salvia prionitis* Hance

功效：全草，散风热、利咽喉。

功效来源：《全国中草药汇编》

注：《广西中药资源名录》有记载。

**地梗鼠尾草** 地梗鼠尾

*Salvia scapiformis* Hance

凭证标本：永福县普查队 450326130326006LY (IBK、GXMG、CMMI)

功效：全草，强筋壮骨、补虚益损。

功效来源：《全国中草药汇编》

**黄芩属** *Scutellaria* L.

**半枝莲**

*Scutellaria barbata* D. Don

凭证标本：永福县普查队 450326130326014LY (IBK、GXMG、CMMI)

功效：全草，清热解毒、散瘀止血、利尿消肿。

功效来源：《广西壮族自治区壮药质量标准 第二卷》（2011年版）

**韩信草**

*Scutellaria indica* L.

凭证标本：永福县普查队 450326140414028LY (IBK、GXMG、CMMI)

功效：全草，祛风活血、解毒止痛。

功效来源：《中药大辞典》

**小叶韩信草** 韩信草小叶变种

*Scutellaria indica* Linn. var. *parvifolia* (Makino) Makino

功效：全草，外用治跌打肿痛、蛇咬伤。

功效来源：《广西中药资源名录》

注：《广西植物名录》有记载。

**水苏属** *Stachys* L.

**地蚕**

*Stachys geobombycis* C. Y. Wu

凭证标本：永福县普查队 450326130325103LY (IBK、GXMG、CMMI)

功效：根状茎或全草，益肾润肺、补血消疳。

功效来源：《中华本草》

**甘露子**

*Stachys sieboldii* Miq.

功效：全草或块茎，祛风利湿、活血散瘀。

功效来源：《全国中草药汇编》

注：民间常见栽培物种。

**香科科属** *Teucrium* L.

**庐山香科科**

*Teucrium pernyi* Franch.

凭证标本：永福县普查队 450326121128001LY (IBK、GXMG、CMMI)

功效：全草，清热解毒、凉肝活血。

功效来源：《中华本草》

**铁轴草**

*Teucrium quadrifarium* Buch.-Ham. ex D. Don

凭证标本：秦俊用 119576 (IBK)

功效：全草、根或叶，利湿消肿、祛风解暑、凉血解素。

功效来源：《中华本草》

**血见愁** 山藿香

*Teucrium viscidum* Bl.

凭证标本：永福县普查队 450326130715037LY (IBK、GXMG、CMMI)

功效：全草，消肿解毒、凉血止血。

功效来源：《中华本草》

## 266. 水鳖科 Hydrocharitaceae

**黑藻属** *Hydrilla* Rich.

**黑藻**

*Hydrilla verticillata* (L. f.) Royle

凭证标本：永福县普查队 450326130804035LY (IBK、GXMG、CMMI)

功效：全草，清热解毒、利尿祛湿。

功效来源：《药用植物辞典》

**水车前属** *Ottelia* Pers.

**海菜花**

*Ottelia acuminata* (Gagnep.) Dandy

凭证标本：永福县普查队 450326130305030LY (IBK、GXMG、CMMI)

功效：根、叶，清热解毒、软坚散结。全草，清热、止咳、益气、固脱。

功效来源：《药用植物辞典》

## 267. 泽泻科 Alismataceae

**慈姑属** *Sagittaria* L.

**野慈菇** 野慈姑

*Sagittaria trifolia* L.

凭证标本：永福县普查队 450326130731012LY (IBK、GXMG、CMMI)

功效：球茎，用于哮喘、狂犬咬伤。

功效来源：《广西中药资源名录》

慈姑

*Sagittaria trifolia* Linn. var. *sinensis* Sims

功效：球茎，活血凉血、止咳通淋、散结解毒。

功效来源：《中华本草》

注：《广西植物名录》有记载。

## 276. 眼子菜科 Potamogetonaceae

### 眼子菜属 *Potamogeton* L.

#### 竹叶眼子菜

*Potamogeton wrightii* Morong

凭证标本：永福县普查队 450326130324071LY (IBK、GXMG、CMMI)

功效：全草，清热、解毒、利尿、止血消肿、消积、驱蛔虫。

功效来源：《药用植物辞典》

## 280. 鸭跖草科 Commelinaceae

### 穿鞘花属 *Amischotolype* Hassk.

#### 穿鞘花

*Amischotolype hispida* (A. Rich.) D. Y. Hong

凭证标本：永福县普查队 450326130802002LY (IBK、GXMG、CMMI)

功效：全株，清热利尿、解毒。

功效来源：《中华本草》

### 鸭跖草属 *Commelina* L.

#### 鸭跖草

*Commelina communis* Linn.

凭证标本：永福县普查队 450326140807033LY (IBK、GXMG、CMMI)

功效：地上部分，清热泻火、解毒、利尿消肿。

功效来源：《中国药典》（2020年版）

#### 大苞鸭跖草 大苞甲跖草

*Commelina paludosa* Bl.

凭证标本：永福县普查队 450326121127018LY (IBK、GXMG、CMMI)

功效：全草，利尿消肿、清热解毒、凉血止血。

功效来源：《中华本草》

### 聚花草属 *Floscopa* Lour.

#### 聚花草

*Floscopa scandens* Lour.

凭证标本：永福县普查队 450326121208032LY (IBK、GXMG、CMMI)

功效：全草，清热解毒、利尿。

功效来源：《中华本草》

### 水竹叶属 *Murdannia* Royle

#### 大苞水竹叶 痰火草

*Murdannia bracteata* (C. B. Clarke) J. K. Morton ex D. Y. Hong

凭证标本：永福县普查队 450326130613026LY (IBK、GXMG、CMMI)

功效：全草，化痰散结、利尿通淋。

功效来源：《广西壮族自治区壮药质量标准　第三卷》（2018年版）

#### 裸花水竹叶 红毛草

*Murdannia nudiflora* (L.) Brenan

凭证标本：永福县普查队 450326130325109LY (IBK、GXMG、CMMI)

功效：全草，清肺止咳、凉血止血。

功效来源：《全国中草药汇编》

#### 水竹叶

*Murdannia triquetra* (Wall.) Bruckn.

凭证标本：永福县普查队 450326131023006LY (IBK、GXMG、CMMI)

功效：全草，清热解毒、利尿。

功效来源：《中华本草》

### 杜若属 *Pollia* Thunb.

#### 杜若 竹叶莲

*Pollia japonica* Thunb.

凭证标本：永福县普查队 450326130613063LY (IBK、GXMG、CMMI)

功效：根状茎或全草，清热利尿、解毒消肿。

功效来源：《中华本草》

#### 长柄杜若

*Pollia siamensis* (Craib) Faden ex D. Y. Hong

凭证标本：永福县普查队 450326130804011LY (IBK)

功效：全草，祛风除湿、温中止痛。

功效来源：《中国本草图录》

### 竹叶子属 *Streptolirion* Edgew.

#### 竹叶子

*Streptolirion volubile* Edgew.

凭证标本：永福县普查队 450326121127037LY (IBK、GXMG、CMMI)

功效：全草，祛风除湿、养阴、清热解毒、利尿。

功效来源：《药用植物辞典》

### 紫万年青属 *Tradescantia* L.

#### 紫背万年青 蚌花

*Tradescantia spathacea* Sw.

功效：花、叶，清热化痰、凉血止痢。

功效来源：《全国中草药汇编》

注：民间常见栽培物种。

## 287. 芭蕉科 Musaceae

**芭蕉属** *Musa* L.

**野蕉** 山芭蕉子
*Musa balbisiana* Colla
功效：种子，破瘀血、通大便。
功效来源：《中华本草》
注：《广西植物名录》有记载。

**芭蕉**
*Musa basjoo* Sieb. et Zucc.
功效：叶，清热利尿。种子，生食可止渴、润肺。果仁，通血脉、填精髓。茎的汁液，止渴、解毒。
功效来源：《药用植物辞典》
注：民间常见栽培物种。

**大蕉**
*Musa paradisiaca* Linn.
功效：果实，止渴、润肺、解酒、清脾滑肠。
功效来源：《药用植物辞典》
注：民间常见栽培物种。

## 290. 姜科 Zingiberaceae

**山姜属** *Alpinia* Roxb.

**香姜**
*Alpinia coriandriodora* D. Fang
功效：根状茎，祛风行气。
功效来源：《药用植物辞典》
注：《广西中药资源名录》有记载。

**山姜**
*Alpinia japonica* (Thunb.) Miq.
凭证标本：永福县普查队 450326130802020LY (IBK、GXMG、CMMI)
功效：根状茎，温中散寒、祛风活血。
功效来源：《中华本草》

**华山姜**
*Alpinia oblongifolia* Hayata
凭证标本：永福县普查队 450326130613017LY (IBK、GXMG、CMMI)
功效：根状茎，温中暖胃、散寒止痛、消食、除风湿、解疮毒。种子，祛寒暖胃、燥湿、止呃。
功效来源：《药用植物辞典》

**箭秆风**
*Alpinia sichuanensis* Z. Y. Zhu
凭证标本：覃德海、赖茂祥 044903 (GXMI)
功效：根状茎，除湿消肿、行气止痛。
功效来源：《中药大辞典》

**豆蔻属** *Amomum* Roxb.

**三叶豆蔻**
*Amomum austro-sinense* D. Fang
凭证标本：永福县普查队 450326141123016LY (IBK、GXMG、CMMI)
功效：果实，用于胸腹胀痛、食积不消。
功效来源：《广西中药资源名录》

**姜黄属** *Curcuma* L.

**郁金**
*Curcuma aromatica* Salisb.
凭证标本：陈秀香、凌惠珠 045101 (GXMI)
功效：块根，行气化瘀、清心解郁、利胆退黄。
功效来源：《广西壮族自治区壮药质量标准 第一卷》（2008年版）

**大莪术**
*Curcuma elata* Roxb.
功效：块根，用于闭经痛经、胸腹胀痛、刺痛、热病神昏、癫痫发狂、黄疸尿赤。根状茎，用于瘀血闭经、食积胀痛。
功效来源：《广西中药资源名录》
注：民间常见栽培物种。

**广西莪术** 莪术
*Curcuma kwangsiensis* S. G. Lee et C. F. Liang
功效：根状茎，行气破血、消积止痛。
功效来源：《中国药典》（2020年版）
注：《广西中药资源名录》有记载。

**莪术** 郁金
*Curcuma phaeocaulis* Valeton
功效：块根，活血止痛、行气解郁、清心凉血、利胆退黄。
功效来源：《中国药典》（2020年版）
注：《广西中药资源名录》有记载。

**舞花姜属** *Globba* L.

**舞花姜** 云南小草蔻
*Globba racemosa* Smith
功效：果实，健胃消食。
功效来源：《中华本草》
注：《广西中药资源名录》有记载。

**山奈属** *Kaempferia* L.

**山奈** 沙姜
*Kaempferia galanga* Linn.
功效：根状茎，温中止痛、行气消食。
功效来源：《桂本草 第一卷》（上）
注：民间常见栽培物种。

姜属 *Zingiber* Mill.
姜 生姜
*Zingiber officinale* Rosc.
功效：根状茎，解表散寒、温中止呕、化痰止咳、解鱼蟹毒。
功效来源：《中国药典》（2020年版）
注：民间常见栽培物种。

阳荷
*Zingiber striolatum* Diels
凭证标本：韦发南 (IBK)
功效：嫩茎叶、花，温疟寒热、酸嘶邪气。
功效来源：《药用植物辞典》

## 291. 美人蕉科 Cannaceae
美人蕉属 *Canna* L.
蕉芋
*Canna edulis* Ker-Gawl.
功效：根状茎，清热利湿、安神降压。花，止血。
功效来源：《药用植物辞典》
注：民间常见栽培物种。

美人蕉 蕉芋
*Canna indica* Linn.
凭证标本：新隆组 (GXMI)
功效：根状茎，清热利湿、解毒。
功效来源：《中华本草》

## 292. 竹芋科 Marantaceae
竹芋属 *Maranta* L.
竹芋
*Maranta arundinacea* Linn.
功效：块茎，清肺、利尿。
功效来源：《全国中草药汇编》
注：民间常见栽培物种。

花叶竹芋
*Maranta bicolor* Ker-Gawl.
功效：根块茎，清热消肿。
功效来源：《全国中草药汇编》
注：民间常见栽培物种。

## 293. 百合科 Liliaceae
葱属 *Allium* L.
洋葱
*Allium cepa* Linn.
功效：鳞茎，散寒、理气、解毒、杀虫。
功效来源：《药用植物辞典》
注：民间常见栽培物种。

薤头 薤白
*Allium chinense* G. Don
凭证标本：永福县普查队 450326130325001LY (IBK、GXMG、CMMI)
功效：鳞茎，通阳散结、行气导滞。
功效来源：《中国药典》（2020年版）

韭 韭菜
*Allium tuberosum* Rottl. ex Spreng.
功效：根，补肾、温中行气、散瘀、解毒。
功效来源：《广西壮族自治区壮药质量标准 第二卷》（2011年版）
注：民间常见栽培物种。

芦荟属 *Aloe* L.
芦荟
*Aloe vera* Linn. var. *chinensis* (Haw.) Berg
功效：叶或叶的干浸膏，用于肝经实热头晕、头痛、耳鸣、烦躁、便秘、小儿惊痫、疳积。花，用于咳血、吐血、尿血。
功效来源：《全国中草药汇编》
注：民间常见栽培物种。

天门冬属 *Asparagus* L.
天门冬 天冬
*Asparagus cochinchinensis* (Lour.) Merr.
凭证标本：永福县普查队 450326131013030LY (IBK、GXMG、CMMI)
功效：块根，清肺生津、养阴润燥。
功效来源：《中国药典》（2020年版）

蜘蛛抱蛋属 *Aspidistra* Ker-Gawl.
长瓣蜘蛛抱蛋
*Aspidistra longipetala* S. Z. Huang
凭证标本：永福县普查队 450326130325061LY (IBK、GXMG、CMMI)
功效：根状茎，用于咳嗽。
功效来源：《药用植物辞典》

小花蜘蛛抱蛋
*Aspidistra minutiflora* Stapf
凭证标本：永福县普查队 450326130305076LY (IBK、GXMG、CMMI)
功效：根状茎，活血通淋、泄热通络。
功效来源：《药用植物辞典》

广西蜘蛛抱蛋
*Aspidistra retusa* K. Y. Lang et S. Z. Huang
凭证标本：永福县普查队 450326130327024LY (IBK、GXMG、CMMI)
功效：根状茎，用于跌打损伤。

功效来源：《药用植物辞典》

### 开口箭属 *Campylandra* Baker
**开口箭**
*Campylandra chinensis* (Baker) M. N. Tamura, S. Yun Liang et Turland
凭证标本：永福县普查队 450326130325040LY (IBK、GXMG、CMMI)
功效：根状茎，清热解毒、祛风除湿、散瘀止痛。
功效来源：《中华本草》

### 吊兰属 *Chlorophytum* Ker-Gawl.
**吊兰**
*Chlorophytum comosum* (Thunb.) Baker
功效：全草，养阴清热、润肺止咳。
功效来源：《全国中草药汇编》
注：民间常见栽培物种。

### 山菅属 *Dianella* Lam.
**山菅** 山猫儿
*Dianella ensifolia* (Linn.) DC.
凭证标本：永福县普查队 450326131025043LY (IBK、GXMG、CMMI)
功效：根状茎或全草，拔毒消肿、散瘀止痛。
功效来源：《中华本草》

### 万寿竹属 *Disporum* Salisb. ex D. Don
**万寿竹** 竹叶参
*Disporum cantoniense* (Lour.) Merr.
凭证标本：永福县普查队 450326140924023LY (IBK、GXMG、CMMI)
功效：根及根状茎，祛风除湿、舒筋活血、清热、祛痰止咳。
功效来源：《中华本草》

**宝铎草** 竹林霄
*Disporum sessile* D. Don
凭证标本：永福县普查队 450326141123024LY (IBK、GXMG、CMMI)
功效：根及根状茎，清热解毒、润肺止咳、健脾消食、舒筋活络。
功效来源：《中华本草》

### 萱草属 *Hemerocallis* L.
**黄花菜** 金针菜
*Hemerocallis citrina* Baroni
凭证标本：永福县普查队 450326130731017LY (IBK、GXMG、CMMI)
功效：花蕾，清热利湿、宽胸解郁、凉血解毒。
功效来源：《中华本草》

### 百合属 *Lilium* L.
**野百合** 百合
*Lilium brownii* F. E. Br. ex Miellez
凭证标本：永福县普查队 450326130803056LY (IBK、GXMG、CMMI)
功效：肉质鳞茎，清心安神、养阴润肺。
功效来源：《中国药典》（2020年版）

### 沿阶草属 *Ophiopogon* Ker-Gawl.
**褐鞘沿阶草** 八宝镇心丹
*Ophiopogon dracaenoides* (Baker) Hook. f.
凭证标本：永福县普查队 450326130801013LY (IBK、GXMG、CMMI)
功效：小块根，定心安神、止咳化痰。
功效来源：《全国中草药汇编》

**间型沿阶草**
*Ophiopogon intermedius* D. Don
凭证标本：永福县普查队 450326130716021LY (IBK、GXMG、CMMI)
功效：块根，清热润肺、养阴生津、止咳。
功效来源：《药用植物辞典》

**麦冬**
*Ophiopogon japonicus* (Linn. f.) Ker-Gawl.
凭证标本：永福县普查队 450326131023035LY (IBK、GXMG、CMMI)
功效：块根，养阴生津、润肺清心。
功效来源：《中国药典》（2020年版）

### 球子草属 *Peliosanthes* Andrews
**大盖球子草**
*Peliosanthes macrostegia* Hance
凭证标本：永福县普查队 450326130305039LY (IBK、GXMG、CMMI)
功效：根及根状茎，祛痰止咳、舒肝止痛。全草，止血开胃、健脾补气。
功效来源：《药用植物辞典》

### 黄精属 *Polygonatum* Mill.
**多花黄精** 黄精
*Polygonatum cyrtonema* Hua
凭证标本：永福县普查队 450326130614042LY (IBK、GXMG、CMMI)
功效：根状茎，补气养阴、健脾润肺、益肾。
功效来源：《中国药典》（2020年版）

## 295. 延龄草科 Trilliaceae
### 重楼属 *Paris* L.
**华重楼** 重楼
*Paris polyphylla* Sm. var. *chinensis* (Franch.) H. Hara

凭证标本：新隆组 046372 (GXMI)
功效：根状茎，清热解毒、消肿止痛、凉肝定惊。
功效来源：《中国药典》（2020年版）

**七叶一枝花** 重楼
*Paris polyphylla* Sm. var. *polyphylla*
凭证标本：秦俊用 119619 (IBK)
功效：根状茎，清热解毒、消肿止痛、凉肝定惊。
功效来源：《中国药典》（2020年版）

## 296. 雨久花科 Pontederiaceae
**凤眼蓝属** *Eichhornia* Kunth
**凤眼蓝** 凤眼兰
*Eichhornia crassipes* (Mart.) Solms
凭证标本：永福县普查队 450326131023027LY (IBK、GXMG、CMMI)
功效：全草，清热解暑、利尿消肿。
功效来源：《全国中草药汇编》

**雨久花属** *Monochoria* C. Presl
**鸭舌草**
*Monochoria vaginalis* (Burm. f.) C. Presl
凭证标本：永福县普查队 450326131025003LY (IBK、GXMG、CMMI)
功效：全草，清热解毒。
功效来源：《全国中草药汇编》

## 297. 菝葜科 Smilacaceae
**肖菝葜属** *Heterosmilax* Kunth
**肖菝葜** 白土茯苓
*Heterosmilax japonica* Kunth
凭证标本：永福县普查队 450326130614045LY (IBK、GXMG、CMMI)
功效：块茎，清热利湿、解毒消肿。
功效来源：《中华本草》

**菝葜属** *Smilax* L.
**菝葜**
*Smilax china* Linn.
凭证标本：永福县普查队 450326130327027LY (IBK、GXMG、CMMI)
功效：根状茎，利湿去浊、祛风除痹、解毒散瘀。
功效来源：《中国药典》（2020年版）

**小果菝葜**
*Smilax davidiana* A. DC.
凭证标本：永福县普查队 450326140808034LY (IBK、GXMG、CMMI)
功效：根状茎、叶，清湿热、强筋骨、解毒。
功效来源：《药用植物辞典》

**长托菝葜** 刺草薢
*Smilax ferox* Wall. ex Kunth
凭证标本：永福县普查队 450326130614027LY (IBK、GXMG、CMMI)
功效：块状茎，祛风利湿、解毒。
功效来源：《全国中草药汇编》

**土茯苓**
*Smilax glabra* Roxb.
功效：根状茎，除湿、解毒、通利关节。
功效来源：《中国药典》（2020年版）
注：《广西植物名录》有记载。

**黑果菝葜** 金刚藤头
*Smilax glaucochina* Warb.
凭证标本：永福县普查队 450326121208007LY (IBK、GXMG、CMMI)
功效：根状茎或嫩叶，祛风、清热、利湿、解毒。
功效来源：《中华本草》

**抱茎菝葜** 九牛力
*Smilax ocreata* A. DC.
凭证标本：永福县普查队 450326130325038LY (IBK、GXMG、CMMI)
功效：根状茎，健脾胃、强筋骨。
功效来源：《中华本草》

**红果菝葜**
*Smilax polycolea* Warb.
凭证标本：永福县普查队 450326130325080LY (IBK、GXMG、CMMI)
功效：根状茎，解毒、消肿、利湿。
功效来源：《药用植物辞典》

**牛尾菜**
*Smilax riparia* A. DC.
凭证标本：永福县普查队 450326140613015LY (IBK、GXMG、CMMI)
功效：根及根状茎，祛痰止咳、祛风活络。
功效来源：《广西壮族自治区壮药质量标准 第一卷》（2008年版）

**短梗菝葜** 铁丝灵仙
*Smilax scobinicaulis* C. H. Wright
凭证标本：永福县普查队 450326131025026LY (IBK、GXMG、CMMI)
功效：根状茎、根，祛风湿、通经络。
功效来源：《全国中草药汇编》

## 302. 天南星科 Araceae
**菖蒲属** *Acorus* L.

菖蒲 藏菖蒲
*Acorus calamus* L.
凭证标本：永福县普查队 450326130324058LY (IBK、GXMG、CMMI)
功效：根状茎，温胃、消炎止痛。
功效来源：《中国药典》（2020年版）

石菖蒲
*Acorus tatarinowii* Schott
凭证标本：永福县普查队 450326130304007LY (IBK、GXMG、CMMI)
功效：根状茎，醒神益智、化湿开胃、开窍豁痰。
功效来源：《中国药典》（2020年版）

**广东万年青属** *Aglaonema* Schott
广东万年青
*Aglaonema modestum* Schott.
功效：根状茎及叶，清热凉血、消肿拔毒、止痛。
功效来源：《中华本草》
注：《广西植物名录》有记载。

**磨芋属** *Amorphophallus* Blume
南蛇棒
*Amorphophallus dunnii* Tutcher
凭证标本：永福县普查队 450326130324075LY (IBK、GXMG、CMMI)
功效：块茎，外用治小儿麻痹后遗症。
功效来源：《广西中药资源名录》

野磨芋 魔芋
*Amorphophallus variabilis* Blume
凭证标本：朱国兴 22216 (IBK)
功效：块茎，化痰消积、解毒散结、行瘀止痛。
功效来源：《中华本草》

**天南星属** *Arisaema* Mart.
一把伞南星 天南星
*Arisaema erubescens* (Wall.) Schott
凭证标本：永福县普查队 450326130325052LY (IBK、GXMG、CMMI)
功效：块茎，散结消肿。
功效来源：《中国药典》（2020年版）

天南星
*Arisaema heterophyllum* Blume
凭证标本：永福县普查队 450326130325024LY (IBK、GXMG、CMMI)
功效：块茎，散结消肿、燥湿化痰、祛风止痉。
功效来源：《中国药典》（2020年版）

**芋属** *Colocasia* Schott
芋 芋头
*Colocasia esculenta* (Linn.) Schott
功效：花序，理气止痛、散瘀止血。根茎，健脾补虚、散结解毒。
功效来源：《中华本草》
注：民间常见栽培物种。

**半夏属** *Pinellia* Ten.
滴水珠
*Pinellia cordata* N. E. Br.
凭证标本：永福县普查队 450326140414085LY (IBK、GXMG、CMMI)
功效：块茎，解表止痛、散结消肿。
功效来源：《全国中草药汇编》

**石柑属** *Pothos* L.
石柑子
*Pothos chinensis* (Raf.) Merr.
凭证标本：永福县普查队 450326130304003LY (IBK、GXMG、CMMI)
功效：全草，行气止痛、消积、祛风湿、散瘀解毒。
功效来源：《广西壮族自治区壮药质量标准 第三卷》（2018年版）

## 303. 浮萍科 Lemnaceae
**浮萍属** *Lemna* L.
浮萍
*Lemna minor* Linn.
功效：全草，发汗解表、透疹止痒、利尿消肿、清热解毒。
功效来源：《中华本草》
注：《广西植物名录》有记载。

**紫萍属** *Spirodela* Schleid.
紫萍 浮萍
*Spirodela polyrhiza* (Linn.) Schleid.
功效：全草，宣散风热、透疹、利尿。
功效来源：《中国药典》（2020年版）
注：《广西植物名录》有记载。

## 306. 石蒜科 Amaryllidaceae
**文殊兰属** *Crinum* L.
文殊兰
*Crinum asiaticum* Linn. var. *sinicum* (Roxb. ex Herb.) Baker
功效：叶、鳞茎，行血散瘀、消肿止痛。
功效来源：《全国中草药汇编》
注：民间常见栽培物种。

虎耳兰属 *Haemanthus* Linn.

网球花 虎耳兰
*Haemanthus multiflorus* Martyn
功效：鳞茎，解毒消肿。
功效来源：《中华本草》
注：民间常见栽培物种。

朱顶红属 *Hippeastrum* Herb.

花朱顶红 朱顶红
*Hippeastrum vittatum* (L'Hér.) Herb.
功效：鳞茎，解毒消肿。
功效来源：《中华本草》
注：民间常见栽培物种。

水鬼蕉属 *Hymenocallis* Salisb.

水鬼蕉
*Hymenocallis littoralis* (Jacq.) Salisb.
功效：叶，舒筋活血、消肿止痛。
功效来源：《中华本草》
注：民间常见栽培物种。

葱莲属 *Zephyranthes* Herb.

葱莲 玉帘
*Zephyranthes candida* (Lindl.) Herb.
功效：全草，平肝息风。
功效来源：《全国中草药汇编》
注：民间常见栽培物种。

韭莲 赛番红花
*Zephyranthes grandiflora* Lindl.
功效：全草，活血凉血、解毒消肿。
功效来源：《中华本草》
注：民间常见栽培物种。

# 307. 鸢尾科 Iridaceae

雄黄兰属 *Crocosmia* Planch.

雄黄兰
*Crocosmia crocosmiflora* (Nichols.) N. E. Br.
功效：球茎，消肿止痛。
功效来源：《中华本草》
注：民间常见栽培物种。

红葱属 *Eleutherine* Herb.

红葱 小红蒜根
*Eleutherine plicata* Herb.
功效：鳞茎，养血补虚、活血止血。
功效来源：《中华本草》
注：民间常见栽培物种。

唐菖蒲属 *Gladiolus* Linn.

唐菖蒲 搜山黄
*Gladiolus gandavensis* van Houtte
功效：球茎，清热解毒、散瘀消肿。
功效来源：《中华本草》
注：民间常见栽培物种。

# 311. 薯蓣科 Dioscoreaceae

薯蓣属 *Dioscorea* L.

参薯 毛薯
*Dioscorea alata* Linn.
功效：块茎，健脾止泻、益肺滋肾、解毒敛疮。
功效来源：《中华本草》
注：民间常见栽培物种。

黄独 黄药子
*Dioscorea bulbifera* Linn.
凭证标本：永福县普查队 450326140808021LY (IBK、GXMG、CMMI)
功效：块茎，散结消瘿、清热解毒、凉血止血。
功效来源：《广西壮族自治区壮药质量标准　第三卷》（2018年版）

山葛薯
*Dioscorea chingii* Prain et Burkill
凭证标本：永福县普查队 450326140611055LY (IBK、GXMG、CMMI)
功效：根状茎，消肿、止痛。
功效来源：《药用植物辞典》

薯莨
*Dioscorea cirrhosa* Lour.
凭证标本：永福县普查队 450326131013060LY (IBK、GXMG、CMMI)
功效：块茎，活血补血、收敛固涩。
功效来源：《中华本草》

山薯
*Dioscorea fordii* Prain et Burkill
凭证标本：永福县普查队 450326131012038LY (IBK、GXMG、CMMI)
功效：块茎，补脾养胃、生津益肺、补肾涩精。
功效来源：《药用植物辞典》

日本薯蓣 山药
*Dioscorea japonica* Thunb.
凭证标本：永福县普查队 450326130716034LY (IBK、GXMG、CMMI)
功效：根状茎，生津益肺、补肾涩精、补脾养胃。
功效来源：《中国药典》（2020年版）

褐苞薯蓣 山药（广山药）
*Dioscorea persimilis* Prain et Burkill
凭证标本：永福县普查队 450326130614034LY（IBK、GXMG、CMMI）
功效：块茎，补脾养胃、生津益肺、补肾涩精。
功效来源：《广西壮族自治区壮药质量标准　第一卷》（2008年版）

薯蓣
*Dioscorea polystachya* Turcz.
功效：块茎，补脾养胃、生津益肺、止咳平喘、补肾涩精、止泻。珠芽，补虚损、强腰脚、益肾、饱腹。
功效来源：《药用植物辞典》
注：《广西植物名录》有记载。

马肠薯蓣
*Dioscorea simulans* Prain et Burkill
凭证标本：永福县普查队 450326130614051LY（IBK、GXMG、CMMI）
功效：块茎，解毒、散血、消肿。
功效来源：《中华本草》

绵萆薢
*Dioscorea spongiosa* J. Q. Xi, M. Mizuno et W. L. Zhao
功效：块茎，利湿去浊、祛风除痹。
功效来源：《中国药典》（2020年版）
注：《广西植物名录》有记载。

## 313. 龙舌兰科 Agavaceae
龙舌兰属 *Agave* L.
龙舌兰
*Agave americana* Linn. var. *americana*
功效：叶，解毒拔脓、杀虫、止血。
功效来源：《中华本草》
注：《广西植物名录》有记载。

金边龙舌兰
*Agave americana* Linn. var. *marginata* Trel.
功效：鲜叶，润肺止咳、平喘、透疹、祛瘀生新。
功效来源：《全国中草药汇编》
注：民间常见栽培物种。

朱蕉属 *Cordyline* Comm. ex R. Br.
朱蕉
*Cordyline fruticosa* (Linn.) A. Cheval.
功效：花，清热化痰、凉血止血。叶、根，凉血止血、散瘀定痛。
功效来源：《中华本草》
注：民间常见栽培物种。

虎尾兰属 *Sansevieria* Thunb.
金边虎尾兰 虎尾兰
*Sansevieria trifasciata* Prain var. *laurentii* (De Wildem.) N. E. Brown
功效：叶，清热解毒、活血消肿。
功效来源：《中华本草》
注：民间常见栽培物种。

虎尾兰
*Sansevieria trifasciata* Prain var. *trifasciata*
功效：叶，清热解毒、去腐生肌。
功效来源：《全国中草药汇编》
注：民间常见栽培物种。

## 314. 棕榈科 Arecaceae
省藤属 *Calamus* L.
杖藤
*Calamus rhabdocladus* Burret
凭证标本：永福县普查队 450326141121039LY（IBK、GXMG、CMMI）
功效：幼苗，用于跌打损伤。
功效来源：《药用植物辞典》

鱼属葵属 *Caryota* L.
鱼尾葵
*Caryota ochlandra* Hance
功效：叶鞘纤维、根，收敛止血、强筋骨。
功效来源：《全国中草药汇编》
注：民间常见栽培物种。

黄椰属 *Chrysalidocarpus* H. Wendl.
散尾葵
*Chrysalidocarpus lutescens* H. Wendl.
功效：叶鞘纤维，收敛止血。
功效来源：《中华本草》
注：民间常见栽培物种。

蒲葵属 *Livistona* R. Br.
蒲葵 蒲葵子
*Livistona chinensis* (Jacq.) R. Br.
功效：果实，抗癌。
功效来源：《广西中药材标准　第二册》（1996年版）
注：民间常见栽培物种。

棕榈属 *Trachycarpus* H. Wendl.
棕榈
*Trachycarpus fortunei* (Hook.) H. Wendl.
功效：叶柄，收敛止血。
功效来源：《中国药典》（2020年版）
注：民间常见栽培物种。

## 318. 仙茅科 Hypoxidaceae

### 仙茅属 *Curculigo* Gaertn.

**大叶仙茅** 大地棕根

*Curculigo capitulata* (Lour.) O. Kuntze

凭证标本：永福县普查队 450326121208030LY (IBK、GXMG、CMMI)

功效：根状茎，补肾壮阳、祛风除湿、活血调经。

功效来源：《中华本草》

**仙茅**

*Curculigo orchioides* Gaertn.

功效：根状茎，补肾壮阳、祛除寒湿。

功效来源：《广西壮族自治区壮药质量标准 第二卷》（2011年版）

注：《广西中药资源名录》有记载。

### 小金梅草属 *Hypoxis* L.

**小金梅草** 野鸡草

*Hypoxis aurea* Lour.

功效：全株，温肾壮阳、理气止痛。

功效来源：《中华本草》

注：《广西中药资源名录》有记载。

## 321. 蒟蒻薯科 Taccaceae

### 裂果薯属 *Schizocapsa* Hance

**裂果薯** 水田七

*Schizocapsa plantaginea* Hance

凭证标本：永福县普查队 450326130803065LY (IBK、GXMG、CMMI)

功效：根状茎，清热解毒、止咳祛痰、理气止痛、散瘀止血。叶，清热解毒。

功效来源：《广西壮族自治区壮药质量标准 第二卷》（2011年版）

## 326. 兰科 Orchidaceae

### 开唇兰属 *Anoectochilus* Blume

**西南齿唇兰**

*Odontochilus elwesii* Clarke ex Hook. f.

凭证标本：永福县普查队 450326130803092LY (IBK、GXMG、CMMI)

功效：全草，消肿、止痛。

功效来源：《药用植物辞典》

**艳丽菱兰**

*Rhomboda moulmeinensis* (E. C. Parish & H. G. Reichenbach) Ormerod

凭证标本：永福县普查队 450326131015007LY (IBK、GXMG、CMMI)

功效：全草，清热解毒、凉血、消肿。

功效来源：《药用植物辞典》

**花叶开唇兰** 金线莲

*Anoectochilus roxburghii* (Wall.) Lindl.

凭证标本：永福县普查队 450326131015005LY (IBK、GXMG、CMMI)

功效：全草，清热解毒、凉血除湿。

功效来源：《广西壮族自治区壮药质量标准 第三卷》（2018年版）

### 白及属 *Bletilla* Rchb. f.

**白及**

*Bletilla striata* (Thunb. ex A. Murray) Rchb. f.

功效：块茎，收敛止血、消肿生肌。

功效来源：《全国中草药汇编》

注：《广西中药资源名录》有记载。

### 石豆兰属 *Bulbophyllum* Thouars

**梳帽卷瓣兰** 一匹草

*Bulbophyllum andersonii* (Hook. f.) J. J. Smith

凭证标本：永福县普查队 450326130325045LY (IBK、GXMG、CMMI)

功效：全草，润肺止咳、益肾补虚、消食、祛风活血。

功效来源：《中华本草》

**密花石豆兰** 果上叶

*Bulbophyllum odoratissimum* (J. E. Smith) Lindl

凭证标本：永福县普查队 450326130325047LY (IBK、GXMG、CMMI)

功效：全草，润肺化痰、通络止痛。

功效来源：《中华本草》

### 隔距兰属 *Cleisostoma* Blume

**大序隔距兰**

*Cleisostoma paniculatum* (Ker-Gawl.) Garay

凭证标本：覃灏富 65273 (IBK)

功效：全草，养阴、润肺、止咳、清热解毒、接骨。

功效来源：《药用植物辞典》

### 兰属 *Cymbidium* Sw.

**多花兰** 牛角三七

*Cymbidium floribundum* Lindl.

功效：全草，清热化痰、补肾健脑。

功效来源：《中华本草》

注：《广西植物名录》有记载。

**兔耳兰**

*Cymbidium lancifolium* Hook.

凭证标本：永福县普查队 450326130325053LY (IBK、GXMG、CMMI)

功效：全草，补肝肺、祛风除湿、强筋骨、清热解毒、消肿、润肺、宁神、固气、利尿。

功效来源：《药用植物辞典》

墨兰
*Cymbidium sinense* (Jack. ex Andrews) Willd.
凭证标本：李光信 178685 (IBK)
功效：根，清心润肺、止咳定喘。
功效来源：《药用植物辞典》

## 石斛属 *Dendrobium* Sw.
钩状石斛
*Dendrobium aduncum* Wall. ex Lindl.
功效：茎、全草，滋阴、清热、益胃、生津、止渴。
功效来源：《药用植物辞典》
注：《广西中药资源名录》有记载。

重唇石斛　石斛
*Dendrobium hercoglossum* Rchb. f.
凭证标本：秦俊用 119580 (IBK)
功效：茎，生津益胃、清热养阴。
功效来源：《中药大辞典》

美花石斛　石斛
*Dendrobium loddigesii* Rolfe
功效：茎，生津益胃、滋阴清热、润肺益肾、明目强腰。
功效来源：《中华本草》
注：《广西中药资源名录》有记载。

罗河石斛　石斛
*Dendrobium lohohense* T. Tang et F. T. Wang
功效：茎，生津益胃、滋阴清热、润肺益肾、明目强腰。
功效来源：《中华本草》
注：《广西中药资源名录》有记载。

细茎石斛
*Dendrobium moniliforme* (L.) Sw.
功效：茎，益胃生津、滋阴清热。
功效来源：《药用植物辞典》
注：《广西中药资源名录》有记载。

铁皮石斛
*Dendrobium officinale* Kimura et Migo
凭证标本：沙文兰、高成芝 048177 (GXMI)
功效：茎，益胃生津、滋阴清热。
功效来源：《药用植物辞典》

## 毛兰属 *Eria* Lindl.
半柱毛兰　蜻臂兰
*Eria corneri* Rchb. f.
凭证标本：永福县普查队 450326130804053LY (IBK、GXMG、CMMI)

功效：全草，滋阴清热、生津止渴。
功效来源：《中华本草》

## 斑叶兰属 *Goodyera* R. Br.
高斑叶兰　石风丹
*Goodyera procera* (Ker-Gawl.) Hook.
功效：全草，祛风除湿、行气活血、止咳平喘。
功效来源：《中华本草》
注：《广西植物名录》有记载。

## 玉凤花属 *Habenaria* Willd.
橙黄玉凤花
*Habenaria rhodochelia* Hance
凭证标本：永福县普查队 450326130801021LY (IBK、GXMG、CMMI)
功效：块茎，清热解毒、活血止痛。
功效来源：《中华本草》

## 羊耳蒜属 *Liparis* Rich.
镰翅羊耳蒜　九莲灯
*Liparis bootanensis* Griff.
凭证标本：永福县普查队 450326130304001LY (IBK、GXMG、CMMI)
功效：全草，解毒、利湿、润肺止咳。
功效来源：《中华本草》

见血青　见血清
*Liparis nervosa* (Thunb. ex A. Murray) Lindl.
凭证标本：永福县普查队 450326130305002LY (IBK、GXMG、CMMI)
功效：全草，凉血止血、清热解毒。
功效来源：《中华本草》

扇唇羊耳蒜
*Liparis stricklandiana* Rchb. f.
凭证标本：永福县普查队 450326130305055LY (IBK、GXMG、CMMI)
功效：全草，清热止咳、祛腐生新。
功效来源：《药用植物辞典》

## 芋兰属 *Nervilia* Comm. ex Gaudich.
毛唇芋兰　青天葵
*Nervilia fordii* (Hance) Schltr.
功效：块茎或全草，润肺止咳、清热解毒、散瘀止痛。
功效来源：《广西壮族自治区壮药质量标准　第二卷》（2011年版）
注：《广西中药资源名录》有记载。

## 兜兰属 *Paphiopedilum* Pfitzer
硬叶兜兰　花叶子

*Paphiopedilum micranthum* T. Tang et F. T. Wang

凭证标本：永福县普查队 450326140613037LY（IBK、GXMG、CMMI）

功效：全草，清热透疹、清心安神。

功效来源：《中华本草》

### 石仙桃属 *Pholidota* Lindl. ex Hook.

石仙桃

*Pholidota chinensis* Lindl.

凭证标本：永福县普查队 450326130304040LY（IBK、GXMG、CMMI）

功效：全草，养阴润肺、清热解毒、利湿、消瘀。

功效来源：《中华本草》

单叶石仙桃

*Pholidota leveilleana* Schltr.

凭证标本：永福县普查队 450326130325048LY（IBK、GXMG、CMMI）

功效：假鳞茎，用于肺热咳嗽、肺炎。

功效来源：文献

### 绶草属 *Spiranthes* Rich.

绶草 盘龙参

*Spiranthes sinensis* (Pers.) Ames

功效：根、全草，滋阴益气、清热解毒。

功效来源：《广西壮族自治区壮药质量标准 第一卷》（2008年版）

注：《广西植物名录》有记载。

## 327. 灯心草科 Juncaceae

### 灯心草属 *Juncus* L.

野灯心草 米查刘、龙须草

*Juncus setchuensis* Buchen.

凭证标本：永福县普查队 450326130325057LY（IBK、GXMG、CMMI）

功效：全草，利尿通淋、泻热、安神、凉血止血。

功效来源：《中华本草》

## 331. 莎草科 Cyperaceae

### 球柱草属 *Bulbostylis* Kunth

丝叶球柱草

*Bulbostylis densa* (Wall.) Hand.-Mazz.

凭证标本：永福县普查队 450326131014055LY（IBK、GXMG、CMMI）

功效：全草，清热、解毒。

功效来源：《广西药用植物名录》

### 苔草属 *Carex* L.

浆果薹草 山稗子

*Carex baccans* Nees

功效：种子，透疹止咳、补中利尿。

功效来源：《中华本草》

注：《广西植物名录》有记载。

### 薹草属

褐果薹草

*Carex brunnea* Thunb.

凭证标本：永福县普查队 450326131012045LY（IBK、GXMG、CMMI）

功效：全草，收敛、止痒。

功效来源：《药用植物辞典》

十字薹草

*Carex cruciata* Wahlenb.

凭证标本：李光信 179430（IBK）

功效：全草，清热凉血、止血、解表透疹、理气健脾。

功效来源：《药用植物辞典》

舌叶薹草

*Carex ligulata* Nees

功效：全草，解表透疹、理气健脾。

功效来源：《药用植物辞典》

注：《广西植物名录》有记载。

套鞘薹草 山马鞭草

*Carex maubertiana* Boott

凭证标本：永福县普查队 450326140814039LY（IBK、GXMG）

功效：全草，清热利尿。

功效来源：《中华本草》

### 莎草属 *Cyperus* L.

风车草

*Cyperus alternifolius* L. subsp. *flabelliformis* (Rottb.) KüKenth.

凭证标本：永福县普查队 450326130305067LY（IBK、GXMG、CMMI）

功效：茎、叶，行气活血、退黄解毒。

功效来源：《药用植物辞典》

扁穗莎草

*Cyperus compressus* Linn.

凭证标本：永福县普查队 450326140806063LY（IBK、GXMG、CMMI）

功效：全草，养气解郁、调经行气、活血散瘀，外用治跌打损伤。

功效来源：《药用植物辞典》

异型莎草 王母钗

*Cyperus difformis* Linn.

凭证标本：永福县普查队 450326130802022LY（IBK、GXMG、CMMI）

功效：全草，利尿通淋、行气活血。

功效来源：《中华本草》

**畦畔莎草**

*Cyperus haspan* Linn.

凭证标本：永福县普查队 450326131025004LY（IBK、GXMG、CMMI）

功效：全草，解热、息风止痉、镇惊。

功效来源：《药用植物辞典》

**碎米莎草** 野席草

*Cyperus iria* Linn.

凭证标本：永福县普查队 450326130802023LY（IBK、GXMG、CMMI）

功效：全草，祛风除湿、调经利尿。

功效来源：《全国中草药汇编》

**香附子** 香附

*Cyperus rotundus* Linn.

凭证标本：永福县普查队 450326131013047LY（IBK、GXMG、CMMI）

功效：根状茎，疏肝解郁、理气宽中、调经止痛。

功效来源：《中国药典》（2020年版）

**荸荠属** *Eleocharis* R. Br.

**荸荠**

*Eleocharis dulcis* (Burm. f.) Trin. ex Hensch.

功效：球茎，清热生津、化痰消积。

功效来源：《中华本草》

注：《广西植物名录》有记载。

**牛毛毡**

*Eleocharis yokoscensis* (Franch. et Sav.) Tang et F. T. Wang

凭证标本：永福县普查队 450326130803060LY（IBK、GXMG、CMMI）

功效：全草，疏风止咳、活血消肿。

功效来源：《广西药用植物名录》

**飘拂草属** *Fimbristylis* Vahl

**两歧飘拂草** 飘拂草

*Fimbristylis dichotoma* (Linn.) Vahl

凭证标本：永福县普查队 450326131025036LY（IBK、GXMG、CMMI）

功效：全草，清热利尿、解毒。

功效来源：《中华本草》

**水虱草**

*Fimbristylis miliacea* (Linn.) Vahl

凭证标本：永福县普查队 450326131023022LY（IBK、GXMG、CMMI）

功效：全草，清热利尿、活血解毒。

功效来源：《中华本草》

**芙兰草属** *Fuirena* Rottb.

**芙兰草**

*Fuirena umbellata* Rottb.

功效：全草，散风热、截疟。

功效来源：《药用植物辞典》

注：《广西植物名录》有记载。

**水蜈蚣属** *Kyllinga* Rottb.

**单穗水蜈蚣** 一箭球

*Kyllinga nemoralis* (J. R. et G. Forst.) Dandy ex Hatch. et Dalziel

凭证标本：永福县普查队 450326130715002LY（IBK、GXMG、CMMI）

功效：全草，宣肺止咳、清热解毒、散瘀消肿、杀虫截疟。

功效来源：《中华本草》

**砖子苗属** *Mariscus* Vahl

**砖子苗**

*Mariscus sumatrensis* (Retz.) J. Raynal

凭证标本：永福县普查队 450326130614009LY（IBK、GXMG、CMMI）

功效：根状茎，调经止痛、行气解表。全草，祛风止痒、解郁调经。

功效来源：《药用植物辞典》

**刺子莞属** *Rhynchospora* Vahl

**刺子莞**

*Rhynchospora rubra* (Lour.) Makino

凭证标本：永福县普查队 450326131014051LY（IBK、GXMG、CMMI）

功效：全草，清热利湿。

功效来源：《全国中草药汇编》

**水葱属** *Schoenoplectus* (Rchb.) Palla

**萤蔺**

*Schoenoplectus juncoides* (Roxb.) Palla

功效：全草，清热解毒、凉血利尿、清心火、止吐血。

功效来源：《药用植物辞典》

注：《广西植物名录》有记载。

**三棱水葱**

*Schoenoplectus triqueter* (L.) Palla

凭证标本：永福县普查队 450326130804031LY（IBK、GXMG、CMMI）

功效：全草，开胃。用于食积气滞、呃逆饱胀。

功效来源：《药用植物辞典》

珍珠茅属 *Scleria* P. J. Bergius

毛果珍珠茅

*Scleria levis* Retz.

凭证标本：永福县普查队 450326140806020LY（IBK、GXMG、CMMI）

功效：根，解毒消肿、消食和胃。

功效来源：《中华本草》

## 332. 禾本科 Poaceae

看麦娘属 *Alopecurus* L.

看麦娘

*Alopecurus aequalis* Sobol.

凭证标本：永福县普查队 450326130309010LY（IBK）

功效：根，利湿消肿、解毒。

功效来源：《全国中草药汇编》

水蔗草属 *Apluda* L.

水蔗草

*Apluda mutica* Linn.

凭证标本：永福县普查队 450326131013006LY（IBK、GXMG、CMMI）

功效：根、茎、叶，祛腐解毒、壮阳。

功效来源：《中华本草》

荩草属 *Arthraxon* P. Beauv.

荩草

*Arthraxon hispidus* (Thunb.) Makino

凭证标本：永福县普查队 450326130325089LY（IBK、GXMG、CMMI）

功效：全草，清热、降逆、止咳平喘、解毒、祛风湿。

功效来源：《全国中草药汇编》

芦竹属 *Arundo* L.

芦竹

*Arundo donax* Linn.

凭证标本：许铸 58086（IBK）

功效：根状茎，清热泻火。

功效来源：《全国中草药汇编》

燕麦属 *Avena* L.

燕麦

*Avena sativa* Linn.

功效：种仁，退虚热、益气、止汗、解毒。

功效来源：《药用植物辞典》

注：民间常见栽培物种。

簕竹属 *Bambusa* Schreb.

粉单竹 竹心

*Bambusa chungii* McClure

功效：卷而未放的叶芽，清心除烦、解暑止渴。竹

沥，清热、除痰。

功效来源：《广西中药材标准 第一册》（1990年版）

注：民间常见栽培物种。

车筒竹 刺竹茹

*Bambusa sinospinosa* McClure

功效：茎秆除去外皮后刮下的中间层，清热、和胃降逆。

功效来源：《中华本草》

注：民间常见栽培物种。

薏苡属 *Coix* L.

薏苡

*Coix lacryma-jobi* Linn.

凭证标本：永福县普查队 450326131013018LY（IBK、GXMG、CMMI）

功效：根，健脾和中、清热祛湿、利尿、杀虫。种仁，健脾补肺、清热、渗湿、止泻、排脓、杀虫。

功效来源：《药用植物辞典》

香茅属 *Cymbopogon* Spreng.

香茅

*Cymbopogon citratus* (DC.) Stapf

功效：全草，祛风通络、温中止痛、止泻。

功效来源：《广西壮族自治区壮药质量标准 第二卷》（2011年版）

注：民间常见栽培物种。

狗牙根属 *Cynodon* Rich.

狗牙根

*Cynodon dactylon* (Linn.) Pers.

功效：全草，祛风活络、凉血止血、解毒。

功效来源：《中华本草》

注：《广西植物名录》有记载。

䅟属 *Eleusine* Gaertn.

䅟 䅟子

*Eleusine coracana* (Linn.) Gaertii.

功效：种仁，补中益气。

功效来源：《中华本草》

注：民间常见栽培物种。

牛筋草

*Eleusine indica* (Linn.) Gaertn.

功效：全草，清热解毒、祛风利湿、散瘀止血。

功效来源：《全国中草药汇编》

注：《广西植物名录》有记载。

画眉草属 *Eragrostis* Wolf

乱草 香榧草

*Eragrostis japonica* (Thunb.) Trin.
凭证标本：永福县普查队 450326131014018LY (IBK、GXMG、CMMI)
功效：全草，凉血止血。
功效来源：《中华本草》

**宿根画眉草**
*Eragrostis perennans* Keng
凭证标本：永福县普查队 450326131014054LY (IBK、GXMG、CMMI)
功效：全草，用于痢疾。
功效来源：《药用植物辞典》

**画眉草**
*Eragrostis pilosa* (Linn.) P. Beauv.
功效：全草，利尿通淋、清热活血。
功效来源：《中华本草》
注：《广西植物名录》有记载。

## 大麦属 *Hordeum* Linn.
**大麦 麦芽**
*Hordeum vulgare* Linn.
功效：经发芽干燥的成熟果实，行气消食、健脾开胃、回乳消胀。
功效来源：《中国药典》（2020年版）
注：民间常见栽培物种。

## 假稻属 *Leersia* Sw.
**李氏禾 游草**
*Leersia hexandra* Sw.
凭证标本：永福县普查队 450326141128004LY (IBK、GXMG、CMMI)
功效：全草，疏风解表、利湿、通络止痛。
功效来源：《中华本草》

## 淡竹叶属 *Lophatherum* Brongn.
**淡竹叶**
*Lophatherum gracile* Brongn.
凭证标本：永福县普查队 450326130802007LY (IBK、GXMG、CMMI)
功效：茎叶，清热泻火、除烦止渴、利尿通淋。
功效来源：《中国药典》（2020年版）

## 类芦属 *Neyraudia* Hook. f.
**类芦 篱笆竹**
*Neyraudia reynaudiana* (Kunth) Keng
凭证标本：永福县普查队 450326131024015LY (IBK、GXMG、CMMI)
功效：嫩苗，清热利湿、消肿解毒。
功效来源：《全国中草药汇编》

## 求米草属 *Oplismenus* P. Beauv.
**竹叶草**
*Oplismenus compositus* (Linn.) P. Beauv.
凭证标本：永福县普查队 450326131014031LY (IBK、GXMG、CMMI)
功效：全草，清肺热、行血、消肿毒。
功效来源：民间用药

**求米草**
*Oplismenus undulatifolius* (Ard.) Roem. et Schult.
凭证标本：永福县普查队 450326131012042LY (IBK、GXMG、CMMI)
功效：全草，用于跌打损伤。
功效来源：《药用植物辞典》

## 稻属 *Oryza* L.
**稻 稻芽**
*Oryza sativa* Linn.
凭证标本：黄德爱 181440 (IBK)
功效：经发芽干燥的果实，消食和中、健脾开胃。
功效来源：《中国药典》（2020年版）

## 雀稗属 *Paspalum* L.
**圆果雀稗**
*Paspalum scrobiculatum* var. *orbiculare* (G. Forst.) Hack.
凭证标本：450323131025035LY (IBK)
功效：全草，清热、利尿。
功效来源：《药用植物辞典》

## 狼尾草属 *Pennisetum* Rich. ex Pers.
**狼尾草**
*Pennisetum alopecuroides* (L.) Spreng.
凭证标本：永福县普查队 450326131012004LY (IBK、GXMG、CMMI)
功效：根、根状茎或全草，清肺止咳、凉血明目。
功效来源：《全国中草药汇编》

## 芦苇属 *Phragmites* Adans.
**芦苇**
*Phragmites australis* (Cav.) Trin. ex Steud.
功效：根状茎，清热、生津、止呕。
功效来源：《广西药用植物名录》
注：《广西中药资源名录》有记载。

**卡开芦 水芦荻根**
*Phragmites karka* (Retz.) Trin ex Steud.
凭证标本：永福县普查队 450326131013022LY (IBK、GXMG、CMMI)
功效：根状茎，清热解毒、利尿消肿。
功效来源：《中华本草》

**刚竹属** *Phyllostachys* Sieb. et Zucc.

桂竹 刚竹

*Phyllostachys reticulata* (Rupr.) K. Koch

功效：根、果实，用于风热、通经络、止血。

功效来源：《全国中草药汇编》

注：民间常见栽培物种。

**早熟禾属** *Poa* L.

早熟禾

*Poa annua* Linn.

凭证标本：永福县普查队 450326130305053LY (IBK、GXMG、CMMI)

功效：全草，用于咳嗽、湿疹、跌打损伤。

功效来源：《药用植物辞典》

**矢竹属** *Pseudosasa* Makino ex Nakai

篲竹

*Pseudosasa hindsii* (Munro) C. D. Chu et C. S. Chao

功效：叶，用于热病烦渴、小便不利。

功效来源：《广西中药资源名录》

注：民间常见栽培物种。

**筒轴茅属** *Rottboellia* L. f.

筒轴茅 筒轴草

*Rottboellia cochinchinensis* (Lour.) Clayton

凭证标本：永福县普查队 450326130804024LY (IBK、GXMG、CMMI)

功效：全草，用于小便不利。

功效来源：《广西中药资源名录》

**囊颖草属** *Sacciolepis* Nash

囊颖草

*Sacciolepis indica* (Linn.) A. Chase

凭证标本：永福县普查队 450326130803058LY (IBK、GXMG、CMMI)

功效：全草，生肌埋口、止血。

功效来源：《药用植物辞典》

**狗尾草属** *Setaria* P. Beauv.

大狗尾草

*Setaria faberi* R. A. W. Herrmann

凭证标本：永福县普查队 450326141128010LY (IBK、GXMG、CMMI)

功效：全草，清热消疳、杀虫止痒。

功效来源：《全国中草药汇编》

皱叶狗尾草

*Setaria plicata* (Lam.) T. Cooke

凭证标本：永福县普查队 450326131013029LY (IBK、GXMG、CMMI)

功效：全草，解毒杀虫、驱风。

功效来源：《全国中草药汇编》

金色狗尾草

*Setaria pumila* (Poir.) Roem. et Schult.

功效：全草，除热、祛湿、消肿。

功效来源：《药用植物辞典》

注：《广西植物名录》有记载。

狗尾草

*Setaria viridis* (Linn.) P. Beauv.

凭证标本：永福县普查队 450326131025048LY (IBK、GXMG、CMMI)

功效：全草，祛风明目、清热利尿。

功效来源：《全国中草药汇编》

**高粱属** *Sorghum* Moench

高粱

*Sorghum bicolor* (L.) Moench

功效：种仁，温中、涩肠胃、止泻、止霍乱、利气、利尿、碎石。根，平喘、利尿、止血。

功效来源：《药用植物辞典》

注：民间常见栽培物种。

**菅属** *Themeda* Forssk.

菅 菅茅根

*Themeda villosa* (Poir.) A. Camus

凭证标本：永福县普查队 450326131014035LY (IBK、GXMG、CMMI)

功效：根状茎，祛风散寒、除湿通络、利尿消肿。

功效来源：《中华本草》

**小麦属** *Triticum* Linn.

小麦

*Triticum aestivum* L.

功效：种子，养心、益肾、清热、止渴。

功效来源：《广西药用植物名录》

注：民间常见栽培物种。

**玉蜀黍属** *Zea* Linn.

玉米

*Zea mays* Linn.

功效：花柱、花冠，利尿消肿、平肝利胆。

功效来源：《全国中草药汇编》

注：民间常见栽培物种。

**菰属** *Zizania* Linn.

菰 菰米

*Zizania latifolia* (Griseb.) Turcz ex Stapf

功效：果实，除烦止渴、和胃理肠。

功效来源：《中华本草》

注：民间常见栽培物种。

# 附表2　永福县药用动物名录

## 环节动物门 Annelida
### 寡毛纲 Oligochaeta
#### 后孔寡毛目 Opisthopra
背暗异唇蚓
*Allolobophora caliginosa trapezoids*
功效来源：《中国药典》（2020年版）

### 蛭纲 Hirudinea
#### 无吻蛭目 Arynchobdella
日本医蛭
*Hirudo aipponica*
功效来源：《中国动物药资源》

光润金线蛭
*Whitmania laevis*
功效来源：《中国动物药资源》

宽体金线蛭
*Whitmania pigra*
功效来源：《广西中药资源名录》

## 软体动物门 Mollusca
### 腹足纲 Gastropoda
#### 中腹足目 Mesogastropoda
方形环棱螺
*Bellamya quadrata*
功效来源：《广西中药资源名录》

梨形环棱螺
*Bellamya purificata*
功效来源：《中国动物药资源》

中国圆田螺
*Cipangopaludina chinensis*
功效来源：《中国动物药资源》

长螺旋圆田螺
*Cipangopaludina longispira*
功效来源：《广西中药资源名录》

胀肚圆田螺
*Cipangopaludina yentricosa*
功效来源：《广西中药资源名录》

#### 柄眼目 Stylommatophora
野蛞蝓
*Agriolimax agrestis*
功效来源：《广西中药资源名录》

黄蛞蝓
*Limax flavus*
功效来源：《中国动物药资源》

双线嗜黏液蛞蝓
*Philomycus bilineatus*
功效来源：《广西中药资源名录》

江西巴蜗牛
*Bradybaena kiangsiensis*
功效来源：《中国动物药资源》

灰巴蜗牛
*Bradybaena ravida ravida*
功效来源：《中国动物药资源》

同型巴蜗牛
*Bradybaena similaris*
功效来源：《中国动物药资源》

褐云玛瑙螺
*Achatina fulica*
功效来源：《中国动物药资源》

皱疤坚螺
*Camaena cicatricosa*
功效来源：《广西中药资源名录》

### 双壳纲 Bivalvia
#### 真瓣鳃目 Eulamellibranchia
圆蚌
*Anodonta pacifica*
功效来源：《广西中药资源名录》

背角无齿蚌
*Anodonta woodiana*
功效来源：《广西中药资源名录》

褶纹冠蚌
*Cristaria plicata*
功效来源：《广西中药资源名录》

背瘤丽蚌
*Lamprotula leai*
功效来源：《广西中药资源名录》

佛耳丽蚌
*Lamprotula mansuyi*
功效来源：《广西中药资源名录》

失衡丽蚌
*Lamprotula tortuosa*
功效来源：《广西中药资源名录》

河蚬
*Corbicula fluminea*
功效来源：《中国动物药资源》

# 节肢动物门 Arthropoda
## 甲壳纲 Crustacea
### 十足目 Decapoda
平甲虫
*Armadillidium vulgare*
功效来源：《广西中药资源名录》

日本沼虾
*Macrobrachium nipponense*
功效来源：《广西中药资源名录》

罗氏沼虾
*Macrobrachium rosenbergii*
功效来源：《广西中药资源名录》

秀丽白虾
*Palaemon modestus*
功效来源：《广西中药资源名录》

中华绒螯蟹
*Eriocheir sinensis*
功效来源：《中国动物药资源》

## 蛛形纲 Arachnida
### 蜘蛛目 Araneae
大腹园蛛
*Araneus ventricosus*
功效来源：《中国动物药资源》

迷路漏斗网蛛
*Agelena labyrinthica*
功效来源：《中国动物药资源》

蜫蟷
*Latouchia pavlovi*
功效来源：《广西中药资源名录》

华南壁钱
*Uroctea compactilis*
功效来源：《中国动物药资源》

花背跳蛛
*Menemerus confusus*
功效来源：《广西中药资源名录》

## 倍足纲 Diplopoda
### 蟠马陆目 Sphaerotheriida
宽跗陇马陆
*Kronopolites svenhedini*
功效来源：《广西中药资源名录》

燕山蛩
*Spirobolus bungii*
功效来源：《广西中药资源名录》

## 唇足纲 Chilopoda
### 蜈蚣目 Scolopendromorpha
模棘蜈蚣
*Scolopendra subspinipes*
功效来源：《中国动物药资源》

## 内颚纲 Entognatha
### 衣鱼目 Zygentoma
毛衣鱼
*Ctenolepisma villosa*
功效来源：《广西中药资源名录》

衣鱼
*Lepisma saccharina*
功效来源：《中国动物药资源》

## 昆虫纲 Insecta
### 蜻蜓目 Odonata
碧伟蜓
*Anax parthenope*
功效来源：《广西中药资源名录》

赤蜻蜓
*Crocothemis servilia*
功效来源：《广西中药资源名录》

### 蜚蠊目 Blattaria
东方蜚蠊
*Blatta orientalis*
功效来源：《广西中药资源名录》

澳洲蜚蠊
*Periplaneta australasiae*
功效来源：《广西中药资源名录》

## 等翅目 Isoptera

家白蚁
*Coptotermes formosanus*
功效来源：《广西中药资源名录》

## 螳螂目 Mantodea

拒斧螳螂
*Hierodula saussurei*
功效来源：《广西中药资源名录》

薄翅螳螂
*Mantis religiosa*
功效来源：《广西中药资源名录》

长螳螂
*Paratenodera sinensis*
功效来源：《广西中药资源名录》

## 直翅目 Orthoptera

中华蚱蜢
*Acrida cinerea*
功效来源：《广西中药资源名录》

飞蝗
*Locusta migratoria*
功效来源：《广西中药资源名录》

二齿稻蝗
*Oxya bidentata* Willemse
功效来源：《广西中药资源名录》

中华稻蝗
*Oxya chinensis*
功效来源：《中国动物药资源》

小稻蝗
*Oxya intricata*
功效来源：《广西中药资源名录》

长翅稻蝗
*Oxya velox*
功效来源：《广西中药资源名录》

优雅蝈螽
*Gampsocleis gratiosa*
功效来源：《广西中药资源名录》

纺织娘
*Mecopoda elongata*
功效来源：《广西中药资源名录》

花生大蟋
*Brachytrapes portentosus*
功效来源：《广西中药资源名录》

油葫芦
*Gryllus testaceus*
功效来源：《广西中药资源名录》

多伊棺头蟋
*Loxoblemmus doenitzi*
功效来源：《广西中药资源名录》

迷卡斗蟋
*Scapsipedus aspersus*
功效来源：《广西中药资源名录》

非洲蝼蛄
*Gryllotalpa africana*
功效来源：《中国动物药资源》

台湾蝼蛄
*Gryllotalpa formosana*
功效来源：《中国动物药资源》

## 半翅目 Hemiptera

黑蚱蝉
*Cryptotympana atrata*
功效来源：《中国动物药资源》

华南蚱蝉
*Cryptotympana mandarina*
功效来源：《广西中药资源名录》

蚱蝉
*Cryptotympana pastulata*
功效来源：《中国动物药资源》

褐翅红娘子
*Huechys philamata*
功效来源：《广西中药资源名录》

黑翅红娘子
*Huechys sanguine*
功效来源：《广西中药资源名录》

九香虫
*Aspongonpus chinensis*
功效来源：《中国动物药资源》

水黾
*Rhagadotarsus kraepelini*
功效来源：《广西中药资源名录》

臭虫
*Cimex lectularius*
功效来源：《广西中药资源名录》

## 同翅目
### 角倍蚜
*Malaphis chinensis*
功效来源：《广西中药资源名录》

### 倍蛋蚜
*Malaphis sinensis*
功效来源：《广西中药资源名录》

### 倍花蚜
*Nuruded ehiraii*
功效来源：《广西中药资源名录》

## 脉翅目 Neuroptera
### 黄足蚁蛉
*Hagenomyia micans*
功效来源：《广西中药资源名录》

### 蚁狮
*Myrmeleon formicarius*
功效来源：《广西中药资源名录》

## 鳞翅目 Lepidoptera
### 黄刺蛾
*Cnidocampa flavescens*
功效来源：《广西中药资源名录》

### 高粱条螟
*Proceras venosatus*
功效来源：《广西中药资源名录》

### 玉米螟
*Ostrinia nubilalis*
功效来源：《广西中药资源名录》

### 家蚕
*Bombyx mori*
功效来源：《广西中药资源名录》

### 柞蚕
*Antheraea pernyi*
功效来源：《广西中药资源名录》

### 蓖麻蚕
*Philosamia cynthia ricin*
功效来源：《广西中药资源名录》

### 灯蛾
*Arctia caja phaeosoma*
功效来源：《广西中药资源名录》

### 白粉蝶
*Pieris rapae*
功效来源：《广西中药资源名录》

### 黄凤蝶
*Papilio machaon*
功效来源：《广西中药资源名录》

### 柑橘凤蝶
*Papilio xuthus*
功效来源：《广西中药资源名录》

## 双翅目 Diptera
### 江苏虻
*Tabanus kiangsuensis*
功效来源：《广西中药资源名录》

### 中华虻
*Tabanus mandarinus*
功效来源：《广西中药资源名录》

### 褐虻
*Tabanus sapporoensis*
功效来源：《广西中药资源名录》

### 黧虻
*Tabanus trigeminus*
功效来源：《广西中药资源名录》

### 长尾管蚜蝇
*Eristalis tenax*
功效来源：《广西中药资源名录》

### 大头金蝇
*Chrysomyia megacephala*
功效来源：《广西中药资源名录》

## 鞘翅目 Coleoptera
### 豉虫
*Gyrinus curtus*
功效来源：《广西中药资源名录》

### 黄边大龙虱
*Cybister japonicus*
功效来源：《广西中药资源名录》

东方潜龙虱
*Cybister tripunctatus orientalis*
功效来源：《广西中药资源名录》

虎斑步甲
*Pheropsophus jessoensis*
功效来源：《中国动物药资源》

行夜
*Pheropsophus jessoensis*
功效来源：《广西中药资源名录》

萤火
*Luciola vitticollis*
功效来源：《广西中药资源名录》

有沟叩头虫
*Pleonomus canaliculatus*
功效来源：《广西中药资源名录》

中华豆芫菁
*Epicauta chinensis*
功效来源：《广西中药资源名录》

锯角豆芫菁
*Epicauta gorhami*
功效来源：《广西中药资源名录》

毛角豆芫菁
Epicautahirticornis
功效来源：《广西中药资源名录》

毛胫豆芫菁
*Epicauta tibialis*
功效来源：《广西中药资源名录》

绿芫菁
*Lytta caragane*
功效来源：《广西中药资源名录》

眼斑芫菁
*Mylabris cichorii*
功效来源：《广西中药资源名录》

大斑芫菁
*Mylabris phalerata*
功效来源：《广西中药资源名录》

竹蠹虫
*Lyctus brunneus*
功效来源：《广西中药资源名录》

桑褐天牛
*Apriona germari*
功效来源：《广西中药资源名录》

云斑天牛
*Batocera horsfieldi*
功效来源：《中国动物药资源》

橘褐天牛
*Nadezhdiella cantori*
功效来源：《广西中药资源名录》

柑橘星天牛
*Anoplophora chinensis*
功效来源：《广西中药资源名录》

突背蔗犀金龟
*Alissonotum impreassicolle*
功效来源：《广西中药资源名录》

蜣螂
*Catharsius molossus*
功效来源：《广西中药资源名录》

双叉犀金龟
*Allomyrina dichotoma*
功效来源：《广西中药资源名录》

竹象鼻虫
*Cyrtotrachelus longimanus*
功效来源：《广西中药资源名录》

日本吉丁虫
*Chalcophora japonica*
功效来源：《广西中药资源名录》

**膜翅目 Hymenoptera**
华黄蜂
*Polistes chinensis*
功效来源：《广西中药资源名录》

胡蜂
*Polistes jadwigae*
功效来源：《广西中药资源名录》

长足蜂
*Polistes hebraeus*
功效来源：《广西中药资源名录》

大胡蜂
*Vespa magnifica nobiris*
功效来源：《广西中药资源名录》

斑胡蜂
*Vespa mandarinia*
功效来源：《广西中药资源名录》

蜾蠃
*Allorhynchium chinense*
功效来源：《中国动物药资源》

中华蜜蜂
*Apis cerana*
功效来源：《中国动物药资源》

意大利蜂
*Apis mellifera*
功效来源：《中国动物药资源》

黄胸木蜂
*Xylocopa appendiculata*
功效来源：《广西中药资源名录》

竹蜂
*Xylocopa dissmilis*
功效来源：《广西中药资源名录》

灰胸木蜂
*Xylocopa phalothorax*
功效来源：《广西中药资源名录》

中华木蜂
*Xylocopa sinensis*
功效来源：《广西中药资源名录》

黑蚂蚁
*Formica fusca*
功效来源：《广西中药资源名录》

# 脊椎动物门 Vertebrata
## 硬骨鱼纲 Osteichthyes
### 鲤形目 Cypriniformes
鳙鱼
*Aristichthys nobilis*
功效来源：《广西中药资源名录》

鲫鱼
*Carassius auratus*
功效来源：《广西中药资源名录》

金鱼
*Carassius auratus*
功效来源：《广西中药资源名录》

鲮
*Cirrhinus molitorella*
功效来源：《广西中药资源名录》

草鱼
*Ctenopharyngodon idellus*
功效来源：《广西中药资源名录》

鲤鱼
*Cyprinus carpio*
功效来源：《广西中药资源名录》

餐鱼
*Hemiculter leucisculus*
功效来源：《广西中药资源名录》

鲢鱼
*Hypophthalmichthys molitrix*
功效来源：《广西中药资源名录》

青鱼
*Mylopharyngodon piceus*
功效来源：《广西中药资源名录》

泥鳅
*Misgurnus anguillicaudatus*
功效来源：《广西中药资源名录》

### 鲇形目 Siluriformes
海鲇
*Arius thalassinus*
功效来源：《广西中药资源名录》

小胡子鲇
*Clarias abbreviatus*
功效来源：《广西中药资源名录》

胡子鲇
*Clarias fuscus*
功效来源：《广西中药资源名录》

鲇
*Parasilurus asotus*
功效来源：《广西中药资源名录》

### 合鳃鱼目 Sgnbranchiformes
黄鳝
*Monopterus albus*
功效来源：《广西中药资源名录》

### 鲈形目 Perciformes

**鳜鱼**
*Siniperca chuatsi*
功效来源：《广西中药资源名录》

**圆尾斗鱼**
*Macropodus chinensis*
功效来源：《广西中药资源名录》

**叉尾斗鱼**
*Macropodus opercularis*
功效来源：《广西中药资源名录》

**月鳢**
*Channa asiatica*
功效来源：《广西中药资源名录》

**斑鳢**
*Channa maculata*
功效来源：《广西中药资源名录》

## 两栖纲 Amphibia

### 有尾目 Caudata

**大鲵**
*Megalobatrachus davidianus*
功效来源：《中国动物药资源》

**角鞘山溪鲵**
*Batrachuperus pinchonii*
功效来源：《广西中药资源名录》

### 无尾目 Anura

**大蟾蜍华西亚种**
*Bufo bufo andrewsi*
功效来源：《广西中药资源名录》

**黑眶蟾蜍**
*Bufo melanostictus*
功效来源：《中国动物药资源》

**华西雨蛙**
*Hyla annectans*
功效来源：《广西中药资源名录》

**中国雨蛙**
*Hyla chinensis*
功效来源：《广西中药资源名录》

**沼蛙**
*Rana guentheri*
功效来源：《广西中药资源名录》

**泽蛙**
*Rana limnocharis*
功效来源：《广西中药资源名录》

**黑斑蛙**
*Rana nigromaculatus*
功效来源：《广西中药资源名录》

**金线蛙**
*Rana plancyi*
功效来源：《广西中药资源名录》

**虎纹蛙**
*Rana tigrin rugulosa*
功效来源：《中国动物药资源》

**斑腿树蛙**
*Rhacophorus leucomystax megacephalus*
功效来源：《广西中药资源名录》

**花姬蛙**
*Microhyla pulchra*
功效来源：《广西中药资源名录》

## 爬行纲 Reptilia

### 龟鳖目 Tesudines

**乌龟**
*Chinemys reevesii*
功效来源：《广西中药资源名录》

**眼斑水龟**
*Clemmys bealei*
功效来源：《广西中药资源名录》

**黄喉拟水龟**
*Clemmys mutiea*
功效来源：《广西中药资源名录》

**三线闭壳龟**
*Cuora trifasciata*
功效来源：《广西中药资源名录》

**花龟**
*Ocadia sinensis*
功效来源：《广西中药资源名录》

**平胸龟**
*Platysternon megacephalum*
功效来源：《广西中药资源名录》

中华鳖
*Trionyx sinensis*
功效来源：《爬行类动物药概述》《中国动物药资源》

山瑞鳖
*Trionyx steindachneri*
功效来源：《中国动物药资源》

## 有鳞目 Squamata
中国壁虎
*Gekko chinensis*
功效来源：《广西中药资源名录》

蹼趾壁虎
*Gekko subpalmatus*
功效来源：《广西中药资源名录》

石龙子
*Eumeces chinensis*
功效来源：《广西中药资源名录》

尖吻蝮
*Agkistrodon acutus*
功效来源：《中国动物药资源》

白唇竹叶青
*Trimeresurus albolabris*
功效来源：《广西中药资源名录》

竹叶青
*Trimeresurus stejnegeri*
功效来源：《广西中药资源名录》

王锦蛇
*Elaphe carinata*
功效来源：《中国动物药资源》

三索锦蛇
*Elaphe radiata*
功效来源：《中国动物药资源》

黑眉锦蛇
*Elaphe taeniura*
功效来源：《中国动物药资源》

中国水蛇
*Enhydris chinensis*
功效来源：《广西中药资源名录》

铅色水蛇
*Enhydris plumbea*

功效来源：《中国动物药资源》

锈链游蛇
*Natrix craspedogaster*
功效来源：《广西中药资源名录》

乌游蛇
*Natrix percarinata*
功效来源：《广西中药资源名录》

渔游蛇
*Natrix piscator*
功效来源：《中国动物药资源》

草游蛇
*Natrix stolata*
功效来源：《广西中药资源名录》

虎斑游蛇
*Natrix tigrina*
功效来源：《广西中药资源名录》

灰鼠蛇
*Ptyas korros*
功效来源：《广西中药资源名录》

滑鼠蛇
*Ptyas mucosus*
功效来源：《广西中药资源名录》

乌风蛇
*Zaocys dhumnades*
功效来源：《广西中药资源名录》

银环蛇
*Bungarus multicinctus*
功效来源：《爬行类动物药概述》

眼镜蛇
*Naja naja*
功效来源：《广西中药资源名录》

## 鸟纲 Aves
### 鹈形目 Pelecaniformes
鸬鹚
*Phalacrocorax carbo*
功效来源：《广西中药资源名录》

### 雁形目 Anseriformes
绿头鸭
*Anas platyrhynchos*
功效来源：《广西中药资源名录》

家鸭
*Anas platyrhynchos domestia*
功效来源：《中国动物药资源》

家鹅
*Anser cygnoides domestica*
功效来源：《中国动物药资源》

番鸭
*Cairina moschata*
功效来源：《广西中药资源名录》

### 隼形目 Falconiformes
草原鹞
*Circus macrourus*
功效来源：《广西中药资源名录》

### 鸡形目 Galliformes
灰胸竹鸡指名亚种
*Bambusicola thoracica thoracica*
功效来源：《广西中药资源名录》

红腹锦鸡
*Chrysolophus pictus*
功效来源：《中国动物药资源》

鹌鹑
*Coturnix coturnix*
功效来源：《中国动物药资源》

鹧鸪
*Francolinus pintadeanus*
功效来源：《广西中药资源名录》

家鸡
*Gallus gallus domesticus*
功效来源：《中国动物药资源》

乌骨鸡
*Gallus gallus domesticus*
功效来源：《中国动物药资源》

白鹇指名亚种
*Lophura nycthemera nycthemera*
功效来源：《广西中药资源名录》

白颈长尾雉
*Syrmaticus ellioti*
功效来源：《广西中药资源名录》

### 鹤形目 Gruiformes
棕三趾鹑华南亚种
*Turnix suscitator blakistoni*
功效来源：《广西中药资源名录》

### 鸽形目 Columbiformes
家鸽
*Columba livia domestica*
功效来源：《中国动物药资源》

山斑鸠
*Streptopelia orientalis*
功效来源：《广西中药资源名录》

### 鹃形目 Cuculiformes
褐翅鸦鹃指名亚种
*Centropus sinensis sinensis*
功效来源：《广西中药资源名录》

### 鸮形目 Strigiformes
斑头鸺鹠华南亚种
*Glaucidium cuculoides whiteleyi*
功效来源：《广西中药资源名录》

### 佛法僧目 Coraciiformes
普通翠鸟
*Alcedo atthis*
功效来源：《中国动物药资源》

### 䴕形目 Piciformes
蚁䴕普通亚种
*Jynx torquilla chinensis*
功效来源：《广西中药资源名录》

### 雀形目 Passeriformes
家燕普通亚种
*Hirundo rustica gutturalis*
功效来源：《广西中药资源名录》

八哥指名亚种
*Acridotheres cristatellus cristatellus*
功效来源：《广西中药资源名录》

喜鹊普通亚种
*Pica pica sericea*
功效来源：《广西中药资源名录》

麻雀
*Passer montanus*
功效来源：《广西中药资源名录》

山麻雀
*Passer rutilans*
功效来源：《广西中药资源名录》

黄胸鹀指名亚种
*Emberiza aureola aureola*
功效来源：《广西中药资源名录》

灰头鹀东方亚种
*Emberiza spodocephala sordida*
功效来源：《广西中药资源名录》

黑尾蜡嘴雀指名亚种
*Eophona migratoria migratoria*
功效来源：《广西中药资源名录》

# 哺乳纲 Mammalia
## 食虫目 Insectivora
华南缺齿鼹
*Mogera insularis*
功效来源：《广西中药资源名录》

## 灵长目 Primates
猕猴
*Macaca mulatta*
功效来源：《广西中药资源名录》

短尾猴指名亚种
*Macaca arctiodes arctiodes*
功效来源：《广西中药资源名录》

## 啮齿目 Rodentia
赤腹松鼠
*Callosciurus erythraeus*
功效来源：《中国动物药资源》

中华竹鼠
*Rhizomys sinensis*
功效来源：《广西中药资源名录》

大家鼠
*Rattus norvegicus*
功效来源：《广西中药资源名录》

沼泽田鼠
*Microtus fortis*
功效来源：《广西中药资源名录》

## 兔形目 Lagomorpha
灰尾兔
*Lepus oiostolus*

功效来源：《广西中药资源名录》

华南兔
*Lepus sinensis*
功效来源：《广西中药资源名录》

家兔
*Oryctolagus cuniculus domesticus*
功效来源：《广西中药资源名录》

## 鳞甲目 Pholidota
中国穿山甲
*Manis pentadactyla*
功效来源：《广西中药资源名录》

## 食肉目 Carnivora
狗
*Canis lupus familiaris*
功效来源：《广西中药资源名录》

猪獾
*Arctonyx collaris*
功效来源：《广西中药资源名录》

鼬獾
*Melogale moschata*
功效来源：《广西中药资源名录》

黄鼬
*Mustela sibirica*
功效来源：《中国动物药资源》

豹猫
*Felis bengalensis*
功效来源：《中国动物药资源》

家猫
*Felis catus*
功效来源：《中国动物药资源》

金猫
*Felis temmincki*
功效来源：《广西中药资源名录》

云豹
*Neofiles nebulosa*
功效来源：《广西中药资源名录》

小灵猫
*Viverricula indica*
功效来源：《广西中药资源名录》

**偶蹄目** Artiodactyla

**野猪华南亚种**
*Sus scrofa chirodontus*
功效来源：《广西中药资源名录》

**家猪**
*Sus scrofa domestica*
功效来源：《中国动物药资源》

**水鹿**
*Cervus unicolor*
功效来源：《中国动物药资源》

**小麂**
*Muntiacus reevesi*
功效来源：《广西中药资源名录》

**黄牛**
*Bos taurus domestic*
功效来源：《中国动物药资源》

**水牛**
*Bubalus bubalis*
功效来源：《中国动物药资源》

**山羊**
*Capra hircus*
功效来源：《中国动物药资源》

**鬣羚**
*Capricornis sumatraensis*
功效来源：《广西中药资源名录》

**奇蹄目** Perissodactyla

**驴**
*Equus asinus*
功效来源：《中国动物药资源》

**马**
*Equus caballus*
功效来源：《中国动物药资源》

# 附表3　永福县药用矿物名录

**自然铜**

硫化物类矿物黄铁矿族黄铁矿，主含二硫化铁。采挖后，除去杂质，洗净，干燥。用时砸碎。

功效：散瘀止痛、续筋接骨。

功效来源：《中国药典》（2020年版）

**伏龙肝**

久经草或木柴熏烧的灶心土。在修拆柴火灶或柴火烧的窑时，将烧成的土块取下，用刀削去焦黑部分及杂质即得。

功效：温中、止呕、止血。

功效来源：《中国药典》（2020年版）

**黄土**

含三氧化二铝和二氧化硅的黄土层地带地下黄土。

功效：用于野蕈中毒。

功效来源：《广西中药资源名录》

**钟乳石**

碳酸盐类矿物方解石族方解石，主含碳酸钙。采挖后，除去杂质，洗净，砸成小块，干燥。

功效：温肺、助阳、平喘、制酸、通乳。

功效来源：《中国药典》（2020年版）

**钟乳鹅管石**

含碳酸钙的碳酸盐类矿物钟乳石顶端细长而中空如管状部分。

功效：功用与钟乳石相同、常作为钟乳石入药。

功效来源：《广西中药资源名录》

**石灰**

含碳酸钙的石灰岩，经煅烧而成的白色块状生石灰，水解后而成的白色粉末状熟石灰。

功效：用于烧烫伤、外伤出血。具毒，忌内服。

功效来源：《广西中药资源名录》

**寒水石**

含碳酸钙的碳酸盐类矿物方解石的矿石。

功效：用于发热、烧烫伤。

功效来源：《广西中药资源名录》

# 参考文献

［1］戴斌.中国现代瑶药［M］.南宁：广西科学技术出版社，2009.

［2］邓家刚.桂本草（第一卷）［M］.北京：北京科学技术出版社，2013.

［3］邓家刚.桂本草（第二卷）［M］.北京：北京科学技术出版社，2015.

［4］郭生.广西永福：罗汉果产业化开发与示范［J］.中国农村科技，2015（02）：56-57.

［5］广西中药资源普查办公室.广西中药资源名录［M］.南宁：广西民族出版社，1993.

［6］广西植物研究所.广西植物志（第1~6卷）［M］.南宁：广西科学技术出版社，1991-2017.

［7］广西壮族自治区食品药品监督管理局.广西壮族自治区瑶药材标准（第一卷）［M］.南宁：广西科学技术出版社，2014.

［8］广西壮族自治区食品药品监督管理局.广西壮族自治区壮药质量标准（第一卷）［M］.南宁：广西科学技术出版社，2008.

［9］广西壮族自治区食品药品监督管理局.广西壮族自治区壮药质量标准（第二卷）［M］.南宁：广西科学技术出版社，2011.

［10］广西壮族自治区食品药品监督管理局.广西壮族自治区壮药质量标准（第三卷）［M］.南宁：广西科学技术出版社，2018.

［11］广西壮族自治区卫生厅.广西中药材标准第一册［M］.南宁：广西科学技术出版社，1990.

［12］广西壮族自治区卫生厅.广西中药材标准第二册［M］.南宁：广西科学技术出版社，1996.

［13］国家药典委员会.中华人民共和国药典（2020年版）［M］.北京：中国医药科技出版社，2020.

［14］国家中医药管理局.中华本草［M］.上海：上海科学技术出版社，1999.

［15］黄璐琦，王永炎.全国中药资源普查技术规范［M］.上海：上海科学技术出版社，2015.

［16］永福县地方志编纂委员会.永福县志（1991-2005）［M］.北京：国家图书馆出版社，2018.

［17］龙运光，萧成纹，吴国勇，等.中国侗族医药［M］.北京：中国古籍出版社，2011.

［18］林春蕊，许为斌，刘演，等.广西靖西县端午药市常见药用植物［M］.南宁：广西科学技术出版社，2012.

［19］林春蕊，许为斌，黄俞淞，等.广西恭城瑶族端午药市药用植物资源［M］.南宁：广西科学技术出版社，2016.

［20］缪剑华，张占江，黄浩，等.桂林中药资源典［M］.广州：广东科技出版社，2021.

［21］南京中医药大学.中药大辞典［M］.上海：上海科学技术出版社，2006.

［22］覃迅云，罗金裕，高志刚.中国瑶药学［M］.北京：民族出版社，2002.

［23］覃海宁，刘演.广西植物名录［M］.北京：科学出版社，2010.

［24］《全国中草药汇编》编写组.全国中草药汇编［M］.北京：人民卫生出版社，1996.

［25］汪松，解焱.2004.中国物种红色名录（第一卷）［M］.北京：高等教育出版社.

［26］中国植物志编辑委员会.1959-2004.中国植物志（第2~80卷）［M］.北京：科学出版社.

［27］林业和草原局 农业农村部公告（2021年第15号）. 国家重点保护野生植物名录. http：// www.forestry.gov.cn/main/5461/20210908/162515850572900.html，2021−09−08

［28］IUCN. IUCN Red List Categories and Criteria（version3. 1）［R］. IUCN Pulications service Unit，Gland Switzerland and Cambridge，2001.

［29］《中国生物多样性红色名录−高等植物卷》. https：//www.mee.gov.cn/gkml/hbb/bgg/201309/ t20130912_260061.htm

［30］2021年桂林市永福县政府工作报告. https：//www.guilin.gov.cn/zfxxgk/zfxxgknb/2021nnb/ sxq2021/202201/t20220126_2218110.shtml